# Urologische Diagnostik und Therapie

für

## Ärzte und Studierende

Von

Dr. H. Boeminghaus
a.o. Professor für Chirurgie an der Universität Marburg/L.

Zweite, erweiterte Auflage

Mit 134 teils farbigen Abbildungen im Text

Jena
Verlag von Gustav Fischer
1931

Druck von Ant. Kämpfe, Jena

# Vorwort zur ersten Auflage.

Die „Urologische Diagnostik und Therapie" ist aus Vorlesungen und praktischen Unterweisungen auf dem Gebiet der Erkrankungen der Harnorgane entstanden; sie wendet sich nicht an den Urologen, dem sie nur Geläufiges bringt, sondern an den praktischen Arzt, an die Vertreter anderer Spezialgebiete und an die Studierenden in älteren Semestern.

Die Urologie ist, wie kaum ein anderer Zweig der praktischen Medizin, ein Grenzgebiet, dem Allgemeinpraktiker, Chirurg, Internist, Frauen- und Kinderarzt usw. ihr Interesse zuwenden müssen. Die in Frage stehenden Erkrankungen kommen erfahrungsgemäß im klinischen Unterricht zu kurz; wenn sie gelegentlich erörtert werden, so geschieht es meist einseitig vom Standpunkt des betreffenden Faches aus. Da die Urologie in Deutschland nicht offiziell in den medizinischen Lehrplan aufgenommen ist, so bleibt die erforderliche allgemeine Vertrautheit mit diesem Zweig der Medizin in der Regel mangelhaft. Je weniger der Arzt Organspezialist ist, um so häufiger und deutlicher wird er diesen Mißstand empfinden und auszugleichen trachten. Dem Bedürfnis nach allgemeinen Grundlagen, dem durch die systematischen Lehrbücher der Urologie nicht abgeholfen wird, versucht diese Einführung in die Urologie Rechnung zu tragen.

Demgemäß war ich bemüht, die wichtigsten pathogenetischen Faktoren, die für die Erkrankungen der Harnorgane in Betracht kommen, in den Vordergrund zu rücken, ihre Ursachen, Wirkungsweisen und Folgen im Zusammenhang darzustellen, um auf diese Weise gleichzeitig zu einer Schilderung der wichtigsten urologischen Krankheitssymptome zu gelangen. Diese Art der Betrachtung dürfte meines Erachtens dem gesteckten Ziel näher bringen und für eine verständnisvolle Beurteilung des Krankheitsfalles dienlicher sein, als die meist geübte, lehrbuchmäßige Methode, die Krankheiten einzeln, organweise aneinandergereiht, zu besprechen.

Bei der Darstellung der Untersuchungsmethoden ist hauptsächlich das hervorgehoben worden, was ohne spezialistische Schulung und Untersuchungsinstrumentarium erkannt werden kann. Bei der Harnuntersuchung wurde besonderer Wert auf die makroskopische Beurteilung gelegt, doch glaubte ich, auf die Darstellung der chemischen und mikroskopischen Urinuntersuchung, obwohl diese in allen Lehrbüchern der klinischen Untersuchungsmethoden enthalten ist, der Vollständigkeit halber nicht verzichten zu können. Die Technik der spezialistischen Untersuchungsmethoden (Cystoskopie, Harnleiterkatheterismus), die ja letzten Endes doch nur durch Übung erlernt wird, ist nur kurz besprochen; dagegen sind die Ausführungen über die funktionelle Nierenprüfung und die urologische Röntgenuntersuchung ausführlicher gehalten. Hier kam es mir darauf an, die Indikationen und Leistungsfähigkeit dieser Methoden hervorzuheben und unterstützt durch bildliche Darstellung darauf hinzuweisen, wann und in welcher Richtung von ihrer Anwendung eine Förderung der Diagnose zu erwarten ist.

Von einer Darstellung der Therapie im einzelnen habe ich Abstand genommen, da die meisten ernsteren Erkrankungen der Harnorgane einer fachärztlichen Behandlung nicht entraten können, diese aber außerhalb des Wirkungskreises des Praktikers d. h. Nichtspezialisten liegt. Die Therapie kommt daher nur insoweit zur Sprache, als es sich um Störungen (Harnstauung, Harninfektion, Konkrementbildungen) handelt, die ohne spezialistische Methoden und Maßnahmen erkannt und behandelt werden können. Dies Gebiet ist nicht sehr groß, und dem Nichtspezialisten fällt daher, wie auch sonst bei Sondergebieten, in der Hauptsache eine diagnostische und beratende Rolle zu, die aber um so verantwortungsvoller erscheint, wenn man bedenkt, daß sogenannte „therapeutische Irrtümer" (sit venia verbo) nur selten auf eine Unzulänglichkeit der praktisch-technischen Fertigkeiten, sondern fast durchweg auf mangelhafte Kenntnisse, also auf diagnostische Irrtümer zurückzuführen sind.

Die Röntgenaufnahmen, von denen ich eine Anzahl bereits anderweitig in Einzelpublikationen wiedergegeben habe, stammen zu einem großen Teil von Patienten, die ich während meiner Assistententätigkeit an der Chir. Univ.-Klinik zu Halle a. S. (Dir. Prof. Dr. Voelcker), untersucht und behandelt habe.

Halle, a. S., im Februar 1927.

# Vorwort zur zweiten Auflage.

Die vorliegende zweite Auflage bringt neben manchen Änderungen und Zusätzen, entsprechend den neueren Fortschritten dieses Zweiges der Medizin, vor allem eine Erweiterung des therapeutischen Teils. Der mehrfach ergangenen Aufforderung, nach einer Erweiterung in dieser Richtung über die dem Praktiker und Nichtspezialisten selbst zugänglichen Möglichkeiten hinaus, bin ich in der Weise nachgekommen, daß, dem Rahmen dieses Buches entsprechend, Indikation, Möglichkeiten und Aussichten spezieller Behandlungsmethoden, nicht aber deren technische Seite erörtert werden. Es ist begreiflich, daß bei der Abwägung der verschiedenen Methoden bzw. Eingriffe, sowie auch bei der Behandlung noch problematischer Fragen die Darstellung in erster Linie die subjektive Auffassung des Verfassers wiedergibt, doch ist dort, wo diese von der Lehrmeinung abweicht, auch die Ansicht Anderer gewürdigt worden.

Das röntgenologische Bildmaterial ist durch eine Reihe neuer Aufnahmen, die von Patienten aus der Marburger chirurgischen Univ.-Klinik (Dir. Prof. Dr. Klapp) stammen, erweitert worden.

Den für die erste Auflage maßgebend gewesenen Wunsch, dem Praktiker in urologischen Dingen ein Ratgeber zu sein, möge die zweite Auflage in noch besserer Weise erfüllen.

Marburg (Lahn), April 1931.

# Inhaltsverzeichnis.

# A. Klinischer Teil.

## Über Schmerzempfindungen.

Man kann Schmerzen, wenn sie im Beginn einer Erkrankung auftreten, insofern als ein für den Kranken günstiges Symptom betrachten, als dadurch im allgemeinen eine lange fortschreitende, unbemerkte Entwicklung des Leidens verhindert wird, denn fast bei allen Erkrankungen sind es in erster Linie die schmerzhaften Empfindungen, die die Kranken stören, beunruhigen und zum Arzt führen. Wenn andererseits die Diagnose einer Krankheit, wie z. B. bei malignen Nierentumoren, häufig erst spät, oft für eine Heilung zu spät erfolgt, so liegt das vielfach nur daran, daß diese Erkrankungen oft lange Zeit ohne Schmerzen verlaufen und sich daher unbemerkt entwickeln können. Im ganzen kann man aber sagen, daß über kurz oder lang so gut wie bei allen Erkrankungen der Harnorgane Schmerzen auftreten.

Wenn es auch nicht möglich ist, aus der Art der Schmerzen allein eine sichere Diagnose zu stellen, da bei den verschiedensten Krankheiten ganz gleichartige schmerzhafte Empfindungen auftreten können, so liegt doch in der genauen Erkundung der Schmerzen (Sitz, Art, Kolik, Dauer usw.) in Verbindung mit den Ergebnissen der weiteren Untersuchung, wie Palpation, Harnbefund usw., oft ein wertvoller differentialdiagnostischer Hinweis. Ganz allgemein ist der Schmerz schon darum ein wertvolles Symptom, weil er bei sonst unklaren, eventuell fieberhaften Erkrankungen durch seine Lokalisation den ärztlichen Überlegungen gleich eine bestimmte topographische Richtung gibt und die differentialdiagnostischen Möglichkeiten einengt.

Die größte diagnostische Bedeutung kommt den kolikartigen Nierenschmerzen zu. Unter einer Kolik versteht man anfallsweise auftretende Schmerzen von höchster Intensität, die, nachdem sie einen Höhepunkt erreicht haben, ebenso plötzlich, wie sie aufgetreten sind, wieder verschwinden können, oder aber erst allmählich wieder abklingen. Die Dauer der Nierenkoliken schwankt zwischen wenigen Minuten bis zu Tagen, wobei der Schmerz nicht dauernd die gleiche Intensität behält, sondern zeitweise etwas abklingt und wieder ansteigt. Die Heftigkeit der Koliken wechselt sehr; zuweilen erreichen sie eine solche Intensität, daß die Kranken unter Erbrechen und Schweißausbruch ohnmächtig werden. In der Regel bleibt es nicht bei einer einzigen Kolik, die Anfälle wiederholen sich in mehr oder weniger kurzen Zwischenräumen; dabei können die Kranken in der anfallsfreien Zeit entweder ganz schmerzfrei sein oder aber unter andersartigen schmerzhaften Empfindungen in der Nierengegend zu leiden haben.

Die Koliken bleiben nicht immer auf die Nierengegend beschränkt, sie strahlen oft nach verschiedenen Richtungen aus, am häufigsten entlang dem Ureter nach der Blase, der Leistenbeuge, nach dem Damm, dem Penis und den Hoden zu, also in das Gebiet der Harn- und Genitalorgane. Diese Schmerzausstrahlungen haben einen bohrenden, brennenden, stechenden Charakter; an der Blase und am After kann es dabei zu heftigen Tenesmen kommen, am Hoden zu krampfhaften Kontraktionen des gleichseitigen Cremasters, wodurch der betreffende Hoden emporgezogen wird. Außer in diese Gebiete strahlen die Koliken häufig auch in die gleichseitige Extremität (N. ischiadicus) bis herab in den Fuß (Malleolus ext.), andererseits in die vordere Bauchwand, die Magengegend, die Lenden, die Hüfte, das Gesäß aus. Es ist wichtig, zu wissen, daß in seltenen Fällen auch eine Ausstrahlung des Schmerzes in die Schultergegend erfolgen kann, was ja im allgemeinen für eine Gallenblasenkolik charakteristisch ist. In der Regel wird die Kolik in der Niere bzw. Uretergegend empfunden, die der Seite der Erkrankung entspricht; es ist aber praktisch nicht ohne Bedeutung und theoretisch höchst interessant, daß vereinzelt auch eine sogenannte kontralaterale Schmerzempfindung vorkommt, daß also die Kolik auch, oder sogar ausschließlich auf der gesunden Seite empfunden wird.

Eine häufige Begleiterscheinung der Nieren- und besonders der Harnleiterkoliken ist die reflektorische Bauchdeckenspannung, eventuell in Verbindung mit Erscheinungen einer Darmlähmung. Diese reflektorische Darmlähmung mit Wind- und Stuhlverhaltung und Auftreibung des Bauches kann, besonders wenn die Kolik mit Erbrechen einsetzte, zur Verwechslung des Krankheitsbildes mit einer akuten Abdominalerkrankung (Ileus) Veranlassung geben. Es ist wichtig, dies Bild zu kennen und zu wissen, daß solche reflektorischen Darmlähmungen mit Bauchdeckenspannungen, auch ohne ausgesprochene Koliken, bei vielen akuten retroperitonealen Prozessen, so z. B. bei Hämatomen, akuten Niereninfektionen, Niereninfarkten usw. auftreten können. Weitaus am häufigsten sind solche Erscheinungen bei Uretersteinen. Für die richtige Beurteilung dieser abdominellen Erscheinungen, deren Bedeutung keiner weiteren Erläuterung bedarf, ist eine genaue Schilderung der Vorgeschichte, insbesondere über Beginn und Ausgang der Schmerzen wichtig. Die verhältnismäßig geringe Druckempfindlichkeit des Abdomens, die fehlende peritonitische Facies, sowie der ganze Eindruck des Kranken erlauben in der Regel eine akute Peritonitis auszuschließen. Gegen einen Darmverschluß (Obturations-Strangulationsileus) spricht das Fehlen von Darmsteifungen. Im allgemeinen wird die ausgesprochene Druckempfindlichkeit der Nierengegend im Gegensatz zu dem weniger oder gar nicht druckempfindlichen Abdomen die Unterscheidung zwischen intra- bzw. retroperitonealer Erkrankung ermöglichen.

Die Ursachen der Nierenkoliken sind recht verschieden, für manche Fälle auch noch nicht einheitlich geklärt. Eine der häufigsten und verständlichsten Ursachen ist die plötzliche vollständige Verlegung des Harnabflusses aus dem Nierenbecken bzw. dem Ureter, wie sie unter anderem bei intermittierenden Hydronephrosen, Steinen, zuweilen auch bei Wandernieren usw. vorkommt. In diesen Fällen werden die kolikartigen Schmerzen als Folge der akuten Nierenbeckendehnung, der plötzlichen intrarenalen Drucksteigerung und der damit verbundenen Spannung der nervenreichen Nierenkapsel angesprochen. Ebenfalls verständlich ist das Auftreten einer Kolik (analog den Vorgängen am Darm) bei unverhältnismäßig heftigen peristaltischen Anstrengungen der Nierenbecken- und Harnleitermuskulatur, wie sie beim Durchtritt eines Steins, eines Blutgerinnsels, einer Echinokokkencyste usw. veranlaßt werden. Bei anderen Erkrankungen ist das ursächliche Moment weniger klar, so z. B. bei den sogenannten Wandernieren. Neben einer Verlegung des Harnabflusses, wie sie bei spitzwinkliger, fixierter Harnleiterknickung möglich ist, dürfte für die Schmerzanfälle bei diesen abnorm beweglichen Nieren noch eine andere, von I. und W. Israel vertretene Erklärung in Betracht zu ziehen sein. Nach diesen Autoren kann möglicherweise ein spastischer Verschluß im oberen Abschnitt des Harnleiters, der reflektorisch durch eine plötzlich erfolgte, abnorm heftige Zerrung der Nerven des Nierenstiels zustande kommt, die Ursache einer akuten, eine Kolik auslösenden Harnstauung im Nierenbecken sein. Andere Autoren denken bei diesen beweglichen Nieren an eine Torsion des Nierenstiels und der in ihm verlaufenden Gefäße und erklären die Koliken durch die bei der Torsion auftretende akute Zirkulationsstörung infolge der Drosselung der Nierenvene. Es ist nicht zu bezweifeln, daß alle diese Vorgänge geeignet sind eine Nierenkolik auszulösen; welche Ursache im gegebenen Falle vorliegt, läßt sich aber oft nicht mit Sicherheit ermitteln.

Im allgemeinen wird es keine Schwierigkeiten machen, eine Nierenkolik als solche zu erkennen, da doch meist auch andere Untersuchungsergebnisse (Palpation, Harnbefund usw.) auf die Niere als den Sitz der Erkrankung hinweisen. Während bei linksseitiger Kolik wohl immer in erster Linie an die Niere gedacht wird, kommen bei Koliken in der rechten Bauchseite auch Gallenblasen- und Wurmfortsatzkoliken in Betracht. Sehr leicht können Irrtümer bei jenen oben angedeuteten Fällen von sogenannter kontralateraler Schmerzempfindung entstehen, wo also die Kolik rechts empfunden wird, aber doch die linke Niere erkrankt und die Ursache der Schmerzen ist. Im allgemeinen spricht es für eine Gallenblasenkolik, wenn die Schmerzen in die Schulter ausstrahlen und schmerzhafte Irradiationen im Bereich der Harn- und Genitalorgane (Druckempfindlichkeit und Hochstand des gleichseitigen Hoden), sowie der unteren Extremitäten fehlen. Bei Nierenkoliken ist häufig auch der Harnleiter druckempfindlich, was sowohl bei der abdominellen als auch rektalen bzw. vaginalen Palpation festzustellen ist; insbesondere die Druckempfindlichkeit des untersten Harnleiterabschnittes ist ein wichtiges Kennzeichen für eine Erkrankung der zugehörigen Niere.

Vereinzelt verursacht auch der entzündete Blinddarm kolikartige Schmerzen; diese, wenn auch seltenen Fälle, bieten nicht nur wegen der engen topographischen Beziehungen große Schwierigkeiten, sondern weil außer den Koliken in der Regel auch andere Symptome, wie Druckschmerzhaftigkeit des Harnleiters, sowie geringe Spuren von Blut und Eiweiß im Harn, als Ausdruck einer sekundären Nephritis, die Entscheidung über die eigentliche bzw. primäre Erkrankung erschweren. Verwechslungen sind daher in beiden Richtungen erklärlich und auch nicht selten; am häufigsten ist unter solchen Verhältnissen die Fehldiagnose Appendizitis, da diese Erkrankung eben häufiger und allen geläufiger ist. Ganz besondere differentialdiagnostische Schwierigkeiten entstehen, wenn es sich um eine in der Blinddarmgegend liegende dystope, schmerzhafte Niere handelt, oder wenn tatsächlich zwei Erkrankungen, an Niere und Gallenblase, bzw. an Niere und Blinddarm, nebeneinander bestehen.

In allen differentialdiagnostisch schwierigen Fällen, in die sonst keine Klarheit zu bringen ist, darf man von der Methode der paravertebralen Anästhesie eine Klärung der Schmerzquelle erwarten. Bei paravertebraler Ausschaltung von $D^{12}$—$L^{2}$ (sowie durch die Splanchnikusanästhesie) wird die Niere und der größte Teil des Ureters unempfindlich, so daß also durch die Beseitigung einer Kolik oder auch andersartiger Schmerzen infolge Unterbrechung der genannten Nerven, der Beweis erbracht ist, daß die Niere bzw. der Ureter der Sitz der Schmerzen war. In der Regel dürfte es also gelingen, eine Nierenkolik als solche zu erkennen.

Weit schwieriger und auf Grund des klinischen Bildes allein oft unmöglich ist die Feststellung, welche Art der Nierenerkrankung im gegebenen Falle die Ursache der Kolik ist, da bei den meisten Nierenerkrankungen gelegentlich Koliken auftreten können, die sich prinzipiell in keiner Weise voneinander unterscheiden.

Am bekanntesten sind die Koliken bei Nieren- bzw. bei Harnleitersteinen. Wie häufig Steine den Harnleiter passieren, ohne Koliken zu verursachen, kann man nicht sagen, da ja nur die klinisch Beschwerden machenden Fälle zur Beobachtung kommen; bei diesen findet man aber so gut wie stets Koliken. Passiert ein Nierenstein den ganzen Harnleiter in Begleitung kolikartiger Schmerzen, gelangt auf diese Weise in die Blase und von hier bei einer der nächsten Miktionen nach außen, so spricht man von einer „erfolgreichen“ Kolik. In der Regel bedarf es aber mehrerer Koliken, ehe ein Stein in die Blase gelangt.

Bleibt ein Stein im Ureter stecken, so können sich die Koliken zuerst häufen, um eventuell nach einiger Zeit ganz aufzuhören, wobei entweder infolge völliger Verlegung des Harnleiters die Nierensekretion aufhört, oder aber der Harn neben dem Stein einen Weg in die Blase gefunden hat. Ich habe einige Fälle von Harnleitersteinen gesehen, wo die Konkremente jahrelang im Ureter staken, ohne je Koliken oder irgendwelche anderen schmerzhaften Sensationen verursacht zu haben.

Nieren- und Nierenbeckensteine bedingen an sich durch ihre Anwesenheit nicht stets Koliken. Relativ häufig liegt der Kolik eine Abflußbehinderung zugrunde, sei es, daß die Steine selbst den Ausgang verlegen, oder daß durch eine sekundäre entzündliche Verschwellung des Nierenbeckenausganges eine Harnstauung zustande kommt; auch liegt die Annahme nahe, daß häufig durch den Reiz des Steines die Nierenbecken- und Kelchmuskulatur zu heftigen krampfartigen Kontraktionen angeregt wird. Je kleiner und beweglicher ein Stein ist, um so häufiger kommt es zu Koliken, je größer ein Stein wird, um so seltener werden die Anfälle. Bei (vereiterten) Steinnieren, die schon längere Zeit abgeschlossen sind, treten keine Koliken mehr auf.

Für die Steinkolik ist es charakteristisch, daß sie häufig durch körperliche Anstrengungen (Tanzen, Reiten, Springen), oder besondere, dem Kranken oft als gefährlich bekannte Bewegungen ausgelöst wird. Es ist nicht überflüssig, noch einmal zu betonen, daß Koliken zwar bei der Steinkrankheit sehr häufig vorkommen, aber in keiner Weise pathognomonisch für Nierensteine sind, da Koliken der gleichen Art und von der gleichen Dauer und Intensität auch bei sehr vielen anderen Erkrankungsformen der Nieren mehr oder weniger häufig auftreten.

So beobachtet man Koliken der gleichen Art auch bei Hydronephrosen. Die Anfälle treten im Beginn dieses Leidens, wenn also der hydronephrotische Nierenschwund noch nicht sehr weit gediehen ist, häufiger auf als in späteren Stadien, wenn es sich bereits um große Nierensäcke handelt. Das liegt daran, daß je größer die Sackniere wird, um so mehr das sezernierende Parenchym abnimmt, bis die Sekretion endlich ganz erlischt. Damit fällt das auslösende Moment für eine weitere Spannung und Druckerhöhung weg, und es kommt daher nicht mehr zu Koliken. Wenn es gelingt, während einer Kolik eine deutliche Vergrößerung bzw. Anschwellung der schmerzhaften Niere, die nach dem Anfall wieder zurückgeht, festzustellen, oder wenn die Patienten selbst derartige Beobachtungen gemacht haben, so ist das sehr kennzeichnend für eine hydronephrotische Kolik. Auch aus dem Verhalten einer begleitenden Hämaturie zur Kolik kann man mit Vorsicht gewisse Schlüsse ziehen, indem im allgemeinen die Blutung bei Hydronephrosen erst nach der Kolik aufzutreten pflegt.

Nierentumoren machen an sich keine Koliken; diese entstehen, was manchmal differentialdiagnostisch verwertbar ist, im Gegensatz zu den hydronephrotischen Koliken häufig erst im Anschluß an eine stärkere Blutung, indem hier die Koliken durch die Anwesenheit von Blutgerinnseln im Nierenbecken oder Ureter zustande kommen (sogenannte Blutungs- bzw. Gerinnselkoliken).

Außer bei diesen Erkrankungen treten, wie schon gesagt, Koliken auch bei abnorm beweglichen Nieren auf. Die hierfür in Betracht kommenden Momente, wie Stauung, Zirkulationsstörungen usw., wurden schon erörtert.

Als eine Erscheinung, die nicht unbedingt zum typischen Krankheitsbild gehört, können Koliken überhaupt bei fast allen Erkrankungen der Nieren und Harnleiter gelegentlich auftreten, so bei manchen Formen der Nephritis (N. dolorosa), bei Cystennieren, Nierenechinokokken, bei Nierentuberkulose, bei Pyelitis, Niereninfarkten, bei Ureterstrikturen, bei Kompression des Harnleiters von außen durch Tumoren oder tuberkulöse Drüsen, bei cystischer Erweiterung der vesikalen Harnleitermündung usw. Bei allen diesen verschiedenen Krankheiten beobachtet man gelegentlich mehr oder weniger häufig Koliken, die sich aber in keiner Weise von den schmerzhaften Anfällen bei anderen Erkrankungen, z. B. bei Nierensteinen unterscheiden.

Ebenso häufig wie die Koliken, aber auch ebenso uncharakteristisch für eine bestimmte Erkrankungsform, sind die nicht anfallsweise auftretenden Schmerzen in der Nierengegend. Hinsichtlich ihrer diagnostischen Bedeutung für die Lokalisation der Erkrankung, sowie für die Entscheidung, welche Niere erkrankt ist, gilt das gleiche wie von den kolikartigen Schmerzen.

Die Empfindungen werden meist als dumpfe, teils bohrende Schmerzen in der Tiefe der Nierengegend bezeichnet, die ebenso wie die kolikartigen Schmerzen, wenn auch viel seltener und weniger intensiv in die untere Bauchgegend, in die Blase, den Penis, den Hoden usw. ausstrahlen können. Besonders bei Nierensteinen sind dumpfe Schmerzen in der Lende und Ausstrahlungen in die Blase und die Glans penis mit Kitzelgefühl und Harndrang relativ häufig. Für Nierensteine ist auch ein gesteigerter Schmerz beim Ballotement der Niere, sowie bei unerwarteten auch schon leichten Erschütterungen (Schlag mit dem äußeren Handballen auf den unteren Rippenbogen) charakteristisch. Manche Steinträger leiden besonders morgens beim Erwachen unter bohrenden Schmerzen in der betreffenden Nierengegend, die sich nach dem Aufstehen bald verlieren. In der Regel kennen die Kranken eine besondere Lage, Stellung bzw. Bewegung, in der die Schmerzen aufzutreten oder sich zu verschlimmern pflegen, ebenso wie ihnen häufig eine Stellung bekannt ist, in der die Schmerzen geringer werden. Zuweilen wird ein kräftiger, gleichmäßiger Druck gegen die Nierengegend bei Nierensteinen als angenehm und schmerzlindernd empfunden.

Im Gegensatz zu diesen wirklichen Schmerzempfindungen klagen die Kranken häufig auch nur über ein unbehagliches Gefühl der Völle und der Schwere oder über ein Spannungsgefühl in der betreffenden Nierengegend, während andere angeben, in der Lendengegend ein Gefühl der Leere zu empfinden, so als ob dort etwas fehle.

Alle diese schmerzhaften bzw. abnormen Sensationen kommen bei den verschiedensten Nierenerkrankungen vor. Sie sind entweder der Ausdruck einer Erkrankung innerhalb der Niere (Stein, Pyo-Hydronephrose, Nephritis usw.) oder durch entzündliche Veränderungen der Nierenkapsel und des Nierenlagers (Perinephritis) bedingt, oft aber auch nur die Folge einer Raumbeengung bei Vergrößerung der Niere (Hydronephrose, Tumor, polycystische Nieren, solitäre Nierencysten, Echinokokken, retroperitoneale Tumoren usw.).

Sehr heftige Dauerschmerzen treten zuweilen bei Nierentumoren auf. Im allgemeinen entwickelt sich ein Nierentumor, solange er die Grenzen der

Niere nicht überschreitet und diese nur vergrößert, so gut wie schmerzlos. Die Beschwerden bei größeren Geschwülsten sind vielfach nur durch den Druck des raumbeanspruchenden Tumors auf die Nachbarorgane wie Leber, Magen, Duodenum, Kolon usw. zu erklären. Die Kompression des Dickdarms durch die Geschwulst kann gelegentlich zu ileusartigen Erscheinungen führen. Stärkere Schmerzen neuralgischer Art werden durch den Druck des Tumors auf die Nervenstämme in der Nachbarschaft ausgelöst. Meist ist es nicht der Nierentumor selbst, sondern seine Drüsenmetastasen, die die Nervenfasern des Plexus lumbalis und des letzten Dorsalnerven umwachsen und dadurch die Schmerzen bedingen. Damit werden die heftigen neuralgischen Schmerzen bei Nierentumoren zu einem prognostisch ungünstigen Zeichen gestempelt, insofern sie die Anwesenheit von Metastasen nahelegen. Diese neuralgischen Schmerzen sind zuweilen außerordentlich quälend; sie strahlen von der Wirbelsäule bzw. der Lendengegend in den Bereich des Nerv. ileohypogastricus, ileoinguinalis und genitofemoralis aus, also entlang dem Harnleiter in das Becken, die Hüfte, die Schamlippen, Hoden und die Oberschenkel. In anderen Fällen haben die Schmerzen nicht diesen neuralgischen Charakter, sondern bleiben als dumpfe, bohrende, schmerzhafte Empfindungen in der Nierengegend lokalisiert. Bei diesen wenig charakteristischen, wechselvollen Schmerzempfindungen ist es nicht zu verwundern, wenn sie häufig, solange eine Nierengeschwulst nicht nachgewiesen wurde, verkannt werden und je nach dem Sitz und der Richtung, in die sie ausstrahlen, als Lumbago, Ischias, chronische Appendizitis, Magen- und Duodenalulkus, Cholecystitis usw. angesprochen werden.

Bei der eiterigen Nierenentzündung, wie bei der Pyelitis sind anhaltende Schmerzen vorzugsweise im akuten Stadium vorhanden, im chronischen Stadium sind sie seltener, fehlen oft ganz und werden häufig nur dann empfunden, wenn der Prozeß eine akute Verschlimmerung erfährt. Die Schmerzen werden in die Gegend unterhalb der 12. Rippe lokalisiert und meist als dumpf, spannend, aber auch als bohrend und stechend bezeichnet. Bei der hämatogenen Infektion der Niere geben die Patienten häufig zu Beginn der Erkrankung einen plötzlichen, momentanen, stechenden Schmerz in der betreffenden Nierengegend an. Während das spannende, bohrende Schmerzgefühl auf eine entzündlich hämorrhagisch-ödematöse Spannung innerhalb der Niere (Kapseldehnung) bezogen werden kann, wird der stechende initiale Schmerz mit der plötzlichen embolischen Infektion der Niere in Zusammenhang gebracht. Kolikartige Schmerzen kommen bei der eitrigen Nierenentzündung wie bei der Pyelitis zwar auch vor, doch muß man das als Seltenheit bezeichnen, die Anfälle unterscheiden sich dann in nichts von andersartigen Koliken.

Die Druckempfindlichkeit der Niere bzw. der Nierengegend ist für die grobe Lokalisation einer unklaren Erkrankung natürlich wertvoll, da aber bei den verschiedensten infektiösen Prozessen in der Niere, ferner bei Nierensteinen, aber auch bei anderen aseptischen Erkrankungsformen die Niere und die Nierengegend druckempfindlich sein kann, so wird durch die Feststellung der Druckempfindlichkeit die engere Nierendiagnose nicht in eindeutiger Weise gefördert.

Außer dem Angulus costo vertebralis ist zuweilen auch die entsprechende Seite des Epigastriums schmerzhaft, und, was man differentialdiagnostisch nicht außer Acht lassen darf, auch die Gegend des Wurmfortsatzes kann bei Nierenerkrankungen ausgesprochen druckempfindlich sein.

Besonders heftige Druckschmerzhaftigkeit findet sich bei akut entzündlichen Prozessen der Niere, so bei Pyelitis, Pyelonephritis, vornehmlich bei hämatogenen eitrigen Niereninfektionen, beim Nierenkarbunkel und beim paranephritischen Abszeß.

Neben diesen, durch ihre Lokalisation doch mehr oder weniger auf die Nieren hinweisenden Schmerzen und Sensationen kommt es nicht selten bei Nierenerkrankungen auch zu schmerzhaften Erscheinungen, die in keiner Weise auf die Nieren hindeuten. Dazu gehören in erster Linie Störungen von seiten des Magen- und Darmkanals, wie man sie sonst bei nervösen Magen- und Darmleiden oder bei Magen- und Duodenalgeschwüren beobachtet. Die Entstehung dieser bei Nierensteinen, Nierentumoren, Wandernieren usw. nicht gerade seltenen Magen- und Darmstörungen ist nicht ganz klar. Eine mechanische Behinderung der Magen- und Darmtätigkeit, z. B. durch Verdrängung bei großen Nierentumoren, ist an diesen Erscheinungen sicher nur selten schuld. Ich halte es für möglich, daß solche Störungen durch Druck auf die paravertebralen Ganglien (Plexus coeliacus) zustande kommen können.

Eine andere, bei Nierenerkrankungen, besonders bei Steinen relativ häufige Erscheinung ist die auffallend starke Hyperästhesie der Haut des gleichseitigen Epigastriums bzw. Hypochondriums. Zuweilen ist die Haut in einem handbreiten, gürtelförmigen, auf die eine Hälfte des Rumpfes beschränkten Bezirk so hyperalgetisch, daß schon sanftes Berühren und Streichen heftige Schmerzen auslöst (Headsche Zone). Die Hautüberempfindlichkeit ist nun zwar in keiner Weise nur für Nierenerkrankungen kennzeichnend, da sie sich auch bei anderen Erkrankungen (Magen- Duodenal- und Gallenblasenaffektionen usw.) findet, hat aber doch eine gewisse diagnostische Bedeutung, besonders wenn sie auf der linken Seite angetroffen wird.

Endlich sei unter den abdominellen Sensationen, die von der Niere ausgehen können, auch der Erscheinungen von seiten dystoper Nieren gedacht. Bei der abnormen Lage solcher Nieren, die ja infolge ihrer mißbildeten Anlage sehr viel häufiger erkranken als normal gelegene Nieren, werden Koliken und andersartige Schmerzen nur dann als Nierenkoliken bzw. Nierenschmerzen erkannt werden, wenn es gelingt, den fraglichen Tumor als Niere zu erkennen. Sehr häufig sind diese dystopen Nieren mit ihrer Umgebung verwachsen und rufen dann durch Beeinträchtigung benachbarter Nervenbahnen neuralgische Schmerzen besonders im Becken hervor.

Unter den dystopen Nieren beansprucht die Hufeisenniere praktisch und theoretisch ein besonderes Interesse. Bei dieser Form der Nierenmißbildung treten in einem geringen Prozentsatz, auch ohne daß die beiden Nierenschenkel erkrankt sind, Schmerzen auf, die in Verbindung mit einem median in Höhe des Nabels fühlbarem Tumor als Rovsingscher Symptomenkomplex bezeichnet werden. Diese Erscheinungen bestehen in bohrenden, ziehenden, nur selten anfallsweise auftretenden Schmerzen, die quer im Leib in Höhe des Nabels empfunden werden und die sowohl bei anstrengender Arbeit, als ganz besonders bei solchen Bewegungen auftreten oder sich verstärken, bei denen die Wirbelsäule gestreckt bzw. überstreckt wird (turnerische und sportliche Übungen). Ich beobachtete einen solchen Patienten, der nachts nur bei gekrümmter Lage Ruhe finden konnte und tagsüber nur in gebückter Haltung einigermaßen schmerzfrei war. Zu diesen Erscheinungen gesellen sich meist noch andersartige nervöse Störungen und Verdauungsbeschwerden. Man glaubt wohl mit Recht, diese Schmerzen bei Hufeisennieren auf den Druck des Verbindungsstückes, den dies auf die unter ihm liegenden Gefäße und Nervengeflechte ausübt, zurückführen zu können. Für diese Annahme spricht ganz besonders der günstige Erfolg der operativen Durchtrennung der Verbindungsbrücke, der auch in dem von mir beobachteten Fall nicht ausblieb.

Bei vielen Nierenerkrankungen (Entzündungen, Steinen, Tuberkulose) läßt auch der Harnleiter oft eine auffallende Druckempfindlichkeit erkennen. Als typische Druckpunkte gelten der Abgang vom Nierenbecken, die Stelle der Kreuzung mit der Linea innominata, sowie die Einmündung des Harnleiters in die Blase. Dabei braucht der Harnleiter wohl verstanden an diesen Stellen selbst nicht irgendwie erkrankt zu sein; nicht selten ist auch nur der Harnleiter druckempfindlich, und die eigentlich erkrankte Niere ist selbst gar nicht schmerzhaft. Spontan- und Druckschmerzen des Harnleiters geben, wenn sie auf der rechten Seite lokalisiert sind, sehr leicht Veranlassung zur Verwechslung mit chronischen Wurmfortsatzentzündungen, sowie entzündlichen Erkrankungen der weiblichen Adnexe. Besonders die „Appendizitis" ist bei den bekannten Lagevariationen des Wurmfortsatzes eine häufige Fehldiagnose bei diesen anhaltenden Schmerzen in der rechten Bauchseite, zumal wenn Fieber besteht und der pathologische Harnbefund sehr gering ist. Es ist daher auch eine recht häufige Tatsache, daß Patienten wegen unklaren, rechtsseitigen Beschwerden, denen eine Erkrankung der Niere oder des Harnleiters zugrunde liegt, erfolglos appendektomiert werden.

Wichtiger als der abdominelle Ureterschmerz ist die Feststellung der Schmerzhaftigkeit des untersten Harnleiterabschnittes bei der Palpation vom Rektum oder von der Vagina her. Eine ausgesprochene Druckempfindlichkeit dieses Ureterabschnittes ist immer sehr verdächtig auf eine Erkrankung der zugehörigen Niere. Kann man die Druckempfindlichkeit des Ureters hier während einer unklaren Kolik feststellen, so spricht das sehr zugunsten einer von der Niere ausgehenden Kolik.

Bei Schmerzen in der Leistengegend wird man in erster Linie an Hernien, Varikozelen, an Leistenhoden, Drüsenschwellungen usw. zu denken haben, deren Erkennung keine Schwierigkeiten bereitet. Eine Druckempfindlichkeit, oft aber auch ein spontaner ziehender Schmerz in der Tiefe unmittelbar hinter dem Leistenband geht zuweilen vom Vas deferens aus, und wird sowohl bei entzündlichen Erkrankungen, als auch als Folge übermäßiger geschlechtlicher Erregung, infolge unverhältnismäßig gehäuften Ejakulationen aber auch nach länger dauernder geschlechtlicher Erregung ohne die physiologische Auslösung (Coitus reservatus) beobachtet. Diese Schmerzen können gelegentlich ganz erhebliche Stärke annehmen; ich sah einige derartige Fälle, die infolge rechtsseitiger Lokalisation auf den ersten Blick, besonders infolge einer leicht umschriebenen Bauchdeckenspannung den Eindruck einer Blinddarmreizung machten. Für diese Art Schmerzen ist es charakteristisch, daß sie in der Regel bei Zug am Hoden oder Betastung des Nebenhodens bzw. Samenstrangs vom Skrotum aus an Heftigkeit zunehmen.

Schmerzen in der Blasengegend oberhalb der Symphyse sind ebenso wie die Druckschmerzhaftigkeit der Blase vom Abdomen wie per vaginam bei akuten Blasenentzündungen nicht selten und finden sich auch bei Steinen und Fremdkörpern in der Blase, sowie bei umschriebenen Geschwüren; häufig klagen die Kranken gleichzeitig über ein unangenehmes, schmerzhaftes Brennen dicht über der Symphyse.

Für Steine und Fremdkörper, die in der Blase beweglich sind, ist es kennzeichnend, daß sich die Schmerzen bei Bewegungen (Tanzen, Reiten, Fahren auf holperigem Pflaster usw.) verstärken, und daß sie nicht nur auf die Blase beschränkt bleiben, sondern häufig in den Mastdarm, den Damm, den Penis (Glans) ausstrahlen, sowie in die vordere Bauchwand oberhalb der Symphyse projiziert werden. Wie bei den Nierensteinen machen kleinere Steine von rauher Oberfläche durchweg größere Schmerzen, als Steine, die infolge ihrer Größe weniger beweglich sind.

Nicht zu verkennen ist der äußerst quälende Schmerz bei akuter Harnsperre; solchen Patienten steht ihre Qual, ihre Verzweiflung und Unruhe auf dem Gesicht geschrieben.

Starke, diffus auslaufende Druckempfindlichkeit der Blasengegend findet sich bei peri- und prävesikalen Entzündungen, Harnphlegmonen bzw. bei Eiterungen und Abszessen in der Umgebung der Blase. Die Schmerzqualitäten bei diesen verschiedenen Erkrankungen sind sehr wechselvoll; ihr diagnostischer Wert liegt hauptsächlich nur in dem Hinweis auf den Sitz der Erkrankung.

Äußerst zahlreich sind Angaben über Schmerzen bei der Miktion; weitaus am häufigsten sind sie bei der akuten Cystitis. Infolge der entzündlichen Veränderungen wird die sonst auffallend tolerante Blasenschleimhaut gegen Berührungen mit dem Katheter usw., sowie gegen den Reiz des konzentrierten Harns sehr empfindlich. Da die Entzündung, besonders wenn sie die Gegend des Trigonums, des Blasenausganges (Trigonocystitis, Cystitis colli) bzw. der Urethra post. betrifft, durch ihren Reiz nun ihrerseits die Ursache für den häufigen, unwiderstehlichen Harndrang wird, so kommt es dadurch zu dem quälenden schmerzhaften Zustand der akuten Cystitis. Je nach dem Grad der Entzündung lösen schon geringe Harnmengen einen nicht zu unterdrückenden schmerzhaften Harndrang aus; dabei scheuen die Kranken die Miktion, weil die Kontraktion der Blasenmuskulatur besonders schmerzhaft ist. Nach der Entleerung tritt häufig keine Erleichterung ein; nicht selten verstärkt sich jetzt sogar noch der Schmerz (sogenannter terminaler Miktionsschmerz) und der schmerzhafte Drang zum Urinieren nimmt noch quälendere Formen (Tenesmen) an. Diese terminalen Schmerzen kommen besonders bei der Trigonocystitis durch die gegenseitige Berührung der entzündeten Blasenwände am Ende der Miktion zustande und lassen daher erst nach, wenn nach einiger Zeit sich wieder etwas Harn in der Blase angesammelt hat; dann aber dauert es auch wieder nicht mehr lange, und die Toleranz der entzündeten Blasenwand gegen die Dehnung hat ihre Grenze erreicht, und der schmerzhafte Harndrang beginnt von neuem. Zuweilen ist der terminale Schmerz bei vollständiger Entleerung der Blase so groß, daß die Kranken den Harnakt vorzeitig unterbrechen und einen geringen Harnrest zurückhalten, um so den quälendsten Schmerzen zu entgehen. Ganz besonders quälend ist der Zustand bei der tuberkulösen Cystitis; hier erreicht die Verminderung der Kapazität infolge der entzündlich-infiltrierenden Veränderungen der Blase die stärksten Grade, und dementsprechend tritt hier der Harndrang besonders häufig auf.

Nicht immer muß bei akuter Cystitis die Miktion und der Harndrang so quälend sein, wie es hier geschildert wurde, es gibt natürlich auch leichtere Grade, wo die Entzündung schwächer, die Kapazität größer ist, und der Harndrang weniger häufig auftritt. Andererseits bleiben die Schmerzen nicht immer auf die Blase bzw. den Blasenausgang beschränkt, zuweilen strahlen sie auch bis in den Damm, den After oder die Leistenbeuge aus. Je chronischer eine Blasenentzündung wird, um so geringer werden die Schmerzen, und um so mehr läßt im allgemeinen die Häufigkeit und Intensität des Harndrangs nach; eine Ausnahme bilden die tuberkulösen Formen und jene seltenen Fälle, in denen sich auch ohne tuberkulöse Ätiologie eine Schrumpfblase entwickelt.

Bei Blasenentzündungen, die sich sekundär an Steine, Fremdkörper und Neubildungen anschließen, bieten die Schmerzen, soweit sie durch die

Entzündung bedingt werden, das gleiche Bild. Bei Neubildungen der Blase, besonders beim Karzinom kann es durch die Infiltration der Blasenwand zu Schmerzen bei der Füllung und Entleerung der Blase kommen; hat der Tumor den Blasensphinkter ergriffen, so beobachtet man auch hier schmerzhaften Harndrang bzw. Tenesmen.

Zuweilen klagen Patienten über besonders heftige Schmerzen bei der Miktion und über quälenden Harndrang, ohne daß die lokale Untersuchung außer einer ausgesprochenen Überempfindlichkeit des Blasenhalses und der hinteren Harnröhre bei der Einführung von Instrumenten, sowie bei der rektalen Palpation, irgendeine greifbare Unterlage bietet. Solche Blasenneuralgien kommen bei Neuritis und bei Erkrankungen wie Tabes, Paralyse, sowie nach Verletzungen der Wirbelsäule vor.

In anderen, in der Regel weniger schmerzhaften Fällen liegt dem gesteigerten, schmerzhaften Harndrang eine Nierenerkrankung zugrunde. So sieht man zuweilen bei Nierentuberkulose als Frühsymptom, zu einer Zeit, wo die Blase noch völlig frei von tuberkulösen oder sonstigen entzündlichen Veränderungen ist, bereits quälenden Harndrang auftreten. Die Ursache hierfür ist nicht ganz geklärt; man denkt an eine reflektorische Beeinflussung, aber auch an die Wirkung reizender tuberkulöser Toxine, die aus der erkrankten Niere stammen. Ähnliche Beobachtungen kann man auch bei andersartigen Prozessen der Nieren (Pyelitis, Steine) machen. Bei Nierensteinen fehlen zuweilen von seiten der Niere jegliche subjektive Erscheinungen, und die reflektorischen Erscheinungen an der Blase, wie Schmerzen und Brennen usw. während und außerhalb der Miktion, können so ausgesprochen sein, daß man bestimmt eine Blasenerkrankung vor sich zu haben glaubt, und auch die Kranken, wenn dann die nähere Untersuchung nur eine Affektion der Nieren ergibt, kaum glauben wollen, nicht an einer Blasenerkrankung zu leiden.

Vereinzelt hört man Angaben über einen plötzlichen Schmerz in einer, seltener in beiden Nieren während der Miktion. Der Schmerz tritt meist auf der Höhe oder auch gegen Ende der Miktion auf, setzt plötzlich ein und hört entweder mit Beendigung der Miktion auf oder verliert sich bald danach. Geschildert wird der Schmerz als ein dumpfes Bohren in der Nierengegend, von anderen als Spannungsschmerz oder als nadelstichartige lanzinierende Empfindungen.

Die Ursache dieser die Miktion begleitenden, kurzdauernden Nierenschmerzen beruht wahrscheinlich auf einer Insuffizienz der Harnleiterostien und würde dann auf die plötzliche Rückstauung des Harns in die Nierenbecken bei der miktionellen Blasenkontraktion zurückzuführen sein. Cystoskopisch braucht in diesen Fällen, wie ich mich an mehreren solcher Patienten überzeugt habe, eine Insuffizienz der Harnleitermündung nicht erkennbar zu sein. Wenn man bei Patienten, bei denen die Harnleitermündungen cystographisch und cystoskopisch nachweisbar schlußunfähig sind, solche Angaben über Schmerzen in der Nierengegend bei der Miktion vermißt, so liegt das wohl daran, daß hier, wo das Ostium nicht erst erzwungen zu werden braucht, die Rückstauung weniger stoßhaft erfolgt, und weil bei manifester Insuffizienz des Ostiums bereits eine mehr oder minder starke Nierenbecken- und Harnleiterdilatation besteht, die den Anprall des rückströmenden Harns aus der Blase ohne gewaltsame Nierenbeckendehnung und ohne allzu wesentliche Drucksteigerung in der Niere abschwächen kann.

Von seltenen Ursachen, die die Miktion schmerzhaft gestalten können, sei die cystische Dilatation der vesikalen Harnleitermündung genannt. Die cystische Erweiterung wirkt, wenn sie etwas größer ist, gleich einem Fremdkörper und ist daher, abgesehen von schmerzhaften Sensationen, auch geeignet, andersartige Störungen (Unterbrechung des Harnstrahls) bei der Miktion zu verursachen.

Auch bei den akut entzündlichen Erkrankungen der Harnröhre pflegt die Miktion schmerzhaft zu sein. Sind Blasenhals und Trigonum nicht beteiligt, so fehlt auch das vermehrte schmerzhafte Miktionsbedürfnis, dagegen ruft die Entleerung des Harns in der entzündeten Harnröhre lebhafte, schneidende, brennende Schmerzen hervor, denen man am häufigsten bei der akuten Gonorrhoe begegnet. Zuweilen werden die Schmerzen in der Harnröhre während der Harnentleerung von den Kranken so stark empfunden und so gefürchtet, daß sie den normalen Harndrang nach Möglichkeit unterdrücken und infolgedessen nur selten, zuweilen nur 1—2mal während 24 Stunden, urinieren.

Bei sehr hochkonzentriertem Urin, wie er bei Fiebernden oder auch nach langen körperlichen Anstrengungen in der Hitze, die mit stärkerer Schweißabgabe verbunden waren, entleert wird, empfindet man auch ohne daß die Harnröhre entzündlich verändert ist, den Durchtritt des Harns durch die Urethra post. als eine, wenn auch nicht direkt schmerzhafte, so doch ungewohnte, leicht brennende Sensation in der Harnröhre. Die Ursache dieses Harnschneidens ist entweder eine abnorm hohe Konzentration des Harns (hoher Säuregrad), oder der reichliche Gehalt an Kristallen (Harnsäure- oder Oxalatkristalle); die scharfen Kristalle reizen die Schleimhaut der Blase bzw. der Harnröhre und verursachen dadurch ein leichtes Brennen.

Schmerzen in der Urethra treten auch auf, wenn mit dem Harn ein Fremdkörper oder ein Konkrement entleert wird. Falls die Steine die Urethra nicht glatt passieren, sondern stellenweise stecken bleiben, werden dadurch in der Regel höchst schmerzhafte Krampfzustände am Damm, im Mastdarm oder in der Pars pendula urethrae, entsprechend dem Sitz des Steines, ausgelöst; andererseits habe ich Steine in der Pars prostatica getroffen, die ich am Tage vorher noch cystoskopisch in der Blase gesehen hatte und die unbemerkt vom Kranken ohne jede Schmerzempfindung in die Harnröhre getreten und hier zentral oder peripher vom Colliculus seminalis stecken geblieben waren. Warum das eine Mal heftige Schmerzen entstehen, ein anderes Mal wieder nicht, ist nicht recht ersichtlich; ein Nervenleiden war in den von mir beobachteten Fällen nicht nachzuweisen. Nach allem müssen, und das wird durch viele andere Beobachtungen insbesondere gelegentlich der Einführung von Instrumenten in die nicht entzündliche oder sonst erkrankte Harnröhre und Blase nahegelegt, sehr große Unterschiede in der individuellen Empfindlichkeit der Harnwege, speziell der Harnröhre bestehen.

Ähnliche schmerzhafte Erscheinungen beim Urinieren werden durch Prostatasteine ausgelöst, besonders wenn diese teilweise in die Urethra hineinragen. Meist ist damit eine entzündliche Kongestion des Blasenschließmuskels verbunden, so daß dabei gleichzeitig auch schmerzhafter und vermehrter Harndrang auftritt. Diese Erscheinung des schmerzhaft gesteigerten Harnbedürfnisses ist überhaupt sehr vielen, besonders aber den akut entzündlichen Erkrankungen der hinteren Harnröhre eigen, es darf daher aus diesen Angaben nicht ohne weiteres auf eine Beteiligung der Blase selbst geschlossen werden.

Ein umschriebener, brennender Schmerz in der Urethra während der Harnentleerung findet sich in der Regel bei Harnröhrenstrikturen; die Lokalisation des Schmerzes entspricht dabei meist der Stelle der Verengerung. Ähnliche Schmerzen kommen auch bei strikturierenden Neubildungen der Harnröhre vor.

Bei chronischen Entzündungen der hinteren Harnröhre, die in der Regel auch mit einer Entzündung der Vorsteherdrüse vergesellschaftet sind, treten die schmerzhaften Erscheinungen bei der Miktion zurück, statt dessen hört man hier in der Regel Klagen über brennende, kitzelnde, juckende Empfindungen am Damm bzw. im Mastdarm; andere Kranke leiden an einem mehr dumpfen, ziehenden, drängenden Gefühl der Schwere in der gleichen Gegend.

Heftige Schmerzen am Damm, im Mastdarm und im Becken ohne umschriebene Lokalisation sind immer, besonders wenn sie neuralgischer Natur sind und gegen das Kreuzbein, die Gesäßbacken und die Oberschenkel zu ausstrahlen, verdächtig auf ein Karzinom der Prostata, des Rektums oder des Uterus. Da diesen neuralgischen Schmerzen häufig eine Kompression benachbarter Nervenstämme durch metastatische Drüsenpakete zugrunde liegt, so sind diese Beckenneuralgien bei entsprechendem Befund in der Regel ein Zeichen dafür, daß das Karzinom die Organgrenzen bereits überschritten hat und daß nur wenig Aussicht auf eine radikale operative Entfernung besteht.

Hier sei Gelegenheit genommen, daran zu erinnern, daß bei allen fernab der Harn- und Genitalorgane, vorwiegend im Bereich der Knochen, auftretenden neuralgischen Schmerzen, die sich durch nichts anderes befriedigend erklären lassen und die jeder Therapie trotzen, daran zu denken ist, daß es sich um Metastasen irgendeines malignen Tumors handeln kann. Ist der primäre Tumor bereits erkannt, so ist die Diagnose der Metastase ja meist nicht schwer, man erinnere sich aber immer daran, daß solche Metastasen besonders gern bei Prostatakarzinomen und Hypernephromen der Niere schon zu einer Zeit in Erscheinung treten können, wo der primäre Tumor klinisch sich noch nicht bemerkbar gemacht hat. Die gleiche Aufmerksamkeit verdient aus demselben Grunde ein hartnäckiger Hustenreiz als erstes Zeichen von Metastasen in der Lunge. In beiden Fällen wird das Röntgenbild meist Klarheit bringen.

Recht mannigfaltig sind auch die Angaben über Spontan- und Druckschmerzen von seiten der Genitalorgane beim Mann.

Bei der Prostatitis ist die Drüse bei der rektalen Palpation ausgesprochen druckempfindlich und vielfach auch die hintere Harnröhre. Die gleichen Symptome finden sich, auch ohne eigentliche Entzündungserscheinungen, bei Leuten mit gesteigertem geschlechtlichen Verkehr, besonders nach lange geübtem Coitus reservatus sowie bei Onanie. Ganz besonders heftige Druckempfindlichkeit der Pars prostatica bzw. der Prostata trifft man bei Blasenneuralgie, Prostatasteinen, Prostataabszessen, bei periproktischen Eiterungen und Harnphlegmonen, die sich hier entwickeln.

Entzündete Samenblasen sind häufig trotz der reichlichen nervösen Versorgung dieser Organe sowohl spontan, als auch bei Druck vom Rektum aus auffallend wenig schmerzhaft, das gilt vornehmlich von der Tuberkulose der Samenblasen.

An die schon oben erwähnte Druckempfindlichkeit des untersten Harnleiterabschnittes als wichtiges Zeichen einer Erkrankung der zugehörigen Niere sei hier noch einmal erinnert.

Die Epididymitis gonorrhoica ist im allgemeinen wesentlich schmerzhafter als die tuberkulöse Epididymitis, das gilt sowohl für den Spontanschmerz, wie auch für die Druckempfindlichkeit. Bevor es zur Epididymitis (ausschließlich der tuberkulösen Form) kommt, empfinden intelligente und sich gut beobachtende Kranke häufig schon 1—2 Tage vorher einen ziehenden Schmerz entlang dem Vas deferens, also ehe noch der Nebenhoden selbst schmerzt oder nachweislich verändert ist. Man kann daher bei bestehender Entzündung in der hinteren Harnröhre bzw. der Prostata, sowie bei Patienten, die mit Katheter behandelt werden, auf Grund solcher Angaben eine Epididymitis erwarten und voraussagen.

Die Prüfung der Druckempfindlichkeit der Hoden hat eine gewisse praktische Bedeutung insofern, als der normale Druckschmerz des gesunden Hodens, der sich sonst schon bei leichtem Druck einstellt, bei Tabikern zu fehlen pflegt. Steigerung der normalen Druckempfindlichkeit findet sich häufig bei gewohnheitsmäßiger Onanie aber auch bei normaler, jedoch übermäßig gesteigerter geschlechtlicher Betätigung. Einseitig abnorm gesteigerter Druckschmerz eines Hodens ist verdächtig auf eine gleichseitige Nierenerkrankung; die auffallende Druckempfindlichkeit eines Hodens während und nach einer fraglichen Kolik spricht zugunsten einer von der Niere ausgehenden Kolik, ebenso wie bei Bauchverletzungen usw. ein einseitig auffallend druckempfindlicher Hoden eine Verletzung der gleichseitigen Niere nahelegen muß. Ganz plötzlich aus voller Gesundheit heraus auftretende, heftigste Hodenschmerzen, zunehmende Schwellung des Hodens, ziehende Schmerzen entlang dem Samenstrang und eventuell Erbrechen sind auf eine Stieltorsion des Hodens verdächtig.

Gelegentlich hört man über Schmerzen klagen, die nur beim geschlechtlichen Verkehr bzw. bei geschlechtlicher Erregung auftreten. Von den Schmerzen im Verlauf des Vas deferens war schon die Rede. Bei Neurasthenikern, aber auch bei organischen Erkrankungen (Prostatasteinen, Entzündungen und polypösen Wucherungen im Bereich des Colliculus seminalis usw.) kann es zu schmerzhaften Ejakulationen kommen. Starke, bei jeder Erektion wiederkehrende Schmerzen im Membrum treten bei der Induratio penis plastica auf. Schmerzhafte Zustände am Penis, wie sie durch eine Harninfiltration oder durch eine Entzündung der Corpora cavernosa, oder als Folge von Verletzungen (Katheter) auftreten, bedürfen ebensowenig wie die Schmerzen bei entzündlichen Erkrankungen der Nebenhoden und der Hoden einer besondern Erklärung.

Abgesehen von diesen Veränderungen, hört man häufig von schmerzhaften oder abnormen unbehaglichen Sensationen in der Glans penis, sowie in der Urethra, sowohl an ihrer äußeren Mündung wie auch mit Vorliebe im Bereich des Sulcus coronarius. Für diese Angaben läßt sich, wenn eine Urethritis ausgeschlossen werden kann, häufig an Ort und Stelle keine Erklärung finden. Man muß wissen, daß solche eigenartigen, bohrenden, kribbelnden, zuweilen auch richtig schmerzhaften Empfindungen reflektorisch von der Blase und den Nieren aus zustande kommen können und daß besonders bei Nieren- und Blasensteinen solche in den Penis ausstrahlenden Empfindungen relativ häufig sind. Zuweilen treten diese Erscheinungen am Penis deutlich halbseitig auf entsprechend der Seite der ursächlichen Erkrankung.

Im vorstehenden sind nur die wesentlichsten Schmerzarten aufgeführt; die Variationen und Kombinationen sind zahlreich. Wenn es auch nicht möglich und auch dringend zu widerraten ist, sich aus den subjektiven Schmerzangaben allein schon eine bestimmte Vorstellung von der vorliegenden Erkrankung zu machen, so ist doch, abgesehen davon, daß die Schmerzen den diagnostischen Überlegungen meist von vornherein eine gewisse Richtung geben, die sorgfältige Erfragung der Beschwerden bzw. Schmerzen (Sitz, Art, Beginn und Dauer) in Verbindung mit anderen klinischen Begleitumständen für manche Erkrankungsformen so wichtig und diagnostisch so aufschlußreich, daß man nie mit der näheren Untersuchung beginnen sollte, ehe man sich nicht im einzelnen nach der Art der Schmerzen erkundigt hat.

Um bei den häufig unklaren Angaben der Kranken ein deutliches Bild zu bekommen, in welcher Form die Schmerzen auftreten, ist es in der Regel notwendig, den Kranken nach charakteristischen Erscheinungen auszufragen (vgl. Anamnese). Bei gebildeten und sich aufmerksam beobachtenden Patienten wird man aber auch gelegentlich durch die packende, vorbildliche, detaillierte Schilderung ihrer Schmerzempfindungen überrascht. Solche Kranke soll man nicht unterbrechen, wenn sie auch etwas weitschweifig werden, weil man von ihnen oft noch feine Schmerzdifferenzierungen kennen lernen kann und aus ihren Schilderungen mehr erfährt, als wenn man sie nach einem üblichen Schema ausfragt.

## Über Fiebererscheinungen.

Im allgemeinen tritt Fieber nur bei infektiösen Erkrankungen auf, ist aber auch hier keine regelmäßige Erscheinung; selbst schwere Infektionen können ohne Temperatursteigerung verlaufen. Für die tuberkulösen Erkrankungen der Harnorgane ist es sogar, wenigstens solange sie nicht mischinfiziert sind, charakteristisch, daß sie keine oder doch nur ganz unbedeutende Temperatursteigerungen erzeugen.

Hohe Temperaturen begleiten in der Regel die akuten eitrigen Entzündungen der Niere, ganz besonders die metastatische hämatogene Niereninfektion, fehlen aber auch nicht bei der aszendierend entstandenen Pyelonephritis, sowie bei fast allen akuten Pyelitiden. Je ungünstiger die Entleerung des Nierenbeckens ist, um so leichter tritt Fieber auf.

Bei der hämatogenen Niereninfektion setzt das Fieber, als Reaktion auf die Anwesenheit der Bakterien im Blut, schon gleich zu Beginn, zuweilen schon etwas früher als die Niereninfektion, ein. Die Temperatursteigerung erfolgt plötzlich, unvermittelt und wird in der Regel von Frostgefühl oder auch regelrechten Schüttelfrösten eingeleitet. Die Temperatur ist gleich zu Beginn sehr hoch und nimmt bald einen remittierenden oder intermittierenden Charakter an. Dieser Typus ist bis zu einem gewissen Grade charakteristisch. Es sind das häufig bedrohliche Zustände, bei denen die Nieren oft schweren Schaden leiden und die, wenn der Prozeß doppelseitig auftritt, auch unmittelbar lebensgefährlich sein können. In anderen, selteneren Fällen steigt die Temperatur nur allmählich im Verlaufe weniger Tage bis zu 40° und darüber und hält sich in dieser Höhe einige Zeit, um dann unvermittelt zur Norm abzufallen, oder in einen intermittierenden Fiebertypus überzugehen. Die letztere Fieberart sieht man primär relativ häufig bei der aszendierenden Infektion der Niere und des Nierenbeckens, doch kommen auch bei dieser akute Temperatursteigerungen, besonders bei Stauungszuständen im Nierenbecken, vor. In günstigen Fällen fällt das Fieber entweder lytisch oder in Form einer kritischen plötzlichen Entfieberung ab. Neuerliche Schüttelfröste und Fieberzacken für einen oder einige Tage sind entweder der Ausdruck einer neuen hämatogenen Bakterienaussaat oder ein Zeichen für eine eingetretene Abflußbehinderung im Nierenbecken.

Man sieht, das Fieber bei der eitrigen Nierenentzündung bzw. der Pyelonephritis ist sehr mannigfaltig und im akuten Stadium mit seinem meist stürmischen Beginn, den Schüttelfrösten und dem intermittierenden Typus ganz allgemein für eine Infektionskrankheit charakteristisch. Es kann daher nicht Wunder nehmen, daß gerade zu Beginn der Erkrankung, zu einer Zeit, wo im Harn pathologische Bestandteile (Leukozyten, Bakterien usw.) oft noch fehlen, die Diagnose häufig unklar ist.

Bei Pyelitiden, die ohne klinisch nachweisbare Beteiligung der Nieren einhergehen, sind Fieberattacken von ein- oder mehrtägiger Dauer, wenn sie in größeren oder kleineren Zeitpausen, bei sonst fieberfreiem Verlauf auftreten, recht häufig und daher bis zu einem gewissen Grade charakteristisch. Solche auf Nierenbeckenentzündungen zu beziehende periodische Fiebererscheinungen trifft man besonders oft bei Prostatikern mit infiziertem Restharn.

Erhöhte Temperaturen fehlen begreiflicherweise auch bei Pyonephrosen, vereiterten Steinnieren und infizierten Hydronephrosen nicht. Im allgemeinen ist das Fieber aber nicht hoch, außer wenn es zur Behinderung des Abflusses des Eiters bzw. des eitrigen Harns kommt; unter solchen Umständen steigt das Fieber in der Regel erheblich an, und auch Schüttelfröste können sich einstellen. Wer gut beobachtet, wird bei diesen Fiebererhöhungen feststellen können, daß sich in diesen Zeiten meist der Befund der mikroskopischen Harnuntersuchung bessert, daraus aber noch keinen prognostisch günstigen Schluß ziehen, eher das Gegenteil, da solche Besserungen des Harnbefundes, wenn sie mit Störungen des Allgemeinbefindens und mit Fieber einhergehen, auf eine Verlegung des Abflusses aus der erkrankten Niere hinweisen.

Wichtig ist, daß auch bei Nieren- und Nebennierentumoren Fieber von wechselnder Art, auch ohne daß gleichzeitig eine Infektion vorliegt, auftreten kann, und zwar zuweilen schon zu einer Zeit, ehe noch andere Tumorsymptome, wie Blutungen, Schmerzen und Geschwulstbildung, in Erscheinung getreten sind. Man kann aber doch nicht erwarten, daß die Feststellung erhöhter Temperaturen zur Erkennung eines sonst noch nicht klinisch in Erscheinung getretenen Nierentumors führt, dazu ist Fieber doch eine allzuhäufige Begleiterscheinung so vieler Erkrankungen, die weit näher liegen. Das Fieber bei Nierentumoren faßt man im allgemeinen als toxisches, durch Resorption giftiger Zerfalls- bzw. Stoffwechselprodukte (Eiweißkörper) entstehendes Fieber auf.

Auch nach größeren Blutungen in das Nierenlager bzw. in den retroperitonealen Raum tritt meist Fieber auf, wie man es ja auch sonst in der Regel bei der Resorption größerer Hämatome beobachtet.

Blasenentzündungen auch heftiger Art brauchen bei Erwachsenen nicht immer mit Fieber einherzugehen, anders bei kleinen Kindern und Säuglingen, bei denen schon der leichteste Katarrh der Harnwege erhebliche Temperatursteigerungen und Allgemeinstörungen hervorruft.

Die akute Gonorrhoe, besonders die der hinteren Harnröhre, sowie die akute Prostatitis verursachen nicht selten Fieber; hohes Fieber, oft auch Schüttelfröste, begleiten in der Regel den äußerst schmerzhaften Prostataabszess. Ebenso ist bei akuten Nebenhoden- (Gonorrhoe) und Hodenentzündungen (im Gefolge einer allgemeinen Infektionskrankheit wie Mumps usw.) die Temperatur meist deutlich erhöht, in differentialdiagnostisch verwertbarem Gegensatz zu der Tuberkulose des Nebenhodens und Hodens, bei denen in der Regel kein oder nur geringes Fieber vorhanden ist.

Daß bei Harninfiltrationen, Harnphlegmonen bzw. bei Harnabszessen Fieber auftritt, versteht sich von selbst, es ist aber vielfach nicht so hoch, wie man nach der Schwere des Krankheitsbildes erwarten möchte.

Einer besonderen Erwähnung bedarf noch das sogenannte Katheterfieber. Nach Sondierung der Harnröhre, nach Bougierung bei Strikturen, nach Katheterisieren, nach Cystoskopien, kurz nach allen instrumentellen Untersuchungen der Harnwege stellt sich zuweilen kurze Zeit danach Schüttelfrost ein. Der Patient wird blaß und kalt, der Puls klein und beschleunigt. Zuweilen kommt es zu einem regelrechten Herzkollaps, und vereinzelt hat man dabei selbst tödliche Ausgänge schon erlebt. Das Frostgefühl kann schnell vorübergehen, aber auch einige Stunden anhalten. Mit dem Nachlassen des Schüttelfrostes tritt ein starkes Hitzegefühl ein, das Fieber steigt nun auf 40° und darüber, der Puls wird wieder voller, der Kranke bekommt wieder Farbe, und nach einiger Zeit kehrt meist unter starkem Schweißausbruch die Temperatur zur Norm zurück; damit ist das sogenannte Katheterfieber zu Ende, meist aber fühlen sich die Kranken noch längere Zeit nachher recht elend und schwach.

Nach der heutigen Auffassung entsteht das Katheterfieber durch Invasion von Bakterien in die Corpora cavernosa der Harnröhre und damit unmittelbar in die Blutbahn. Besonders disponiert bzw. gefürchtet sind in dieser Beziehung Strikturpatienten oder auch Prostatiker mit instrumentellen Verletzungen der Harnröhre (falsche Wege). Es gibt Strikturpatienten, bei denen infolge bereits vorhandener Läsionen nach jeder noch so schonenden Bougierung Katheterfieber auftritt. Aber auch ohne bereits vorhandene Schleimhautverletzungen ist selbst der vorsichtigste und geschickteste Praktiker vor dem Katheterfieber nicht ganz sicher. Bei guter Asepsis und geschickter Hand werden die Fälle selten sein; aber auch die schonendste Einführung der Instrumente kann zu minimalen Schleimhautläsionen führen, die dann den häufig in der Harnröhre vorhandenen Bakterien den Eintritt in die weiten kavernösen Bluträume der Harnröhre und damit unmittelbar in die Blutbahn ermöglichen. Es hat den Anschein, als ob die Bakterien erst bei der nächsten Miktion durch die verletzte Stelle in das Gewebe und die Blutbahn hineingepreßt würden, da das Katheterfieber sich nur selten unmittelbar an die Einführung der Instrumente anschließt, vielmehr meist erst einige Zeit nach bereits erfolgter Blasenentleerung auftritt.

Treten solche Fieberattacken im Gefolge eines Katheterismus oder im Anschluß an eine Infektion der Harnwege wiederholt hintereinander auf, so spricht man von „Harnfieber“; die einzelnen Fieberanstiege sind dabei verschieden hoch, wodurch der Fieberverlauf einen unregelmäßigen intermittierenden Charakter erhält. Die Kranken kommen bei solchen Zuständen, denen eine immer wiederkehrende Invasion von Bakterien bzw. von toxischen Produkten ins Blut zugrunde liegt, sehr herunter; sie haben eine trockene, borkige Zunge, magern ab, sind appetitlos, matt und blaß, frösteln leicht, bieten den Eindruck eines septischen Zustandes und sind bei längerem Anhalten des Fiebers sehr gefährdet.

## Über Veränderungen der Miktion.

### Miktionsfrequenz.

Das Bedürfnis, die Blase zu entleeren, tritt bei gesunden Menschen im allgemeinen bei annähernd dem gleichen Füllungsgrad auf (sogenannte physiologische Kapazität). Diese Kapazität ist bei Frauen in der Regel etwas größer (300—500 ccm) als bei Männern (200—400 ccm); bei Jugendlichen ist sie natürlich geringer als bei Erwachsenen. Bei sehr hochgestelltem Harn tritt das Miktionsbedürfnis meist früher ein als bei stark diluiertem Urin. Im allgemeinen uriniert ein gesunder Mann durchschnittlich 4—6mal während 24 Stunden, wobei in der Nacht kein Harn gelassen wird. Gesunde Frauen haben in der Regel seltener das Bedürfnis, die Blase zu entleeren, als der Mann; das hängt zum Teil wohl mit der erwähnten größeren Kapazität der weiblichen Blase zusammen, ist vielfach wohl auch ein Produkt der Erziehung. Bei fünf Miktionen zu etwa 300 ccm ergibt sich die durchschnittliche Tagesmenge von 1½ l mit einem durchschnittlichen spezifischen Gewicht von 1015—1020. Daß die Harnmenge und damit die Miktionsfrequenz beim Dursten und starken Schweißverlusten geringer wird, bei großer Flüssigkeitsaufnahme dagegen steigt und das spezifische Gewicht sich dabei umgekehrt verhält, versteht sich ja von selbst.

Vermehrtes Miktionsbedürfnis bezeichnet man als **Pollakisurie**. Man muß sich vor allem die Begriffe Pollakisurie und Polyurie (vgl. S. 30) klar machen und auseinanderhalten. Polyurie (vermehrte Harnproduktion), gleich welcher Ursache, ist stets ein renales Symptom, während die Pollakisurie, die außer durch eine Polyurie noch durch sehr viele andere Faktoren bedingt sein kann, ein Effekt der Blasentätigkeit ist. So tritt z. B. Pollakisurie bei normalen Harnmengen und gesunder Blase auf, wenn infolge raumbeengender Prozesse im Becken, unter anderem bei der Schwangerschaft und bei großen Myomen, die Blase sich nicht genügend ausdehnen kann und infolgedessen eine verminderte Kapazität aufweist.

Zuweilen ist auch der Harn selbst schuld an der Steigerung der Miktionsfrequenz; konzentrierte stark sauere Harne und solche, die reichlich Harnsalze in Kristallform enthalten, reizen den Blasenboden, Blasenausgang und rufen dadurch eine Steigerung des Miktionsbedürfnisses hervor. Auch die stärkere kongestive Reizung, wie sie sich infolge abnorm häufigen geschlechtlichen Verkehrs, besonders beim habituellen Coitus reservatus einstellt, kann die Ursache für ein gesteigertes Miktionsbedürfnis bilden. Es ist daher eine häufige Beobachtung, daß jung verheiratete Männer, aber auch Frauen, ohne eigentliche Entzündungserscheinungen in den Harnwegen, häufiger als früher urinieren müssen, was sich am deutlichsten dadurch kundgibt, daß viele jung Verheiratete auch nachts einmal die Blase entleeren müssen; später pflegen sich wieder ganz normale Verhältnisse einzustellen.

Am häufigsten ist die Pollakisurie der Ausdruck einer entzündlichen Erkrankung der Blase oder der Urethra posterior. Das häufige Miktionsbedürfnis bei entzündlichen Erkrankungen, ganz besonders bei der tuberkulösen Cystitis, erklärt sich durch die Überempfindlichkeit der entzündlichen Blasenwände, deren Reizung schon viel früher, ehe noch die physiologische Kapazität erreicht ist, zu Blasenkontraktionen und quälendem Harndrang führt. Daher werden bei der Pollakisurie, soweit sie auf entzündlichen Vorgängen beruht, auch stets geringere Harnmengen als sonst entleert. Gegenüber der Pollakisurie aus anderweitigen Gründen sind bei der cystitischen Form die einzelnen Urinportionen immer annähernd gleich groß. Bei jenen unglücklichen Kranken, bei denen die Blase infolge chronischer Entzündungsvorgänge im Laufe der Zeit unter Verlust ihrer Dehnungsfähigkeit hochgradig geschrumpft ist, und die Kapazität der Blase zuweilen nur noch wenige Kubikzentimeter beträgt, ist die Pollakisurie ohne weiteres verständlich. Bei diesen Patienten, aber auch bei akuten Blasenkatarrhen, sowie bei der tuberkulösen Cystitis, kann das Miktionsbedürfnis so gesteigert sein, daß die Kranken alle 10 Minuten, manchmal noch öfter die Blase entleeren müssen, wobei natürlich immer nur ganz kleine Mengen zur Ausscheidung gelangen. Das Miktionsbedürfnis ist zuweilen so heftig und plötzlich, daß solche Kranke oft keine Zeit mehr haben, die Toilette aufzusuchen, und sich infolge des nicht zu unterdrückenden Harndrangs einnässen. Eine durch verminderte Dehnungsfähigkeit der Blasenwand bedingte Pollakisurie kommt auch beim infiltrierenden Blasenkarzinom vor; ebenso steigt bei sehr großen gestielten Blasentumoren (Papillomen), sowie bei starker cystischer Erweiterung der vesikalen Harnleitermündung das Miktionsbedürfnis infolge verminderten Fassungsvermögens der Blase.

Nicht ohne weiteres verständlich ist die Pollakisurie bzw. der gesteigerte Harndrang bei manchen Erkrankungen der Nieren (besonders häufig bei Steinen), wo diese Erscheinung bei ganz intakten Blasen beobachtet wird. Man nimmt zur Erklärung dieser Erscheinung eine reflektorische Beeinflussung der Blase von der Niere her an, wobei man sich auf die nachweislich enge nervöse Verbindung zwischen Blase und Nieren stützen kann.

Außer lokalen Erkrankungen können auch Störungen der Blaseninnervation, z. B. die sogenannten Blasenkrisen bei Tabikern, und abnorm leichte Erregbarkeit der Blasenmuskulatur, wie man sie bei nervösen Menschen häufig beobachtet, die Ursache eines gesteigerten Miktionsbedürfnisses sein. Es ist für diese nervös bedingte Pollakisurie kennzeichnend, wenn derartige Kranke zwar tagsüber häufiger urinieren müssen, aber nicht wie bei entzündlich bedingter Pollakisurie auch nachts durch den sich meldenden Harndrang geweckt werden.

Bei der durch Blasensteine und Fremdkörper bedingten Pollakisurie leiden die Kranken in der Ruhe ebenfalls weniger unter Harndrang.

Ich habe beobachten können, daß bei Neurasthenikern mit der Pollakisurie auch eine Vermehrung der Harnmenge einhergeht; diese Polyurie kann hier entweder die Folge einer nervösen Beeinflussung der Nieren sein, oder auch als sekundäre Erscheinung angesprochen werden, da es ja eine bekannte Erfahrung ist, daß man durch willkürliche Steigerung der Miktionsfrequenz auch die tägliche Harnmenge vermehren kann. Als Ausdruck einer leicht erregbaren Blase habe ich bei solchen Patienten in der Regel auch cystoskopisch einen mehr oder minder ausgesprochenen Reizzustand der Blasenmuskulatur in Form einer Trabekelblase feststellen können. Über die prinzipielle Verschiedenheit und Bewertung dieser Erscheinung gegenüber der sogenannten Trabekelblase alter Patienten mit chronischer Harnstauung vgl. den diagnostischen Teil (S. 160 u. Fig. 44).

Wie außerordentlich leicht und vielseitig die Blase auf nervösem Wege beeinflußbar ist, kann ich hier nur andeuten. Bei sehr sensiblen Menschen genügt zuweilen schon die Berührung der Haut, um Harndrang auszulösen. Vielfach sind gewisse Bezirke bevorzugt, so z. B. der Nabel und die Fußsohlen. Bekannt ist, daß bei sehr vielen Menschen Kältegefühl das Miktionsbedürfnis hervorruft bzw. steigert. Im gegebenen Fall kann man diesen Umstand bei der Untersuchung benutzen, um durch Eintauchen der Hände in kaltes Wasser eine Blasenentleerung herbeizuführen. Dieser Reflexvorgang spielt sich oder kann sich unterhalb der Bewußtseinsschwelle abspielen, da manche Menschen in tiefem Schlaf sich einnässen, die sonst nie inkontinent sind, wenn man ihre Hände in Wasser hält. Viele Menschen verspüren plötzlichen Harndrang, wenn sie beim Baden erstmalig mit dem Wasser in Berührung kommen.

Auch psychische Momente spielen bekanntlich sowohl in hemmendem wie in förderndem Sinne eine Rolle für das Zustandekommen der Miktion. Nur ausgesprochene Phlegmatiker wissen nichts von dem auch bei minimaler Blasenfüllung auftretenden Harnbedürfnis infolge stärkerer psychischer Erregung vor besonderen Ereignissen, wie Examen, öffentlichen Reden, Wettkämpfen usw. Zuweilen sind es bestimmte Vorgänge, so z. B. der Urinakt eines anderen Menschen, die das Gefühl des Harndranges auslösen;

oft haben auch bestimmte, an die Entleerung des Harns gemahnende Geräusche (offener Wasserhahn) eine miktionsfördernde Wirkung. Ich kannte einen jungen Mann, bei dem sich unweigerlich ein kaum zu unterdrückendes Miktionsbedürfnis einstellte, wenn er ein ganz bestimmtes summendes Geräusch hörte; der Drang war dann oft so stark, daß er sich, um nicht einzunässen, entfernen mußte. Nähere Erkundigungen ergaben, daß es sich bei diesem jungen Mann um einen aus der frühesten Kindheit her fixierten Assoziationsvorgang handelte, da seine Mutter bei ihm als Kind die Harnentleerung stets mit einem solchen Geräusch einzuleiten pflegte.

Eine besondere Berücksichtigung bedarf die Pollakisurie bei Patienten mit Harnretention, also in erster Linie bei Prostatikern. Für diese Kranken ist ein besonders auch nachts gesteigertes Miktionsbedürfnis, dem vielfach auch eine Polyurie zugrunde liegt, bei gleichzeitig erschwertem bzw. verzögertem Miktionsbeginn charakteristisch. Infolge der durch die hypertrophische Prostata bedingten ungenügenden Blasenentleerung kommt es zum Restharn und über kurz oder lang zur Dilatation der Blase. Dadurch wird zwar die Blasenkapazität gesteigert, so daß das Harnbedürfnis erst bei stärkerer Blasenfüllung auftritt, da aber eine immer ständig größer werdende Restharnmenge in der Blase zurückbleibt, so wird trotz der Dilatation der Blase die jeweilige Toleranzgrenze immer wieder in kurzer Zeit durch den aus den Ureteren zufließenden Harn erreicht, und die Kranken werden bald wieder genötigt, ihre Blase zu entleeren. Da es in dem Charakter der Erkrankung liegt, daß die Harnentleerung immer ungenügender und damit der Restharn immer größer wird, so müssen die Pausen zwischen den einzelnen Miktionen immer kürzer und mithin auch das Miktionsbedürfnis ständig häufiger werden. Schließlich wird die Dehnungsfähigkeit der Blase einerseits und die Austreibungskraft der Blase andererseits immer geringer, bis es entweder zur kompletten Harnverhaltung oder zur sogenannten Ischuria paradoxa kommt (s. S. 24).

Das Gegenteil der Pollakisurie, das verminderte Miktionsbedürfnis, ist ein viel selteneres Symptom. Wenn wenig Harn abgesondert wird, also eine Oligurie besteht, so ist natürlich auch das Miktionsbedürfnis herabgesetzt. Vermindertes Miktionsbedürfnis bei voller Blase findet man bei Rückenmarkserkrankungen und -verletzungen; hier wird der Harndrang wegen der Erkrankung bzw. Unterbrechung der sensiblen zentripetalen Bahnen nicht mehr so fein, bzw. überhaupt nicht mehr empfunden. Auch bei manchen Geisteskranken (Delirien), sowie gelegentlich bei schweren Allgemeinerkrankungen (Infektionskrankheiten) verlieren die Kranken zuweilen das Gefühl der vollen Blase.

## Erschwerte bzw. verlängerte Miktion.

Im allgemeinen kommt die Miktion bei Frauen flotter in Gang als bei Männern; das gilt besonders für Erwachsene. Das langsame, zögernde Einsetzen der Blasenentleerung kann sehr verschiedene Ursachen haben. So ist es bekannt, daß, wenn man aus irgendeinem Grunde genötigt war, den Harndrang längere Zeit zu unterdrücken, man dann später Schwierigkeiten haben kann, die Blase zu entleeren. Der Grund hierfür liegt wahrscheinlich darin, daß, um dem drängenden Miktionsbedürfnis zu begegnen, der Sphinkter einen ungewöhnlich starken Kontraktionszustand angenommen hat, dessen Lösung nun nicht sofort auf Wunsch erfolgt. Deswegen sollen auch Patienten, die an sich schon, wie die Prostatiker, Schwierigkeiten haben, ihre Blase zu entleeren, sich ganz besonders vor längeren Miktionspausen bzw. vor willkürlicher Unterdrückung des Harnbedürfnisses hüten.

Wenn viele Männer unmittelbar nach dem Coitus nicht urinieren können, so liegt das wahrscheinlich auch an ähnlichen Gründen. Bekanntlich muß der Sphinkter int. bei der Ejakulation fest verschlossen sein, damit das Ejakulat nicht, was ja gelegentlich auch vorkommt, statt nach vorn, nach rückwärts in die Blase abfließen kann. Auf jeden Fall muß erst der für die Erektion und Ejakulation notwendige nervöse Reizzustand etwas abklingen, ehe die Miktion gelingt. Das gleiche gilt von der in der Regel nicht wollustbetonten Erektion, die sich häufig bei voller Blase in Rückenlage im Schlaf einzustellen pflegt, ein Zustand, bei dem auch, solange die Erektion anhält, trotz voller Blase und Harndrang die Entleerung sehr erschwert oder unmöglich ist. Charakteristisch für diese Zustände ist bei der einige Zeit später möglichen Miktion die anfängliche Dysurie, der dünne und schwache Harnstrahl und die geringe Projektionskraft; erst auf der Höhe der Miktion oder gegen ihr Ende zu wird mit dem Nachlassen des Sphinktertonus der Harnstrahl kräftiger und die Entleerung freier.

Bei manchen Kranken verzögert sich der Beginn der Blasenentleerung, weil sie sich vor den Schmerzen, die die Entleerung mit sich bringt, fürchten. Meist handelt es sich dabei um akut entzündliche Veränderungen in der Harnröhre oder der Prostata.

Ebenso wie psychische Momente die Miktion herbeiführen können, so begegnet man häufig auch Menschen, die infolge psychischer Hemmung in Gegenwart anderer, an öffentlichen Orten, oder auf Wunsch zum Zweck der Untersuchung trotz voller Blase und vorherigem Harndrang nicht urinieren können, bzw. bei denen die Miktion trotz normaler Verhältnisse nur schwer in Gang kommen will.

Über erschwerten Miktionsbeginn hört man am häufigsten ältere Männer klagen. Diese Erscheinung bei gleichzeitig gesteigertem Harnbedürfnis tritt bei Prostatikern so regelmäßig auf, daß man bei älteren Männern jenseits der Fünfziger schon allein aus diesem Symptom mit großer Wahrscheinlichkeit die Diagnose auf Prostatahypertrophie stellen kann. Prostatiker haben, besonders nachts oder wenn sie längere Zeit gelegen haben, Schwierigkeiten, ihre Blase zu entleeren. Die nächtliche Verschlechterung bezieht man auf eine bei Rückenlage auftretende kongestive Schwellung der hypertrophischen Prostata, wodurch die an sich schon behinderte Entleerung noch schwieriger wird. Wenn diese Kranken erst eine Zeitlang umhergegangen sind (die meisten haben diese Erfahrung schon selbst gemacht), so gelingt dann in der Regel die Miktion besser.

Wie der Beginn, so kann auch der ganze Vorgang der Harnentleerung verzögert und verlängert sein. Unter sonst gleichen Bedingungen dauert eine Miktion natürlich um so länger, je mehr Harn die Blase enthält; im übrigen hängt es von der Kraft der Blasenkontraktion und dem Lumen der Urethra ab. Es ist daher nicht möglich, eine bestimmte Zeitdauer für die normale Miktion, die bei Frauen im allgemeinen kürzer ist als bei Männern, anzugeben.

Ich habe seiner Zeit mit Unterstützung meiner früheren Mitassistenten einen Durchschnittswert für die Dauer der Miktion bei Gesunden zu ermitteln versucht, und zwar auf die Weise, daß an dem hierfür vorgesehenen Ort eine Stoppuhr lag, deren sich jeder bediente und dann die gemessene Zeit notierte. Es ergab sich für die nicht willkürlich vorgenommene, sondern bei voller Blase durch Harndrang bedingte Blasenentleerung bei diesen jungen Leuten eine durchschnittliche Miktionsdauer von 25—30 Sekunden.

Trotzdem sich, wie gesagt, mit Zahlen die normale bzw. bereits pathologisch verlängerte Miktion nicht festlegen läßt, so glaube ich doch, daß eine Miktionsdauer von einer Minute und darüber verdächtig sein muß auf eine organische bzw. dynamische Entleerungsstörung.

Verzögert und verlängert ist die Harnentleerung, außer bei Prostatikern, bei Strikturpatienten. Die Verlängerung der Miktion ist häufig das erste Zeichen einer beginnenden Striktur. Intelligente Strikturpatienten kommen nicht selten mit der Angabe, daß die Entleerung der Blase in der letzten Zeit länger dauere als früher und bei anderen Männern. Mit zunehmender Verengerung des Harnröhrenlumens wird die Miktion zusehends schwieriger und länger.

Bei Schwäche der Blasenmuskulatur infolge degenerativer Erkrankung des Muskels oder nervöser Störung des Blasenmechanismus ist der Entleerungsvorgang kraftlos und die Miktionsdauer infolgedessen auch meist verlängert. Die durch nervöse Störungen bedingte Verlängerung der Miktion kann entweder auf einer Detrusorschwäche oder auf einem übermäßig starken Sphinktertonus, oder auch auf beidem beruhen.

## Veränderungen des Harnstrahls und Miktion in zwei Zeiten.

Bei Jugendlichen und jungen Männern ist der Harnstrahl kräftig, geschlossen und von respektabler Projektion; letztere läßt im Alter mit zunehmender Schwäche der Blase, wie jede Muskelfunktion, langsam nach.

**Der Harnstrahl ist beim Mann nicht wie bei der Frau nur eine Funktion der Blasenkontraktion, sondern auch der Harnröhre. Die männliche Harnröhre stellt einen Muskelschlauch mit hintereinander geschalteten, in peripherer Richtung zunehmenden, nicht starren, sondern elastischen Widerständen dar. Durch diese Anordnung wird die Propulsion des Harnstrahls aufrecht erhalten, die, wenn die lange männliche Urethra überall einen gleich weiten schlaffen Schlauch darstellen würde, oder wenn unter den physiologischen Verengerungen die engste, nicht wie normalerweise an der äußeren Harnröhrenmündung, sondern der Blase zunächst läge, wesentlich schwächer ausfallen würde. Infolgedessen haben Männer mit weiter Meatusöffnung eine weniger gute Projektion ihres Harnstrahls.**

Rückgang der Projektion findet mit Regelmäßigkeit bei Prostatikern statt, wo zuweilen von einem Harnstrahl überhaupt nicht mehr gesprochen werden kann, wenn, wie häufig, der an der äußeren Harnröhrenöffnung mit geringer Kraft austretende Harn gleich zu Boden bzw. auf die Schuhe und Kleider tropft.

Herabsetzung der Projektion und oft hochgradigste Verminderung des Kalibers ist weiter eine charakteristische Erscheinung bei Strikturpatienten. Zuerst läßt meist das Kaliber und später erst die Projektion nach; die Projektion bleibt um so besser, je weiter peripher die Striktur gelegen ist, während bei den nahe der Blase gelegenen Strikturen die Projektion in der Regel sehr gering ist und auch relativ früh nachläßt.

Sitzt die Striktur im vorderen Teil der Urethra, so resultiert daraus häufig eine Abweichung des Harnstrahls von der normalen Richtung; zuweilen tritt der Harnstrahl deutlich gedreht oder gespalten aus der Harnröhrenmündung heraus. Diese Veränderungen sind zwar bei Strikturpatienten sehr häufig, aber nicht absolut beweisend, da Drehung und Spaltung des Harnstrahls auch bei abnorm weitem Orifizium, sowie bei Phimosen auch ohne Stenosierung des Harnröhrenlumens auftreten können. Ähnliche Veränderungen des Harnstrahls wie bei Strikturen kommen auch bei Tumoren, Steinen und Fremdkörpern in der Harnröhre vor. Dünner Harnstrahl und verminderte Projektion ist häufig auch eine Begleiterscheinung spastischer

Zustände sowie entzündlicher Schwellungen am Blasenausgang und in der hinteren Harnröhre.

Ein sehr auffälliges Zeichen, das von den Kranken, wenn sie es bei sich beobachtet haben, auch stets besonders hervorgehoben zu werden pflegt, ist die plötzliche Unterbrechung des sonst kräftigen Harnstrahls. Wiederholt sich diese Erscheinung mehrere Male hintereinander während ein und derselben Miktion, so spricht man von Blasenstottern. Meist kommt das Phänomen zustande, wenn während der Blasenentleerung etwas in den Blasenausgang gerät und diesen plötzlich verlegt, so z. B. bei kleinen Blasensteinen, sowie bei gestielten Blasentumoren, die in der Nähe des Blasenausganges sitzen und mit dem ausströmenden Harn in den Blasenausgang gezogen werden. Auch große cystische Erweiterungen des vesikalen Harnleiterostiums können zuweilen, nachdem ein Teil des Blaseninhaltes abgelaufen ist, die Blasenöffnung verlegen und zur Unterbrechung des Harnstrahls führen; in anderen Fällen ist es ein Blutgerinnsel, das den Ausgang plötzlich verlegt. Manchmal läßt sich auch die Ursache der Unterbrechung nicht mit voller Sicherheit ermitteln; gelegentlich scheint diese Erscheinung auch bei stark entzündlicher Schwellung des Blasenausganges, sowie bei neurasthenischen Patienten infolge spastischen Verschlusses des Sphinkters aufzutreten.

Eine von der Unterbrechung des Harnstrahls wohl zu unterscheidende Erscheinung ist die Miktion in zwei Zeiten; sie ist eine für Blasendivertikel höchst verdächtige Erscheinung, ohne aber bei dieser Erkrankung regelmäßig vorhanden sein zu müssen. Die zweizeitige Miktion kommt dadurch zustande, daß sich zuerst die eigentliche Blase ihres Inhaltes entleert, während infolge der Steigerung des intravesikalen Druckes der Divertikelinhalt zurückgehalten wird bzw. sich nicht entleeren kann, weil durch die Kontraktion der Blasenwand die Divertiköffnung verschlossen wird. Läßt dann nach Beendigung der Miktion der intravesikale Druck, sowie die Kontraktion der Blase nach, dann ergießt sich der Divertikelinhalt in die Blase, und die Entleerung beginnt von neuem. Dieser zweite Akt kann sich unmittelbar an den ersten anschließen, von ihm nur durch eine Phase getrennt, bei der der Harn spärlicher abläuft, oder aber es kann sich um zwei völlig getrennte, kurz aufeinanderfolgende Miktionsvorgänge handeln, wobei die zweite Miktion gleich wie die erste mit dem Gefühl der vollen Blase und mit Harndrang eingeleitet wird. Gerade die Erscheinung, daß die Kranken nach kurz vorausgegangener ausgiebiger Entleerung schon wieder Harndrang empfinden und wieder eine volle Blase entleeren können, fällt den Patienten auf und ist kennzeichnend für die Divertikelblase.

Die Entleerung der Blase in mehreren Abschnitten wird auch bei Prostatikern häufig beobachtet, vornehmlich morgens nach dem Aufstehen, wo die Dysurie sich besonders stark bemerkbar macht.

### Unvollständige Blasenentleerung.

Normalerweise entleert sich die Blase bei jeder Miktion vollständig ihres Inhaltes, nur bei alten Leuten bleibt häufig, ohne daß eine eigentliche Erkrankung bzw. Entleerungsstörung vorliegt, als Zeichen der Altersschwäche der Blasenmuskulatur ein geringer Rest nach jeder Miktion in der Blase zurück. Abgesehen von diesem fast physiologischen Restharn bei der altersschwachen Blase ist sonst jede unvollständige Entleerung als krankhaft anzusehen. Man bezeichnet diesen Zustand als inkomplette Harnretention, im Gegensatz zu der kompletten Harnverhaltung, bei der trotz voller Blase gar kein Harn mehr entleert werden kann. Beiden Zuständen begegnet man vornehmlich bei Männern.

Die unvollständige Blasenentleerung kann auf nervöser Basis beruhen und der Ausdruck eines spinalen oder peripheren Nervenleidens sein, bei dem das normale Wechselspiel zwischen Detrusorkontraktionen und Sphinktererschlaffung in irgendeiner Form gestört ist. Auch chronisch entzündliche, sowie degenerative Veränderungen der Blasenmuskulatur können die Ursache einer unvollständigen Entleerung sein.

Da der wichtigste Faktor für eine regelrechte Entleerung der Blase die genügende Erschlaffung des sonst tonisch kontrahierten Blasensphinkters ist, so ist es verständlich, daß alle Prozesse, die diesen Vorgang behindern, zu mehr oder minder hochgradiger Harnverhaltung führen müssen. Außer den schon genannten nervösen Momenten kann die Sphinktererschlaffung ungenügend werden bei akut entzündlich-ödematöser Schwellung der Sphinktergegend, wie sie z. B. bei akuter Gonorrhoe, Prostataabszessen usw. gelegentlich auftritt, ferner bei chronischen Prozessen, bei denen es infolge schwieliger, sklerosierender Umwandlung (Sklerose des Blasenhalses) zu einer Behinderung der Muskelfunktion kommt.

Da beim Manne am Blasenverschluß bzw. an der Öffnung nicht nur der Sphincter internus, sondern auch ein Teil der hinteren Harnröhre beteiligt ist, so findet man eine unvollständige Entleerung der Blase häufig auch bei schwieligen, narbigen Veränderungen in diesem Teil der Harnröhre, ohne daß aber bei der Einführung von Kathetern oder Sonden ein wirkliches Hindernis oder eine Verengerung im Sinne einer Stenose nachweisbar zu sein braucht.

Viel häufiger als bei den bisher genannten Erkrankungen findet sich eine inkomplette Harnretention bei Prostatikern und Strikturpatienten; bei längerem Bestande des Leidens ist sie hier eine regelmäßige Erscheinung. Die Ursache der Harnretention bei Prostatikern ist nicht so klar, wie es vielleicht scheinen möchte. Die Annahme, daß die hypertrophischen, periurethralen Adenome die Urethra verengerten, ist als sicher falsch abzulehnen. Das geht ja auch schon aus der Tatsache hervor, daß bei Prostatikern nie ein wirkliches Hindernis beim Katheterismus vorliegt, und daß bei geeigneter Auswahl gerade die dicksten Instrumente sich am leichtesten einführen lassen. Vereinzelt mag ein ausgesprochener Mittellappen ventilartig den Blasenausgang verlegen, wenn das überhaupt zutrifft, so sind das Ausnahmen. Die Ursache der ungenügenden Harnentleerung bei der Prostatahypertrophie scheint wohl im Prinzip die gleiche zu sein, wie bei Strikturen der hinteren Harnröhre. Bei diesen sogenannten weiten Strikturen bzw. der Sklerose des Blasenhalses sind es die Schwielen und Narben, bei der sogenannten Prostatahypertrophie die periurethralen Adenome, die sich zwischen Sphinkter und Schleimhaut entwickelt haben und die die für die Miktion notwendige Sphinktererschlaffung nicht zur Geltung kommen lassen. Diese beiden ätiologisch grundverschiedenen Erkrankungen haben das Gemeinsame, daß bei beiden der Blasenhals und die hintere Harnröhre starr, unnachgiebig und der selbsttätigen Erschlaffung, der Vorbedingung für die normale Entleerung, nicht mehr fähig ist.

Anfangs sucht der Detrusor durch Mehrarbeit (Stadium der Detrusorhypertrophie) das Hindernis zu überwinden; mit fortschreitender Erschwerung der Miktion erlahmt er, die Blase kann sich nur noch ungenügend entleeren, und Restharn ist die Folge. Der Detrusor gibt mit der Zeit mehr und mehr nach, und an Stelle der anfänglichen Hypertrophie tritt die allmähliche Dilatation der Blase; der Detrusor atrophiert langsam, seine Muskelbündel weichen auseinander, und es kommt zum Bilde der passiven Trabekelblase (vgl. Fig. 44). Infolge der nachlassenden Detrusorkraft und der immer ungenügender werdenden Erschlaffung des Sphinkters werden die bei der Miktion entleerten Harnmengen natürlich immer geringer und der Restharn immer größer, was klinisch durch eine Steigerung der Miktionsfrequenz bzw. Verkürzung der Miktionspausen zum Ausdruck kommt. Das geht dann eine Zeitlang so weiter, bzw. immer schlechter, bis auf einmal aus irgendeinem Anlaß eine völlige Harnsperre auftritt. Beim Prostatakarzinom sieht man das gleiche Bild, doch ist hier das Stadium der inkompletten Retention, ehe es eines Tages zur kompletten Harnverhaltung kommt, in der Regel viel kürzer als bei der gutartigen Hypertrophie der Prostata.

Bei Strikturpatienten ist die Entwicklung ähnlich, nur daß das Hindernis hier nicht unmittelbar am Blasenausgang, sondern in der Harnröhre liegt und daß infolgedessen die nachteiligen Folgen für die Blase etwas langsamer auftreten. Auch hier stellt sich mit dem Erlahmen der Blasenmuskulatur Restharn ein (Stadium der Dekompensation). Statt der 4—5 Miktionen pro Tag ist der Strikturpatient wie der Prostatiker gezwungen, immer häufiger zu urinieren und entleert dabei immer geringer werdende Harnmengen, bis auch hier, wenn auch nicht so häufig wie bei der Prostatahypertrophie, eines Tages eine vollständige Harnsperre auftritt.

Von anderen Momenten, die zur Harnretention führen können, sei noch an die Phimose erinnert, deren Folgen im gegebenen Fall um so ungünstiger zu bewerten sind, als die verhängnisvolle Harnstauung sich hier bereits früh entwickelt und an jugendlichen, noch nicht widerstandsfähigen Organen auswirkt.

## Vollständige Harnverhaltung.

Die komplette Harnverhaltung entsteht häufig im Anschluß an eine schon länger bestehende zunehmende inkomplette Retention, also in erster Linie bei Prostatikern und Strikturpatienten. Den Anlaß zur vollständigen Harnsperre gibt meist eine hyperämische Schwellung der Prostata bzw. der verengerten Harnröhrenpartie, wie sie bei Erkältungen, nach Genuß von kaltem Bier, beim Sitzen auf kalten Steinen, nach sexuellen Exzessen usw. einzutreten pflegt.

Nicht selten löst sich der höchst quälende Zustand der kompletten Harnsperre von selbst wieder; ist das nicht der Fall, und wird die Blase auch nicht künstlich entleert, so geht die komplette Retention häufig in die sogenannte Ischuria paradoxa über. Hiermit bezeichnet man einen Zustand, den man bei oberflächlicher Beurteilung vielleicht als Inkontinenz bezeichnen würde. Die Kranken lassen dabei, vielfach ohne es richtig gewahr zu werden, den Harn tropfenweise, häufiger aber in kleinen Schüben mit ganz kurzen Intervallen unter sich; dabei bleibt die Blase im Gegensatz zur wahren Inkontinenz immer bis zum äußersten gefüllt.

Daß eine sonst gesunde Blase beim Auftreten einer plötzlichen Harnsperre spontan platzt, ist trotz hochgradigster Spannung kaum zu befürchten, das ereignet sich nur höchst selten, wenn die Blasenmuskulatur aus irgendeinem Grunde (nach Typhus, bei Lues) degeneriert ist, oder wenn die prall gefüllte Blase von irgendeinem Trauma (Stoß auf den Bauch, Überfahrenwerden usw.) getroffen wird.

Komplette Harnverhaltungen kommen vereinzelt auch bei Prostataabszessen, sowie auch bei heftigem Verlauf einer akuten Gonorrhoe der hinteren Harnröhre vor.

Auch Harnröhrenverletzte sind häufig nicht in der Lage, ihre volle Blase zu entleeren; da eine mechanische Behinderung in vielen Fällen die Harnverhaltung nicht recht erklären kann, so kommen hierfür vermutlich nervöse Momente, vielleicht ein reflektorischer Krampfzustand des Sphinkters, in Betracht.

Prinzipiell verschieden von dieser Form der Harnverhaltung, die mit meist hochgradig gesteigertem, quälendstem Harndrang einhergeht, sind jene Zustände, bei denen die Kranken infolge einer Gehirnerschütterung, einer Meningitis, nach einem Schlaganfall, bei Rückenmarkserkrankungen und -verletzungen, bei Tabes, Paralyse, Syringomyelie, bei Hysterie und endlich in Begleitung mancher Infektionskrankheiten nicht imstande sind, zu urinieren. Der wesentliche Unterschied gegenüber der ersten Gruppe von Harnverhaltungen liegt darin, daß hier das Gefühl des Harndranges fehlt, auch dann, wenn die Blase voll ist und die Harnsperre längere Zeit anhält.

Aus dem Alter der Kranken lassen sich im allgemeinen weitgehende Schlüsse auf die Ursache der Harnverhaltung ziehen. Bei Neugeborenen und jugendlichen Personen liegt meist ein kongenitales Hindernis vor (Klappenbildung in der Urethra post. bzw. am Blasenhals); in mittleren Jahren handelt es sich in der Regel um eine entzündliche Grundlage; in fortgeschrittenerem Alter um postgonorrhoische (Strikturen) oder metaluetische Störungen (Tabes, Paralyse), und jenseits des 50. Lebensjahres ganz überwiegend um eine Harnverhaltung infolge Hypertrophie der Prostata.

Bei fast allen Verletzungen des Nervenapparates der Blase tritt mit größter Regelmäßigkeit, vom Moment der Verletzung an, eine Harnverhaltung auf. Dieser Zustand hält verschieden lange an und macht, wenn die Zentren für die selbständige Blasenentleerung, die man im Sakralmark oder vielleicht auch in den prävertebralen Ganglien zu suchen hat, erhalten sind, häufig einer automatischen Blasenentleerung Platz. Dabei entleert sich, von dem Kranken nicht empfunden, die Blase, wenn auch vielfach unvollkommen, nach Art einer Miktion. Der sich ansammelnde Harn gibt, wie auch sonst bei einer gewissen Füllung, den adäquaten Reiz zur automatischen Sphinktererschlaffung und Detrusorkontraktion. Der Vorgang bleibt aber ohne Kontrolle bzw. willkürliche Förderung und Hemmung von seiten des Gehirns, da infolge Unterbrechung der Gehirnbahnen weder die volle Blase bzw. der Harndrang empfunden wird, noch eine willkürliche Beeinflussung möglich ist.

Bei Säuglingen und kleinen Kindern ist die Miktion ebenfalls ein automatischer Vorgang; auch hier löst eine bestimmte Blasenfüllung ohne Inanspruchnahme übergeordneter Reflexe spontan die Blasenentleerung aus. Erst allmählich lernen die Kinder (ebenso wie junge Hunde) das Gefühl der vollen Blase und des Harndranges kennen und gewinnen bewußt hemmenden und fördernden Einfluß auf die Miktion. Im Laufe der Jahre wird die Miktion dann von der zerebralen Beeinflussung so abhängig, daß, wenn diese plötzlich durch irgendeine Ursache (z. B. Wirbelsäulenbruch) unterbrochen wird, die automatische Blasenentleerung anfangs überhaupt nicht mehr möglich ist. Diese Fähigkeit stellt sich, wie gesagt, häufig erst nach längerer Zeit wieder ein.

Endlich kommen noch, fast ausschließlich bei Erwachsenen, mehrtägige und länger anhaltende Harnverhaltungen nach Operationen, besonders nach Eingriffen an den Unterleibsorganen vor. Dazu ist zu sagen, daß viele Menschen im Liegen überhaupt nicht urinieren können; im übrigen erklärt man diese Erscheinungen durch eine temporäre Störung der Blaseninnervation. Wodurch diese Störung ausgelöst wird, ist unklar, daß sie nicht nur durch lokale mechanische operative Insulte der Blase bedingt wird, beweist ihr, wenn auch seltenes Vorkommen, nach Operationen an den oberen und unteren Extremitäten. Im allgemeinen nimmt man an, daß die postoperative Ischurie der Ausdruck einer Hemmung des Detrusors oder eines überschwelligen Sphinktertonus ist, wobei die übliche Morphiuminjektion vor und eventuell noch nach dem Eingriff, außer der Herabsetzung der Empfindlichkeit, eine den Sphinkterkrampf unterstützende bzw. verstärkende Rolle spielt. Auffallend ist jedenfalls bei diesen Zuständen, daß die Patienten trotz nachweislich voller Blase meist nur ein recht geringes, nicht selten auch gar kein Miktionsbedürfnis haben. Vielleicht darf man auch die postoperative Harnverhaltung nicht nur als eine lokale Störung der Blaseninnervation auffassen. sondern als eine manifeste Teilerscheinung einer durch die Operation, Narkose usw. hervorgerufenen allgemeinen Störung in der Zusammenarbeit von Organautomatismus und zentraler willkürlicher Innervation. Das würde auch die außerordentliche Seltenheit der postoperativen Harnverhaltung bei Kindern verständlich machen, da sich bei ihnen, wenn ich das so sagen darf, die Blase noch ohne Schwierigkeiten auf ihren anfänglichen Automatismus besinnen kann, während bei Erwachsenen durch die jahrelange Kontrolle der Erziehung zur willkürlichen Miktion die übergeordneten zerebrospinalen Reflexe derart eingefahren sind und bei der Organtätigkeit dominieren, daß eine Störung in der Zusammenarbeit zwischen zerebrospinaler und vegetativer Organinnervation zur Ischurie führen muß. Ähnlich ist es bei Rückenmarksverletzungen, wo bei Erhaltung der spinalen Blasenzentren anfänglich immer erst Retention besteht und sich erst nach längerer Zeit die unwillkürliche, automatische Entleerung wieder einstellt, nur mit dem Unterschiede, daß hier die Innervationsstörung im Gegensatz zur postoperativen Ischurie irreversibel ist.

## Harninkontinenz.

Es gibt sehr viele Zustände, die man landläufig als Inkontinenz bezeichnet, die aber in Wirklichkeit diese Bezeichnung nicht verdienen. Man unterscheidet zwischen falscher und echter Inkontinenz.

Zu der Gruppe der falschen Inkontinenz gehören in erster Linie jene als „paradoxe Ischurie" bezeichneten Zustände, wie sie bei Prostatikern und Strikturpatienten am häufigsten beobachtet werden und die im vorigen Abschnitt näher besprochen wurden. Diese Zustände zeichnen sich gegenüber der wahren Inkontinenz vor allem dadurch aus, daß die Blase voll ist und die normale Entleerung unmöglich ist, während das Wesentliche der wahren Inkontinenz die Insuffizienz des Sphinkters darstellt; es gehört zum Bild der echten Harninkontinenz, daß der Harn mehr oder weniger ständig abfließt, ohne daß dazu eine Kontraktion des Detrusors sowie eine selbsttätige Erschlaffung des Sphinkters, die Charakteristika jeder Miktion, benötigt werden.

Wahre Inkontinenz findet sich demnach in erster Linie dort, wo der Sphinkter, wie bei der Blasenektopie, sowie durch Verletzungen, so z. B. infolge von Geburtstraumen, bei Beckenfrakturen, nach operativen Schädigungen, als vorübergehende Erscheinung nach Prostatektomien usw. schlußunfähig geworden ist. Ebenso selbstverständlich ist die echte Inkontinenz, wenn zwar der Blasenverschluß intakt ist, der Harn aber infolge einer Blasenverletzung (Stich, Schuß) oder Kommunikation mit der Vagina (Fistelbildung) unbehindert nach außen abfließen kann. Inkontinent sind auch jene Patienten, bei denen ein Harnleiter außerhalb der Blase in der Harnröhre, Vagina oder an anderen ektopischen Stellen mündet. Auch durch entzündliche ulzeröse Prozesse, sowie durch maligne Neubildung kann der Sphinkter zerstört und schlußunfähig werden. In seltenen Fällen sind auch Narbenverziehungen des Blasenausganges, wie man sie gelegentlich nach Prostataektomien, aber auch nach Verletzungen (traumatische Strikturen) beobachtet, die Ursache für den mangelhaften Blasenverschluß.

Dort, wo die Sphinkterinnervation zerstört ist (z. B. bei Myelodysplasie, manchen Wirbelsäulenfrakturen usw.), sind die Kranken inkontinent, da der Harn, wenn auch nicht ständig tropfenweise, so doch in kurzen Abständen in kleinen Portionen unbemerkt abgeht. Manchmal liegen zwischen den einzelnen Entleerungsvorgängen auch größere Pausen, so daß man angesichts der Harnmengen, die die Blase zeitweilig beherbergt, im Zweifel sein kann, ob man solche Kranke unbedingt als inkontinent bezeichnen soll.

Hat sich eine gewisse Harnmenge in der Blase angesammelt und damit ein gewisser intravesikaler Druck eingestellt, so überwindet dieser den schwachen Blasenverschluß, und es läuft eine mehr oder minder große Harnmenge ab. Bei welchem Füllungsgrad der Abfluß einsetzt, hängt bei diesem rein passiven Vorgang weitgehend davon ab, ob der Patient liegt oder steht. Als eine richtige Miktion darf man diesen Vorgang aber nicht bezeichnen, da sich weder der Detrusor kontrahiert, noch der Sphinkter selbsttätig erschlafft, dieser ist vielmehr gelähmt, also nicht mehr tonisch kontrahiert, und wird nur passiv überwunden; als austreibende Kraft wirkt nicht die Detrusorkontraktion, sondern der durch die Füllung der Blase jeweilig passiv entstehende intravesikale Druck, eventuell unterstützt durch die Bauchpresse. Von der Gruppe der Blasenlähmungen mit erhaltener automatischer Miktion unterscheidet sich diese Form dadurch, daß man bei derartigen Patienten die volle Blase durch Druck vom Abdomen her mehr oder weniger ausgiebig entleeren kann. Als Ausdruck einer spinalen Sphinkterlähmung findet sich die „ausdrückbare Blase", außer bei Verletzungen des Rückenmarks, zuweilen auch bei Rückenmarkserkrankungen.

Steine und Fremdkörper, die in der Blasenöffnung stecken, diese aber nicht völlig verlegen, können eine vorübergehende Inkontinenz bedingen; diese tritt zuweilen auch bei sehr heftigen Blasenentzündungen auf. Relativ häufig sieht man diese entzündlich bedingte Inkontinenz bei Blasentuberkulose; sie beruht hier nur selten auf einer wirklichen Zerstörung bzw. Schlußunfähigkeit des Sphinkters, sie erklärt sich wohl meist so, daß diese Kranken, um dem alle paar Minuten auftretenden quälenden Harndrang und dem höchst schmerzhaften Muskelspiel bei der Blasenentleerung und nach der Entleerung zu entgehen, reflektorisch unbewußt den Sphinkter dauernd erschlaffen lassen, was um so leichter möglich ist, als die Kontraktion des Detrusors, die ja normalerweise reflektorisch an die Erschlaffung des Sphinkters gebunden ist, infolge der starken entzündlichen Reizung ständig gegeben ist.

Auch bei Hysterischen soll länger anhaltende Harninkontinenz vorkommen, das ist aber sicher sehr selten, während man häufiger bei solchen Patienten eine funktionelle Harnverhaltung beobachtet.

Von relativer Inkontinenz spricht man, wenn der Blasenverschluß nur bei besonderer Inanspruchnahme ungenügend wird. An diesem Zustand leiden besonders ältere Frauen, die oft geboren haben; überhaupt ist der Blasenverschluß bei Frauen weniger zuverlässig als beim Mann. Zugleich mit der Schwäche und Senkung der gesamten Beckenbodenmuskulatur stellt sich eine mehr oder minder weitgehende Schwäche des Blasensphinkters ein, die zuweilen so hochgradig ist, daß diese Frauen nur im Liegen imstande sind, den Harn zu halten, während sie sich beim Stehen und Umhergehen ständig einnässen. In anderen Fällen gibt der geschwächte Sphinkter erst bei plötzlicher Druckerhöhung, so besonders beim Husten, Pressen oder Lachen, nach; die Kranken verlieren dann dabei den Harn nicht tropfenweise, sondern meist in Form eines kleinen Urinstrahls.

Von sehr ängstlichen und nervösen Personen, vornehmlich von Frauen und Kindern, kann man zuweilen hören, daß sie aus Angst, bei plötzlichem Erschrecken kleine Mengen Harn im Strahl verlieren. Gelegentlich kommt es bei solchen Menschen auch zu einer unvermittelten, vollständigen Sturzentleerung der Blase. Dieser Vorgang, den man auch wohl als Blasendurchbruch bezeichnet, kommt zustande, wenn die Erregung, die sich z. B. bei plötzlichem Schreck einstellt, den Detrusor unvermittelt in Erregung bzw. maximale Kontraktion versetzt, so daß der Sphinkterverschluß gewaltsam gesprengt wird, bzw. die reflektorische Sphinktererschlaffung so plötzlich einsetzt, daß der Betreffende von dem Vorgang überrascht wird und hemmende Einflüsse nicht mehr geltend machen kann. Ähnlich ist wohl auch das Einnässen im epileptischen Anfall, sowie bei andersartigen Erregungszuständen des Nervensystems zu erklären.

Eine besondere Rolle spielt die sogenannte Enuresis, die meist nachts, viel seltener am Tage vorkommt. Fast ausschließlich sind es Kinder und Jugendliche, die daran leiden. Zuweilen nässen sich diese Patienten jede Nacht ein; anderen passiert es nur jede Woche oder jeden Monat einige Male, dabei wechseln Zeiten der Besserung mit Verschlechterungen ab. In der Regel geht die Erscheinung — wenn ihr keine wahre Inkontinenz zugrunde liegt — im Laufe der Jahre von selbst zurück.

Die Ursache der Enuresis ist noch umstritten. Im ganzen scheint es sich um eine nervöse Störung zu handeln, derart, daß solche Patienten das Gefühl der vollen Blase und den Harndrang nur undeutlich empfinden und daß infolgedessen die selbsttätige Entleerung der Blase unerwartet plötzlich und hemmungslos einsetzt. Man hat es wahrscheinlich bei der Enuresis noch mit einer mehr oder weniger automatischen Miktion zu tun, bei der die zum Bewußtsein führenden übergeordneten Reflexe noch ungeübt sind. Dafür spricht auch der Umstand, daß das Einnässen in der Regel nur nachts erfolgt, wenn die Kinder schlafen. Dabei ist es eine von den Eltern immer wieder hervorgehobene Tatsache, daß diese Enuretiker sehr tief schlafen und nur mit Mühe zu wecken sind. Im Wachzustand empfinden diese Patienten den Harndrang schon deutlicher und nässen sich infolgedessen weniger oft ein. Für diese Auffassung einer ungenügenden zerebralen Kenntnisnahme und Steuerung der Miktionsvorgänge spricht auch der Umstand, daß diese Kinder meist nicht rege, lebhaft und sensitiv sind, sondern einen ausgesprochen stumpfen, apathischen, gleichgültigen, zurückgezogenen Eindruck machen. Sehr häufig haben sie, unterstützt durch adenoide Wucherungen im Nasenrachenraum, einen charakteristischen, leicht blöden Gesichtsausdruck, so daß man diesen Kindern zuweilen die Enuresis am Gesicht ablesen kann.

Für die ungenügende, meist nur in tiefem Schlaf versagende Zusammenarbeit zwischen selbständiger, unwillkürlicher, vegetativer Organinnervation und willkürlicher, zerebraler Beeinflussung bzw. Wahrnehmung läßt sich an der Blase selbst keine greifbare Ursache ermitteln. In vielen Fällen von Enuresis besteht eine Spina bifida occulta, doch ist diese Erscheinung bei Enuretikern einerseits nicht regelmäßig und findet sich im übrigen auch ohne Enuresis so häufig, daß ihre ätiologische Bedeutung dadurch sehr in Frage gestellt wird. Sicher ist es irrig, einen inneren Zusammenhang mit einer vorhandenen Phimose oder Verklebungen der Eichel mit der Vorhaut, sowie anderen äußerlichen Veränderungen anzunehmen. Wenn die Beseitigung solcher Veränderungen, sowie die zahlreichen anderen lokalen, nur schwer zu begründenden Maßnahmen häufig Erfolg haben, so ist gerade die Mannigfaltigkeit der wirksamen Mittel ein Zeichen dafür, daß sie nicht spezifisch, sondern in erster Linie dadurch wirksam sind, daß sie den Patienten auf die Blasengegend und damit auch auf den Vorgang der Miktion und das Harndranggefühl aufmerksam machen. Alles spricht also dafür, daß die Enuresis kein organisches Leiden, sondern nur eine temporäre funktionell nervöse Störung ist.

Eine in ihren Ursachen auch nicht ganz geklärte Erscheinung war das Einnässen, meist in Verbindung mit Pollakisurie, das während des letzten Krieges vielfach bei Erwachsenen, die sich nie vorher eingenäßt hatten, auftrat. Die vielfach dafür angeschuldigte wasserreiche Nahrung hat sicher nur eine ganz untergeordnete Rolle gespielt. Bei vielen handelte es sich um entzündliche oder rein kongestive Reizerscheinungen, teilweise vielleicht auch um eine Erkältungsneuritis der Blasennerven, mit deren Besserung in trockenen Unterkunftsräumen auch die „Inkontinenz" zurückging. Bei manchen spielte wohl außerdem eine starke Nervosität infolge der anhaltenden Aufregungen eine Rolle; keiner dieser Patienten hat das Leiden mit in die Nachkriegszeit herübergenommen. Daß manche dieser Leute den Zustand simulierten, ist nicht zu bezweifeln, aber sicher nicht so häufig, als sie dessen anfangs verdächtigt wurden.

Von den Kranken wird häufig auch das Nachträufeln nach der Miktion als Inkontinenz bezeichnet. Hält das Nachträufeln längere Zeit nach jeder Blasenentleerung an, und sind die Pausen zwischen den einzelnen Miktionen nicht zu groß, so ist der Irrtum ja auch sehr leicht verständlich. Das Nachträufeln kann verschiedene Ursache haben. Bis zu einem gewissen Grad ist diese Erscheinung für Strikturkranke pathognomonisch und ist nicht selten eins der ersten Symptome bei diesem Leiden; es kommt dadurch zustande, daß allmählich durch den Druck des Urins bei der Entleerung die Harnröhre zentral der Verengerung erweitert wird und daß hier nach jeder Miktion eine kleinere Harnmenge sich ansammelt, die nun nach beendetem Urinakt langsam tropfenweise nach außen abfließt.

In geringem Grade tritt das Nachträufeln häufig auch bei älteren Männern mit starker Bulbusaussackung in Erscheinung; es beruht hier auf einer Schwäche des M. bulbocavernosus, auf Grund deren die Austreibung des Harns aus der Urethra leidet. Viele ältere Männer sind gewöhnt, mit Hilfe dieser Austreibungsmuskulatur nachträglich noch einen kleinen Harnstrahl zu erzeugen; es ist das der Harn, der sich in der Bulbusaussackung sammelt und der die Ursache des Nachträufelns wird, wenn es unterlassen wurde, ihn durch willkürliche Kontraktion des M. bulbocavernosus und ischiocavernosus zu entleeren. Auch bei Harnröhrendivertikeln mit breiter Öffnung nach der Harnröhre zu beobachtet man diese Erscheinung des Nachträufelns.

Sehr lästiges und lang anhaltendes Nachträufeln sah ich bei einem Kranken, bei dem die Urethroskopie eine auffallend tiefe Ausbuchtung der rektalen Harnröhrenwand zwischen Samenhügel und innerem Blasenschließmuskel zeigte, dort, wo ja bekanntlich an sich schon bei älteren Individuen eine seichte Ausbuchtung besteht. Das Nachträufeln, von dem Kranken als Inkontinenz bezeichnet und auch vom Militärversorgungsamt auf Grund fachärztlicher Untersuchungen als Inkontinenz anerkannt und als K.D.B. entschädigt, hielt in diesem Falle etwa eine Viertelstunde nach jeder Miktion an, so daß die Kleider des Kranken ständig durchnäßt waren. Die willkürliche Austreibungsmuskulatur der Harnröhre erwies sich auf dies Harnreservoir in der Urethra post. als unwirksam. Wurde nach der Miktion vom Rektum aus die Urethra digital komprimiert, so entleerte sich noch eine beträchtliche Harnmenge und die „Inkontinenz" blieb aus, das gleiche war der Fall, wenn der Kranke unmittelbar im Anschluß an die Miktion Stuhl entleeren konnte.

## Über Veränderung der Harnmenge und des spezifischen Gewichts.

Normalerweise scheidet ein gesunder Mann in 24 Stunden durchschnittlich etwa 1½ l Urin aus; Frauen im allgemeinen etwas weniger (1000 bis 1200 ccm). Neugeborene Kinder produzieren etwa 40—50 ccm Harn in 24 Stunden; später kann man auf je 1 kg Körpergewicht 24 ccm Harn pro Tag erwarten. Etwa vom 5. Lebensjahr an rechnet man täglich soviel mal 100 ccm Harn als das Kind Jahre alt ist; also bei 8 Jahren 800 ccm, bei 15 Jahren etwa 1500 ccm. Von dieser Zeit an steigt die Harnmenge nicht mehr weiter. Das spezifische Gewicht der einzelnen Harnportionen schwankt oft erheblich, was ganz allgemein als Zeichen einer guten Nierenfunktion zu bewerten ist; das spezifische Gewicht der 24stündlichen Gesamtmenge liegt bei mittlerer Temperatur (15—20° C) durchschnittlich zwischen 1015—1025; Frauen- und Kinderharne sind im allgemeinen spezifisch leichter als Harne erwachsener Männer.

### Polyurie.

Begreiflicherweise steigt die tägliche Harnmenge bei stärkerer Flüssigkeitsaufnahme (alimentäre Polyurie); kommt dies Moment nicht in Betracht, so ist eine merkliche, anhaltende Vermehrung der Harnproduktion in der Regel eine krankhafte Erscheinung, die zwar bei geschädigten Nieren sehr häufig ist, aber auch bei extrarenalen Erkrankungen, so z. B. beim Diabetes mellitus und insipidus, bei Herzfehlern, bei Blutdruckerhöhung, bei Resorption von Ödemen und Exsudaten, sowie als Begleiterscheinung verschiedener Hirnerkrankungen und auch Verletzungen vorkommt, wobei die tägliche Harnmenge auf mehrere Liter ansteigen kann.

In manchen Fällen beruht die Steigerung der Harnmenge auf nervöser Basis. Nach den Ergebnissen der experimentellen Forschung ist der N. vagus der fördernde und der Sympathikus (N. splanchnicus) der hemmende Nerv für die Nierentätigkeit. In erster Linie ist die Wirkung dieser Nerven auf die in ihnen enthaltenen vasomotorischen Fasern zu beziehen; es ist ja ohne weiteres klar, daß mit Veränderung der Gefäßlichtung die Durchblutung der Niere wechselt und daß unter sonst gleichen Bedingungen auch die Harnproduktion ab- und zunehmen wird. Auf Grund experimenteller Untersuchungen scheint es außerdem kaum mehr zweifelhaft zu sein, daß in dem die Nieren versorgenden Plexus renalis neben vasomotorischen und sensiblen Bahnen auch echte sekretionsfördernde und hemmende Fasern enthalten sind, die mit dem sekretorischen Apparat der Niere auch ohne den Umweg über die Gefäße in Verbindung treten.

Daß die Harnproduktion nervösen Momenten weitgehendst unterworfen ist, lassen auch klinische Beobachtungen vielfach erkennen. So ist z. B. die nur zeitweise, aber oft sehr erheblich gesteigerte Harnmenge bei nervösen und hysterischen Personen im Anschluß an stärkere Aufregungen bei Mangel anderer plausibler Gründe nicht gut anders als durch nervöse Einflüsse zu erklären. Wahrscheinlich beruht diese Polyurie auf vasomotorischen Störungen und ist daher wohl auch nur eine Teilerscheinung einer allgemeinen Erregung der Vasomotoren bzw. ihres subkortikalen Zentrums, die sich an den Nieren durch eine Polyurie, an anderen Organen auf andere Weise, so z. B. an der Haut durch Veränderungen der Farbe und Temperatur kundgibt. Auch die Polyurie bei Hirnerkrankungen und Verletzungen darf man auf eine nervöse Anregung der Nierentätigkeit zurückführen, da man auch experimentell durch Reizung oder Stichverletzung gewisser Hirnregionen eine Polyurie hervorzurufen vermag.

Auch die gelegentlich beim Ureterenkatheterismus auffallend reichliche Harnausscheidung, der keine Verhaltung im Nierenbecken zugrunde liegt, ist auf nervös-reflektorische Beeinflussung der Nierentätigkeit zu beziehen. Auch das Gegenteil, eine vorübergehende reflektorische Oligurie bzw. Anurie kommt beim Harnleiterkatheterismus vor, ist wahrscheinlich sogar häufiger als die reflektorische Polyurie; da aber in der Praxis häufig auch eine mechanische Behinderung für die ungenügende bzw. fehlende Entleerung aus dem Harnleiterkatheter in Betracht kommen kann, so neigt man in der Regel dieser Ansicht zu, besonders, wenn die vorherige cystoskopische Betrachtung der Harnleitermündung eine ausgiebige Harnentleerung hatte erkennen lassen.

Ebenfalls nur durch reflektorische nervöse Einflüsse ist die Erscheinung zu erklären, daß die Harnproduktion bei leerer Blase reichlicher ist wie bei voller Blase, ebenso wie die Tatsache, daß es durch willkürliche Steigerung der Zahl der Blasenentleerungen gelingt, die tägliche Harnmenge zu vermehren (vesiko-renaler Reflex), so daß also hier die Pollakisurie eine Polyurie hervorruft, während das Abhängigkeitsverhältnis sonst in der Regel umgekehrt ist. Vielleicht beruht auf dieser reflektorischen Anregung der Nierentätigkeit auch die Steigerung der Harnmenge bei den mit vermehrtem Miktionsbedürfnis einhergehenden Erkrankungen der Blase, also in erster Linie bei der Cystitis.

Von praktisch größerer Bedeutung als diese theoretisch interessanten Erscheinungen nervös bedingter Polyurie ist die Vermehrung der Harnmenge bei organischer Erkrankung beider Nieren. Anhaltende Polyurie bei vermindertem spezifischen Gewicht ist, wenn alimentäre Ursachen auszuschließen sind, stets sehr verdächtig auf eine doppelseitige Nierenerkrankung mit Untergang des Parenchyms. Da durch die Anwesenheit von gelöstem Eiweiß das spezifische Gewicht steigt, so braucht bei starker Albuminurie das spezifische Gewicht trotz hochgradiger Niereninsuffizienz nicht auffallend niedrig zu sein; daher hat z. B. der Harn bei der Amyloidniere trotz seiner blassen Farbe und seinem geringen Gehalt an harnpflichtigen Stoffen ein verhältnismäßig hohes spezifisches Gewicht. Auch die Anwesenheit von Zucker erhöht das spezifische Gewicht, so daß Kranke mit großen Harnmengen bei hohem spezifischem Gewicht (1030—1050) immer auf Diabetes verdächtig sind.

Gesunde Nieren scheiden, wie gesagt, die harnfähigen Substanzen des Blutes mit einer täglichen Flüssigkeitsmenge von etwa 1500 ccm aus. Ist die Tätigkeit der Nieren in irgendeiner Weise geschädigt, sei es durch teilweisen entzündlichen oder bindegewebigen Untergang des harnbildenden Gewebes oder infolge ungenügender Durchblutung (arteriosklerotische Schrumpfniere) oder infolge chronischer Harnstauung usw., so ist es eine immer wiederkehrende Erscheinung, daß die Nieren das, was sie an Qualität ihrer Leistung verlieren, durch minderwertige Mehrarbeit wieder auszugleichen suchen. Daher ist die Polyurie nicht charakteristisch für eine bestimmte Form der Nierenerkrankung, sondern findet sich sowohl bei Schrumpfnieren, Amyloidnieren, doppelseitigen Nierentuberkulosen, Pyelonephrosen, Steinnieren, Cystennieren, besonders auch bei hydronephrotischen Stauungsnieren, also auch bei Prostatikern und Strikturpatienten, kurz bei allen Erkrankungen, die zu einem Untergang des Parenchyms an beiden Nieren führen. Diese Einschränkung ist wichtig, weil bei einseitigen Nierenerkrankungen die zweite gesunde Niere den qualitativen Arbeitsverlust der kranken Niere wieder auszugleichen vermag. Alle Patienten mit doppelseitigen Nierenerkrankungen sind nur imstande, einen Harn von mehr oder weniger niedrigem spezifischen Gewicht zu produzieren, selbst dann, wenn die Flüssigkeitszufuhr eingeschränkt wird. Diese Erscheinung bezeichnet man als Hyposthenurie. Bleibt das spezifische Gewicht sich nahezu gleich (blutisotonisch), wenn also die Funktionsbreite der Niere in bezug auf Konzentration und Verdünnung ganz ungenügend wird, so daß nennenswerte Schwankungen des spezifischen Gewichts weder nach oben noch nach unten vorkommen, so bezeichnet man diesen Zustand als Isosthenurie.

Da die Polyurie in Form der Hyposthenurie eine doppelseitige Nierenerkrankung oder eine erkrankte Solitärniere voraussetzt, so ist diese Erscheinung stets prognostisch ungünstig zu bewerten. Derartige Kranke können täglich bis zu 3—4 l und mehr Harn von niedrigem spezifischen Gewicht ausscheiden, wobei in der Regel das spezifische Gewicht um so niedriger ist, je größer die Harnmengen sind. Solange die Nieren die verloren gegangene Konzentrationsfähigkeit durch Mehrausscheidung eines Harns von entsprechend niedrigem spezifischen Gewicht zu ersetzen vermögen und auf diese Weise die Entgiftung des Organismus zuwege bringen, kann man von einer kompensierten Niereninsuffizienz sprechen. Zur Harnvergiftung kommt es erst, wenn trotz der Polyurie die Ausscheidung der harnfähigen Stoffe ungenügend wird, wenn diese also im Blut und den Geweben retiniert werden. In solchen fortgeschrittenen Fällen von dekompensierter Nierenschädigung dürfte die Polyurie durch den retinierten Harnstoff noch gesteigert werden, da der Harnstoff bekanntlich ein starkes Diuretikum ist, und es naheliegt anzunehmen, daß der im Organismus retinierte Harnstoff sich in gleicher Weise auswirkt.

Vorübergehende Polyurien beobachtet man zuweilen nach Nierenkoliken, dabei handelt es sich nicht nur um die plötzliche Entleerung bisher gestauter Harnmengen (Hydronephrosen), sondern auch um die Folge einer besseren Durchblutung der Nieren nach der Kolik. Die gleiche Ursache liegt der oft enormen und tagelang anhaltenden Polyurie zugrunde, die in der Regel der Entlastung bei chronischer Harnstauung (Katheterbehandlung, Blasenfistel) zu folgen pflegt. Sie ist im allgemeinen ein günstiges Zeichen und der Ausdruck einer besseren Durchströmung der Niere, nachdem die chronische Harnstauung behoben ist.

Tritt nur bzw. vornehmlich nachts eine auffallend starke Diurese auf, während tagsüber die Harnmengen normal oder annähernd normal sind, so spricht man von Nykturie. Die Nykturie ist nicht für eine bestimmte Erkrankung charakteristisch, sie ist vielfach ein Zeichen einer Herz- bzw. Gefäßschädigung, findet sich jedoch auch bei stark neurasthenischen, aber organisch gesunden Menschen; in anderen Fällen ist sie eine Begleiterscheinung bei chronischer Harnstauung (Prostatiker) und wird auch als Frühsymptom einer beginnenden Nierentuberkulose beobachtet.

## Oligurie.

Eine wesentlich seltenere Erscheinung als die Polyurie ist die Verminderung der Harnmenge. Vorübergehend und physiologisch ist die Oligurie, wenn der Organismus auf andere Weise viel Flüssigkeit abgibt (symptomatische Oligurie), also im Fieber, bei starken Schweißverlusten und Durchfällen, oder wenn bei der Nahrung besonders wenig Flüssigkeit aufgenommen wird (alimentäre Oligurie). Für diese Form der Oligurie ist es charakteristisch, daß der dabei entleerte Harn stets von sehr hoher Konzentration ist, was auf eine gute Funktion der Nieren hinweist, da sie imstande sind, sich bei der notwendigen Ausscheidung fester Substanzen den veränderten Bedürfnissen des Wasserhaushaltes anzupassen.

Eine vorübergehende Oligurie beobachtet man häufig während einer Nierenkolik, sie ist teils durch den mechanischen Verschluß der Niere (Stein, Hydronephrose), teils durch mangelhafte Durchblutung beider Nieren infolge spastischer Gefäßverengerung auch an der zweiten Niere, analog dem völligen Versiegen der Harnproduktion bei der reflektorischen Anurie (s. S. 34 u. 35), bedingt.

Die Oligurie nach Operationen wird zum Teil durch den Schweiß- und Blutverlust verständlich, ist aber vielfach auch der Ausdruck einer durch die Narkose, eventuell die Lumbalanästhesie und den Blutverlust bedingten Herzschwäche bzw. Blutdrucksenkung, denn es ist ja klar, daß je weniger gut die Nieren vom Blut durchströmt werden, desto geringer die Harnproduktion sein wird. Diese Blutdrucksenkung, die besonders nach druckentlastenden Eingriffen, bei Harnstauungsnieren eine bedeutende Rolle spielt, kann nun nicht nur zur vorübergehenden Oligurie, sondern auch zur Anurie (s. dort) führen.

Endlich ist eine oft hochgradige Oligurie eine Begleiterscheinung bei akuten Nierenentzündungen (Morbus Brightii, eitrige Nephritis), sowie bei toxischen Nierenschädigungen (z. B. Sublimatnephritis). Bei diesen Erkrankungen nimmt in schweren Fällen die Oligurie mehr und mehr zu und geht schließlich bei ungünstigem Ausgang in völlige Anurie über. Während die Oligurie bzw. Anurie bei den toxischen Nierenschädigungen (Sublimat, Kanthariden usw.) als die Folge der plötzlichen, die gesamte Parenchymtätigkeit beider Nieren lahmlegenden Schädigung verständlich ist, liegen die Gründe für die Oligurie bzw. Anurie bei der akuten Nephritis nicht so klar. Zwar ist an dem von Volhard nachgewiesenen Spasmus der Nierengefäße nicht zu zweifeln, doch bleibt es weiterhin unklar, woher bzw. warum es hier zum spastischen Verschluß der Gefäßbahnen kommt. Auch bei der Eklampsie, sowie nach manchen Vergiftungen (Blei), wird die Oligurie unter anderem auf einen krampfhaften Verschluß der Gefäßbahnen zurückgeführt.

Bei doppelseitigen Nierenerkrankungen, bei denen, wie oben gesagt, der Ausfall der Konzentrationsfähigkeit oft lange Zeit durch eine entsprechende Polyurie ausgeglichen wird, ist das Auftreten von verminderten Harnmengen, wenn das spezifische Gewicht dabei niedrig bleibt, ein Zeichen dafür, daß entweder die Herztätigkeit nachläßt, oder daß außer der Elimination der festen Substanzen jetzt auch die Wasserausscheidung gelitten hat und die Nierentätigkeit bald ganz erlahmen wird.

Auf die vorübergehende Oligurie bzw. Anurie im Anschluß an die Sondierung des Harnleiters wurde schon oben hingewiesen. Sie ist nervösen Ursprungs, ebenso wie die Oligurie bzw. Anurie während einer Nierenkolik, soweit sie nicht bei diesen Zuständen auch durch einen Verschluß beider Nieren bedingt ist.

## Anurie.

Unter Anurie versteht man jenen Zustand, bei dem von den Nieren kein Harn produziert wird; solche Zustände, bei denen aus irgendeinem Grunde der Harn nicht aus der Blase nach außen entleert werden kann, fallen nicht unter den Begriff der Anurie. Ebensowenig darf man konsequenterweise von Anurie sprechen, wenn z. B. infolge doppelseitiger Harnleitersteine oder infolge doppelseitiger Kompression der Harnleiter durch den karzinomatösen Uterus usw. kein Harn in die Blase gelangen kann. Auch hier handelt es sich nur um eine Behinderung der Harnentleerung, nicht um eine wahre Anurie (fehlende Harnbereitung), wenn auch zuzugeben ist, daß diese Zustände in ihren Folgen praktisch einer Anurie gleichkommen; prognostisch und insbesondere therapeutisch ist es aber doch ein großer Unterschied, ob eine Niere nicht mehr arbeitet, oder nur der Abfluß verlegt ist, da Fälle der letzteren Art bei richtiger und frühzeitiger Erkennung des Hindernisses therapeutisch wesentlich günstiger liegen.

Die Anurie ist immer eine höchst bedenkliche Erscheinung. Von der Anurie bei akuten Nephritiden und toxischen Nierenerkrankungen, die sich aus einer mehr oder minder langwährenden Oligurie herausentwickeln, war schon oben die Rede. Auch bei doppelseitigen sogenannten chirurgischen Nierenerkrankungen (Hydronephrosen, Pyonephrosen usw.) werden die Kranken als Ausdruck der völligen Zerstörung des Nierenparenchyms im letzten Stadium häufig anurisch.

Nur selten kommt es bei sonst gesunden Nieren infolge Herz- und Kreislaufschwäche zur vollständigen Anurie, dagegen tritt eine Anurie auf dieser Grundlage gelegentlich bei chronischen Harnstauungsnieren auf, wenn hier die Harnstauung plötzlich auf irgendeine Weise (Katheter, Blasenfistel, Prostatektomie) behoben wird. Im allgemeinen erlebt man bei diesen Kranken nach Behebung der Harnstauung eine starke Polyurie als Folge der besseren Durchblutung der Nieren, nachdem der erhöhte Druck in der Niere zugleich mit der Harnstauung behoben ist. Wenn diese im allgemeinen erwünschte Erscheinung zuweilen ausbleibt und das Gegenteil, eine Oligurie bzw. Anurie auftritt, so liegt das daran, daß mit der Beseitigung der chronischen Harnstauung auch stets der Blutdruck erheblich sinkt. Bei dem hohen Blutdruck, wie er bei chronischen Retentionisten ja stets vorhanden ist, ist auch diese Folge der Entlastung in der Regel ein erfreuliches Zeichen; zuweilen ist aber gerade die Blutdrucksenkung, besonders wenn sie sehr plötzlich erfolgt, die direkte Ursache des Versagens der Nieren. Wenn die Nieren wie bei chronischer Harnstauung seit langem darauf eingestellt waren, unter stark erhöhtem Druck zu arbeiten, so kann, wie gesagt, die plötzliche Entlastung durch die begleitende starke Blutdrucksenkung zum völligen Versagen der Nierentätigkeit führen; dagegen spricht nicht, daß in solchen Fällen nach Beseitigung der Stauung die Nieren sehr wohl reichlicher wie vorher mit Blut gefüllt sein können, es handelt sich aber dabei um eine Blutstase, und das Wesentliche für die Urinproduktion, die Blutdurchströmung der Nieren fehlt, bzw. ist ungenügend.

Die Anurie als Folge einer ungenügenden Durchblutung der Niere, hervorgerufen durch eine zu brüske Entlastung, ist auch eine der Todesursachen nach Prostatektomien bzw. nach Anlegung einer Blasenfistel, wenn die Patienten nicht genügend oder gar nicht durch eine Katheterbehandlung vorbereitet wurden. Die auf Konto einer akuten Kreislaufschwäche infolge zu plötzlicher Entlastung kommenden Todesfälle ereignen sich kennzeichnenderweise unmittelbar im Anschluß an den Eingriff meist innerhalb der ersten 24—36 Stunden, die dabei auftretende Oligurie bzw. Anurie ist nur ein Symptom der allgemeinen Kreislaufschwäche und darf nicht dazu verleiten, in diesen Frühfällen eine Urämie als Todesursache anzunehmen. Zur Ausbildung einer postoperativen letalen Urämie bedarf es immer mehrerer Tage auch dort, wo schon längere Zeit eine Niereninsuffizienz bestanden hat.

### Reflektorische Anurie.

Ein besonderes theoretisches wie praktisches Interesse beansprucht die sogenannte reflektorische Anurie, deren Vorkommen jetzt kaum mehr bezweifelt wird. Von reflektorischer Anurie spricht man, wenn z. B. bei

Steinverschluß einer Niere die zweite Niere, deren Kommunikation mit der Blase aber nicht behindert ist, plötzlich die Tätigkeit ebenfalls einstellt, so daß nun überhaupt kein Harn mehr produziert wird. Solche reflektorischen Anurien sind immerhin selten, relativ am häufigsten kommen sie beim Verschluß einer Niere oder eines Harnleiters durch einen Stein vor, seltener aus anderen Veranlassungen; nicht immer ist es ein starker Schmerzanfall (Kolik), der zur reflektorischen Blockierung der anderen Niere führt. Man stellt sich den Vorgang so vor, daß der nervöse Reizzustand, wie er z. B. bei einer Kolik im Plexus renalis der erkrankten Niere entsteht, ausnahmsweise so heftig ist, daß er auf die Nervenbahnen der anderen Niere überspringt (reno-renaler bzw. uretero-renaler Reflex). Derartige Vorgänge, bei denen ein Reiz von einem Nerven auf benachbarte Nervengebiete überspringt, sind ja häufig, und gerade die Nierenkolik mit ihren vielfachen charakteristischen Ausstrahlungen in andere Nervengebiete ist ein gutes Paradigma dafür. Der Übergang der Erregung von der einen zur anderen Niere kann über das Rückenmark, oder auch direkt unter Vermittlung des Plexus coeliacus, in dessen Bereich direkte Nervenverbindungen zwischen beiden Nieren nachgewiesen sind, erfolgen. Die Anurie an der zweiten Niere wird mit Recht wohl so erklärt, daß es hier infolge der mächtigen reflektorischen Erregung innerhalb der Nervenbahnen zu einer maximalen Kontraktion der Nierengefäße kommt und daß die Anurie dieser Niere somit der Ausdruck einer ungenügenden oder aufgehobenen Durchblutung ist. Den Beweis für die nervöse Grundlage hat Neuwirt erbracht, als es ihm in einem Fall von reflektorischer Anurie gelang, durch Splanchnikusanästhesie die Anurie zu beheben.

Für den Begriff der reflektorischen Anurie ist es nicht erforderlich, daß die zweite Niere, die reflektorisch ihre Tätigkeit einstellt, gesund sein muß. Für das Prinzip und die Theorie dieses Vorganges ist das gleich, nur muß an der reflektorisch stillgelegten Niere eine mechanisch bedingte Abflußstörung (z. B. Steineinklemmung im Ureter usw.) mit Sicherheit ausgeschlossen werden können. Die reflektorische Anurie soll auch bei ganz gesunder zweiter Niere vorkommen, doch war in den bisher bekannt gewordenen Fällen die reflektorisch anurisch gewordene Niere, soweit sie untersucht werden konnte, meist in irgendeiner Form erkrankt. Es ist gut verständlich, daß eine bereits erkrankte Niere leichter als eine völlig gesunde Niere auf reflektorische Einflüsse hin ihre Tätigkeit einstellt, da bekanntlich bereits erkrankte Organe in jeder Beziehung anfälliger und auch einer nervösen Beeinflussung leichter zugänglich sind, als solche, die ganz gesund sind.

## Über Harnstauung.

Harnstauung und Harninfektion bilden in ihren verschiedenen Erscheinungsformen die häufigsten Erkrankungen der Harnorgane. Sehr oft ist die eine Erscheinung durch die andere bedingt, oder bereitet den Boden für die andere vor, so daß die Mehrzahl aller pathologischen Zustände an den Harnorganen häufig das Resultat einer vereinten Wirkung dieser Faktoren darstellt.

Für das Verständnis der Harnstauung wie der Harnwegsinfektionen ist die Betrachtung des einzelnen Organs unzureichend, nur bei der Betrachtung des ganzen Harnsystems im Zusammenhang kommt man zu klaren pathogenetischen Vorstellungen und kann daraus Nutzen für die Therapie ziehen.

Die Harnstauung ist nicht nur eine der häufigsten, sondern auch anatomisch sowie funktionell folgenschwersten Erscheinungen. Ausschlaggebend für den Kranken ist letzten Endes immer die Einwirkung der Stauung auf die Nieren. Abgesehen von den Erscheinungen der Dilatation der Harnwege, der ungenügenden Harnausscheidung und der durch die Harnstauung bedingten Erscheinungen der Niereninsuffizienz ist jede Harnverhaltung schon deshalb so gefürchtet, weil sie einen günstigen Boden für jede Art von Infektion bildet. Wenn häufig ein entzündlicher Prozeß in der Blase, in der Niere oder im Nierenbecken nicht zur Ausheilung kommt, so trägt in der Regel eine durch irgendein organisches oder dynamisches Abflußhindernis bedingte Harnstauung die Schuld daran.

Die Harnstauung in der Blase ist infolge anatomischer Verhältnisse an der Harnröhre vorwiegend eine Erscheinung beim männlichen Geschlecht. Die Ursachen, die zur Harnstauung in der Blase führen können, sind überaus zahlreich. Es kommen hier hauptsächlich angeborene Verengerungen des Meatus, Stenosen, Klappenbildungen und Phimosen, sowie erworbene entzündliche Strikturen der Harnröhre, Prostatahypertrophie, Blasentumoren, Sklerose des Blasenhalses usw. in Betracht. Die Folge all dieser die Entleerung behindernden Prozesse ist immer die gleiche. Anfangs antwortet die Blase auf das Hindernis mit vermehrter Kraftanstrengung; die Miktionsdauer ist meist verlängert, und der Detrusor hypertrophiert infolge vermehrter Anstrengung oft erheblich. Eine zeitlang gelingt dadurch noch die völlige Entleerung der Blase, mit zunehmender Behinderung der Entleerung wird jedoch die Detrusorkraft allmählich ungenügend, es kommt zur unvollständigen Harnentleerung, und ständiger Restharn ist die Folge. Mit der Zeit erlahmt der Detrusor mehr und mehr, und durch den dauernd zunehmenden Restharn erleidet die Blase eine starke Dilatation. Die Muskelbündel des Detrusors weichen auseinander, die Muskelfasern atrophieren, es kommt zur Taschen- und Divertikelbildung, kurz, es entwickelt sich mit der Zeit das Bild der atrophischen Trabekelblase, wie sie für alle chronischen Retentionszustände in der Blase charakteristisch ist. Die zunehmende Überdehnung der Blasenmuskulatur trägt natürlich auch ihrerseits zu einer immer ungenügender werdenden Entleerung bei, und die Zunahme des Restharns führt wieder zur weiteren Dilatation der Blase, so daß hier wechselseitig eine Schädlichkeit die andere begünstigt, bis es eines Tages zur vollständigen Harnverhaltung kommt. Lange jedoch bevor diese auftritt, hat die chronische Harnstauung in der Blase sich auch schon auf die Nieren ausgewirkt (s. unten).

Je nach der Art des Hindernisses entwickelt sich der geschilderte Prozeß schneller oder langsamer. Je weiter peripher von der Blase bzw. je näher der äußeren Harnröhrenmündung das Abflußhindernis liegt, um so langsamer kommt es zur Insuffizienz der Blase, da bei den peripher gelegenen Hindernissen die elastische Harnröhre eine Zeitlang die Rückstauung aufzuhalten vermag. Auch die Harnröhrenmuskulatur hypertrophiert anfangs zentralwärts vom Hindernis, bald aber wird dieses erste Bollwerk hinfällig, und die Entleerungsstörung wirkt sich auch auf die Blase aus. Je näher der Blase das Hindernis (Striktur der Pars post. bzw. Sklerose des Blasenhalses, Prostatahypertrophie) liegt, um so schneller und hochgradiger treten die Erscheinungen der Blaseninsuffizienz (Restharn, Dilatation) ein.

Außer diesen in der Harnröhre bzw. am Blasenausgang gelegenen Hindernissen kann es auch bei Erkrankungen der Blase selbst, so bei Blasensteinen, Geschwülsten, bei Lähmungserscheinungen im Gefolge von Rückenmarksverletzungen, bei Tabes, Paralyse, multipler Sklerose usw. zur Harnstauung in der Blase kommen. Im allgemeinen ist die Harnstauung bei diesen Prozessen nicht so hochgradig wie bei den erstgenannten Krankheitszuständen, und außerdem tritt hier die Harnstauung gegenüber dem schweren Grundleiden (Krebs, Lähmungen usw.) klinisch in den Hintergrund.

Vorübergehende Stauungszustände können, wenn sie nicht zu lange bestanden haben, ohne nachteilige Folgen für die Blase bleiben. Das gilt besonders für die muskelkräftige Blase der Erwachsenen, während sich an der jugendlichen noch schwachen Blase die Folgen der Harnstauung viel schneller und schwerwiegender geltend machen und auch kürzere, vorübergehende Stauungszustände in der Regel nicht ohne Folgen bleiben.

Wie nicht anders zu erwarten, überträgt sich die Harnstauung auch auf die oberen Harnwege. Wie die Blase, so erweitert sich infolge der chronischen Harnstauung auch das Nierenbecken, und zwar zuerst die Ampulle, während die Kelche erst später an der Dilatation teilnehmen. Zu ganz großen Sacknieren (Hydronephrosen) kommt es bei diesen Stauungszuständen, deren Ursache in der Blase bzw. in den unteren Harnwegen liegt, meist nicht, da der Ureter lange Zeit durch seine Elastizität und Widerstandsfähigkeit die Wirkung der Stauung abschwächt. Es ist hier ähnlich wie an der Blase, je näher dem Nierenbecken das Hindernis liegt, um so schneller und ausgedehnter entwickelt sich die Dilatation des Nierenbeckens und der schädigende Einfluß auf die Nieren. Die ganz großen hydronephrotischen Nierensäcke vermißt man bei chronischer Harnstauung, die von der Blase ausgeht, auch schon deswegen, weil infolge der doppelseitigen Nierenschädigung solche Kranke viel früher zugrunde gehen, während bei einem einseitigen Hindernis im Ureter oder am Nierenbeckenausgang bei funktionstüchtiger zweiter Niere der lange Krankheitsverlauf genügend Zeit für die Ausbildung großer Retentionsgeschwülste läßt.

Was den Zustand der chronischen Harnstauung, wenn sie beide Nieren betrifft, so ungemein gefährlich macht, ist die nie ausbleibende, sich schleichend entwickelnde Niereninsuffizienz. Die chronische Harnstauung pflanzt sich vom Nierenbecken aus auch auf das Nierenparenchym bzw. die Harnkanälchen fort und führt auf diese Weise zu einer Druckatrophie der Nieren und damit zur Insuffizienz, die klinisch in der Regel zuerst in einer kompensatorischen Polyurie ihren Ausdruck findet. Mit anhaltender bzw. fortschreitender Harnstauung, bei der sich die sekundäre Polyurie ihrerseits wieder ungünstig auswirkt, da ja die Entleerung an sich schon ungenügend ist, kommt es zur Retention von harnfähigen Stoffen im Blut und den Geweben und klinisch zum Bild der Harnvergiftung (s. S. 65). Urämie bzw. Urosepsis bilden das unausbleibliche Ende aller Kranken mit chronischer Harnstauung.

Der gleiche Vorgang kann sich auch ohne eigentliches mechanisches Hindernis für die Harnentleerung bei Insuffizienz der Harnleiterostien entwickeln. Die doppelseitige Insuffizienz beider Ostien ist nur selten erworben, meist kongenitaler Natur. Bei diesen Zuständen, bei denen in der Regel auch eine beiderseitige Atonie der Harnleiter (dynamisches Abflußhindernis) vorliegt, kommt es bei jedem Harnakt, zugleich mit der Entleerung des Harns nach außen, infolge der miktionellen Druckerhöhung in der Blase zu einem gewaltsamen Rückströmen des Harns in die beiden Nierenbecken; hierdurch, sowie durch die ständige Kommunikation des Nierenbeckens mit den harngefüllten Ureteren und der Blase treten auch hier die oben geschilderten Dilatationserscheinungen am Nierenbecken sowie die Stauungsinsuffizienz der Nieren auf. Die Folgen sind hier in der Regel um so schwerwiegender, als es sich bei kongenitaler Natur der Harnleiterinsuffizienz um jugendliche Individuen handelt.

Etwas anders ist der Verlauf, wenn das Hindernis für die Harnentleerung zentral von der Blase gelegen ist. Da es sich in der Hauptsache um einseitige Stauungszustände handelt, bei denen die zweite Niere unbehindert arbeiten kann, so werden Zeichen einer Niereninsuffizienz hier in der Regel ausbleiben; dafür pflegen aber diese einseitigen Stauungserscheinungen, bei denen das Hindernis im Harnleiter oder am Nierenbeckenausgang liegt, oft sehr schmerzhaft und von Koliken begleitet zu sein.

Bei den Veränderungen bzw. Erkrankungen, die zur Harnstauung im Nierenbecken bzw. Harnleiter Veranlassung geben, unterscheidet man ebenfalls angeborene und erworbene. Zu den kongenitalen Abflußstörungen rechnet man Stenosen der vesikalen Harnleitermündungen, sowie Stenosen an anderen Harnleiterabschnitten, Klappenbildung am Abgang des Harnleiters vom Nierenbecken, akzessorische Nierengefäße, die den Abfluß behindern, sowie Abflußstörungen, die sich aus der mißbildeten Anlage der Niere ergeben, wie z. B. bei Becken- und Hufeisennieren. Entsprechend der kongenitalen Natur dieser Hindernisse kommt es schon in frühester Jugend, zuweilen schon im intrauterinen Leben, zur Harnretention im Nierenbecken, und diese Retentionsgeschwülste können am Ende der Schwangerschaft zuweilen schon eine solche Größe erreicht haben, daß sie zu einem Geburtshindernis werden. Ebenso zahlreich sind die erworbenen Ursachen, die zur Harnstauung im Nierenbecken führen können. Harnleitersteine, Verengerungen des Harnleiters (narbige Strikturen nach Verletzungen und Operationen, entzündliche Strikturen), Harnleiterknickungen bei beweglichen Nieren, Kompression des Harnleiters durch Tumoren der Nachbarschaft, durch tuberkulöse Drüsen, entzündliche narbige Verengerung der vesikalen Harnleitermündung, erworbene Harnleiteratonie usw., alle diese Veränderungen sind geeignet, den Abfluß des Harns aus der Niere zu behindern. Je näher der Niere das Abflußhindernis liegt, um so schneller machen sich die Dilatation des Nierenbeckens und die schädlichen Folgen für die Funktion der Niere bemerkbar.

Infolge der Behinderung der Harnentleerung nimmt der Druck im Nierenbecken zu; dadurch erweitert sich zuerst das Becken und dann die Kelche. Der Stauungsdruck pflanzt sich auch auf die Harnkanälchen fort und führt zur Verminderung bzw. zum Stillstand der Harnsekretion. Da aber doch in der Regel noch ein, wenn auch ungenügender Abfluß vorhanden ist, so läßt der Druck nach einiger Zeit wieder nach und die Sekretion beginnt von neuem. Dieser Vorgang, Druckerhöhung, Dilatation, Aufhören der Sekretion einerseits, Druckverminderung und Wiederbeginn der Sekretion andererseits, wirkt nun seinen schädlichen Einfluß ohne Unterbrechung aus, wobei die Dilatation des Nierenbeckens ihrerseits häufig die Entleerung dadurch weiter in ungünstigem Sinne beeinflußt, daß durch die sackartige Dehnung des Nierenbeckens, besonders des kaudalen Abschnittes, der Abgang des Harnleiters vom tiefsten Punkt des Beckens weg und nach oben verlagert wird. Je voller und je größer der unterhalb des Ureterabgangs gelegene Beckenabschnitt ist, um so spitzwinkliger wird der Abgang des Harnleiters und um so ungünstiger wird die Entleerung des Nierenbeckens (vgl. Fig. 1). Es kann auf diese Weise bei stärkeren Graden der Dilatation zu einer Art Spornbildung kommen, wodurch bei gefülltem Nierenbecken die Harnleiteröffnung ventilartig verschlossen wird. Finden sich solche Veränderungen bei autoptisch oder operativ gewonnenen Hydronephrosen, so darf man sie nicht ohne weiteres als die Ursache der Harnstauung ansprechen, da sie, wie gesagt, auch erst sekundär durch die Nierenbeckenerweiterung entstanden sein können.

An der Niere führt der ständig erhöhte Druck allmählich zum Untergang des Parenchyms (sogenannte Druckatrophie). Durch die zunehmende Erweiterung des Hohlsystems der Niere wird die Fläche, die das Parenchym einzunehmen gezwungen ist, immer größer und die Parenchymschicht dabei immer dünner. Der Druckatrophie erliegen zuerst die Nierenpapillen, später die Markkegel und dann auch die Rindenschicht; am längsten halten sich die Gefäße der Niere, ihre Reste sind die in großen Sacknieren noch anzutreffenden septenartigen Leisten. Wenn durch den allmählichen Druck das Parenchym ganz zugrunde gegangen ist, erlischt jede sekretorische Tätigkeit, und da nun kein Harn mehr produziert wird, steigt auch der Innendruck im Nierenbecken nicht mehr weiter an, weshalb dann auch eine weitere Vergrößerung des Nierensackes ausbleibt. Wenn zu der Harnstauung eine Infektion hinzutritt, so kommt es in der Regel nicht zur Ausbildung

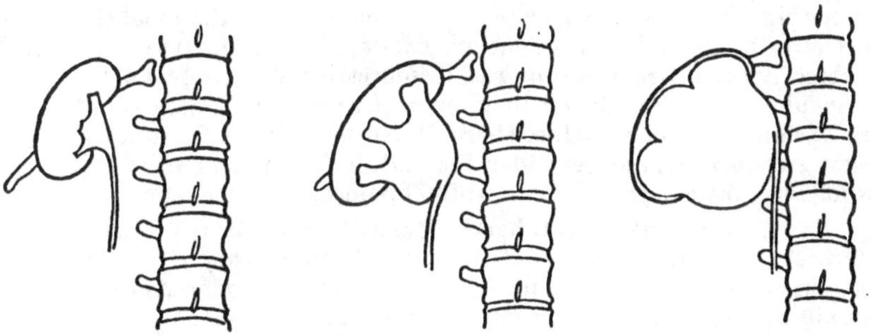

a b c

Fig. 1 a, b, c. Schematische Darstellung der Formveränderung der Niere bei chronischem Abflußhindernis.

so großer Sacknieren, weil das entzündlich infiltrierte, sklerosierte Nierengewebe dem intrarenalen Druck länger Widerstand leisten kann, und weil infolge der doppelten Schädigung (Infektion und Harnstauung) der Niere die Harnproduktion, die Ursache der weiteren Dilatation, früher aufhört als bei reiner Dilatationsniere.

Liegt das Abflußhindernis am unteren Ende des Harnleiters, so wird auch dieser oft stark erweitert; das Nierenbecken dilatiert dann meist nicht so schnell und nicht so hochgradig, da die Wirkung der Stauung von dem muskelkräftigen Harnleiter teilweise gebrochen wird.

Im allgemeinen ist es richtig, daß je anhaltender und je stärker die Entleerung des Harns aus dem Nierenbecken behindert ist, um so schneller die Niere zugrunde geht. Tritt das Hindernis bzw. der völlige Abschluß einer Niere nur vorübergehend, aber immer wieder von Zeit zu Zeit auf (intermittierende Harnstauung), so sind die anatomischen und funktionellen Folgen für die Niere die gleichen wie bei ständiger Behinderung, nur entwickeln sich die Folgen langsamer, da in den Zeiten unbehinderten Abflusses die Nieren und das Nierenbecken immer wieder Gelegenheit haben, sich zu erholen.

Bei völligem, plötzlichen Verschluß der Niere, wie er gelegentlich auch bei Operationen durch versehentliche Ureterligatur vorkommt, bildet sich meist keine starke Dilatationsniere aus. Für die Entstehung einer großen Sackniere ist, wie gesagt, der Fortbestand der Nierensekretion und die dadurch immer wieder von neuem auftretende Druckerhöhung erforderlich. Ist eine Niere aber völlig abgeschlossen, so sezerniert sie nur noch solange weiter, bis der intrarenale Spannungsdruck den Sekretionsdruck übersteigt. Darum sind die Nieren, die akut und vollständig abgeschlossen werden, in der Regel nur wenig vergrößert, man findet hier gelegentlich sogar auffallend kleine und geschrumpfte Nieren, wohl infolge sekundärer Abbauvorgänge und bindegewebiger Schrumpfung, nachdem Funktion und Blutzirkulation erloschen sind.

Während im allgemeinen der Mechanismus der Harnstauung bei diesen verschiedenen Ursachen klar ist, bedarf vielleicht die Rolle des Traumas, der Wanderniere, der akzessorischen Gefäße, sowie die Rolle der Schwangerschaft für das Zustandekommen der Harnstauung einer näheren Erörterung.

Ohne weiteres verständlich ist die traumatische Grundlage der Harnstauung, wenn der Harnleiter verletzt wurde und sich bei der Heilung eine narbige Stenose entwickelte. Man hält es auch für möglich, daß ein den Ureter umgebendes, traumatisch entstandenes Hämatom durch bindegewebige narbige Organisation zur Kompression des Ureters führen kann. Ich glaube, daß die Quetschung eines Ureters auch ohne direkt sichtbare Läsion und ohne nachweisbare Hämaturie durch Störung der Innervation zu einer Behinderung der Peristaltik führen und somit die Veranlassung zu einem dynamischen Abflußhindernis werden kann.

Das Trauma als ursächliches Moment einer Harnstauung (Hydronephrose) ist häufig Gegenstand der Unfallbegutachtung. Die Beurteilung muß ohne Klärung des Befundes durch Operation oder Autopsie häufig ungewiß bleiben. Wenn der Kranke vorher nie Beschwerden von seiten der betreffenden Niere gehabt hat, so spricht das nicht unbedingt für einen ursächlichen Zusammenhang mit dem angeklagten Trauma, da Hydronephrosen sich auch ganz unbemerkt entwickeln können. Lassen sich entsprechende Verletzungsfolgen am Harnleiter oder an der Niere feststellen, so ist der Zusammenhang klarer. Findet man gar keine Verletzungsfolgen, aber auch keine anderen Gründe für die vorhandene Hydronephrose (angeborene Klappenbildung, akzessorische Nierengefäße usw.), so kann immer noch eine dynamische Störung der Harnleiterperistaltik als Folge der Verletzung vorliegen. In solch zweifelhaften Fällen sollte man sich zu Gunsten eines ursächlichen Zusammenhanges entscheiden, wenn die Größe der Hydronephrose mit der Zeit, die seit dem Unfall verflossen ist, in Einklang zu bringen ist und der Unfall die betreffende Körperseite betroffen hat. Sehr große Stauungsnieren mit hochgradigem Nierenschwund entwickeln sich nicht in wenigen Wochen.

Ein Trauma kann auch zur Dislokation der Niere führen und dadurch sekundär die Ursache einer Abflußstörung werden.

Diese Möglichkeit leitet über zu der ätiologischen Bedeutung der sogenannten Wanderniere für die Harnstauung. Den ursächlichen Zusammenhang zwischen Hydronephrose und Wanderniere hat man früher weit überschätzt. Man kann zwar häufig bei Wandernieren Nierenbeckendilatationen mäßigen Grades feststellen, hochgradige Retentionsnieren sind aber als Folge einer Wanderniere recht selten.

Daß die Senkung der Niere an sich nicht die Ursache der Abflußstörung ist, beweisen jene Fälle, wo bei hochgradig beweglicher Niere jede Andeutung einer Nierenbeckenerweiterung fehlt. Ich glaube, daß bei diesen pathogenetischen Vorstellungen die Tatsache unbewußt eine Rolle gespielt hat, daß beim aufrechten Gang des Menschen die Niere eben oben liegt und der Harn nach abwärts fließt. Dieser Faktor spielt aber für die Entleerung des Harns aus der Niere natürlich gar keine Rolle, denn der Ureter ist kein starres Rohr, und der Harn wird nicht durch die Schwerkraft in die Blase befördert, sondern durch die peristaltischen vom Nierenbecken zur Blase fortschreitenden Bewegungen der Harnleitermuskulatur, und für diese spielt es keine Rolle, ob die Niere oben und die Blase unten, oder ob die Organe umgekehrt liegen. Deswegen kann der Tiefstand einer Niere und auch die Schlängelung des Harnleiters an sich noch keine Abflußbehinderung bedingen, es sei denn, daß es dabei zu mehr oder weniger spitzwinkeligen Ureterknickungen kommt. Solche Knickungen entstehen, wenn der Harnleiter streckenweise fixiert ist und nun die Niere sich senkt, und nur bei dieser Art von Wanderniere kommt es häufig zu Stauungskoliken und mit der Zeit auch zu stärkeren Graden von Dilatation und hydronephrotischem Nierenschwund.

Nicht selten scheinen abnorm verlaufende Nierengefäße eine Abflußstörung zu verursachen; seit man darauf aufmerksam geworden ist, haben sich derartige Befunde gehäuft. Es handelt sich meist um solche akzessorischen Gefäße, die zum unteren Nierenpol ziehen und den Nierenbeckenausgang bzw. Ureterhals kreuzen. Die Rolle dieser Gefäße bei Entstehung der Hydronephrosen ist nicht in allen Fällen restlos geklärt.

Wenn man bei bereits ausgebildeter Sackniere eine Behinderung des Abflusses durch solche akzessorischen Gefäße feststellen kann, so ist damit noch nicht gesagt, daß diese Gefäße auch die wirkliche Ursache der Harnstauung darstellen und daß der sichtlich störende Einfluß des Gefäßes nicht erst durch eine anderswie primär erfolgte Nierenbeckenerweiterung bedingt wurde. Nachdem durch die Dilatation das Nierenbecken mit dem akzessorischen Gefäß in störende Berührung getreten ist, kann dies seinerseits die Harnstauung weiter ungünstig beeinflussen. Diese nur bedingt pathogenetische Bedeutung der Gefäße trifft sicher für viele Fälle zu, denn wenn diese Gefäße stets die primäre Ursache der Harnstauung wären, so wäre bei der kongenitalen Natur dieses Momentes zu erwarten, daß diese Art der Hydronephrosen nur bei jugendlichen Personen zur Beobachtung käme. Die Tatsache, daß man ihnen aber auch in späterem Alter begegnet, stützt die Annahme, daß vielfach erst eine andersartig bedingte Erweiterung des Nierenbeckens (Nierensenkung, Wanderniere usw.) das Nierenbecken in störende Berührung mit dem akzessorischen Gefäß bringt.

In der Schwangerschaft, besonders gegen das Ende zu, findet sich sehr häufig eine Dilatation und Harnstauung in den Harnleitern und Nierenbecken, die gewöhnlich die rechte Niere bevorzugt.

Für diese Harnstauung hat man in der Hauptsache eine Kompression des Harnleiters durch den schwangeren Uterus verantwortlich gemacht. Stoeckel hat als Ort der Kompression des Harnleiters durch den schwangeren Uterus eine Stelle angegeben, die etwa 13 cm oberhalb des Harnleiterostiums in der Gegend der Linea innominata liegt. Demgegenüber fehlt es nicht an Stimmen, die dem Druck des schwangeren Uterus keine oder nur eine untergeordnete Bedeutung für die Harnstauung und damit für das Zustandekommen der Pyelitis gravidarum zuerkennen. Nach Ansicht anderer liegt das Hindernis im Bereich der vesikalen Harnleitermündung, die durch Schleimhautfalten und hyperämische Schwellung infolge der Schwangerschaftsveränderungen verengert sein soll. Andere wieder glauben, daß die Bevorzugung der rechten Seite bei der Pyelitis gravidarum darauf beruhe, daß der rechte Harnleiter nach Kreuzung der A. iliaca zunächst nach außen und erst dann medialwärts gegen die Blase zu verläuft, während der linke Ureter ziemlich gestreckt zur Blase zieht; es entstehe daher hier schon normalerweise eine Knickung im Harnleiterverlauf, die die Ursache der häufigen Stauung und Pyelitis auf der rechten Seite sei. Wenn man bedenkt, wie starke Harnleiterschlängelungen oft bei Senknieren bestehen, ohne daß eine Dilatation oder Entzündung des Nierenbeckens vorhanden ist, so erscheinen diese Überlegungen wenig überzeugend. Auch die Rechtsdrehung des graviden Uterus wurde für die Stauung verantwortlich gemacht, da durch die Rechtsdrehung auf das periureterale Bindegewebe ein Zug ausgeübt werde, wodurch eine Verziehung bzw. Verengerung des in diesem Gewebe verlaufenden unteren Ureterabschnittes zustande komme; aus diesen Gründen sei auch die Pyelitis bei Primiparen häufiger als bei Mehrgebärenden, wo das periureterale Bindegewebe von früheren Graviditäten her bereits gedehnt sei und daher dem Zuge des sich vergrößernden Uterus leichter nachgeben könne. Bei Mehrgebärenden soll auch eine Cystocele als Ursache der Harnretention infolge behinderten Abflusses aus den Ureteren in Betracht kommen.

Während bei den bisherigen Anschauungen mechanische Momente in der verschiedensten Form für die Harnstauung und die Pyelitis verantwortlich gemacht wurden, haben Stoeckel und Sellheim neuerdings auch auf die Bedeutung biologischer Momente hingewiesen. Stoeckel hat die Ansicht geäußert, daß es sich bei der Schwangerschaftsdilatation um eine Atonie als Ausdruck einer Schwangerschaftsintoxikation handeln könnte. Manche theoretischen Gründe und praktischen Erfahrungen veranlaßten ihn zu der Annahme, daß sowohl am Dickdarm (Schwangerschaftsobstipation), wie an den Harnwegen eine Tonusverminderung in der Gravidität, vielleicht auch durch die Gravidität, sich ausbilde und den Boden für die Pyelitis bereite. Sellheim faßt die Veränderungen an den Ureteren während der Schwangerschaft als eine Teilerscheinung des in der Schwangerschaft ganz allgemein zu beobachtenden Vorganges der „Weiterstellung" des puerperalen Organismus und seiner Hohlgebilde auf, und erklärt auf diese Weise die Schwangerschaftsdilatation der Harnleiter. Daß sich am Ureter während der Gravidität progressive Wachstumsvorgänge abspielen, konnte durch vergleichende histologische Untersuchungen an Harnleitern von Schwangeren und Nichtschwangeren nachgewiesen werden. Aber auch diese Auffassung, so unbestritten die histologischen Veränderungen sein mögen, erklärt nicht die Frage, warum die Dilatation und Retention und damit die Pyelitis gerade auf der rechten Seite so häufig ist. Ich glaube, daß für die Dilatation doch eine mechanisch bedingte Harnstauung in Frage kommt, bzw. in erster Linie wirksam ist, und bin der Ansicht, daß die sogenannte Weiterstellung und die Auflockerung der Ureterwände die Kompression der Harnleiter und damit die Harnstauung durch den schwangeren Fruchthalter begünstigt.

Die Frage nach der Ursache der Dilatation der oberen Harnwege in der Gravidität dürfte meines Erachtens durch vergleichende tierpathologische Untersuchungen an schwangeren Säugetieren eine prinzipielle Beleuchtung erfahren. Beim Tier kommt das mechanische Moment des Druckes durch den schwangeren Uterus gar nicht oder nur ganz unwesentlich in Betracht, da der schwangere Fruchthalter auf der vorderen Bauchwand ruht, anders als bei der Frau, bei der durch den aufrechten Gang und durch die übliche Rückenlage eine Druckwirkung auf den Ureter begünstigt wird. Man sollte doch erwarten, daß sich die inkretorischen Störungen ebenso wie die progressiven Wachstumsveränderungen hier wie dort auswirken müßten.

## Über Infektion der Harnorgane.

Bei den entzündlichen Erkrankungen der Harnorgane handelt es sich zumeist um Folgeerscheinungen einer bakteriellen Invasion, nur selten um die Folgen einer toxischen Reizung, wie sie durch den Genuß von Canthariden, Terpentin, Senföl, Peru- und Kopaivabalsam, sowie nach Instillation chemisch stark reizender bzw. ätzender Lösungen zustande kommen können. Zu dieser toxischen Entzündung gesellt sich überdies meist noch nachträglich eine bakterielle Infektion hinzu, da die so geschädigten Schleimhäute und Gewebe besonders günstige Bedingungen für die Ansiedlung der Bakterien bieten.

Zur Feststellung der Erreger reicht die Untersuchung von Ausstrichpräparaten nicht immer aus, so daß bakteriologische Methoden (Kulturverfahren usw.) gelegentlich notwendig werden. Wenn auf bakteriologische Genauigkeit Wert gelegt wird, so muß der Harn unter Wahrung sorgfältigster Sterilität entnommen werden, was am besten durch eine Blasenpunktion geschieht, im allgemeinen aber natürlich kaum durchführbar sein dürfte.

Es ist sicher kein Zufall, wenn bei der bakteriologischen Untersuchung infizierter Harnwege das Bacterium coli zuerst nachgewiesen wurde, denn es hat sich im Verlauf weiterer Untersuchungen stets gezeigt, daß unter allen Keimen, die sich im infizierten Harn finden, die Colibakterien an Häufigkeit weitaus an erster Stelle stehn. Manche Autoren glauben zwar, das Bacterium coli für die entzündlichen Vorgänge in den Harnwegen nicht verantwortlich machen zu dürfen, und sehen in ihnen nur harmlose, zum Teil sekundär eingewanderte Saprophyten. Sicherlich nehmen bezüglich der Pathogenität die Colibakterien eine andere Stellung ein als die Mehrzahl der übrigen Infektionserreger. Daß überhaupt die Anwesenheit von Bakterien nicht genügt, eine Infektion auszulösen, kommt wohl am eindruckvollsten bei der Bakteriurie zum Ausdruck. Die Menge der Bakterien geht durchaus nicht parallel mit der Schwere der Infektion. Für die Bakteriurie ist gerade die massenhafte Entleerung von Bakterien beim Fehlen entzündlicher Formelemente charakteristisch. Weiter ist es ja bekannt, daß sich in den verschiedensten Teilen der Harnwege (Urethra, Blase, Nierenbecken) nach einer stattgefundenen Infektion, wenn das entzündlich reaktive Stadium abgelaufen ist, eine sogenannte erworbene Organimmunität einstellen kann und daß dann oft trotz Anwesenheit von Bakterien jede entzündliche Reaktion wenigstens im klinischen Sinne vermißt wird. Dies Verhalten beobachtet man nicht nur bei Colibakterien, die man ja nicht einmal als dem Organismus fremd bezeichnen kann, sondern auch bei andersartigen Infektionen.

Die Frage, ob durch die Colibakterien, oder auch durch andere Erreger, in jedem Falle eine eitrige Entzündung ausgelöst werden muß, ist weniger ein bakteriologisches Problem, als vielmehr eine Frage der persönlichen Konstitution und vor allem der lokalen Disposition. Die Wichtigkeit dieser Momente zeigen einerseits die häufig zu beobachtenden Colibakteriurien und die massenhaften Ausscheidungen von Keimen bei Typhus-, Diphtherie-, Dysenterie- und Cholera-Kranken, ja selbst von Streptokokken beim Erysipel, ohne daß Anzeichen für eine entzündliche Reaktion vorhanden sind, und andererseits die häufigen Rezidive klinisch bereits abgeklungener Entzündungen beim Auftreten von Abflußhindernissen bzw. Stauungszuständen, wie es besonders charakteristisch bei der Schwangerschaftspyelitis zutage tritt, die in vielen Fällen nur ein Rezidiv einer in der Kindheit überstandenen, bakteriologisch aber nicht ausgeheilten Cystopyelitis ist.

Man kann über die Pathogenität der Colibakterien für die Harnorgane vielleicht geteilter Meinung sein, daß sie aber bei Stauungszuständen, dem wichtigsten lokalen unterstützenden Faktor für das Zustandekommen jeder Infektion, befähigt sind, sowohl in den Harnwegen wie in der Niere schwere entzündliche Veränderungen auszulösen, kann nicht zweifelhaft sein.

Unter den Erregern, die man bei infizierten Harnwegen findet, folgen nächst den Colibakterien an Häufigkeit Staphylokokken, Streptokokken und Proteus; seltener findet man Gonokokken, Pyocyaneus, Pneumokokken, Typhus-, Influenza- und Milchsäurebazillen, sowie einige seltenere Keime.

Will man über die eigentlichen Erreger der Harninfektionen etwas aussagen, so sind im allgemeinen nur Untersuchungsergebnisse aus den ersten Tagen verwertbar, da es sich herausgestellt hat, daß nach einiger Zeit häufig eine Mischinfektion eintritt und die primären Erreger gar nicht selten ganz verschwinden, so daß die erst sekundär hinzugetretenen Bakterien dann allein das Feld beherrschen. Es ist klar, daß durch dies Verhalten der Wert bakteriologischer Untersuchungen in chronischen Fällen hinsichtlich der wirklichen bakteriellen Ätiologie sehr problematisch wird. Gerade bei den Staphylokokken- und Gonokokken-, aber auch bei den Streptkokokkeninfektionen hat man häufig beobachten können, daß diese Erreger durch das Bacterium coli verdrängt werden. Dies Verhalten erklärt sich vielleicht dadurch, daß sich die Staphylokokken, Gonokokken und Streptokokken im Harn nicht so lange halten wie die Colibakterien, so daß also bei Mischinfektionen schon aus diesem Grunde auf die Dauer eine Reininfektion mit Coli vorgetäuscht wird.

Bei der Beurteilung der Wirkung und Ausbreitung der Bakterien in den Harnwegen sind auch ihre verschiedenen Eigenschaften, ob sie Eigenbewegung besitzen, ob sie Harnstoff zersetzen, und ob sie Toxine produzieren, zu berücksichtigen. Wie anderen Orts ist auch an den Harnorganen die Anwesenheit von Bakterien, wie schon gesagt, nicht gleichbedeutend mit Entzündung.

Über die biologischen und konstitutionellen Faktoren, die beim Zustandekommen einer Harninfektion eine Rolle spielen, sind wir nicht so unterrichtet wie über die Bedeutung der lokalen Disposition. Der beste Beweis für die Bedeutung der lokalen Disposition liegt wohl in der Beobachtung, daß bei einem und demselben Individuum auf der einen Seite eine Bakteriurie und auf der anderen Seite eine Pyelitis oder Pyelonephritis mit Anwesenheit derselben Bakterien vorkommt. Auch die häufige Einseitigkeit der Nieren- und Nierenbeckeninfektionen, seien sie nun hämatogen oder urogen entstanden, wird nur durch die Annahme einer besonderen lokalen Organdisposition erklärlich. In Würdigung der Erkenntnis, daß die Nieren- und Nierenbeckeninfektionen vorzugsweise rechts auftreten und daß andererseits durch klinische und experimentelle Untersuchungen erwiesen ist, daß bei chronischen Darmerkrankungen und Obstipationen häufig eine Infektion vom Darm her stattfindet, hat man darauf hingewiesen, daß die rechte Niere infolge der Nähe und innigen Beziehung zum Coecum für diese Art der Infektion besonders disponiert sei. Gestützt wird diese Auffassung durch die Feststellung, daß das Überwiegen der rechten Seite in erster Linie für die Coliinfektionen gilt. Jede Art von Erkrankung der Niere oder des Nierenbeckens, wie Trauma, Tumor, Stein, abnorme Beweglichkeit usw. ist erfahrungsgemäß imstande, die Ansiedlung von Bakterien zu begünstigen.

Wenn die rechte Niere besonders leicht erkrankt, so hängt das nach Ansicht mancher auch damit zusammen, daß die rechte Niere an sich tiefer steht und fast immer etwas beweglicher ist als die linke Niere und daß es infolgedessen hier leicht zu vorübergehenden Stauungen in den oberen Harnwegen kommt. Die Bevorzugung der rechten Seite gilt vornehmlich für weibliche Patienten und hier in ganz besonderem Maße für die Schwangerschaftspyelitis, während ein deutliches Überwiegen der rechten Seite bei dem männlichen Krankenmaterial eigentlich nicht festzustellen ist.

## Zur Infektion der unteren Harnwege.

Um in die Blase zu gelangen, stehen den Bakterien folgende Wege offen: Sie können entweder 1. auf hämatogenem Wege eindringen, wobei die Bakterien aus der Blutbahn direkt in die Blase gelangen, oder 2. von den Nieren mit dem Harnstrom in die Blase herabsteigen, ferner 3. durch Kontaktinfektion bzw. durch direkte Keimüberwanderung von entzündlich erkrankten Nachbarorganen (weibliche Adnexe, Prostatitis, Spermatocystitis, entzündliche Darmerkrankungen) eventuell unter Vermittlung der Lymphbahnen überwandern und endlich 4. von außen her durch die Urethra in die Blase gelangen.

Die direkte hämatogene Infektion ist bei der Blase sehr selten und praktisch kaum von Bedeutung.

Eine deszendierende Infektion von den Nieren her wird häufig dann vorliegen, wenn die Nieren bzw. Nierenbecken erkrankt sind oder waren, kann aber auch bei intakten Nieren vorkommen, da die Bakterien Nieren und Nierenbecken passieren können, um erst in der Blase eine entzündliche Reaktion auszulösen, was besonders dann der Fall sein wird, wenn die Bakterien auf eine bereits in irgendeiner Form geschädigte Blase (Stein, Retention usw.) treffen.

Am häufigsten wird die Blase von außen per vias naturales infiziert, wobei also die Bakterien durch die Harnröhre eindringen. In die Harnröhre gelangen die Erreger unter anderem sehr häufig im Anschluß an den Koitus; außer der einfachen Sekretübertragung von einem zum anderen Partner, wie es für die gonorrhoische Infektion des Mannes charakteristisch ist, kommt für die Infektion der Harnwege bei der Frau ein gewaltsames Einmassieren von Bakterien aus der Vaginalflora in die Urethra in Betracht. Für diese Art der Infektion sind besonders Frauen mit engem Introitus, hohem Damm und einer tief in der Vulva mündenden Urethra disponiert. Man denkt sich den Vorgang so, daß beim Koitus der Penis fortwährend an der Urethralmündung gerieben wird und daß auf diese Weise Bakterien der Vaginalflora gewaltsam in die Urethra gepreßt werden. Die auf diese Weise zustande kommende Cystitis, der häufig auch eine Pyelitis folgt, ist, abgesehen von den gonorrhoischen Fällen, in der Regel eine Coliinfektion und wird als Deflorationscystitis bzw. -pyelitis bezeichnet, da die Infektion erstmalig bei der Defloration auftritt. Da die Infektion aber auch bei schon lange verheirateten Frauen im Anschluß an eine stürmische Kohabitation erstmalig auftreten kann, so ist die Bezeichnung Kohabitationscystitis bzw. -pyelitis richtiger. Wenn man darauf hinweist, daß bei den anatomisch dazu disponierten Frauen diese Art der Cystitis dann aber sehr häufig im Anschluß an eine Kohabitation auftreten müßte, so ist dem entgegen zu halten, daß bei diesen Frauen meist eine dauernde latente Infektion vorhanden ist. Man darf annehmen, daß sich in solchen Fällen zwischen Infektionserregern und Harnwegen nach Ablauf des reaktiven Stadiums im Anschluß an das erstmalige Auftreten der Infektion ein latenter Zustand entwickelt hat und daß aus diesen Gründen das Eindringen weiterer Keime der gleichen Art in der Regel keine neue manifeste Reaktion mehr auslöst, solange nicht besondere Momente, wie Stauung usw., hinzutreten.

Von der Harnröhre aus können die Bakterien entweder durch Eigenbewegung, soweit sie dazu befähigt sind, oder durch schrittweises Weiterwachsen, wie es von der Gonorrhoe her bekannt ist, in die Blase gelangen. Dabei setzt der Sphincter externus und internus dem Eindringen der Bakterien zwar in der Regel mehr oder weniger Widerstand entgegen, bietet aber keinen sicheren Schutz für die Blase.

Sehr häufig werden die Bakterien auch artefiziell, so beim Katheterismus oder bei Gelegenheit anderer instrumenteller Untersuchungen in die Blase verschleppt. Nicht immer ist an dieser Katheterinfektion eine mangelhafte Sterilisation der Instrumente bzw. eine ungenügend aseptische Handhabung schuld. Da in der Harnröhre des Mannes wie der Frau normalerweise schon Bakterien vorhanden sind, die hier saprophytisch leben, für die Blase aber mit ihrem urinösen Inhalt mehr oder weniger pathogen sind, so ist es erklärlich, daß auch der sorgfältigste Katheterismus von einer Infektion der Blase gefolgt sein kann, besonders wenn in der Blase eine Retention besteht, oder andere Momente, wie Hyperämie usw., vorliegen, die das Wachstum der Bakterien begünstigen.

Die auf eine dieser Arten zustande kommende Infektion der Blase ist besonders beim weiblichen Geschlecht recht häufig; die Gründe hierfür liegen teils in dem anatomischen Bau der Harn- und Genitalorgane der Frau, die ein Eindringen der Keime von außen, von der Vagina bzw. vom Anus her leichter ermöglichen als beim Mann und dann auch in den mit den physiologischen Vorgängen innerhalb der weiblichen Sexualorgane einhergehenden Veränderungen. Diese Einflüsse machen sich besonders in der Gravidität, im Puerperium und auch zur Zeit der Menstruation, ja selbst im Anschluß an den Koitus geltend. Die kongestiven Zustände an den Harnorganen, die diese Vorgänge begleiten, eventuell verbunden mit leichten vorübergehenden Stauungszuständen in diesen Zeiten, begünstigen die Einwanderung und Ansiedelung von Bakterien. Aus diesen Gründen ist die Blaseninfektion im Säuglings-, Kindes- und Fortpflanzungsalter beim weiblichen Geschlecht besonders häufig, während später nach dem 40. Lebensjahr die Erkrankungsziffer der Männer die der Frauen überwiegt, was wohl durch die bei älteren Männern öfters vorhandenen Retentionszustände bzw. Entleerungsschwierigkeiten zu erklären ist. Im allgemeinen ist die Blaseninfektion bei Männern hartnäckiger wie bei Frauen.

Die Harnstauung ist für jede Infektion, ganz gleich, auf welche Weise sie zustande kommt (Prostatahypertrophie, Striktur, Divertikel usw.), von größter Bedeutung, da die eingedrungenen Bakterien in dem stagnierenden, sich zersetzenden Harn äußerst günstige Wachstumsbedingungen finden. Auch kongestiv-hyperämische Zustände an der Blase bzw. an der Schleimhaut, wie sie bei Erkältungen, bei Sitzen auf kalten Steinen, nach Genuß von kaltem Bier, bei längerem Aufenthalt im Nassen, bei chronischer Obstipation, während der Menstruation, in der Schwangerschaft und auch vorübergehend nach geschlechtlichen Exzessen sich einstellen, bereiten, wie schon gesagt, einen günstigen Boden für die Infektion. Das gleiche gilt von Verletzungen der Schleimhaut, wie sie durch Instrumente, Katheter und Sonden, aber auch durch Steine und andere Fremdkörper bedingt sein können.

Wie wichtig für das Zustandekommen einer Blaseninfektion die lokale Disposition ist, ersieht man daraus, daß bei experimenteller Verimpfung von Keimen in die Blase immer dann eine Cystitis entsteht, wenn die Blase vorher durch Stauung, Verletzung usw. in irgendeiner Form geschädigt wurde, während sehr häufig auch nach Verimpfung ausgesprochen virulenter Keime eine Infektion ausbleibt, wenn die Blase ganz intakt ist. Ebenso wie die Stauung und andere schädliche Momente das Zustandekommen einer Entzündung begünstigen, so sind sie andererseits auch der Grund, weshalb die Blase häufig mit der Infektion nicht fertig wird. Heilt daher eine Cystitis trotz geeigneter Behandlung nicht ab, so ist daraus auf das Vorhandensein besonderer Umstände (Pyelitis, Fremdkörper, Stein, Tuberkulose, Retention, Divertikel usw.) zu schließen.

Pathologisch-anatomische Veränderungen bei Infektion der Blase: Die Folgen der Infektion zeigen sich an der Blase immer zuerst an der Schleimhaut und in der Regel dort am frühesten, wo die Infektion in die Blase eindringt, also bei deszendierender, von den Nieren herabsteigender Infektion, zunächst an der betreffenden Uretermündung; am Blasenausgang, wenn die Entzündung von außen durch die Harnröhre in die Blase gelangte. In späteren Stadien verwischen sich diese Grenzen. Je heftiger die Reaktion des Gewebes gegen die eindringenden Bakterien ist, um so stärker ist die entzündliche Rötung und Schwellung der Blasenschleimhaut (vgl. Fig. 55). An der hyperämisch entzündlich ödematösen Infiltration beteiligen sich auch die subepithelialen Schichten; Leukozyten verlassen die Gefäße und durchsetzen überall die Schleimhaut. Am heftigsten pflegt die Entzündung am Blasenboden bzw. im Bereich des Trigonums zu sein.

Wird die Blase nicht bald Herr der Infektion, so stellen sich in der Regel weitere schwerere Veränderungen an der Schleimhaut ein. Bei stärkerer Exsudation bilden sich fibrinöse, eitrig-schleimige Beläge (Fig. 57), unter denen die Schleimhaut defekt ist; je heftiger die Entzündung verläuft, um so häufiger treten infolge geplatzter Schleimhautgefäße Blutungen in die Blase und unter das Epithel auf. In anderen Fällen wird die Blasenschleimhaut stellenweise, zuweilen auch in toto, nekrotisch und geht in Fetzen ab. Sekundäre Inkrustationen von zugrunde gegangenen Schleimhautfetzen oder Blasenstellen, die vom Epithel entblößt sind, sind nicht selten. In der Regel regt die Entzündung die Schleimhaut auch zu proliferierendem, polypösem Wachstum an. Je länger der entzündliche Prozeß anhält, um so mehr gehen im allgemeinen die Erscheinungen des akuten Stadiums (Schwellung, Hyperämie und Blutungen) zurück, dafür treten dann häufig Degenerationserscheinungen an der Schleimhaut in Form von Cystenbildungen und atrophischen sowie metaplastischen Veränderungen auf.

Im Gegensatz zu diesen mehr oder weniger diffus über die ganze Blase verteilten Veränderungen sieht man zuweilen im Anschluß an eine Cystitis, aber auch ohne diese, ein regelrechtes Ulcus der Blase entstehen. Die Pathogenese dieser meist solitären Ulcera bedarf noch der Aufklärung, wahrscheinlich handelt es sich hier gar nicht um eine primäre Entzündung, sondern vielleicht um die Folge einer lokalen Zirkulationsstörung bzw. Thrombose in der Blasenwand.

Je nachdem welche pathologischen Veränderungen der Blasenwand im Vordergrund stehen, spricht man außer von akuten und chronischen Blasenentzündungen von einer Cystitis haemorrhagica, crupposa, gangraenosa, exfoliativa, ulcerosa, proliferans, cystica usw. Diese Bilder bzw. Bezeichnungen sind nicht für eine bestimmte bakterielle Infektion charakteristisch, sondern nur der Ausdruck verschiedener Entzündungsstadien. Auch die Blasenlues hat kein charakteristisches Gepräge; eine luetische Affektion der Blase wird, abgesehen von anderen Verdachtsmomenten, nahe gelegt, wenn die übliche Behandlung erfolglos, eine antiluetische Allgemeinbehandlung (Salvarsan, Quecksilber, Jodkali) dagegen erfolgreich ist.

Mit dem Fortbestand der Entzündung nimmt auch die Blasenmuskulatur an dem entzündlichen Prozeß teil, sie wird ödematös infiltriert und mit Leukozyten durchsetzt, wodurch die Blasenwand ihre Elastizität und Dehnungsfähigkeit verliert. Durch die dauernde entzündliche Reizung und die bindegewebige schwielig-entzündliche Entartung schrumpfen solche Blasen oft erheblich (entzündliche Schrumpfblase), so daß ihr Fassungsvermögen beträchtlich sinkt und in extremen Fällen nur wenige Kubikzentimeter beträgt.

Die Umgebung der Blase nimmt im allgemeinen nur geringen Anteil an der Entzündung; para- und perivesikale Eiterungen als Folge einer Cystitis sind selten. Zu derartigen Komplikationen kommt es meist nur, wenn die Blase an irgendeiner Stelle in die Umgebung durchbricht; relativ häufig wird der Durchbruch durch die Anwesenheit eines Fremdkörpers in der Blase verursacht oder begünstigt. Sehr derbe entzündliche Verwachsungen findet man in der Umgebung vereiterter Blasendivertikel.

### Zur Infektion der oberen Harnwege.

Wie bei der Harnstauung, so ist es auch bei der Infektion prognostisch von besonderer Wichtigkeit, wie die Nieren sich zur Infektion verhalten.

Für die Infektion der Niere kommen folgende durch das nebenstehende Schema (Fig. 2) veranschaulichte Infektionswege in Betracht.

Die hämatogene Infektion wird auch als deszendierend bezeichnet, wobei man die weitere Ausbreitung der Infektion auf Nierenbecken, Ureter und Blase im Auge hat. Von einem aszendierenden Infektionsmodus spricht man, wenn die Bakterien von der Blase zur Niere emporsteigen; dabei können die Bakterien entweder mit dem Harn (urogene Infektion) oder durch schrittweises Emporwandern auf der Schleimhaut bzw. in der Wand des Ureters (Infektion durch Kontinuität) zur Niere gelangen. Für die lymphogene Infektion kommen sowohl die mit dem Gefäßstiel an die Niere herantretenden Lymphbahnen, als auch jene Lymphgefäße in Betracht, die entlang dem Ureter von der Blase und den Beckenorganen zur Niere ziehen, so daß man auch hier von einer aszendierenden und deszendierenden (lymphogenen) Infektion sprechen kann.

Auf welchem dieser Wege die Erreger in die Niere gelangt sind, ist nachträglich nur selten mit voller Sicherheit zu entscheiden. Der Infektionsweg hängt eng mit dem primären Infektionsherd zusammen. Bei Infektionsquellen, die, wie bei Furunkulose, Osteomyelitis, erkrankten Zähnen, Parotitis, Panaritien, entzündlichen Tonsillen usw., weitab von den Harnorganen gelegen sind, sowie bei den meisten allgemeinen Infektionskrankheiten wie Variola, Abdominaltyphus, Cholera, Flecktyphus, Influenza und weiter bei Puerperalfieber, infizierten Aborten, Sepsis usw., bei denen die Erreger zeitweise im Blut kreisen oder doch gelegentlich in die Blutbahn gelangen können, liegt es nahe, für die sich sekundär entwickelnde Infektion der oberen Harnwege, zumal wenn sie nachweislich von denselben Bakterien ausgelöst wird, einen metastatischen hämatogenen Infektionsmodus anzunehmen. Aber auch abgesehen von solchen krankhaften Zuständen, ist es bekannt, daß auch sonst häufig Bakterien im Blute kreisen und in die Niere und das Nierenbecken gelangen; es ist dann oft nur eine Frage der lokalen Disposition, ob durch die Anwesenheit der Bakterien eine Entzündung entsteht. Diesen Infektionsquellen steht eine Reihe anderer infektiöser Herde gegenüber, die hauptsächlich im Unterbauch bzw. im Becken lokalisiert sind (Appendizitis, entzündete weibliche Adnexe, Prostata- und Samenblasenentzündungen usw.), bei denen der Infektionsweg viel weniger klar erscheint, da hier neben der hämatogenen Infektion infolge der engen topographischen Beziehung zu den Harnorganen auch eine lymphogene, sowie eine urogene bzw. aszendierende Infektion berücksichtigt werden muß. Eine wichtige Infektionsquelle, besonders für die lymphogene Ausbreitung, ist auch der Darm.

**Der hämatogene Infektionsweg.** Um aus der Blutbahn in die oberen Harnwege zu gelangen, müssen die Bakterien die Nieren passieren.

Man hat viel hin- und hergestritten und auch heute noch keine einheitliche Auffassung darüber erzielen können, ob gesunde Nieren Bakterien, die im Blut

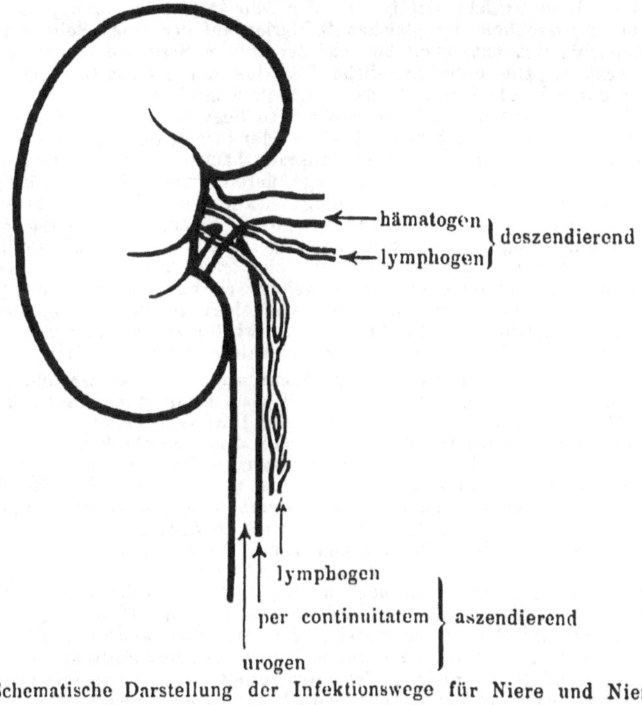


Fig. 2. Schematische Darstellung der Infektionswege für Niere und Nierenbecken.

kreisen, in den Harn übertreten lassen, ohne dabei selbst in irgendeiner Form zu erkranken, ob die Bakterienelimination etwa zu ihrer physiologischen Aufgabe gehört, oder ob nur kranke Nieren Bakterien durchlassen. Tatsache ist, daß bei vielen Infektionskrankheiten wie Typhus, Diphtherie, Tuberkulose, Cholera, Lepra usw. sogenannte Bazillenausscheider beobachtet werden und zwar in der Regel, ohne daß sich eine Nierenschädigung klinisch nachweisen läßt. Dies, sowie das wiederholt erwähnte Vorkommen einer renalen Bakteriurie (meist von Colibakterien, seltener von Staphylokokken u. a. Bakterien), ohne daß eine manifeste entzündliche Erkrankung der Nieren durch diese Bakterien zustande kommt, scheint dafür zu sprechen, daß beim Fehlen einer lokalen Organminderwertigkeit, insbesondere beim Fehlen einer Harnstauung, Bakterien die Nieren passieren können, ohne sie zu schädigen, wenigstens ohne eine klinisch nachweisbare Schädigung hervorzurufen. Es ist ja gerade das Charakteristische der renalen Bakteriurie, daß trotz Vorhandensein massenhafter Bakterien entzündliche Erscheinungen und Zeichen einer Nierenschädigung fehlen. Für das Auftreten einer Nierenschädigung bzw. Nierenentzündung spielen sicherlich lokale Momente eine ausschlaggebende Rolle, sei es in Form schon vorher geschädigter Nieren oder in Form irgendwelcher Stauungszustände in den Harnwegen usw., sonst wäre es nicht zu verstehen, warum z. B. bei Typhuskranken ebenso häufig Typhusbazillen im Harn auftreten mit gleichzeitiger Albuminurie wie ohne eine solche. Warum die Bazillen das eine Mal die Niere schädigen, das andere Mal nicht, ist nur von Fall zu Fall und nicht generell zu entscheiden und entzieht sich oft einer exakten Prüfung. Neben der lokalen Empfänglichkeit ist für das Zustandekommen einer Nierenschädigung die Menge und Dauer der Ausscheidung, sowie begreiflicherweise auch die Pathogenität der Erreger von Bedeutung.

Der Annahme eines hämatogenen Infektionsweges hat man entgegengehalten, daß die meisten Nieren- und Nierenbeckenentzündungen nur einseitig sind und daß, wenn tatsächlich der Blutweg in der Hauptsache für die Pyelitis in Frage käme, diese Einseitigkeit doch nicht recht zu erklären sei und doch häufiger beide Nieren bzw. beide Nierenbecken erkrankt sein müßten. Demgegenüber ist darauf hinzuweisen, daß einseitige hämatogene Niereninfektionen (z. B. Tuberkulose) klinisch und experimentell erwiesen sind und daß man zwar annehmen muß, daß die Erreger mit dem Blut wahrscheinlich in beide Nieren gelangen, daß aber auf Grund lokaler Momente sehr oft nur eine Niere erkrankt. Daß diese Ansicht richtig ist, wird sehr instruktiv durch jene Fälle dargetan, wo bei Anwesenheit der gleichen Bakterien auf der einen Seite eine Pyelitis oder Pyelonephritis sich entwickelt hat, auf der andern Seite jedoch nur eine renale Bakteriurie besteht. Die unterschiedliche Reaktion der gleichartigen Organe kann man sich nur durch lokale Unterschiede verständlich machen.

Berücksichtigt man die Art der Erreger, so liegt es an sich nahe, die Infektionen, als deren Ursache sich Staphylokokken oder Streptokokken nachweisen lassen, in erster Linie auf Rechnung einer metastatischen hämatogenen Infektion zu setzen. Bei den Coliinfektionen der oberen Harnwege, deren Erreger ja sehr häufig in den unteren Abschnitten der Harn- und Sexualorgane, auch bei klinisch nicht erkrankten Individuen als scheinbare bzw. zeitweise Saprophyten leben, denkt man begreiflicherweise eher an eine urogene bzw. aszendierende Infektion, zumal die Colibakterien, wenn sie in die Blutbahn gelangt sind, nur eine sehr kurze Lebensdauer haben. Selbst bei septischen Colipyelonephritiden gelingt es nur selten, Colibakterien aus dem Blut zu züchten; eine wirkliche Colisepsis gehört zu den Seltenheiten. Ähnliche Überlegungen betreffs des Infektionsmodus wird man bei den gonorrhoischen bzw. postgonorrhoischen Nieren- und Nierenbeckeninfektionen anstellen.

**Der aszendierende Infektionsweg.** Wenn man von einer aszendierenden Infektion der oberen Harnwege spricht, so will man damit zum Ausdruck bringen, daß eine anfänglich in tieferen Abschnitten der Harnwege lokalisierte Entzündung sich von hier unter Vermittlung des Ureters auf das Nierenbecken und die Nieren ausgebreitet hat. Ist dieser Zusammenhang erwiesen, so ist man berechtigt, von einer Cysto-Uretero-Pyelitis in pathogenetischem Sinne zu sprechen. Es soll aber auch hier nochmals betont werden, daß nicht jede Nieren- oder Nierenbeckeninfektion bei primärer Cystitis aszendierend entstanden sein muß, sondern daß auch für diese Fälle der hämatogene Weg in Betracht kommen kann. Eine Pyelitis kann andererseits aszendierend entstanden sein, auch wenn eine Cystitis zur Zeit nicht mehr besteht, ja es ist allem Anschein nach auch möglich, daß Bakterien in den Harnwegen emporsteigen und eine Pyelitis auslösen, ohne daß es je zu einer Cystitis gekommen ist.

Bei der aufsteigenden Infektion stehen den Bakterien verschiedene Wege offen: sie können mit dem Harnstrom, oder durch kontinuierliches Fortschreiten der Entzündung in der Wand der Harnleiter, oder unter Vermittlung der periureteralen Lymphbahnen (s. lymphogene Infektion) und endlich artefiziell gelegentlich einer Harnleitersondierung in das Nierenbecken gelangen. Welche der ersten drei Möglichkeiten bevorzugt wird, läßt sich schwer sagen, es hängt das im einzelnen Falle sehr von der Lage des Infektionsherdes, von der Art der Erreger, sowie von den anatomischen Verhältnissen ab. Nach allem darf man aber wohl sagen, daß der urogene Weg bislang vielleicht zu stark betont wurde und die Infektion durch Kontinuität und die auf dem Lymphwege zu wenig beachtet worden ist; häufig wird es sich übrigens bei der aszendierenden Infektion um eine Kombination dieser verschiedenen Möglichkeiten handeln.

Im allgemeinen darf man als sicher annehmen, daß ohne lokale unterstützende Faktoren, unter denen wiederum die Harnstauung an erster Stelle genannt werden muß, auch eine ascendierende Infektion nur schwer zustande kommt, bzw. zu klinischen Erscheinungen führt. Nächst der Harnstauung spielen Störungen der Harnleiterperistaltik eine Rolle, und besonders sind Störungen oder Verlust des physiologischen Harnleiterverschlusses an seinem vesikalen Ende ein wichtiges Moment, das sowohl die urogene, wie auch die Infektion per continuitatem erleichtert.

Die urogene Infektion. Wie wichtig der Schutz des intakten Harnleiterostiums gegen eine aufsteigende Infektion ist, geht schon aus der Tatsache hervor, daß in den Fällen, in denen bei Blasenexstirpationen usw. die Harnleiter zur Ableitung des Harns einzeln in den Darm eingepflanzt werden, mit großer Regelmäßigkeit über kurz oder lang eine Pyelonephritis entsteht; ein Mißstand, dem man dort, wo es angeht, durch Einpflanzung der Harnleiter im Zusammenhang mit dem Trigonum (Maydlsche Operation), neuerdings auch durch das Implantationsverfahren nach Coffey, mit Erfolg abzuhelfen sucht.

Man kann daran festhalten, daß unter normalen Verhältnissen beim Menschen ein Reflux des Blaseninhalts in die oberen Harnwege nicht vorkommt und daß bei intakten Harnleiterostien eine Überwanderung von Bakterien mit dem Harn von der Blase in die Ureteren und in das Nierenbecken nicht erfolgt.

Selbst wenn es aber gelegentlich einmal zu einem einmaligen Rückfluß kommen sollte, so tritt vermutlich durch die einsetzende Peristaltik sofort wieder eine Art Selbstreinigung ein, ausgenommen in den Fällen, wo in den oberen Harnwegen eine Stauung vorhanden ist. Solche einmaligen Sprengungen des Harnleiterverschlusses mit Rückfluß des Blaseninhaltes hat man gelegentlich im Anschluß an Druckspülungen der Blase beobachtet.

Unter gewissen Umständen können die Harnleiterostien insuffizient sein oder werden und damit der aszendierenden urogenen Infektion das Tor zur Niere öffnen. Insuffiziente Ostien sieht man nicht gar so selten angeboren, öfters auch als Folge einer tuberkulösen Destruktion und gelegentlich auch temporär nach Steindurchtritt usw. Aber selbst in den Fällen, wo eine dauernde Kommunikation zwischen Harnleiter und Blase besteht, wo also dem Eindringen der Infektionskeime kein Hindernis mehr entgegensteht, auch da vermißt man oft manifeste Entzündungserscheinungen, vorausgesetzt, daß der Abfluß aus der Blase nicht behindert ist, also keine Harnstauung die Infektion begünstigt. Wie wichtig dies Moment ist, zeigt eindrucksvoll die Wirkung einer suprapubischen Blasenfistel, die bei solchen Zuständen nicht nur die funktionelle Nierenschädigung, sondern auch die Infektion der oberen Harnwege ohne weitere lokale Maßnahmen (Spülungen usw.) ganz wesentlich zu bessern bzw. zu beseitigen vermag.

Außer den schon genannten Momenten, die zur Schlußunfähigkeit der Harnleitermündungen führen können, ist noch zu erwähnen, daß eine Insuffizienz gelegentlich auch im Gefolge oder während einer unspezifischen Cystitis auftreten kann. Da es sich dabei nicht um ulzeröse destruierende Prozesse handelt und überhaupt äußerliche Veränderungen an den Uretermündungen, abgesehen von der üblichen entzündlichen Rötung und Schwellung, fehlen, so ist es nicht von der Hand zu weisen, daß es sich in solchen Fällen, in denen die Insuffizienz zumeist auch nur vorübergehender Natur ist, um eine toxische Schädigung (Bakterientoxine) des muskulären Verschlußapparates bzw. seiner nervösen automatischen Steuerung handelt. Es ist ohne weiteres zu verstehen, daß eine Atonie des Harnleiters die aszendierende, urogene Infektion erleichtern muß, da außer dem Fortfall der natürlichen Schutzvorrichtung am Harnleiterostium auch die reinigende Wirkung der Harnleiterperistaltik in Wegfall kommt, oder ungenügend sein muß. In allen Fällen, wo eine Kommunikation zwischen Harnblase und Harnleiter besteht, können die Bakterien durch Rückströmen des Blaseninhaltes in das Nierenbecken befördert werden, oder, wie manche Autoren annehmen, durch Wachstum bzw. Vermehrung in dem gestauten Harn emporsteigen.

Die Infektion durch Kontinuität. In naher Beziehung zu dieser urogenen Infektion und oft mit ihr vergesellschaftet steht die Infektion, die in aszendierender Richtung per continuitatem unter Vermittlung der Harnleiterwand sich ausbreitet. Man versteht hierunter ein schrittweises Vordringen der Erreger bzw. der Entzündung auf der Schleimhaut oder in den Wandschichten des Harnleiters, wobei die Lymphbahnen innerhalb der Harnleiterwand eine unterstützende Rolle spielen. Die per continuitatem entstehenden aszendierenden Infektionen der Niere und des Nierenbeckens sind nicht selten gonorrhoischer oder postgonorrhoischer Natur.

Auffallenderweise ist bei den durch Kontinuität entstehenden Infektionen der oberen Harnwege in der Blase oft nur das Trigonum entzündlich erkrankt, während die übrige Blase frei von entzündlichen Veränderungen oder doch auffallend wenig beteiligt ist. Zum Verständnis dieser Tatsachen hat man auf den engen entwicklungsgeschichtlichen Zusammenhang von Ureteren, Trigonum und hinterer Harnröhre hingewiesen, mit dem Bemerken, daß infolge dieser entwicklungsgeschichtlichen Gemeinsamkeit wahrscheinlich auch eine gemeinsame Disposition für Erkrankungen vorhanden sei.

**Die Infektion auf dem Lymphwege.** Die lymphogene Infektion des Nierenbeckens und der Niere kann entweder durch Lymphbahnen, die dem Ureter entlang zum Nierenbecken ziehen (aszendierender Weg) oder auf direktem Wege zur Niere erfolgen. Da es sich herausgestellt hat, daß in den Fällen, in denen eine lymphogene Infektion vorliegt oder höchst wahrscheinlich ist, als Infektionsquelle sehr häufig der Darm in Betracht kommt, so spricht man ätiologisch vielfach auch von einer enterogenen Infektion, wobei dann als Erreger fast ausschließlich Colibakterien gedacht sind.

Bei der lymphogenen aszendierenden Infektion hat man in erster Linie die periureteralen retroperitonealen Lymphbahnen im Auge, während die intramuralen Lymphgefäße in der Wand des Harnleiters hauptsächlich für die Propagation der Entzündung auf dem Wege der Kontinuität (s. dort) in Betracht kommen.

Die lymphogene Propagation kommt besonders dann in Frage, wenn die Infektion der oberen Harnwege offensichtlich von entzündlichen Prozessen im Becken, Parametritiden, Entzündungen der Prostata und Samenblasen ihren Ausgang nimmt. Diese aszendierende Infektion unter Vermittlung der Lymphgefäße ist vielleicht häufiger als bisher angenommen wurde.

Eine wichtige, weil häufige Infektionsquelle für die lymphogene Infektion ist, wie schon gesagt, der Darm; gemeint ist im allgemeinen der Dickdarm. Es ist noch nicht entschieden, ob die Bakterien vom Darm zu den Nieren, abgesehen von dem Blut- oder Lymphweg, nicht auch direkt die Darmwand passieren können. Trotz mancher Widersprüche hat es sich gezeigt, daß eine direkte Durchwanderung der Bakterien nur bei geschädigter Darmwand vorkommt, ausgenommen in den Fällen, wo es sich um körperfremde, hochvirulente Keime handelt. Die Colibazillen sollen infolge ihrer Eigenbeweglichkeit leichter als andere Keime die geschädigte Darmwand passieren können. Es besteht auch die Möglichkeit, daß die Colibazillen als Passagiere auswandernder Leukocyten den Darm verlassen. Für eine direkte Keimüberwanderung, die ja infolge der erwähnten Bewegungsfähigkeit der Colibazillen Beachtung verdient, liegen die Bedingungen am Coecum bzw. Colon ascendens insofern besonders günstig, als hier der Dickdarm kein Mesocolon besitzt und mit seiner nicht von Serosa überzogenen Wand dem Ureter und der Niere unmittelbar anliegt.

Was den Übertritt von Bakterien aus dem Darm in die Lymphbahn angeht, so muß man fast annehmen, daß schon physiologischerweise Bakterien auf dem Lymphwege in die Lymphdrüsen gelangen, wenigstens finden sich sehr häufig Bakterien (Coli u. a.) in den mesenterialen Lymphdrüsen. Für die enterogene Ätiologie der Pyelitis ist es von Bedeutung, daß man direkte Kommunikationen zwischen den Lymphgefäßen der rechten Niere und den Lymphgefäßen des Coecums und Colon ascendens hat nachweisen können.

Nicht nur bei der Pyelitis der Schwangeren und kleinen Kinder, bei denen infolge der Häufigkeit infektöser Darmerkrankungen diese Ätiologie besonders naheliegt, sondern auch bei vielen anderen Harninfektionen sind Darmerkrankungen ätiologisch zu berücksichtigen. In Betracht kommen Knickungen, Strikturen, Ptosis, Megacolon und Infektionen wie Typhus, Appendizitis usw., außer entzündlichen Erkrankungen, also vornehmlich alle jene Zustände, die eine Kotstauung hervorrufen; dabei hat es den Anschein, als ob besonders bei Erkrankungen bzw. bei Stauungszuständen im Coecum und Colon ascendens die Pyelitis sehr häufig und hartnäckig sei.

Die enterogene Infektion, gleichgültig, ob man sich die Weiterverbreitung der Bakterien lymphogen, hämatogen oder nach Art der direkten Durchwanderung vorstellt, ist immer dann in Betracht zu ziehen, wenn andere manifeste Infektionsquellen, wie sie bei der Besprechung der übrigen Infektionswege erörtert wurden, fehlen, also dort, wo man gelegentlich von einer kryptogenetischen Infektion sprechen hört. Daß diese Auffassung viel Richtiges hat, wird durch die häufigen Erfolge einer Therapie bewiesen, die lediglich am Darm angreift.

Zusammenfassung: Entsprechend der Verschiedenheit der Infektionsquellen sind, wie eingangs schon hervorgehoben wurde, auch die Infektionswege verschieden. Auf Grund klinischer Beobachtungen und besonders pathologisch-anatomischer und experimenteller Untersuchungen ist nicht daran zu zweifeln, daß sämtliche der erörterten Infektionswege auch in der menschlichen pathologischen Physiologie vorkommen können.

Der hämatogene Weg kommt hauptsächlich bei allen den Harnorganen, speziell den Nieren fernab gelegenen Infektionsquellen (Furunkel, Tonsillen, Zähnen usw.), sowie bei allgemeinen Infektionskrankheiten wie Typhus, Cholera, Ruhr usw. und den mit einer Bakteriämie einhergehenden Infektionen in Betracht. Dort, wo man den primären Herd in entzündlichen Prozessen an den Beckenorganen (Prostata, Samenblasen, weibliche Adnexe, Harnblase usw.) erblicken muß, kann der metastatische hämatogene Weg zwar auch nicht ausgeschlossen werden, doch liegt in diesen Fällen ein aszendierender Infektionsmodus näher, wobei außer der Vermittlung durch den

Harn auch die Verbreitung durch Kontinuität und auf dem Wege der Lymphbahnen eine Rolle spielt.

Als wichtige Quelle der Harnwegsinfektionen ist auch der Darm bei entzündlichen Erkrankungen und besonders bei Stauungszuständen (Spasmen, chronische Obstipation, Knickungen usw.) zu betrachten. Bei dieser Ätiologie finden die Erreger den Weg zur Niere entweder über die Lymph- oder Blutgefäße oder durch direkte Überwanderung von einem zum anderen Organ.

Pathologisch-anatomische Veränderungen bei Infektion der oberen Harnwege. Daß der Harnleiter auch bei den fraglos aszendierend zustandegekommenen Niereninfektionen im allgemeinen so wenig an der entzündlichen Erkrankung Anteil nimmt, kommt wohl in erster Linie daher, daß sich der Harn normalerweise im Harnleiter nicht ansammelt, sondern ihn nur in Pausen in Gestalt kleiner Flüssigkeitssäulen verhältnismäßig schnell durchläuft und daß durch den peristaltischen Harnstrom immer wieder eine Art Selbstreinigung erfolgt. Leidet jedoch die Peristaltik, und kommt es auch im Harnleiter zur Harnstauung, so bleibt auch dieser Teil der Harnwege nicht von der Entzündung verschont.

Die Folgen der Infektion für die Nieren sind verschieden, je nach dem es zu einer Entzündung des Nierenbeckens oder zur eitrigen Nephritis bzw. Pyelonephritis oder endlich zur Pyonephrose kommt.

Die zunehmende pathologisch-anatomische und pathogenetische Erfahrung hat erkennen lassen, daß es eine isolierte Pyelitis, bei der eine, wenn auch nur mikroskopisch nachweisbare, entzündliche Beteiligung der Nieren fehlt, vermutlich gar nicht gibt. Seit man mit Hilfe verfeinerter Untersuchungsmethoden in der Lage ist, den infektiösen Prozessen in den Nieren bzw. den oberen Harnwegen genauer nachzugehen und die Möglichkeit hat, sich in jedem Stadium der Erkrankung durch die getrennte Nierenharnuntersuchung und Funktionsprüfung der Nieren ein Bild von dem augenblicklichen Zustand zu machen, seitdem hat sich der Eindruck immer mehr und mehr verstärkt und heute allgemeine Anerkennung gefunden, daß die Begriffe renale Bakteriurie, Pyelitis, eitrige Nephritis, Pyelonephritis und Pyonephrose verschiedene Stadien ein und desselben Krankheitsprozesses darstellen und daß es in der Hauptsache von lokalen Momenten abhängt, welchen anatomischen Grad die Infektion erreicht.

Von einer Pyelitis spricht man, wenn es sich um einen entzündlichen Prozeß der oberen Harnwege handelt und eine Beteiligung der Nieren wie Albuminurie, Funktionsausfall usw. klinisch nicht nachzuweisen ist; von komplizierter Pyelitis ist die Rede bei Anwesenheit von Nierenbeckensteinen, Tumoren usw. und von sekundärer Pyelitis, wenn die Entzündung sich, wie ja häufig, solchen Erkrankungen nachträglich zugesellt. Mit der Bezeichnung Cystopyelitis will man zum Ausdruck bringen, daß zuerst eine Cystitis bestanden hat und daß das Nierenbecken erst sekundär auf aszendierendem Wege erkrankt ist.

Bei der hämatogenen Niereninfektion können sich zwei im Prinzip verschiedene pathologisch-anatomische Bilder entwickeln, die man als Ausscheidungsnephritis bzw. als embolische eitrige Nephritis bezeichnet. Diese beiden Formen sind aber nur in ihren Anfangsstadien voneinander zu unterscheiden, in späteren Stadien ist das pathologisch-anatomische Bild bei beiden ungefähr das gleiche.

Bei der Eliminationsnephritis passieren die Bakterien die Glomerulusschlingen und rufen erst in den geraden Kanälchen der Marksubstanz, wo die Stromgeschwindigkeit verlangsamt ist, eine Entzündung und Eiterung hervor. Makroskopisch ist diese Form an der aufgeschnittenen Niere durch die streifenförmige Anordnung der Entzündungs- und Eiterherde und ihren Sitz in der Marksubstanz kenntlich.

Bei der embolischen eitrigen Nephritis handelt es sich um miliare Abszeßbildungen in der Rindenschicht, die von den mit Bakterien verstopften Glomerulusschlingen ausgehen. Diese kleinen punkt- bis stecknadelkopfgroßen, gelblichweißen Herde sieht man auch schon außen auf der Oberfläche der Nieren als leicht erhabene Knötchen, die meist in Gruppen beieinander stehen; sie sind von einem schmalen hyperämischen Hof umgeben und äußerlich von tuberkulösen Prozessen kaum zu unterscheiden. In günstigen Fällen kommen die Eiterherde zur Resorption und heilen unter bindegewebiger Substitution und narbiger Schrumpfung der erkrankten Bezirke aus. Daraus resultieren dann an der Oberfläche der Niere Einziehungen und Unebenheiten, in deren Bereich die an diesen Stellen weißlich schwielig veränderte fibröse Nierenkapsel adhärent ist.

Unter einem Nierenkarbunkel versteht man jene verhältnismäßig seltene Form der Niereninfektion, bei der die kleinen eitrigen Abszesse auf einem umschriebenen Bezirk dicht gedrängt beieinander sitzen und die Niere sonst frei ist. Infolge der starken entzündlich ödematösen, hyperämischen Schwellungen ragen solche Stellen deutlich über die Oberfläche hervor. Die Nierenkarbunkel haben keine Neigung zur Einschmelzung; größere Nierenabszesse entstehen meist primär.

Diesen hämatogenen Formen der eitrigen Nierenentzündung steht die aszendierend entstandene Form der Niereninfektion, die Pyelonephritis, gegenüber. Die Bezeichnung Pyelonephritis wird zwar vielfach auch für die hämatogen entstandenen Niereninfektionen gebraucht, sollte aber, dem eigentlichen Wortsinn entsprechend, für die aszendierende Form, wo also zuerst das Nierenbecken und dann die Niere erkrankt, reserviert bleiben. Bei der aszendierenden Niereninfektion finden sich so gut wie stets Abflußstörungen in irgendeiner Form; die Pyelonephritis ist daher bei chronisch infizierter Harnstauung, z. B. bei Prostatikern, eine der häufigsten Komplikationen.

Die entzündlich eitrigen Veränderungen beginnen bei dieser Form der Niereninfektion an den Papillen bzw. den Markkegeln und sind wie bei der Ausscheidungsnephritis, mit der sie makroskopisch sehr viel Ähnlichkeit haben, streifenförmig angeordnet. Die Entzündung dringt bei Stauung im Nierenbecken im System der Harnkanälchen, die meist von Bakterienzylindern angefüllt sind, vor. Nach anderer Ansicht gelangen die Bakterien von den Markkegelspitzen aus zunächst in die Kapillargefäße, von wo sie ihre weitere Verbreitung erfahren und von wo die Entzündung erst sekundär in das System der Harnkanälchen gelangt. Im weiteren Verlauf wird auch die Nierenrinde ergriffen, so daß dann die Entscheidung, ob der Prozeß hämatogen oder urogen entstanden ist, nachträglich an Hand des anatomischen Präparates häufig ganz unmöglich ist.

Wie schon bei der Erörterung der Infektionswege gesagt wurde, kann die Infektion die Niere auf dem Lymphwege erreichen; auch für die Propagation der Entzündung innerhalb der Niere selbst kommt diese Möglichkeit in Betracht, und man glaubt, daß bei bestehender Pyelitis die sekundäre Pyelonephritis auch durch Vermittelung der Lymphbahnen zustande kommen kann. Besondere pathologisch-anatomische Kennzeichen der lymphogen entstandenen Niereneiterung sind nicht bekannt.

Die Schwere des Krankheitsbildes bzw. die Folgen für den Gesamtorganismus hängen von dem Grad der Nierenschädigung, von der Ein- oder Doppelseitigkeit der Erkrankung, von der lokalen Organdisposition und von der Virulenz der Erreger ab. Die Coliinfektionen verlaufen im allgemeinen milder als besonders die Streptokokkeninfektionen; das ist wohl auch mit ein Grund, warum die hämatogenen Infektionen meist gefährlicher sind und einen stürmischeren Verlauf zeigen als die aszendierenden Formen, da für diese vorzugsweise das Bacterium coli in Frage kommt. Die Folgen dieser verschiedenen Infektionsformen für die Niere sind im großen und ganzen die gleichen. Entweder wird die Infektion überwunden, eventuell unter bindegewebigem Ersatz zu grunde gegangener Partien, oder die Infektion wird chronisch, was meist der Fall ist, wenn gleichzeitig eine Harnstauung oder andersartige Komplikation besteht; dann arbeiten Infektion und Stauung gemeinsam am Untergang der Niere, so daß bei doppelseitiger Erkrankung die Patienten über kurz oder lang urämisch bzw. uroseptisch zugrunde gehen.

Wo nur eine Niere erkrankt ist, und wo infolgedessen der Funktionsausfall sich für den Gesamtorganismus nicht so bald und deletär auswirkt wie bei doppelseitigen Erkrankungen, bildet die Pyonephrose häufig das Endstadium der Niereninfektion. Mit Pyonephrose bezeichnet man jenes Stadium einer chronischen Niereneiterung, bei dem sich aus dem Nierenbecken statt Harn mehr oder weniger reiner Eiter entleert (vgl. Fig. 61). Im allgemeinen gehört pathogenetisch und begrifflich zum Bild der Pyonephrose das Vorhandensein eines ungenügenden Abflusses, da dies Moment in vielen Fällen die Ursache ist, daß eine Infektion überhaupt zustande kommt, oder nicht überwunden wird.

Wenn eine Hydronephrose sekundär infiziert wird, so ist das noch keine Pyonephrose, doch kann aus einer Hydronephrose mit der Zeit durch Hinzutreten einer Infektion eine Pyonephrose werden. Es gibt keine scharfe Grenze zwischen dem, was man noch als „infizierte Hydronephrose“ und dem, was man bereits als „Pyonephrose“ bezeichnet. Je größer die Sackbildung ist, um so wahrscheinlicher handelt es sich um eine sekundär infizierte Hydronephrose; primär vereiterte Nieren zeigen zuweilen sogar eine hochgradige Schrumpfung. Die Verhältnisse gleichen hier denen an der Gallenblase; auf der einen Seite die große Gallenblase (Hydrops-Infektion-Empyem) und auf der anderen Seite die primär vereiterte, oft hochgradig geschrumpfte, zuweilen kaum auffindbare Gallenblase.

Besonders häufig entwickelt sich die Pyonephrose auf dem Boden einer Steinniere, wobei die Konkremente und die durch sie bedingte Entleerungsstörung sowohl das Auftreten der Infektion begünstigen als auch die Ausheilung verhindern. Die Steine, die man in alten Pyonephrosen findet, können aber auch sekundär durch Inkrustation breiig-eitrigen Nierenbeckeninhaltes entstanden sein. Außer echten Konkrementen kommen hier auch konkrementähnliche Gebilde, die aus Eiweiß bzw. Fibrin (sogenannte Eiweiß- und Fibrinsteine) und solche, die aus Eiweiß und massenhaften Bakterien (sogenannte Bakteriensteine) bestehen, zur Beobachtung.

Die eitrige Einschmelzung der Niere macht sich in erster Linie im Bereich der Kelchhöhlen bemerkbar. Durch die Erweiterung der Kelchhöhlen wird die Rindenschicht mit der Zeit immer dünner, so daß sich an diesen Stellen, die äußerlich in der Regel durch eine leichte Vorwölbung kenntlich sind, die Niere eindellen läßt. An der durchgeschnittenen Niere sieht man außer diesen erweiterten, ulzerierten, mit Eiter angefüllten Kelchhöhlen an der Mark- und Rindensubstanz die gleichen streifen- und herdförmigen entzündlichen Veränderungen wie bei der Pyelonephritis. Mit der Zeit brechen die Kelchhöhlen gegenseitig durch, und es kommt dann zu einem mehr oder weniger einheitlichen Eitersack.

Infolge der chronischen Entzündung wird die Nierenkapsel durch eitrig-fibrinöse Exsudatbildung in eine derbe Schwarte verwandelt; auf die gleiche Weise verändert sich die Fettkapsel zu einer schwielig-sklerösen Masse. Diese derben höckerigen Fettschwielen täuschen in der Regel bei der Palpation und auch bei der Röntgenuntersuchung eine Vergrößerung der Niere vor, während in Wirklichkeit die in der dicken Fettkapsel eingeschlossene Niere häufig klein und geschrumpft ist. Die skleröse Degeneration der Fettkapsel als Folge der chronischen Entzündung spielt sich auch im Bereich des Nierenbeckens und des Ureters ab, deren Wandschichten an sich schon durch die Entzündung bzw. Infiltration stark verdickt und dadurch in ihrer peristaltischen Tätigkeit behindert sind. Gelegentlich bricht die Eiterung an der Niere oder am Nierenbecken nach außen durch und führt so zu einer peri- bzw. pararenalen Eiterung.

Zuweilen hört nach völliger eitriger Einschmelzung der Nieren die Eiterung auf, und man findet dann später gar keine eigentliche Niere mehr vor, sondern nur noch einen kleinen, narbig schwieligen Gewebsrest. Dieser Vorgang ist als eine Heilung, wenn auch unter Verlust des Organs anzusehen. Meist aber hält die Eiterung an; dabei kommt es nicht selten aus den verschiedensten Gründen zu vorübergehendem oder auch dauerndem Verschluß der Niere (abgeschlossene Pyonephrose), was infolge der Eiterretention und Toxinresorption in der Regel von einer stärkeren Störung des Allgemeinbefindens (Fieber) begleitet wird. Wenn die einseitige Eiterniere auch unmittelbar keine Niereninsuffizienz im Gefolge hat, so schädigt sie den Gesamtorganismus durch die chronische Eiterung (amyloide Degeneration) und durch die Resorption von toxischen Zerfallsprodukten auf die Dauer doch sehr, und kann auf diese Weise auch zu einer funktionellen Störung der zweiten Niere Veranlassung geben.

### Zur tuberkulösen Infektion der Harnorgane.

Wenn eingangs schon darauf hingewiesen wurde, daß bei Harnwegsinfektionen die Betrachtung des einzelnen Organs (Blase, Nierenbecken, Nieren) unzulänglich ist, so dürfte besonders die Pathogenese der Harnwegstuberkulose dazu angetan sein, diesen einseitigen Organstandpunkt zu verlassen und die Harnorgane als eine pathologische Einheit zu betrachten.

Die Tuberkulose der Harnorgane beginnt weitaus am häufigsten mit der hämatogenen Infektion einer Niere, seltener und nur beim Mann entsteht sie durch Übergreifen des Prozesses von den Genitalorganen auf die Harnwege.

Nur selten ist die Nierentuberkulose in Wahrheit der primäre Herd im Organismus, in der Regel ist sie die Metastase eines anderen tuberkulösen Prozesses (Lunge, Lymphdrüsen usw.). Die miliare Tuberkulose der Nieren als Teilerscheinung einer allgemeinen Miliartuberkulose bleibt hier unberücksichtigt, da sie keine selbständige Bedeutung hat. In der Praxis handelt es sich meist um die chronische Form der Nierentuberkulose, die, wie schon gesagt, fast ausschließlich hämatogen zustande kommt und in der Regel anfangs nur eine Niere betrifft. Eine aszendierende tuberkulöse Infektion der Niere kommt auch vor, ist aber sehr viel seltener. Die aszendierende Infektion kann durch den Ureterenkatheterismus bei tuberkulöser Blase begünstigt werden, oder auch durch Reflux des tuberkulösen Harns bei insuffizientem Harnleiterostium zustande kommen. Diese Möglichkeit spielt für die sekundäre Infektion der zweiten Niere nach bereits erfolgter Beteiligung der Blase eine Rolle und kommt hier um so eher in Betracht, als die tuberkulöse Cystitis zu heftigen Blasenkontraktionen und durch tuberkulöse Destruktion häufig zur Schlußunfähigkeit der Harnleitermündungen führt. Für die sekundäre Infektion der zweiten Niere kann auch die Propagation auf dem Lymphwege entlang dem Harnleiter eine Rolle spielen, doch ist theoretisch wie praktisch eine nachträgliche hämatogene Infektion der zweiten Niere, sei es vom eigentlichen primären Herd, oder von der bereits erkrankten anderen Niere aus, natürlich ebenfalls möglich.

Pathologisch-anatomische Veränderungen. Die ersten tuberkulösen Veränderungen finden sich an der Niere meist in der Markschicht, nahe den Papillen. Allmählich nehmen die tuberkulösen Herde an Ausdehnung zu, sie verkäsen und zerfallen unter Bildung von Höhlen (Kavernen), deren Wände nicht glatt, sondern zerfranzt, ulzeriert und sklerosiert sind. Durch Arrosion größerer Gefäße kommt es zuweilen, besonders im Anfang der Erkrankung, zu stärkeren Hämaturien. Mit der Zeit werden die Zerfallshöhlen größer, brechen nach dem Nierenbecken durch und erreichen andererseits die Rindenschicht. In der Rinde findet man ebenfalls Tuberkelherde, deren keilartige Anordnung die Verteilung auf einen bestimmten Gefäßbezirk und dadurch ihre hämatogene Entstehungsweise anfangs noch erkennen läßt. Auch äußerlich sind diese kleinen Tuberkelherde auf der Oberfläche der Niere als gruppenweise zusammenstehende, gelblich-weiße, etwas erhabene Knötchen zu erkennen. Infolge der Kavernenbildung erhalten die tuberkulösen Nieren später oft eine buckelige Oberfläche und eine wechselnde Konsistenz mit abwechselnd weichen und indurierten Partien. Die Veränderungen der Capsula fibrosa und der Fettkapsel gleichen denen bei andersartigen chronischen Niereneiterungen und erreichen bisweilen den gleichen Grad wie bei Pyonephrosen und vereiterten Steinnieren.

Ist der Abfluß des Harns aus der tuberkulösen Niere nicht behindert, so bleibt das Organ meist klein; bei Stauungszuständen vergrößert sich die Niere und beherbergt zuweilen auch Konkremente.

Infolge der ständigen Berührung mit dem bazillenhaltigen eitrigen Harn ist die Nierenbeckenschleimhaut stark geschwollen, gerötet und läßt meist streifenförmig in Richtung des Harnstroms angeordnete Tuberkelknötchen erkennen; später zerfallen diese Tuberkel und es kommt zu Ulzerationen im Nierenbecken. Auch der Harnleiter erleidet ähnliche Veränderungen, er wird wie das Nierenbecken mit der Zeit stark verdickt und starr. Das Lumen des Harnleiters nimmt häufig infolge proliferierender Entzündungserscheinungen ab; durch nachträgliche narbige Schrumpfung entstehen dann auch wirkliche Stenosen, und es kommt auf diese Weise zu Retentionserscheinungen im Nierenbecken, sowie gelegentlich zum völligen Abschluß der betreffenden Niere.

Zuweilen bleibt trotz Anwesenheit von Tuberkelbazillen in der Niere die entzündliche bzw. eitrige Reaktion aus, und es entwickelt sich infolge der bakteriellen und toxischen Einwirkung nur eine interstitielle Nephritis ohne Eiterung und ohne Zerfall. Diese tuberkulöse Nephritis ist bei Phtisikern häufig und wird bei bestehender Nierentuberkulose auch an der zweiten nicht entzündlich-eitrig erkrankten Niere beobachtet, wobei die toxisch bedingte Albuminurie und Cylindrurie gelegentlich zur irrtümlichen Annahme einer doppelseitigen Nierentuberkulose führt. Ausschlaggebend für die Diagnose einer tuberkulösen Nephritis ist das Fehlen der Eiterung.

Die tuberkulösen Veränderungen in der Harnblase sind nach der heutigen Auffassung so gut wie stets sekundärer Art und fast nie durch eine unmittelbare hämatogene Infektion der Blase entstanden. In der Regel wird die Blase von der Niere aus unter Vermittlung des Harnstroms infiziert, seltener durch Übergreifen einer Samenblasen, Prostata- oder Nebenhodentuberkulose.

Infolge der sekundären Rolle der Blasentuberkulose darf man sich mit der Feststellung einer Blasentuberkulose nie begnügen, sondern muß stets nach dem primären Herd fahnden, den man wie gesagt, in der Regel in den Nieren zu suchen hat. Bei der häufigsten Form, der deszendierend entstandenen Blasentuberkulose, finden sich die tuberkulösen Veränderungen zunächst in der Umgebung der betreffenden Harnleitermündung, und auch später, wenn schon weitere Teile der Blase erkrankt sind, sind die Veränderungen hier in der Regel besonders weit fortgeschritten, so daß schon daraus allein cystoskopisch mit größter Wahrscheinlichkeit die betreffende Niere als Ausgang der Infektion erkannt werden kann. Die Veränderungen bestehen in erster Linie in dem Auftreten kleiner Tuberkel, die sich cystoskopisch als kleine gelbliche, von einem roten Saum umgebene, meist zu mehreren beieinander stehende Knötchen darstellen und sich außer an der Harnleitermündung, in der Richtung des austretenden Harnstrahls auf dem Blasenboden entwickeln (vgl. Fig. 63). Mit der Zeit zerfallen die Knötchen, konfluieren miteinander und bilden auf diese Weise scharf abgesetzte Ulzerationen (Fig. 64). Zuweilen ist dabei die übrige Blase noch gar nicht bzw. nur wenig entzündlich verändert, was als besonders charakteristisch gelten muß; in seltenen Fällen finden sich diffuse entzündliche Veränderungen an der Blasenschleimhaut ohne die charakteristischen Knötchen oder Geschwüre.

Der tuberkulöse Zerfall vernichtet häufig den neuro-muskulären Verschlußapparat der vesikalen Harnleitermündungen, so daß diese insuffizient werden und der Harn aus der Blase in den Harnleiter und in das Nierenbecken zurückströmen kann (vgl. Fig. 65). Durch nachträgliche narbige Schrumpfung werden die Uretermündungen starr und häufig auch verzogen, wodurch es gleichzeitig zu Stenose und Insuffizienz des Ostiums kommen kann. Nicht selten wird die Harnleitermündung auch ohne eigentliche Destruktion nur infolge der entzündlichen Infiltration und der toxischen Schädigung schlußunfähig.

Viel ausgedehnter als bei anderen Arten der Blasenentzündungen nimmt auch die Muskulatur an den tuberkulösen Veränderungen teil und führt dadurch zu der gefürchteten Blasenschrumpfung mit hochgradiger Verminderung der Kapazität.

Wie am Harnleiter, so entstehen auch in der Harnröhre beim Mann wie bei der Frau gelegentlich als Folge der häufigen Berührung mit dem bazillenhaltigen Harn entzündliche Veränderungen, z. B. Ulzerationen, die zu Abflußstörungen infolge entzündlicher und narbiger Verengerung Veranlassung geben können.

## Über Konkrementbildung in den Harnwegen.

Die Konkrementbildung in den Harnwegen ist eine relativ häufige Erscheinung.

Trotzdem die Steinkrankheit schon seit den frühesten Zeiten bekannt ist und wir z. B. Hypokrates schon eine heute noch in vielen Punkten gültige Darstellung des Nierensteinleidens und seiner Komplikationen verdanken, ist die Ätiologie der Steinbildung noch nicht geklärt.

Die Tatsache, daß in manchen Gegenden bzw. Ländern und bei manchen Völkern und Rassen, aber auch bei manchen Familien und überhaupt bei der ärmeren Bevölkerung die Steinkrankheit häufig, in anderen Gegenden und unter anderen Bedingungen wieder so gut wie gar nicht vorkommt, war die Veranlassung, die Steinbildung mit geologischen, klimatischen, alimentären, hygienischen und konstitutionellen Einflüssen in Zusammenhang zu bringen. Nähere Untersuchungen haben aber die Unhaltbarkeit der meisten dieser Vorstellungen ergeben.

Lange Zeit hielt man die Steinkrankheit lediglich für den Ausdruck einer krankhaften Konstitution bzw. Diathese, und suchte diese Annahme durch das häufige Zusammentreffen von Gicht und anderen chronischen Stoffwechselerkrankungen mit Harnsteinen, besonders wenn diese aus harnsauren Salzen bestanden (harnsaure Diathese), zu stützen. Gegen diese Auffassung sprechen aber eine Reihe von Tatsachen. So ist es mit einer Diathese nicht recht zu vereinbaren, wenn in der einen Niere ein Oxalatstein und in der anderen Niere ein Uratstein entsteht; auch müßte man annehmen, daß eine Diathese, die zur Steinbildung Veranlassung gibt, in beiden Nieren zur Steinbildung führen müßte, während doch in Wirklichkeit die Nierensteine weitaus am häufigsten nur einseitig vorkommen. Die Einseitigkeit, sowie der Umstand, daß sich in Nieren, die bereits in irgendeiner Form geschädigt waren, leichter als in normalen Organen Steine bilden, führte unter anderem dazu, die Steinbildung auf eine lokale noch unbekannte Schädigung der Niere zurückzuführen. Dabei braucht man die Bedeutung einer Steindiathese nicht ganz außer acht zu lassen, denn wenn sie auch nach unserer heutigen Auffassung nicht mehr die letzte Ursache der Konkrementbildung sein kann, so dürfte sie doch das weitere Wachstum eines Konkrements begünstigen.

Daß die verschiedenen Erkrankungen der Harnwege, speziell der Nieren, also in erster Linie die Eiterung und die Harnstauung, wenn sie natürlich auch die sekundäre Steinbildung begünstigen können, nicht die letzte bzw. primäre Ursache der Konkrementbildung sein können, geht schon daraus hervor, daß solche Veränderungen doch viel häufiger ohne als mit Steinbildungen einhergehen. Wenn z. B. die Harnstauung die Steinbildung bedingen würde, dann müßte man in jeder älteren Hydronephrose Steine erwarten, was aber doch in Wirklichkeit ein seltenes Ereignis ist. Andererseits darf man natürlich nicht verkennen, daß, wenn schon einmal ein Stein vorhanden ist, bzw. die Bedingungen zur Steinbildung gegeben sind, die Harnstauung diese Vorgänge in jeder Beziehung unterstützt, da infolge der Stauung die Ausschwemmung auch der kleinsten korpuskulären Elemente behindert ist und der weitere Niederschlag von Harnsalzen um einen vorhandenen Steinkern erleichtert wird.

Auch die Lehre von dem „steinbildenden Katarrh“ hat man verlassen, da nachgewiesen wurde, daß sich ein Harnstein auch ohne fremde Kernsubstanz unter ganz aseptischen Verhältnissen bilden kann.

Heute, wo die Kolloidchemie das Verständnis aller biologischen Vorgänge befruchtet, hat man ihre Erkenntnisse auch zur Erklärung der Harnsteine herangezogen. Danach stellt der Harn an sich schon eine übersättigte Lösung dar, unter anderem von solchen Substanzen, die zur Konkrementbildung führen können; daß diese Substanzen nicht schon normalerweise in kristallinischer Form ausfallen, verhindern die sogenannten „Schutzkolloide“, die sich in jedem normalen Harn finden. Unter gewissen noch nicht bekannten Umständen flocken nun diese Schutzkolloide aus, und die Folge ist eine verminderte Lösungsfähigkeit des Harns für die kristalloiden Substanzen; diese kristallisieren aus und schlagen sich auf dem ausgeflockten Kolloid nieder und bilden gemeinsam den Anfang eines Konkrementes. Ohne Frage wird durch diese Erkenntnis die formale Genese der Steinbildung verständlicher; über die eigentliche Ursache der Steinbildung wird aber damit auch nichts ausgesagt, und die Fragestellung ist jetzt nur die, warum, bzw. unter welchen Bedingungen flocken die Schutzkolloide des Harns aus.

Wie schon oben gesagt, sind manche Erscheinungen der Steinkrankheit, besonders die häufige Einseitigkeit des Leidens, eigentlich nur durch eine lokale Disposition der Niere zu erklären, und so nimmt man denn auch für die kolloidchemische Vorstellung der Steinbildung lokale, in der Niere selbst gelegene Veränderungen oder Funktionsstörungen an, die zur Ausflockung der Schutzkolloide führen; welcher Art letzten Endes diese Störungen sind, ist, wie gesagt, noch nicht näher bekannt.

Da korpuskuläre Elemente in einer kolloidalen Flüssigkeit die Kolloide in ihrer Umgebung zur Ausflockung bringen, so erklären sich auf diese Weise die Inkrustationsvorgänge in den Harnwegen bei Anwesenheit von Fremdkörpern, und auch der steinbildende Katarrh erlebt auf diese Weise eine Auferstehung in etwas anderem Gewande. Der Eiter und der abgestoßene Epithelbrei bewirken nun ihrerseits eine Ausflockung der Schutzkolloide, die zur Sedimentierung und Anlagerung von kristalloiden Substanzen führen. Diese (sekundären) Inkrustationsvorgänge sind aber doch noch etwas anderes, als das, was sich bei der primären Bildung geformter Harnsteine abspielt.

Bekanntlich bilden sich Nierensteine sehr häufig bei gelähmten Patienten (Wirbelsäulenfrakturen); da diese Konkremente vornehmlich aus phosphorsaurem Kalk bestehen, so liegt es nahe, die Steinbildung hier mit Abbauprozessen an den Knochen der gelähmten Extremitäten in Zusammenhang zu bringen. Infolge der Abbauprozesse finden sich die steinbildenden Substanzen im Überschuß im Blut und werden durch die Nieren ausgeschieden. Wenn man bei solchen Gelähmten den Verlust der kolloidalen Eigenschaften des Harns auf eine trophoneurotische Störung der Nierentätigkeit zurückführen will, so paßt dazu, daß bei diesen Kranken die Steinbildung unverhältnismäßig viel häufiger als sonst doppelseitig auftritt.

Da die Steine sich in der Regel anfangs unbemerkt entwickeln, so ist man über das Alter der Steine meist nicht genau orientiert, zumal zweifelsohne sehr große Unterschiede in der Wachstumsintensität bestehen. Viele Steine, besonders solche, die schon in der Kindheit in Erscheinung treten, nehmen vermutlich ihren Ausgang von den Harnsäureinfarkten der Neugeborenen, sind also so alt wie ihre Träger. Man kann manche Konkremente jahrelang verfolgen, ohne daß die röntgenologische Kontrolle eine nennenswerte Vergrößerung erkennen läßt. Andere Konkremente dagegen, in erster Linie Phosphatsteine, müssen zuweilen sehr schnell wachsen können, was unter anderem besonders bei Rückenmarksverletzten festzustellen ist, bei denen gelegentlich der ersten Röntgenaufnahme der Wirbelsäule unmittelbar nach der Verletzung noch kein Steinschatten nachzuweisen war, und bei denen nach 1—1½ Jahren häufig schon Steine von ganz beträchtlicher Größe angetroffen werden. Wenn die Bedingungen zur Steinbildung einmal vorhanden sind, wenn also nach heutiger Auffassung der Harn seine kolloidalen Eigenschaften verloren hat, so ist es letzten Endes eine Frage des Angebotes der steinbildenden Substanzen, wie schnell ein Stein wächst; es ist daher bei vorhandener Steindisposition sehr wohl möglich, daß das Wachstum der Steine durch alimentäre Einflüsse ebenso wie durch endogene Stoffwechselstörungen (z. B. Gicht) oder infolge Abbauvorgängen an den Knochen, z. B. bei Gelähmten, Osteomalazie usw., sowie durch alle Vorgänge, die eine Harnstauung bedingen, gefördert wird.

Die früher außerordentlich weite Verbreitung der Steinkrankheit ist im Laufe der letzten Jahrhunderte besonders in Europa mehr und mehr zurückgegangen, scheint aber, wenigstens in Deutschland, wieder etwas im

Zunehmen begriffen zu sein, wenigstens sah ich in den letzten Jahren in Mitteldeutschland außerordentlich häufig kleine Oxalatsteine, nicht selten mehrere in einer Woche, die bei ihrer Wanderung im Harnleiter steckengeblieben waren und die meist durch konservative bzw. cystoskopische Maßnahmen zum Abgang gebracht, oder extrahiert werden konnten. Die Häufigkeit der Steinbildung in der Nachkriegszeit ist auch in anderen Teilen Deutschlands beobachtet worden.

Bei der zunehmenden Verfeinerung der Diagnostik, insbesondere des röntgenologischen Nachweises, werden heute die Harnsteine natürlich auch viel häufiger und auch frühzeitiger erkannt als früher, so daß sehr große Steinexemplare, wie sie die alten Sammlungen reichlich zieren, jetzt sehr viel seltener geworden sind.

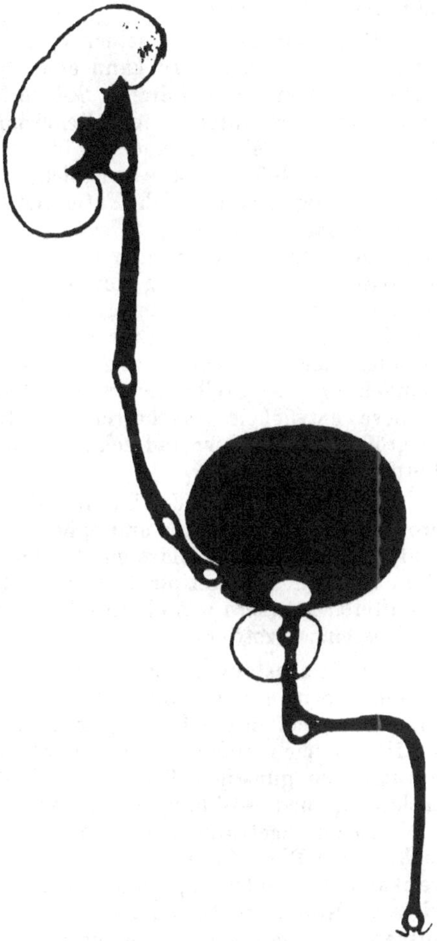

Fig. 3. Schematische Darstellung der Stellen, an denen am häufigsten Harnsteine gefunden werden.

Die Konkremente können in allen Teilen der Harnwege entstehen; weitaus am häufigsten bilden sie sich in den Nieren, seltener in der Blase und mit ganz verschwindenden Ausnahmen auch im Ureter und in der Harnröhre. Bilden die ausgefallenen Harnkristalle keine geformten Konkremente, sondern nur einen unzusammenhängenden Kristallbrei, so spricht man von Harn- bzw. Nieren- und Blasensand oder -grieß.

In der Niere, wo die Steine, wie gesagt, weitaus am häufigsten primär entstehen, liegen sie meist im Nierenbecken, seltener in den Kelchen und vereinzelt auch im Parenchym selbst (sogenannte Parenchymsteine), wo sie sich in den Harnkanälchen entwickeln. Am häufigsten findet man nur einen (Solitär-) Stein im Nierenbecken, öfters aber auch mehrere, zuweilen neben einem größeren eine Menge kleinere Steine, die dann meist in sogenannten Steinnestern beisammen liegen (Fig. 95). Anfangs haben die Nierensteine im ganzen eine rundliche Form; wenn der Stein nicht abgeht, wächst er durch weitere Anlagerungen von Kristallschichten und paßt sich dabei den Raumverhältnissen an, indem er zuerst das Nierenbecken ausfüllt (Nierenbeckenausgußsteine) und später auch in die Nierenbeckenkelche hineinwächst (sogenannte Korallensteine).

Die Konkrementbildung kann völlig aseptisch vor sich gehen, und auch bei alten, lange bestehenden Nierensteinen kann jede Infektion fehlen, meist tritt aber mit der Zeit eine Entzündung hinzu, und die Vereiterung der Steinniere ist daher eine recht häufige und auch gefürchtete Komplikation. Da der Stein, besonders wenn er noch klein ist, den Nierenbeckenausgang verlegen kann (Verschlußstein), so bedingt er häufig eine Abflußstörung, die sowohl der Infektion Vorschub leistet, als auch im Verein mit ihr die Niere zugrunde richtet. Zuweilen brechen bei vereiterten Steinnieren Eiter und Steine nach außen in das Nierenlager durch, und man findet dann bei der Eröffnung des „paranephritischen Abszesses" die Steine außerhalb der Niere liegen.

Bleibt ein Stein auf seiner Wanderung im Nierenbeckenausgang oder im Harnleiter stecken, so kann er dadurch den völligen Abschluß der betreffenden Niere herbeiführen. Solche Nieren werden, wenn sie nicht schon vorher vereitert waren, in der Regel noch nachträglich infiziert und gehen dann sehr schnell zugrunde. Findet der Harn neben dem Stein noch genügend Abfluß, so ist es möglich, daß die Nieren nur wenig Schaden leiden, wenigstens sah ich Patienten, bei denen Steine, die den Harnabfluß nicht versperrten, 1 bzw. 1½ Jahre im Harnleiter staken, ohne daß eine Niereninfektion oder eine Harnstauung, bzw. eine klinisch nachweisbare Funktionsstörung der Nieren eingetreten war. Das gehört aber zu den Ausnahmen; in der Regel bleibt in solchen Fällen Harnstauung und Infektion nicht aus. Eine Harnstauung kann sich auch noch einstellen, nachdem der Stein bereits abgegangen oder entfernt worden ist, wenn sich nämlich an der Stelle der Steineinklemmung nachträglich eine narbige Stenose entwickelt. Verharren die Steine längere Zeit im Harnleiter, so vergrößern sie sich hier und nehmen eine dem Harnleiter angepaßte längliche Form an.

Die Steine, die in der Blase gefunden werden, stammen ebenfalls zum größten Teil aus der Niere und haben sich hier nur vergrößert; ein geringerer Teil ist primär in der Blase entstanden. Auch in der Blase ist der Solitärstein häufiger als multiple Konkremente; letztere, die man am häufigsten bei älteren Männern mit chronischer Harnstauung findet, sind zuweilen wie Gallensteine fazettiert.

Die Harnstauung, bzw. die ungenügende Blasenentleerung spielt bei Blasensteinen insofern eine Rolle, als darin häufig der Grund zu erblicken ist, warum ein in die Blase gelangter Stein nicht mit einer der nächsten Miktionen nach außen entleert wird. Da bei der Frau die Entleerungsbedingungen günstiger liegen, und Zustände von unvollständiger Blasenentleerung nicht so häufig sind, werden Blasensteine bei Frauen auch sehr viel seltener angetroffen als bei Männern. Bei älteren Leuten mit tiefer Aussackung am Blasenboden, wie man sie besonders bei Prostatikern mit endovesikal entwickeltem Adenom antrifft, ist die spontane Entleerung auch kleinster Konkremente in der Regel nicht möglich, da sie nicht in den Blasenausgang gelangen können. In der Tat findet man denn auch bei Prostatikern in dieser Blasenaussackung Konkremente bisweilen in großer Zahl, deren spontaner Abgang an sich in Anbetracht ihrer Größe wohl möglich wäre. Die Harnstauung, wie sie also in erster Linie bei Prostatikern, bei Strikturpatienten, bei Divertikeln usw. vorhanden ist, behindert nicht nur den spontanen Abgang der Steine, sondern begünstigt auch obendrein noch ihr Wachstum, da im stagnierenden Harn die Anlagerung weiterer Kristalle natürlich leichter vonstatten geht.

Häufig beobachtet man in der Blase die Bildung von Steinen auf dem Boden von Fremdkörpern, wobei es sich meist um Inkrustationen von Haarnadeln, Paraffin- oder Stearinteilchen, abgebrochenen Kathetern, in die Blase ragenden Ligaturen usw., oder um eingedrungene, in der Blase zurückgebliebene Knochensplitter handelt. Die Inkrustation erfolgt zuweilen sehr schnell, ein andermal nur ganz allmählich. Wie große individuelle Unterschiede da bestehen, wird einem klar, wenn man zu gleicher Zeit eine Reihe Prostatiker mit Dauerkathetern in Behandlung hat. Bei dem einen ist die Öffnung und die Spitze des Katheters, die in die Blase ragt, schon nach 8 Tagen völlig inkrustiert, so daß der Katheter aus diesem Grunde gewechselt werden muß, bei anderen ist das zuweilen erst nach 6 oder 8 Wochen der Fall.

Außerordentlich häufig ist die Steinbildung auf dem Boden einer Bilharziosis der Blase, wobei man im Zentrum dieser Steine die Bilharziaeier findet. Diese Steine sind so häufig, daß in den Ländern, wie z. B. in Ägypten, wo die Bilharzia sehr verbreitet ist, auch die Blasensteinkrankheit geradezu endemisch ist. An der Blasenwand, sowie an Papillomen und Karzinomen der Blase kommt es häufig zu Inkrustationsvorgängen, wodurch cystoskopisch und röntgenologisch Irrtümer entstehen können. Die Inkrustation setzt voraus, daß die Gewebe teilweise nekrotisch sind; eine normale, gut ernährte Blasenschleimhaut inkrustiert nicht, auch nicht unter den für eine Konkrementbildung sonst noch so günstigen Bedingungen.

Wie die Nierensteine, so können auch die Blasensteine sich unter ganz aseptischen Verhältnissen entwickeln; auf die Dauer aber ist ein aseptischer Verlauf hier seltener als bei Nierensteinen. Wie der Stein einerseits die Ansiedelung der Bakterien begünstigt, so ist er andererseits auch die Ursache, warum die Blase eine an sich harmlose Entzündung nicht überwinden kann.

Vereinzelt bekommt man Steine zu sehen, die teils in der Blase, teils in einem Divertikel oder auch in der Urethra post. stecken. Dadurch, daß diese Steine sich an ihrem in die Blase ragenden Anteil sehr viel schneller vergrößern, kommt es zur Bildung von pilzförmigen Steinen. Ähnliche Formen sieht man im kleinen zuweilen auch bei Prostatasteinen, die in die Harnröhre hineinragen.

Harnleiter- und Harnröhrensteine sind in der Hauptsache Nieren- bzw. Blasensteine, die bei ihrer Wanderung im Harnleiter oder in der Harnröhre stecken geblieben sind, wo sie durch Anlagerung von Salzen mit der Zeit weiter wachsen können. Wenn die Bildung von primären Harnleiter- und Harnröhrensteinen so selten ist, so hängt das natürlicherweise damit zusammen, daß in diesen Teilen der Harnwege der Harn sich nie längere Zeit aufhält und daß, selbst wenn die Bedingungen zur Steinbildung gegeben sind, die ausfallenden Kristalle mit dem Harnstrom sofort wieder weggeschwemmt werden. Deshalb kommt es im Harnleiter wie in der Urethra nur dann zur primären Konkrementbildung, wenn hier aus irgendeinem Grunde eine Harnstauung vorliegt. Damit soll aber die Harnstauung nicht als der konkrementauslösende Faktor bezeichnet werden, sie spielt nur eine unterstützende Rolle, da sonst die ausfallenden Kristalle wieder weggespült werden.

Bei den Steinen, die man zentralwärts von Harnleiter- und Harnröhrenstenosen gelegentlich antrifft, handelt es sich auch nur selten um primäre, im Ureter oder der Urethra entstandene Steine, in der Regel stammen auch diese aus höher gelegenen Harnwegsabschnitten und sind hier nur durch das Hindernis festgehalten worden. Außer solchen pathologischen Veränderungen gibt es in den Harnwegen, abgesehen vom Nierenbecken und der Blase, bestimmte Stellen, wo infolge physiologischer Engen die Konkremente auf ihrer Wanderung gern Halt machen. Im Harnleiter ist hierfür der Abgang des Ureters vom Nierenbecken, die Gegend der Linea innominata und die Einmündung in die Blase bekannt; hier an der Blase kann der Stein entweder unmittelbar vor der Blase (juxtavesikal), in der Wand der Blase (intramural), oder auch in der vesikalen Harnleitermündung selbst stecken bleiben, wobei er teilweise schon in die Blase ragen und teils noch in der Harnleiteröffnung festgehalten werden kann (Fig. 48). Hinter der sogenannten cystischen Erweiterung der vesikalen Harnleitermündung verbirgt sich nicht selten ein Stein.

In der Harnröhre bleiben die Konkremente auf ihrer Wanderschaft mit Vorliebe in der Pars prostatica, in der Bulbusaussackung und am Meatus, der unter normalen Verhältnissen jeweils engsten Harnröhrenpartie, stecken. Primäre Urethralsteine sind, wie gesagt, sehr selten, sie bilden sich entweder in Divertikeln bzw. in dem hinter einer Striktur stagnierenden Harn, oder es handelt sich um Inkrustationen von Fremdkörpern (Ligaturen usw.). Außer den traumatisch entzündlichen Veränderungen, die die Harnröhre selbst durch die Anwesenheit des Steines erleidet und die zu Harninfiltrationen und Harnfisteln führen können, verursachen die Harnröhrensteine in der Regel Miktionsstörungen und bedingen zuweilen auch eine komplette Harnverhaltung.

Chemisch bestehen die Harnsteine nur selten aus einer einheitlichen Substanz. Die Kristallform, die vorwiegend an dem Aufbau beteiligt ist, gibt dem Stein den Namen. Bezüglich der Häufigkeit stehen die Oxalat- und Phosphatsteine an erster Stelle, dann folgen die Uratsteine, die bei jugendlichen Personen überwiegen, und in größerem Abstand Karbonat-, Cystin- und Xanthinsteine, sowie einige ganz seltene andere Formen.

Oxalatsteine, auch Maulbeersteine genannt, bestehen in der Hauptsache aus oxalsaurem Kalk und oxalsaurem Ammonium; sie sind von sehr harter Konsistenz, von rauher, höckriger, stachliger Oberfläche und oft braunschwarzer Farbe, die durch abgelagerten Blutfarbstoff zustande kommt.

Phosphatsteine bestehen vorwiegend aus phosphorsaurem Kalk und phosphorsaurer Magnesia; sie haben von allen Steinen die meiste Neigung, sich den Raumverhältnissen anzupassen; ihre Oberfläche ist rauh, sandig, krümelig, aber nicht stachelig; sie zerbrechen leicht.

Uratsteine setzen sich in der Hauptsache aus Harnsäurekristallen, harnsaurem Kalk und harnsaurem Ammoniak zusammen; reine Harnsäuresteine sind sehr selten. Die Uratsteine haben in der Regel eine rundliche Form mit meist rauher Oberfläche, eine gelbrötliche bis braune Farbe und sind hart, aber nicht so fest gefügt, wie die Oxalatsteine.

Karbonatsteine, die vorwiegend aus kohlensaurem Kalk bestehen, sind sehr viel seltener, als die aus phosphorsaurem und oxalsaurem Kalk zusammengesetzten Steine, sie haben eine weiße Farbe und eine harte Konsistenz.

Cystinsteine sind klein, von geringer Härte, eher weich, blaßgelber Farbe, meist glatter Oberfläche und sehr selten.

Xanthinsteine sind noch seltener, haben eine hellbraune Farbe, glatte Oberfläche und sollen nur in der Blase vorkommen.

Zur chemischen Analyse des Steines zerreibt man etwas von dem Stein und erhitzt den Kristallbrei auf einem Platinspatel über der Flamme. Verbrennt dabei das Pulver völlig ohne Rückstand, so handelt es sich höchstwahrscheinlich um einen Uratstein; verbrennt das Pulver nicht ganz, so enthält der Stein Phosphate oder Oxalate. Zur Unterscheidung fügt man dem erhitzten, nicht verbrannten Pulverrest einen Tropfen Salzsäure zu, dabei braust der oxalsaure Kalk, der durch das Ausglühen in kohlensauren Kalk verwandelt ist, auf, während die Phosphate das nicht tun.

Das folgende übersichtliche Schema für die Konkrementbestimmung stammt von Ultzmann. Diese einfache und schnell durchzuführende Prüfung reicht für eine grobe Orientierung aus.

| | | | |
|---|---|---|---|
| Verbrennbar | ohne Flamme und ohne Geruch | die Murexidprobe mit Ammoniak purpurrot, mit Kalilauge purpurviolett | Harnsäure und harnsaure Salze |
| | | die Murexidprobe mit Ammoniak gelb, mit Kalilauge orangefarben | Xanthin |
| | mit Flamme und mit Geruch | gelbe Flamme, Geruch wie nach Haaren | inkrustierte Eiweißkörper |
| | | schwach bläuliche Flamme (Schwefel), Geruch nach Asa foetida | Cystin |
| nicht verbrennbar | das native Pulver braust mit HCl | kohlensaurer Kalk | |
| | das native Pulver braust nicht mit HCl | das geglühte Pulver braust mit HCl | Oxalsaurer Kalk |
| | | das geglühte Pulver braust nicht mit HCl | Erdphosphate (Kalk, Magnesia) |

Wie schon gesagt, bestehen alle Konkremente nie allein aus einer Kristallform; zuweilen wechselt der ganze Charakter des Steins, so daß er aus verschiedenen, auf dem Durchschnitt schon an der Farbe und Struktur kenntlichen Schichten besteht. Nicht selten begegnet man Phosphat- oder Oxalatsteinen, die im Inneren einen Uratkern haben.

Außer diesen echten Steinen trifft man gelegentlich, besonders in alten Eiternieren, konkrementähnliche Gebilde an, die aus Eiweiß oder Fibrin (sogenannte Eiweiß-Fibrinsteine) bestehen. Außerdem gibt es noch Steine, die aus massenhaften Bakterien zusammengesetzt sind (sogenannte Bakteriensteine). Sowohl die Bakteriensteine wie die Eiweißsteine lassen wie die echten Konkremente auf dem Durchschnitt eine mehr oder weniger deutliche Schichtung erkennen, im Vergleich zu den echten Harnsteinen sind sie wenig fest gefügt und leicht zerdrückbar.

## Über Harnvergiftung (Urämie).

Wenn die Stoffwechselprodukte, die normalerweise mit dem Harn entleert werden sollen (harnfähige Substanzen) nur in ungenügender Weise, oder überhaupt nicht ausgeschieden werden und infolgedessen mehr oder minder schnell und reichlich im Blut oder in den Geweben retiniert werden, so spricht man von Harnintoxikation. Daraus geht schon hervor, daß sich eine letale Urämie je nach dem Grad der vorhandenen Eliminationsstörung in kurzer Zeit oder auch nur ganz allmählich entwickeln kann.

Die Fälle, in denen Kranke, die vorher keine Zeichen einer Niereninsuffizienz boten, innerhalb weniger Tage urämisch zugrunde gehen, sind verhältnismäßig selten. So etwas kommt vor, wenn die Nierentätigkeit plötzlich ganz erlischt, z. B. nach Nephrektomie einer Einzelniere, nach operativer versehentlicher Ligatur beider Harnleiter gelegentlich der Radikaloperation von Uteruskarzinomen, bei plötzlicher doppelseitiger völliger Harnleiterokklusion durch Konkremente und gelegentlich im akuten Stadium der Nephritis. Selbst bei völligem Fehlen jeder Harnsekretion dauert es, auch wenn vorher bereits eine Harnintoxikation bestanden hat, in der

Regel immer noch 1 Woche, oft noch länger, ehe es zur letalen Intoxikation kommt.

Eine Urämie bei völlig intakten und leistungsfähigen Nieren gibt es auch, so bei intraperitonealer Verletzung der Blase oder der Harnleiter. Ist der Harn nicht infiziert, so braucht es unter diesen Umständen nicht zur Peritonitis zu kommen; der Kranke geht dann urämisch zugrunde, da der in die Bauchhöhle fließende Harn von hier immer wieder resorbiert wird, so daß es trotz gut arbeitender Nieren zur Harnvergiftung kommt.

Viel häufiger als bei diesen mehr oder weniger akut auftretenden Prozessen findet sich die Urämie als Endstadium einer chronischen Niereninsuffizienz. Dieser Ausgang ist so häufig, daß man sagen kann, daß die Mehrzahl aller Patienten mit doppelseitigen Nierenerkrankungen über kurz oder lang der Harnvergiftung erliegen. Bei doppelseitiger Schrumpfniere, Nierentuberkulose, Pyonephrose, Steinniere, Hydronephrose, bei Cystennieren usw., vor allem aber auch bei jeder Art chronischer Harnstauung, die nicht behoben wird, also in erster Linie bei Prostatikern, bei Strikturpatienten und bei Phimosen usw., bei all diesen Erkrankungen geht die Funktion der Nieren über kurz oder lang mehr und mehr zurück. Als Zeichen einer beginnenden Insuffizienz verlieren die Nieren in erster Linie die Fähigkeit, einen konzentrierten Harn auszuscheiden (Hypostenurie), sowie die Fähigkeit, sich den Bedürfnissen des Wasserhaushaltes anzupassen (vgl. S. 31). Als Folge der ungenügenden Konzentrationsfähigkeit tritt zunächst oft für lange Zeit eine mehr oder weniger starke Polyurie auf, so daß trotz niedrigem spezif. Gewicht die harnfähigen Substanzen doch noch in genügender Menge zur Ausscheidung kommen. Mit fortschreitender Nierenschädigung wird die Ausscheidung der Harnschlacken aber immer ungenügender, und die Folge ist eine Retention harnfähiger Stoffe und die Entwicklung der Urämie.

Bei den Patienten mit chronischer Harnstauung kann für die Harnintoxikation außer der Niereninsuffizienz vielleicht auch eine Rückresorption bereits ausgeschiedener Harnschlacken von der Blase aus in Betracht kommen. Die Resorptionsfähigkeit der Blase für manche Stoffe, unter anderem auch für Harnstoff, ist experimentell erwiesen; die Möglichkeit ist daher nicht von der Hand zu weisen, daß auch bei Prostatikern mit ihrem ständigen Restharn eine Rückresorption stattfindet, zumal hier infolge der chronischen Distension der Blase und der meist nicht fehlenden chronischen Entzündungsvorgänge die Bedingungen für eine Resorption besonders günstig liegen. Kann man daher theoretisch diese Art der Harnintoxikation wohl anerkennen, so dürfte sie praktisch doch nur von untergeordneter Bedeutung sein.

Das klinische Bild der Urämie ist bei allen diesen Erkrankungen, ob es sich nun schnell oder schleichend entwickelt, immer annähernd das gleiche. Schon ehe es zum Ausbruch des urämischen Stadiums kommt, leiden die Patienten als Ausdruck der chronischen Intoxikation an Appetitlosigkeit, Übelkeit, Müdigkeit, Kopfschmerzen, Hautjucken und starkem Durstgefühl. Die Kranken magern ab, sind träge, teilnahmslos, stehen ihrem Zustand in der Regel auffallend gleichgültig gegenüber und sind häufig sogar direkt euphorisch gestimmt. Ihre Gesichtsfarbe ist fahl, mit einem Ton ins Gelbliche, wie man ihn ähnlich bei Karzinomträgern sieht; die Zunge ist belegt, die Speichelsekretion vermindert und die Schleimhäute infolgedessen trocken. Im terminalen Stadium nehmen alle Erscheinungen noch an Intensität zu; die Patienten werden immer müder, schlafen tagsüber viel und sind nur schwer aufzuwecken, um gleich wieder in Schlaf zurückzufallen. In den letzten Tagen tritt zuweilen Erbrechen und blutiger Durchfall auf; auch

Singultus kommt vor. Die Atmung ist vertieft, verlangsamt und die ausgeatmete Luft der Kranken riecht urinös. Kennzeichnend für das baldige Ende ist eine geringe motorische Unruhe, von der die Patienten aber selbst keine Notiz mehr nehmen, und die in Form kurzer unmotivierter Zuckungen im Gesicht oder an den Händen und Beinen zum Ausdruck kommt. Der urämische Tod ist für den Kranken im allgemeinen nicht schwer, da die Patienten infolge zunehmender Somnolenz das herannahende Ende meist nicht recht gewahr werden.

Daß es sich bei der Urämie um eine Intoxikation mit Stoffwechselschlacken handelt, darüber kann wohl kein Zweifel sein. Ein, wenn auch nie so schweres Intoxikationsbild, das aber durch die Müdigkeit, das Durstgefühl, die Kopfschmerzen und die Benommenheit der Kranken viel Ähnlichkeit mit dem Bild der Harnvergiftung hat, sieht man zuweilen bei hochgradiger chronischer Obstipation; Erscheinungen, die man in analoger Weise auf die Resorption toxischer Darmfäulnisprodukte bezieht.

Ob nun die Urämie wirklich, wie bis vor kurzem allgemein angenommen wurde, allein, oder vornehmlich auf die Retention des Harnstoffes zu beziehen ist, erscheint mehr und mehr fraglich. In der Regel ist ja bei urämischen Zuständen der Harnstoffgehalt des Blutes, der normalerweise 60 mg in 100 ccm Blut nicht übersteigt, wesentlich erhöht, doch hat man die gleichen Intoxikationserscheinungen auch ohne nachweisbare Harnstoffanreicherung im Blut und den Geweben beobachtet. Nach E. Becher spielen auch die Phenole für das Zustandekommen der Urämie eine bedeutende Rolle, vielleicht kommen auch noch andere retinierte Harnbestandteile in Frage. Die nichts präjudizierende Bezeichnung „Harnvergiftung" trägt all diesen Möglichkeiten Rechnung.

## Albuminurie.

Die Anwesenheit von Eiweiß im Harn ist an sich keine krankhafte Erscheinung, da auch gesunde Nieren Eiweiß ausscheiden; diese eiweißartigen Stoffe sind jedoch in so geringen Mengen vorhanden, daß sie mit den gebräuchlichen Reaktionen nicht nachzuweisen sind. Wenn man schlechthin von Albuminurie spricht, so ist damit ein pathologisch gesteigerter Gehalt an Eiweiß (Serumalbumin und Serumglobulin) gemeint, dessen Anwesenheit durch die üblichen chemischen Reaktionen erkannt werden kann.

Man muß unterscheiden zwischen echter renaler und accidenteller Albuminurie. Bei der renalen Albuminurie wird das Eiweiß von den Nieren mit dem Harn ausgeschieden, während bei der accidentellen Albuminurie das Eiweiß aus den Erythrozyten, Leukozyten, Bakterien usw. stammt.

Die renale Albuminurie ist harmlos, wenn sie nur vorübergehend nach starken körperlichen Anstrengungen (Märsche, Bergtouren usw.), nach epileptischen Anfällen, nach kalten Bädern, nach überreichlichem Genuß von Eiweiß (Eiern) in Erscheinung tritt. Bei Frauen wird nicht selten, ohne daß eine Nierenschädigung vorliegt, vor und während der Menstruation eine leichte Eiweißausscheidung beobachtet.

Als orthostatische, zyklische, juvenile, lordotische Albuminurie bezeichnet man eine Eiweißausscheidung, die hauptsächlich bei Jugendlichen im Alter von 8—16 Jahren vorkommt, die im Lauf der Jahre sich von selbst verliert, bei der eine eigentliche Nierenerkrankung nicht festzustellen ist, und bei der auch andere nephritische Symptome im Harn, sowie von seiten des Herzens, des Blutdruckes usw.

fehlen. Als Ursache dieser Albuminurie nimmt man eine konstitutionelle Empfindlichkeit der Nieren an, die darin zum Ausdruck kommt, daß solche Nieren in der Hauptsache bzw. nur bei aufrechter Körperhaltung Eiweiß ausscheiden, während in Ruhelage die Albuminurie gleich wieder verschwindet.

Man hat bei diesen Patienten eine auffallend starke Lordose der Wirbelsäule feststellen können und glaubt, daß die lordotische Wirbelsäule bei aufrechter Körperhaltung durch Druck auf die Nierengefäße eine Zirkulationsstörung in den Nieren bedingen könne, als deren Folge die temporäre Albuminurie aufzufassen sei. Für diese Auffassung spricht die Erfahrung, daß die Albuminurie gleich wieder verschwindet, wenn, wie z. B. beim Liegen auf der Seite, die Lordose ausgeglichen wird, und daß insbesondere bei jenen körperlichen Bewegungen, bei denen die Wirbelsäule stark überstreckt wird, die Eiweißausscheidung vermehrt ist, während sie ausbleibt oder nur gering ist bei solchen körperlichen Leistungen, wie z. B. Bergtouren, bei denen eine vornübergebeugte Körperhaltung eingenommen und die Lordose ausgeglichen wird. Aus solchen Beobachtungen geht hervor, daß es nicht die körperliche Anstrengung an sich sein kann, die zur Albuminurie führt.

Die ausgeschiedenen Eiweißkörper unterscheiden sich von den sonst bei Nephropathien auftretenden Eiweißsubstanzen dadurch, daß sie schon in der Kälte durch Essigsäure ausgefällt werden. Der Nachweis von hyalinen Zylindern spricht nicht unbedingt gegen eine orthostatische Albuminurie, dagegen kommen granulierte Zylinder hier nicht vor. Nach dem 20. bis 25. Lebensjahr ist die orthostatische Albuminurie höchst selten.

Bei anhaltender Anwesenheit von Eiweiß, besonders wenn gleichzeitig Zylinder und andere Formelemente wie Leukozyten, Epithelien und Erythrozyten gefunden werden, muß man immer zuerst die Möglichkeit bzw. Wahrscheinlichkeit einer Nephritis in Betracht ziehen und auf hierzu gehörige andere Symptome wie Herz-, Blutdruck- und Kreislaufstörungen, sowie Veränderungen des Augenhintergrundes fahnden. Die Albuminurie ist bei diesen Erkrankungen eine sehr regelmäßige Erscheinung; den stärksten Graden der renalen Eiweißausscheidung begegnet man bei der Amyloidniere.

Außer bei diesen echten Nephritiden und Nephrosen finden sich renale Albuminurien bei allen Formen toxischer Nierenschädigungen; auch der Untergang einer Niere durch Tumor oder Eiterung kann solche toxischen, durch Resorption von Zerfallsprodukten des Tumors und der Niere zu erklärenden Albuminurien an der zweiten, nicht erkrankten Niere bedingen. Die sogenannte „febrile Albuminurie", die häufig bei hohem, anhaltendem Fieber gleich welcher Ätiologie auftritt, ist höchstwahrscheinlich ebenfalls toxischer Natur.

Mechanische Momente bzw. Traumen, die die Niere treffen, können eine transitorische Albuminurie zur Folge haben; der sogenannten „palpatorischen Albuminurie", die nach Palpation einer Niere auftritt, kommt bekanntlich auch eine diagnostische Bedeutung zu (vgl. S. 107). Auch Kreislaufstörungen (vgl. die orthostatische Albuminurie), insbesondere venöse Stauungszustände im Bereich der Niere, wie sie vorübergehend auch bei Wandernieren usw. gelegentlich auftreten, sind in der Regel von zeitweiligen Eiweißausscheidungen gefolgt.

Die accidentelle Albuminurie ist, wie gesagt, in der Hauptsache auf Eiweiß zurückzuführen, das aus Eiter, Blut, Spermatozoen, Bakterien usw. stammt oder das durch Schädigung bzw. Zerfall dieser Zellen in den Harn übergeht. Diese Eiweißmengen werden durch zentrifugieren und sedimentieren des Harns nicht beseitigt. Aus diesem Grund enthält also jeder Eiter- und Blutharn auch Eiweiß, das daher nicht ohne weiteres als nephrogen bezeichnet werden kann. Da im alkalischen Harn die anwesenden Eiterkörperchen bald zersetzt werden, und dadurch der Eiweißgehalt des Harns steigt, so ist die Untersuchung auf Eiweiß wie überhaupt, so besonders bei alkalischer Harnreaktion, baldmöglichst vorzunehmen.

Die Frage, ob und inwieweit an dem in eiter- und bluthaltigen Harnen nachgewiesenen Eiweißgehalt neben der accidentellen auch eine echte renale Albuminurie Anteil hat, ist für die Feststellung einer Beteiligung der Nieren an dem entzündlichen Prozeß sowohl in therapeutischer wie prognostischer Hinsicht von Belang. Man liest häufig die Angabe, daß man eine renale Albuminurie dann vermuten darf, wenn die Eiweißmengen größer sind, als es dem Eiter- und Blutgehalt entsprechen würde. Diese Beurteilung muß aber immer eine recht vage Schätzung bleiben; nur wenn der Eiweißgehalt $1-1\frac{1}{2}\,^0/_{00}$ übersteigt, darf man eine renale Albuminurie annehmen, da höhere Grade von Albuminurie durch eitrigen Harn nicht bedingt sein können. Da ein Gehalt von 100000 Leukozyten im Kubikmillimeter höchstens einen Eiweißgehalt von $1\,^0/_{00}$ bedingt, so wird man vermuten dürfen, daß bei geringer Eiterung auch an diesem Eiweißgehalt bereits eine wahre nephrogene Albuminurie beteiligt ist.

Als Quelle der accidentellen Albuminurie kommen auch die Neubildungen der Harnwege, besonders die Blasenpapillome, in Betracht. Ein geringer Eiweißgehalt des Harns ist bei diesen Zottengeschwülsten sehr häufig, zuweilen begegnet man auch ganz enormen Eiweißmengen, die durch Transudation von Serum durch die feinen Tumorzotten zustande kommen.

## Pyurie.

Eiterhaltiger Harn kommt bei allen infektiösen Erkrankungen der Harnorgane, soweit diese zu dem Hohlsystem der Harnwege Verbindung haben, vor. Auch da, wo die Quelle der Eiterung nicht in den Harnorganen gelegen ist, kann eine Pyurie auftreten, wenn die Eiterung aus der Nachbarschaft in die Harnwege durchbricht.

Der Grad der Eiterung ist sehr verschieden, und es besteht keineswegs eine Übereinstimmung zwischen der Schwere des Krankheitsbildes und der Stärke der Eiterung. Im akuten Stadium einer Entzündung ist die Pyurie in der Regel gering und stellt sich erst in den nächsten Tagen deutlich ein. Zuweilen ist die initiale Pyurie, z. B. bei eitriger hämatogener Niereninfektion trotz schwerer Allgemeinstörungen wie Fieber usw. so gering, daß auf Grund des noch negativen Harnbefundes eine Entzündung bzw. Erkrankung der Harnorgane ausgeschlossen scheint und daher vor der Hand abgelehnt wird. Auffallend gering ist der Eitergehalt zuweilen bei der tuberkulösen Infektion, besonders in den Anfangsstadien der Nierentuberkulose.

Bei frischer Eiterung bestehen die Eiterkörperchen vorwiegend aus polynukleären Leukozyten; bei chronischen Eiterungen treten vielfach die mononukleären Formen stärker hervor.

In der Regel enthält der Eiterharn auch Bakterien in wechselnder Menge; je chronischer die Entzündung ist, um so geringer ist im allgemeinen der Gehalt an Bakterien. Häufig geht die Bakterienausscheidung der Pyurie schon einige Tage voraus, um mit Einsetzen einer stärkeren Eiterung nachzulassen und eventuell bald ganz zu verschwinden (vgl. Harninfektion).

Eine besondere Rolle spielen die sogenannten „aseptischen Pyurien“ (unter Ausschaltung der toxischen Formen). Früher bestand Einigkeit darüber, daß es sich bei diesen Fällen aseptischer Pyurie um eine Tuberkulose (meist der Nieren) handele, und pathologisch-histologische Untersuchungen von entsprechenden Nierenpräparaten, die durch Nephrektomie gewonnen wurden, bestätigten vielfach den Tuberkuloseverdacht. In einigen Fällen fand man eine Pyelitis granulosa bzw. follicularis; ein anderer Teil dieser aseptischen Pyurien ist postgonorrhoischer Natur, und zuweilen ist sie der klinische Ausdruck einer meist durch Staphylokokken bedingten chronischen Pyelonephritis. Wenn diese Untersuchungen nun auch gezeigt haben, daß abakterieller eitriger Harn nicht stets für eine Tuberkulose der Harnorgane pathognomonisch ist, so bleibt es doch für die Praxis im allgemeinen richtig, daß bakterienfreier Eiterharn höchst verdächtig auf eine Harnwegstuberkulose ist, ganz besonders dann, wenn der Harn an der Luft längere Zeit seinen saueren Charakter beibehält.

Ein geringer Eitergehalt kann der makroskopischen Harnbetrachtung leicht entgehen; der Harn kann makroskopisch ganz klar erscheinen und doch verhältnismäßig viel Eiterkörperchen enthalten. Zum mikroskopischen Nachweis der Eiterkörperchen zentrifugiert man den Harn, aber nicht, um die Menge der Leukozyten bzw. den Grad der Eiterung zu ermitteln, sondern nur, um sich schnell davon zu überzeugen, ob überhaupt Leukozyten vorhanden sind. Über den Grad der Eiterung läßt sich ein zuverlässiges Urteil nur durch Auszählen der Leukozyten im nicht zentrifugierten frisch gelassenen oder umgerührten Harn mittels der Zählkammer gewinnen (Posner); im zentrifugierten eiterhaltigen Harn finden sich mikroskopisch fast immer „massenhaft“ Leukozyten.

Einige wenige Leukozyten im Harnzentrifugat besagen bei älteren Männern und Frauen nicht viel, während ihr Nachweis im nicht zentrifugierten Urin durchaus pathologisch ist; je jünger die Patienten sind, um so verdächtiger ist der Befund einiger Eiterkörperchen. Das gilt ganz besonders von Knaben, wo auch schon der Nachweis einzelner Leukozyten im zentrifugierten Urin eine Harnwegsinfektion nahelegt.

Bei stärkeren Graden von Pyurie verliert der Harn seine Durchsichtigkeit und seinen Glanz, er wird stumpf und trübe. Da auch Bakterien ohne Eiterung, sowie Salze allein eine Trübung veranlassen können, so ist in jedem Falle die Art der Trübung chemisch oder mikroskopisch klarzustellen (siehe den diagnostischen Teil). Je stärker der Eitergehalt ist, um so schneller setzt sich ein vorwiegend aus Leukozyten bestehender Bodensatz ab. Besonders schnell soll die Sedimentierung eintreten, wenn die Eiterung aus den oberen Harnwegen stammt, doch ist darauf kein sicherer Verlaß. Wechseln Zeiten, in denen der Harn stark eiterhaltig ist, unvermittelt mit solchen, in denen er auffallend eiterarm ist, ab, so spricht das für einen zeitweisen Verschluß der Eiterquelle. Einen derartig auffallenden Wechsel des Eitergehaltes beobachtet man zuweilen bei Pyonephrosen, Divertikeln, Prostataabszessen, aber auch bei Eiterungen außerhalb der Harnorgane, wenn diese von Zeit zu Zeit in die Blase oder den Harnleiter perforieren.

Um festzustellen, aus welchen Teilen der Harnwege der Eiter stammt, läßt man den Harn in zwei getrennten Portionen (sogenannte Zweigläserprobe) entleeren. Die Unterlassung dieser einfachen Probe ist die Ursache, daß viele Eiterungen nicht richtig lokalisiert und dann natürlich auch nicht richtig behandelt werden. Ist die Urethra die Quelle der Eiterung, so wird die erste Harnportion je nach dem Grad der entzündlichen Vorgänge mehr oder weniger eiterhaltig sein, und die zweite Portion ist, da die Harnröhre durch den zuerst entleerten Harn reingespült wurde, klar oder doch wesentlich klarer, d. h. entsprechend weniger eiterhaltig als die erste Portion. Die Zweigläserprobe entscheidet also, ob die Eiterung aus der Harnröhre oder der Blase, bzw. noch höher gelegenen Harnwegsabschnitten stammt. Will man weiter feststellen, ob die Quelle der Eiterung in der hinteren oder vorderen Harnröhre liegt, so spült man vor der Zweigläserprobe die vordere Harnröhre so lange aus, bis die Spülflüssigkeit ganz klar erscheint; die Spülflüssigkeit wird gesammelt und auf ihren Eitergehalt untersucht. Die nun entleerte erste Portion enthält von den Urethralsekreten nur die Beimengungen aus der hinteren Harnröhre. Aus dem Vergleich des Eitergehaltes der Spülflüssigkeit der vorderen Harnröhre und der nachfolgenden ersten Harnportion läßt sich dann entscheiden, ob die Eiterung in beiden Teilen der Harnröhre oder vorwiegend, bzw. ausschließlich in der Pars ant. oder post. ihren Sitz hat.

Ist die zweite Harnportion ebenso eiterhaltig wie die erste, so kann die Eiterung nicht oder doch nicht nur der Harnröhre angehören, sondern stammt dann aus der Blase oder höheren Abschnitten der Harnwege. Ob aber der Eiter aus der Blase, den Nierenbecken oder den Nieren stammt, ist mit Sicherheit nur durch die Cystoskopie und den Harnleiterkatheterismus festzustellen, mit einer gewissen Wahrscheinlichkeit läßt sich aber auch ohne diese spezialistische Methode ein Urteil gewinnen.

Spült man bei stark eiterhaltigem Harn die Blase, und wird die Spülflüssigkeit dabei sehr schnell klar, so darf man mit gewissen Vorbehalten annehmen, daß die Blase nicht die Quelle der Eiterung ist. Bei Blasenentzündungen tritt häufig erst nach längerer Spülung eine Klärung ein, weil hier die entzündlichen Produkte an der entzündeten Blasenwand festgehalten werden, was nicht der Fall ist, wenn die Schleimhaut unverändert ist. Andererseits ist es für eine Eiterung aus den Nieren oder den Nierenbecken kennzeichnend, wenn nach schnell eingetretener Klärung der Spülflüssigkeit der Harn gleich darauf wieder den anfänglichen Eitergehalt besitzt. Man darf dann annehmen, daß der Eiter in der Hauptsache aus den oberen Harnwegen stammt; auch bei einem Blasendivertikel können ähnliche Erscheinungen auftreten. Andere Begleiterscheinungen, wie häufiger Harndrang und andere subjektive Erscheinungen, wie Schmerzen usw., weisen ebenfalls auf den Sitz der Eiterung hin.

Wenn das spezifische Gewicht eiterhaltiger Harne im allgemeinen um so niedriger ist, je höher oben der eitrige Prozeß in den Harnwegen lokalisiert ist, so liegt das wahrscheinlich daran, daß bei der Herkunft des Eiters aus dem Nierenbecken (Pyelitis) auch meist die Nieren in irgendeiner Form beteiligt sind und als Zeichen einer geschädigten Funktion einen stark diluierten Harn von niedrigem spezifischen Gewicht liefern.

Auch die Erfolglosigkeit der Therapie weist häufig auf eine Erkrankung der oberen Harnwege hin. Bei jeder als Blasenkatarrh angesprochenen Harnwegsinfektion, die bei entsprechender Behandlung (Bettruhe, Sitzbäder, Diät, Flüssigkeitszufuhr, Blasenspülungen usw.) nicht in absehbarer Zeit ausheilt, muß der Verdacht wach werden, daß der chronische Verlauf durch besondere Momente veranlaßt wird. Kann man eine primäre Erkrankung der Blase, wie Stein, Divertikel usw. ausschließen, so muß man, außer an Tuberkulose, daran denken, daß häufig eine Pyelitis die Pyurie bzw. den „Blasenkatarrh" unterhält.

Es soll nicht vergessen werden, daß trotz einer Eiterung in den oberen Harnwegen der Harn zeitweise ganz klar und auch mikroskopisch frei von Eiter sein kann, wenn nämlich der betreffende Harnleiter verschlossen ist. Diese Feststellung ist wichtig, und es geht infolgedessen nicht an, auf Grund eines einwandfreien Blasenurins eine Eiterung aus den Nierenbecken oder den Nieren mit Bestimmtheit auszuschließen. Wird im Verlauf einer mit reichlicher Eiterabsonderung einhergehenden Erkrankung der Harn mit einem Schlage plötzlich klar, so liegt dem so gut wie nie eine wirkliche Besserung des Zustandes zugrunde, es handelt sich dann vielmehr in der Regel um einen akuten Verschluß der erkrankten Niere oder des zugehörigen Ureters. Der Erfahrene erblickt in solchen Zuständen keine Besserung, sondern eher ein schlechtes Zeichen. Dem aufmerksamen Beobachter entgeht es denn auch nicht, daß gerade in den Zeiten, wo der Harn auffallend klar und eiterfrei ist, das Allgemeinbefinden des Patienten mehr als sonst gestört ist, und daß Fieber und Druckempfindlichkeit der Nierengegend auftreten, bzw. in höherem Maße vorhanden sind als sonst.

Die genaue Feststellung dieser Verhältnisse ist, wie gesagt, nur mit dem Cystoskop und dem Harnleiterkatheterismus möglich. Während im akuten Stadium jede instrumentelle Untersuchung der Harnwege nur in Ausnahmefällen gut zu heißen ist, ist diese bei chronischen Eiterungen nicht nur erlaubt, sondern im Interesse einer rationellen Therapie sogar dringend zu fordern.

Oft ermöglicht schon die Cystoskopie allein den Nachweis einer Eiterung aus den oberen Harnwegen, wenn nämlich die Umgebung der einen oder auch beider Uretermündungen auffallend stark entzündlich verändert ist (vgl. Fig. 60 u. 62), und man obendrein noch erkennen kann, daß der aus der Harnleitermündung austretende Harn deutlich getrübt ist. Bei Pyonephrosen, wo statt des Harns oft reiner Eiter in die Blase entleert wird, kann man cystoskopisch häufig das träge Austreten zusammenhängender wurstförmiger Eitermassen direkt verfolgen (vgl. Fig. 61), ein Vorgang, den man in der Regel durch Druck auf die betreffende Niere willkürlich befördern kann. Je akuter die Entzündung ist, um so ausgeprägter ist die Auflockerung, Rötung und Schwellung der Harnleitermündung und ihrer nächsten Umgebung. Bringt die cystoskopische Untersuchung keine Klarheit über eine Beteilung der oberen Harnwege, so ist bei begründetem Verdacht einer Nieren- oder Nierenbeckeneiterung der Harnleiterkatheterismus angezeigt. Die Bedeutung der getrennten Nierenharnuntersuchung liegt einmal in der exakten Feststellung, daß der Eiter aus den oberen Harnwegen stammt und gleichzeitig in der Möglichkeit, die Entzündung auf die rechte bzw. linke oder beide Seiten zu lokalisieren.

Wichtig ist bei jeder Eiterung aus den oberen Harnwegen die Feststellung, ob das Nierenparenchym selbst an der Eiterung beteiligt ist. Der Eiweißgehalt des Eiterharns kann da bisweilen einen Anhalt geben. Albuminurien bis zu 1—1,5‰ sollen, wie schon gesagt, durch Eitergehalt bedingt sein können, höhere Grade dagegen eine Beteiligung der Nieren anzeigen. Wenn man beobachten kann, daß bei gleichem Eitergehalt der Eiweißgehalt des Harns bei Pyelitis in der Regel beträchtlicher ist als bei der Cystitis, so liegt das wohl daran, daß bei der Pyelitis außer der accidentellen Albuminurie infolge der häufigen Beteiligung der Nieren noch eine wahre, nephrogene Albuminurie hinzukommt. Auch der Nachweis von Zylindern usw. spricht für eine Beteiligung der Nieren, doch ist zu bedenken, daß Zylinder und Eiweiß auch bei toxischen Nierenschädigungen ohne eigentliche Entzündungsvorgänge ausgeschieden werden können. Die Unterscheidung einer reinen Pyelitis von einer leichten Pyelonephritis ist klinisch oft nicht möglich; bei der Pyelitis ist die Eiterung in der Regel größer als bei der

Pyelonephritis. Im übrigen ist so gut wie bei jeder Nierenbeckenentzündung, sei sie nun aszendierend, urogen oder hämatogen zustande gekommen, die Niere an dem Prozeß beteiligt, häufig aber doch nur in einem klinisch und funktionell nicht feststellbaren Grad.

## Bakteriurie.

Bakterien enthält so gut wie jeder eiterhaltige Harn, allerdings in sehr wechselnder Menge. Diese Bakterienausscheidung bezeichnet man im allgemeinen nicht als Bakteriurie, sondern versteht darunter in der Regel nur jene Zustände, wo ohne gleichzeitige Anwesenheit entzündlicher Produkte, also in erster Linie ohne Leukozyten, Bakterien mit dem Harn ausgeschieden werden. Dabei spielt die Menge der Bakterien keine prinzipielle Rolle, doch denkt man bei der Bakteriurie meist an eine massenhafte Ausscheidung von Keimen.

Es gibt zwei Arten der Bakteriurie, die postinfektiöse und die primäre. Bei der postinfektiösen Bakteriurie ist die Bakterienausscheidung das Residuum einer Infektion, wo also nach einer anfänglich mit Eiter- und Bakterienausscheidung einhergehenden entzündlichen Erkrankung die Eiterung allmählich aufhört und klinisch eine Heilung eintritt, die Bakterienelimination aber fortbesteht. Bei solchen Zuständen einer latenten Infektion haben die erkrankten Organe eine lokale Immunität erworben, derart, daß wenn die Bakterien auch durch den Organismus nicht vernichtet werden konnten, doch ein friedlicher Zustand erreicht wurde, bei dem es nicht mehr zu reaktiven entzündlichen Vorgängen von seiten der Gewebe kommt. Statt dieser Auffassung kann man die fehlende Gewebsreaktion aber auch auf eine Mutation der Bakterien und Schwächung ihrer Virulenz beziehen. Für die Annahme einer lokalen Gewebsimmunität spricht die Erfahrung, daß die gleichen Erreger, die nach Ablauf einer anfänglichen Entzündung jetzt nach Art von Saprophyten in den Harnwegen leben, bei Überimpfung auf andere Gewebe, oder wenn sie in die Harnwege anderer Personen gelangen, sehr wohl imstande sind, eine Entzündung mit Eiterbildung auszulösen.

Diese postinfektiöse Bakteriurie kann ihren Ausgang von allen Teilen der Harnwege nehmen, je nachdem sie das Residuum einer entzündlichen Erkrankung der Nieren, der Nierenbecken, der Blase, der hinteren Harnröhre oder der Prostata ist.

Bei der primären Form der Bakteriurie treten die Bakterien allein ohne vorhergehende oder begleitende entzündliche Erscheinungen in den Harnwegen auf. Wie die Erreger hierbei in die Harnwege gelangen, ob auf hämatogenem oder lymphogenem Weg, oder von außen, ist weder im allgemeinen, noch im Einzelfall zu unterscheiden. Bei der Colibakteriurie kommt vermutlich häufig der Darm als Ausgangspunkt in Betracht. Bei Frauen muß auch die Scheide als Quelle der Bakteriurie in Betracht gezogen werden. Eine hämatogene Entstehung liegt nahe, wenn sich die Bakterienausscheidung an eine allgemeine Infektionskrankheit, wie Typhus usw. anschließt. Im übrigen sei bezüglich der in Frage kommenden Infektionsquellen und Wege auf die Ausführungen über die Harnwegsinfektion (S. 45 u. 49) verwiesen.

Warum bei der primären Bakteriurie nicht wie sonst der Bakterieninvasion ein Stadium der entzündlichen Reaktion folgt, ist nicht immer ersichtlich, zumal es sich nicht nur um Colibakterien, sondern auch um Typhusbazillen (Bazillenausscheider), Tuberkelbazillen (sogenannte tuberkulöse

Bazillurie bei Phtisikern), seltener auch um Staphylokokken und Streptokokken handelt. Die ausbleibende Gewebsreaktion bei diesen primären Bakteriurien versucht man in nicht gerade befriedigender Weise durch eine verminderte Virulenz der Keime oder durch eine erhöhte Widerstandsfähigkeit des Organismus zu erklären.

Auch die primäre Bakteriurie soll von allen Teilen der Harnwege ihren Ausgang nehmen können, in der Regel ist sie jedoch renaler Herkunft.

Bei der Bakteriurie ist der Harn eigenartig schimmernd, flimmernd und trübe, die Trübung hat aber im Gegensatz zur Trübung aus anderen Gründen (Eiter, Salze usw.) keine Neigung zur Sedimentierung, das gilt besonders für die Colibakteriurie. Die Trübung zeigt keine Schichtung, sondern ist gleichmäßig diffus verteilt. Rührt man den frischgelassenen Harn eines Patienten mit Bakteriurie mit einem Glasstab um, so ist eine Erscheinung, die man als Schlierenbildung bezeichnen kann, zu erkennen, und die man in dieser Art bei Urinen, die aus anderen Gründen getrübt sind, nicht findet.

Wenn man Patienten, die an Bakteriurie leiden, auch nicht gerade als krank bezeichnen kann, so befinden sie sich doch ständig in Gefahr, an einer Entzündung bzw. Eiterung der Harnorgane zu erkranken. Die Bakteriurie kann sehr lange bestehen bleiben und mit der Zeit auch ganz verschwinden; viel häufiger wird aber eines Tages das harmonische Einvernehmen zwischen Geweben und Bakterien gestört, und es kommt zu Entzündungsvorgängen und damit zur Pyurie. In der Regel wird dieser Umschwung durch lokale Momente, insbesondere durch eine irgendwie bedingte Harnstauung oder durch hyperämische kongestive Zustände im Bereich der Harnorgane ausgelöst; zuweilen bleibt die Ursache auch dunkel. Nach Ablauf der entzündlichen Reaktion kann die Eiterung wieder ganz verschwinden und nur eine postinfektiöse Bakteriurie zurückbleiben.

## Hämaturie.

Von Hämaturie kann nur dann die Rede sein, wenn das Blut bei der Miktion entleert wird; dabei macht es keinen Unterschied, ob der Blutgehalt sehr stark oder nur mikroskopisch nachweisbar ist. Eine Blutung aus der vorderen Harnröhre, wie sie gelegentlich nach Harnröhrenverletzungen, bei Harnröhrensteinen, Varizen und Angiomen der Urethra, bei Urethraltumoren usw. vorkommt, ist demnach keine Hämaturie, da das Blut bei diesen Erkrankungen auch außerhalb der Miktion nach außen abfließt und die Blutung während der Harnentleerung eher geringer wird. Zuweilen können Harnröhrenblutungen, die aus der hinteren Harnröhre stammen, so stark sein, daß das Blut außer nach außen auch nach rückwärts in die Blase fließt und dadurch eine Hämaturie bzw. Blasenblutung vorgetäuscht wird. Auch bei der Ejakulation kann mit dem Sperma Blut entleert werden, was in den meisten Fällen ein Zeichen akut entzündlicher Vorgänge in den Samenblasen oder der Prostata ist.

Von der Hämaturie, die gelegentlich bei Hämophilie, Purpura haemorrhagica, Leukämie, Skorbut sowie nach starken körperlichen Anstrengungen (lange Märsche) auftritt, soll hier nicht die Rede sein; auch nicht von den Blutungen infolge einer toxischen Nieren-Blasenreizung, wie sie zuweilen nach innerlichem Gebrauch von Phosphor, Kanthariden, Sublimat, Terpentin, Phenol, Urotropin, Blei- und Zinkverbindungen beobachtet werden.

In den allermeisten Fällen ist die Hämaturie die Folge einer Erkrankung der Harnorgane im engeren Sinne und in der Regel ein sehr ernst zu nehmendes Krankheitssymptom, das immer eine sorgfältige Untersuchung zur Pflicht macht; keinesfalls darf mit dem Aufhören der Blutung der Fall erledigt sein. War die Hämaturie stark und makroskopisch sichtbar, so werden die Kranken, wenn sie nicht ganz indolent sind, durch diese Erscheinung meist sehr in Angst versetzt und ziehen den Arzt zu Rate; wenn dann aber wie ja häufig die Blutung wieder von selbst aufhört, und der Harn wieder ganz klar wird, so beruhigen sich die Kranken sehr häufig wieder und verhalten sich eingehenderen, besonders cystokopischen Untersuchungsvorschlägen des Arztes gegenüber ablehnend, mit dem Hinweis, daß sie sich wieder ganz wohl fühlten und der Harn doch völlig klar sei. Da natürlich die Patienten die Bedeutung einer Hämaturie nicht ermessen können, so erwächst daraus dem Arzt die Pflicht, bei jeder festgestellten Blutung auf eine fachärztliche Untersuchung zu dringen, um in erster Linie durch eine Blasenspiegelung die Quelle der Blutung (Blase-Niere) zu ermitteln.

Tritt eine Hämaturie, wie es besonders häufig bei Neubildungen der Niere und der Blase der Fall ist, ohne andere Begleiterscheinungen, also in erster Linie ohne Schmerzen und Miktionsstörungen auf, so kann eine kurzdauernde, selbst sehr heftige Hämaturie unbemerkt bleiben, wenn die Kranken während der Zeit der Blutung auf ihren Harn keine Obacht geben. Die Patienten, die subjektiv nichts empfinden, ahnen auch nichts von ihrer Hämaturie. Frauen legen vielfach einer Hämaturie wenig Bedeutung bei, da sie das Blut im Harn auf eine Unregelmäßigkeit ihrer menstruellen Blutungen beziehen.

Je nach der Stärke der Blutungen unterscheidet man mikroskopische und makroskopische Hämaturien. Bei starkem Blutgehalt sieht der Harn wie reines Blut aus, so daß eine Verwechslung nicht gut möglich ist; ist der Blutgehalt gering, so nimmt der Harn einen fleischwasserfarbenen Ton an, oder er scheint nur leicht getrübt. Ganz geringe Blutmengen entgehen der makroskopischen Betrachtung, sie sind am sichersten durch die mikroskopische Untersuchung des Harnzentrifugats festzustellen. Bei schwächerem Blutgehalt können dem Unkundigen Verwechslungen mit hochkonzentrierten Harnen unterlaufen. Den Angaben der Patienten über bluthaltigen Harn darf man nur mit Vorbehalt Glauben schenken, da es sich dabei oft nur um einen hochgestellten Urin von tiefbraunroter Farbe handelt, bei dem der angeblich „blutigrote" Niederschlag durch ausfallende Urate (Ziegelmehlsediment) bedingt ist.

Auch manche Medikamente, wie Rhabarber, Senna, Isticin usw. (vgl. die Ausführungen über Harnfarbe S. 113) verleihen dem Harn eine rötliche Farbe und können daher bei oberflächlicher Betrachtung einen bluthaltigen Harn vortäuschen. Im Zweifelsfalle gibt die mikroskopische Untersuchung des Sediments Aufschluß, ob es sich um Farbstoffe oder um die Anwesenheit von roten Blutkörperchen handelt. Ist die rote Farbe nur durch die Anwesenheit von roten Blutkörperchen bedingt, so wird der Harn beim Zentrifugieren klar, bei Anwesenheit von freien Farbstoffen (z. B. Hämoglobin) behält er seine Färbung bei.

Von **Hämoglobinurie** spricht man, wenn der Blutfarbstoff frei, nicht an Erythrozyten gebunden, im Harn erscheint; dabei kann das Hämoglobin entweder primär als freier Farbstoff durch die Nieren ausgeschieden werden, oder auch erst innerhalb der Harnwege durch Zerfall der roten Blutkörperchen (Hämolyse) freiwerden. Im letzteren Falle sieht man mikroskopisch die ausgelaugten Erythrozyten als farblose, doppelt konturierte Scheiben (sogenannte Blutschatten).

Die eigentliche renale Hämoglobinurie kommt außer bei Vergiftungen mit Chinin, Kal. chloricum, Phenolen, Arsenik usw. auch bei allen jenen Erkrankungen gelegentlich vor, bei denen größere Mengen von roten Blutzellen in der Blutbahn zugrunde gehen, so z. B. bei Malaria, beim hämolytischen Ikterus, zuweilen beim Typhus, Scharlach, Erysipel usw., bei ausgedehnten Verbrennungen, sowie gelegentlich auch nach großen Anstrengungen (z. B. Marschhämoglobinurie).

Als paroxysmale Hämoglobinurie bezeichnet man eine anfallsweise Ausscheidung von Blutfarbstoff, die, da sie vorzugsweise im Winter bzw. bei Kälteeinwirkung erfolgt, auch als Kältehämoglobinurie geführt wird. Die Ursache dieser Hämoglobinurie ist nicht recht bekannt, meist wird sie mit einer luetischen Infektion in Zusammenhang gebracht.

Bei makroskopisch deutlich erkennbaren Blutungen unterscheidet man mit Bezug auf die Miktion drei Blutungsarten: 1. die initiale, 2. die terminale und 3. die Hämaturie, bei der der entleerte Harn zu Anfang wie zu Ende ganz gleichmäßig bluthaltig ist. Die initiale und die häufigere terminale Blutung kommen gelegentlich auch gemeinsam vor und sind stets ein Zeichen dafür, daß die Quelle der Blutung am Blasenausgang oder in der Pars prostatica urethrae liegt.

Sehr häufig handelt es sich besonders bei der terminalen Hämaturie um akut entzündliche hämorrhagische Vorgänge im Bereich des Trigonums und des Blasenausgangs. Der terminale Charakter der Blutung kommt dadurch zustande, daß am Ende der Miktion sich der Sphinkter bzw. der Blasenhals schließt und nun die entzündlichen hyperämischen Schleimhäute aneinandergepreßt werden und zu bluten anfangen. Ein anderes Mal ist es ein Karzinom oder Papillom am Blasenausgang oder ein Prostatakarzinom, das durch die terminale Muskelkontraktion zur Blutung veranlaßt wird. Bei der Prostatahypertrophie sind die die Prostata überziehenden Gefäße der Harnröhren- oder Blasenschleimhaut oft so stark erweitert und gespannt bzw. gedehnt, daß es häufig, unterstützt durch entzündliche Vorgänge, am Schluß der Miktion durch Platzen eines Gefäßes zu terminalen Blutungen kommt. Auch ein Blasenstein oder Fremdkörper, der am Ende jeder Miktion von der Blasenmuskulatur gegen den entzündeten, hyperämischen Blasenausgang gepreßt wird, vermag auf diese Weise durch mechanische Reizung eine terminale Blutung zu verursachen. Es können also sehr verschiedene Vorgänge von einer terminalen Hämaturie begleitet sein; für alle ist es charakteristisch, daß es sich um Veränderungen am Blasenausgang handelt.

Die Hämaturie, bei der alle Harnportionen gleichmäßig bluthaltig sind, ist eine Begleiterscheinung vieler Erkrankungen der Harnorgane, so daß ihr unmittelbarer diagnostischer Wert nicht groß ist. Solche Blutungen können, um vorerst nur einige allgemeine Ursachen zu nennen, bei Neubildungen, Steinleiden, Tuberkulose, und ferner bei fast allen anderen entzündlichen Prozessen auftreten.

Zwar bestehen gewisse typische Unterschiede und Merkmale in der Art und Weise, wie die Blutungen auftreten, doch ist der Charakter der Blutung auch bei ein und derselben Krankheit und bei einem und demselben Patienten zuweilen so wechselvoll, daß man mit der diagnostischen Beurteilung einer Hämaturie recht vorsichtig sein muß. Andererseits kann der Charakter der Blutung aber doch im Verein mit anderen klinischen Erscheinungen, wie Tumorbildung, Schmerzen, Eiterung, Fieber usw. den diagnostischen Überlegungen die Richtung geben.

In erster Linie gilt es, den Ort der Blutung zu ermitteln. Ist der Harn ganz gleichmäßig bluthaltig, so kann die Quelle der Blutung in der Blase, in einem der Harnleiter, oder in einer der Nieren bzw. Nierenbecken gelegen sein. Wenn auch durch das Vorhandensein weiterer Symptome, wie z. B. durch eine nachweisbare Geschwulst, Schmerzen usw., sich die Diagnose für einen sorgfältigen Untersucher bis zu größter Wahrscheinlichkeit verdichten kann, so ist die sichere Entscheidung über die Herkunft der Blutung doch nur durch die **Cystoskopie**, und zwar im Stadium der Blutung zu erbringen.

Für kaum eine andere Frage der urologischen Diagnostik hat die Erfindung des Cystoskops so fördernd gewirkt und eine so überragende Bedeutung erlangt, als eben für die Entscheidung über den Sitz und die Ursache einer Blutung. Eine unmittelbare Klärung dieser Frage kann die Cystoskopie aber nur bringen, wenn die Untersuchung während der Blutung vorgenommen wird. Leider wird dieser Vorteil nicht immer ausgenützt, da die Patienten vielfach erst nach beendeter Blutung zur fachärztlichen Untersuchung kommen. An diesem bedauerlichen Mißstand ist, wie man feststellen kann, zuweilen auch der hausärztliche Berater der Kranken nicht ganz unbeteiligt, wobei in den diagnostischen Überlegungen keineswegs der Wert der Blasenspiegelung verkannt wird, sondern die Endoskopie nur vorderhand als zwecklos angesehen wird, da während der Blutung ja doch nichts zu sehen sei. Die Fälle, in denen eine Hämaturie so abundant ist, daß sie die Blasenspiegelung vereitelt, sind bei entsprechender Technik und bei Benutzung von Spülcystoskopen recht selten, da ja der Geübte, um sich zu orientieren, ob die Blutung aus der Blase oder einem der Harnleiter bzw. den Nieren stammt, nur Bruchteile einer Minute benötigt. Den wenigen ergebnislosen Cystoskopien wegen zu heftiger Blutungen steht die entscheidende Förderung gegenüber, die die Diagnose durch die Spiegelung der Blase während der Blutung in den meisten Fällen gewinnt.

Die Cystoskopie im sogenannten „blutfreien Intervall" bleibt vielfach ganz unbefriedigend. Findet sich in der Blase die Quelle der Blutung nicht, so bleibt man im Zweifel, welche Niere eigentlich geblutet hat, und muß, wenn nicht andere Symptome und Untersuchungsergebnisse auf die eine oder andere Niere hinweisen, eine neue Blutung abwarten, um dann während der Hämaturie die cystoskopische Untersuchung zu wiederholen.

Man könnte daran denken, bei der Cystoskopie im blutfreien Intervall den Ureterenkatheterismus heranzuziehen, um durch die Untersuchung der getrennt aufgefangenen Nierenharne die Frage nach dem Ort der Blutung zu fördern; in der Regel führt das aber zu keinem positiven Ergebnis. Durch die Sondierung der Harnleiter entstehen recht häufig infolge kleiner Schleimhautläsionen oder durch den Druck des Katheters artefizielle Hämaturien, so daß man im gegebenen Falle selbst bei einseitigem Blutnachweis nicht in der Lage ist, diese Ursache der Hämaturie mit Sicherheit auszuschließen. Nur wenn bei wiederholtem Ureterenkatheterismus immer wieder der Harn der gleichen Seite bluthaltig ist, kann man daraus, besonders wenn in dem betreffenden Nierenharn altes Blut (sogenannte Blutschatten) gefunden wird, mit großer Wahrscheinlichkeit auf eine nicht artefiziell bedingte Hämaturie schließen. Ruft die Einführung des Harnleiterkatheters auf einer Seite eine stärkere Blutung hervor, so ist diese Erscheinung, wenn sie sich wiederholt, sehr verdächtig auf einen Nierenbecken- oder Harnleitertumor, der durch die Harnleitersonde verletzt und zur Blutung angeregt wird.

Wenn auch die Cystoskopie zur Feststellung der Quelle und Ursache der Blutung nicht unterlassen werden darf, so kann eine genaue Beobachtung doch auch ohne diese spezialistische Methode gewisse Anhalte dafür bieten, ob die Blutung aus der Blase oder aus der Niere stammt.

Vielfach werden aus der Farbe des Blutes Schlüsse auf seine Herkunft gezogen. Hellrotes Blut soll vornehmlich aus den unteren Harnwegen, also aus der Blase stammen. Wenn das auch häufig zutrifft, so kommt doch hellrotes Blut auch bei allen stärkeren renalen Hämaturien vor; nur wenn gegen Ende der Miktion das Blut heller wird, so spricht das mit großer Sicherheit für eine Blasenblutung. Andererseits soll ein dunkelbraunroter Blutharn aus den Nieren stammen, was aber noch weniger allgemeine Gültigkeit hat. Die braunrote bis schwarze, kaffeesatzähnliche Farbe des Blutharns ist lediglich ein Zeichen dafür, daß sich das Blut längere Zeit in den Harnwegen aufgehalten hat, mit dem Harn in Berührung gekommen und zersetzt worden ist. Aus der braunschwarzen Farbe ist daher nur zu schließen, daß es sich nicht um eine frische Blutung handelt; ob das Blut aber bei seinem Aufenthalt im Nierenbecken oder in der Blase zersetzt wurde, ist nicht zu entscheiden.

Blutkoagula im frischgelassenen Harn weisen auf eine sehr starke Blutung hin. Makroskopische Blutgerinnsel, die eine ausgesprochen längliche, zylindrische Form haben, lassen mit großer Wahrscheinlichkeit auf eine Nierenblutung schließen, da diese langen zylindrischen Blutgerinnsel, wie man wohl mit Recht vermutet, durch Gerinnung des Blutes im Harnleiter zustande kommen. Werden bei der mikroskopischen Untersuchung des Harnsediments Blutkörperchenzylinder (vgl. S. 129) gefunden, so beweist das eine Nierenblutung. Je blutfreier im ganzen der Harn ist, um so mehr fallen solche zusammenhängenden Blutgebilde bei der makroskopischen Betrachtung des Harns auf.

Außer diesen Anhalten, die in der Art der Hämaturie selbst liegen, vermitteln häufig auch andere die Blutung begleitende Krankheitssymptome einen Anhalt für die Quelle der Blutung. So wird man z. B. durch Schmerzen, die eine Blutung begleiten, auf die Blase oder die Nieren als Sitz der Hämaturie hingewiesen. Vor allem kolikartige Nierenschmerzen machen es höchst wahrscheinlich, daß die Niere die Quelle der Blutung ist. Diese Koliken (vgl. S. 4) sind häufig erst durch die Blutung insofern veranlaßt, als bei starker Nierenblutung das Blut, das nicht schnell genug durch den Ureter in die Blase entleert werden kann, im Nierenbecken gerinnt und infolgedessen durch Stauung und Dehnung des Nierenbeckens kolikartige Schmerzen hervorruft; in anderen Fällen sind es stärkere Gerinnsel, die bei ihrem Durchtritt durch den Harnleiter eine Harnleiterkolik (Gerinnselkolik) verursachen können.

Mit Hilfe der Blasenspülung kann man sich vermutungsweise ein Urteil darüber bilden, ob die Blutung renalen oder vesikalen Ursprungs ist. Gelingt es nicht, den Harn klarzuspülen, bzw. wird er immer wieder sofort blutig, so spricht das für eine Blasenblutung. Da aber auch bei stärkeren Nierenblutungen die Spülflüssigkeit nicht selten gleich wieder blutig wird, und es andererseits auch bei Blasenblutungen häufig gelingt, für einige Zeit die Blase klarzuspülen, so ist aus diesem Verhalten doch kein sicherer Anhalt für die Lokalisation der Blutung zu gewinnen. Nur wenn durch die Blasenspülung die Blutung heftiger wird, so spricht das fast mit Sicherheit für eine Blasenblutung.

Besser als für den Ort der Blutung geben die klinischen Erscheinungen der Hämaturie gelegentlich Anhaltspunkte für die U r s a c h e d e r B l u t u n g, d. h. für die der Hämaturie zugrundeliegende Krankheit.

Für entzündlich hämorrhagische Vorgänge ist die gleichzeitige Anwesenheit von Eiter im Harn, und soweit die Blase erkrankt ist, das vermehrte Miktionsbedürfnis charakteristisch; ganz besonders gilt das für die Tuberkulose der Blase. Starke Hämaturien bei gleichzeitig entzündlichen

Harnveränderungen treten bei der Bilharziosis der Blase auf. Enthält der Harn Zylinder sowie Albumen, so kann man daraus mit Vorbehalt auf eine nephritische Blutung schließen.

Wenn bei der Steinkrankheit, sowohl der Niere wie der Blase, gelegentlich auch stärkere Blutungen vorkommen, so ist doch die geringe, häufig nur mikroskopisch nachweisbare Hämaturie in erster Linie kennzeichnend für diese Erkrankungen, ganz besonders wenn man feststellen kann, daß die Hämaturie nach Bewegungen jeder Art (Reiten, Tanzen usw.) zunimmt und auch die Schmerzen bzw. Koliken in deutlichen Zusammenhang mit der körperlichen Bewegung und der Hämaturie zu bringen sind.

Je plötzlicher und unvermittelter eine starke schmerzfreie Hämaturie auftritt, um so verdächtiger ist diese Erscheinung für eine Neubildung in den Harnwegen; finden sich obendrein noch tumorverdächtige epitheliale Zellverbände, so gewinnt die Annahme einer Tumorblutung noch an Wahrscheinlichkeit. Solche heftigen schmerzfreien Blutungen bei sonst normalem Harnbefund kommen zwar auch bei anderen Erkrankungen, z. B. bei Blutungen aus einem geplatzten Varix der Blase, bei Aneurysmen der Nierengefäße, vereinzelt auch bei Nierensteinen und zuweilen auch im Anfang der Nierentuberkulose durch Gefäßarrosion vor, doch sind das Ausnahmen, während bei Blasen- und Nierentumoren die heftige, sonst symptomlose Blutung mit plötzlichem Beginn und ebenso unvermitteltem Ende die Regel bildet und daher für diese Erkrankung ganz besonders charakteristisch ist.

Wenn, wie gesagt, durch die angedeuteten Merkmale häufig schon aus der klinischen Beobachtung Ort und Ursache der Blutung vermutet werden kann, so ist darum die cystoskopische Untersuchung keineswegs überflüssig, sie entscheidet, wenn während der Hämaturie untersucht wird, endgültig die Frage der Lokalisation der Blutung (Blase, rechte bzw. linke, oder beide Nieren) und stellt, soweit es sich um eine Blasenblutung handelt, gleichzeitig auch die Ursache der Blutung und damit die Art der Erkrankung klar.

Die wichtigsten Blasenerkrankungen, bei denen stärkere Hämaturien vorkommen, sind Tumoren, geplatzte Varicen, Ulzera, Steine, Verletzungen, Divertikel, Entzündungen, insbesondere Tuberkulose und Bilharzia, Prostatakarzinom und Prostatahypertrophie usw. Es ist eine vielfach verbreitete Ansicht, daß Prostatiker, die bluten, auf Prostatakarzinom verdächtig seien. Das ist nicht richtig; vielmehr hat die Mehrzahl aller Prostatiker mit der Zeit gelegentlich unter Hämaturien zu leiden. Die Blutungen treten häufig erstmalig im Anschluß an einen Katheterismus auf, bei dem eines der gespannten und prallgefüllten Schleimhautgefäße, die das Adenom überziehen, verletzt wird.

Eine besondere Rolle spielt die sogenannte „ex vacuo-Blutung" der Blase, wie sie nach Entleerung, besonders nach plötzlicher Entlastung einer chronisch distendierten Blase sich einstellt, und die oft zu ganz beträchtlichem Blutverlust führt. Durch die starke Dilatation der Blase werden die Venen der Blasenschleimhaut gleichfalls sehr gedehnt und gespannt, und die Zirkulation im ganzen Gefäßbezirk der Blase stark behindert. Wenn nun die Entlastung plötzlich erfolgt, so schießt das Blut in das vom Gegendruck entlastete Gefäßgebiet der Blase, und die unvermittelte pralle Füllung der Gefäße bringt diese stellenweise zum Platzen. Daß es die Druckentlastung ist, die diese Blutungen unmittelbar auslöst, geht auch daraus hervor, daß man, um eine Blutung ex vacuo zu stillen, am besten die Blase wieder füllt und dadurch die früheren Druckverhältnisse wieder herstellt.

Als seltene Erscheinung sei noch die vikariierende oder begleitende menstruelle Blasenblutung infolge hämorrhagischer, schwammiger Auflockerung der Blasenschleimhaut erwähnt.

Bei Blutungen aus den Nieren sieht man bei der Cystoskopie, wie durch die Peristaltik des Harnleiters ein Strahl blutiggefärbten Harns oder reinen Blutes aus der vesikalen Harnleitermündung ausgestoßen wird (vgl. Fig. 50) und die Blasenflüssigkeit mehr und mehr trübt. Ein geringer Blutgehalt des austretenden Nierenharns entgeht der cystoskopischen Betrachtung sehr leicht. Bei sehr heftigen Blutungen kann sich die rhythmische, an die normale Peristaltik des Ureters gebundene Ausstoßung des Blutes verlieren und einer kontinuierlichen Entleerung des Blutstromes Platz machen; schon geronnene Blutmassen werden dabei ruckartig aus der klaffenden Uretermündung geboren.

Die Ursache der cystoskopisch mit Sicherheit als renal erkannten Blutungen ist begreiflicherweise viel schwieriger zu beurteilen und auch bei Berücksichtigung aller anderen Krankheitserscheinungen oft nicht mit Sicherheit zu ermitteln, um so mehr, als auch bei Allgemeinerkrankungen, wie Skorbut, Leukämie, Leberzirrhose, Hämophilie usw. ohne nachweisbare Nierenveränderungen Hämaturien beobachtet werden, deren Entstehung in jedem Fall noch nicht geklärt ist.

Eine andere extrarenale Blutungsursache bildet zuweilen die Appendicitis. Diesen appendicitischen Hämaturien liegt meist eine durch die Appendicitis bedingte, bzw. von hier fortgeleitete, entzündliche Beteiligung der zugehörigen Niere zugrunde, sie sind somit als nephritische Blutungen aufzufassen, können aber auch gelegentlich aus dem Ureter stammen, wenn dieser dem entzündlichen Blinddarm anliegt und mit ihm verwachsen ist. Diese Hämaturien sind gar nicht selten, meist aber nur geringen Grades.

Ergibt die cystoskopische Untersuchung, daß beide Nieren bluten, so kommen in erster Linie solche Nierenerkrankungen ursächlich in Betracht, die wie die Nephritiden und die Cystennieren hauptsächlich doppelseitig auftreten.

Bei nephritischen Hämaturien wird man im Harn Erythrozyten und andere nephritische Formelemente, vor allem Zylinder und Albumen finden; Blutdruckerhöhung und Kreislaufstörungen, in chronischen Fällen auch Veränderungen am Augenhintergrund vervollständigen das klinische Bild. Die Hämaturien bei Nephritiden können gering sein, vereinzelt treten sie aber auch so massig und anfallsweise auf, daß sogar ein operatives Eingreifen geboten scheint. Sind die Blutungen wie bei manchen Formen der chirurgischen Nephritiden (sogenannte Nephritis haemorrhagica) nur einseitig vorhanden, so kann die richtige Beurteilung der Hämaturie sehr erschwert sein, bisweilen unmöglich werden, ganz besonders wenn, wie es zuweilen der Fall ist, andere Zeichen einer nephritischen Erkrankung, wie Ödeme, Harnveränderungen, Blutdrucksteigerung, Schmerzen usw. fehlen.

Für eine Blutung aus cystisch degenerierten Nieren spricht die doppelseitige Nierenvergrößerung und die kleinhöckerige Oberfläche, verbunden mit den Erscheinungen einer chronischen Niereninsuffizienz (Polyurie, Hyposthenurie). Die Ätiologie der Blutungen bei Cystennieren ist nicht immer klar; vielleicht kommen sie durch Platzen einer dem Nierenbecken anliegenden Cystenwand zustande. Irgend etwas Charakteristisches besitzen diese zuweilen heftigen einmalig oder auch wiederholt auftretenden

Blutungen nicht. Verwechslungen mit Tumorblutungen sind dann leicht möglich, wenn die cystische Degeneration nur, oder vornehmlich nur eine Niere betrifft und deswegen auch deutliche Zeichen einer Niereninsuffizienz fehlen.

Bei eitrigen Erkrankungen der Niere und des Nierenbeckens, also bei Pyelitiden, Pyelonephritiden usw. sind stärkere Blutungen verhältnismäßig recht selten; auch hier kann die Blutung beiderseitig auftreten. Bei Nierensteinen kann die Blutung, wenn die Erkrankung doppelseitig ist, natürlich auch aus beiden Nieren stammen.

Hat die cystoskopische Untersuchung die Blutung auf eine Niere beschränkt, so kommen außer Verletzungen hauptsächlich Nieren- und Nierenbeckentumoren, Hydronephrosen, Nierensteine, Nierentuberkulose, Niereninfarkt, Aneurysmen der Niere und einige seltenere Erkrankungen in Betracht.

Bei Nierenverletzungen ist die posttraumatische Hämaturie ein wichtiges Kennzeichen für eine stattgefundene Nierenläsion. Aus der Stärke der Hämaturie darf man nicht ohne weiteres auf die wirkliche Größe der Blutung und die Schwere der Nierenverletzung schließen, denn gerade bei den prognostisch ungünstigsten Fällen, wo es aus den Nierenstielgefäßen blutet, oder wo Harnleiter und Nierenbecken zerrissen sind, ergießt sich das Blut in das Nierenlager und komprimiert wohlmöglich noch den Harnleiter, so daß die Hämaturie nur ganz gering zu sein braucht und unter Umständen bald ganz aufhören kann. Wenn die Kranken nach Verletzungen, bei denen die Möglichkeit einer Nierenläsion gegeben ist, spontan nicht urinieren können, so muß man katheterisieren, um durch die Untersuchung des Harns die Frage einer Nierenblutung zu klären; makroskopisch blutfreier Harn schließt aber nicht mit absoluter Sicherheit eine Nierenverletzung aus.

Gelegentlich fördert der Katheter in solchen Situationen keinen Tropfen Harn zutage, trotzdem der Verletzte über heftigen Tenesmus klagt und die gefüllte Blase als derbe Geschwulst palpatorisch deutlich nachzuweisen ist. Bei derartigem Befund muß man daran denken, daß die Blutung so heftig sein kann, daß das Blut bereits in der Blase geronnen ist und daher weder spontan noch mit dem Katheter entleert werden kann. Wenn es in solchen Fällen nicht gelingt, die Blutkoagula durch einen kräftigen Metallkatheter abzusaugen, so kann man unter Umständen, um die Blase auszuräumen, zur Sectio alta gezwungen sein.

Die Cystoskopie ist bei Nierenverletzungen im allgemeinen überflüssig, ausgenommen in den Fällen, wo man im Zweifel ist, welche Niere blutet und ob nicht am Ende beide Nieren verletzt sind und beide bluten. Hier kann die Cystoskopie die Entscheidung bringen, sie ist auch nicht gut zu umgehen, wenn man die Absicht hat, die verletzte Niere zu entfernen und sich vorher von der Anwesenheit und dem Zustand der anderen Niere unterrichten will. Bei Blasenverletzungen wird im allgemeinen vor der Cystoskopie gewarnt, doch sind die Bedenken wohl übertrieben (S. 215).

**Bei den meisten Nierenverletzungen kommt es zur Blutung in das Nierenlager (perirenales Hämatom), daher ist eine zunehmende Schwellung, verbunden mit ständig wachsender Schmerz- und Druckempfindlichkeit in der Nierengegend, ein weiteres wichtiges Zeichen für eine traumatische Nierenblutung. Die Schnelligkeit, mit der die Schwellung der Nierengegend auftritt bzw. zunimmt, ist ebenso wie die Blässe der Haut und Schleimhäute, sowie das Verhalten des Pulses ein brauchbarerer Anhalt für die Stärke der Blutung als die Hämaturie. Solche unter den Augen zunehmende Schwellungen in der Nierengegend kommen in dieser Art eigentlich nur bei Blutungen in das Nierenlager vor, und je schneller sie eintreten, um so heftiger muß die Blutung sein. Da das Blut nicht, wie eventuell bei offenen Nierenverletzungen, die Möglich-**

keit hat nach außen abzufließen, so breitet es sich im retroperitonealen Raum, vornehmlich nach abwärts entlang den Gefäßen aus und tritt zuweilen noch nach Wochen in der Leistenbeuge, am Skrotum, oder den Labien als bläuliche Hautverfärbung in Erscheinung.

Die retroperitoneale Blutansammlung bewirkt in der Regel, wie sie auch zustandegekommen sein mag, eine peritoneale Reizung, die die Ursache der bei Nierenverletzten so häufig vorhandenen Bauchdeckenspannung und Darmparese ist. Ist man mit der Vorgeschichte des Krankheitsbildes nicht vertraut und denkt nicht an diese peritonealen Reizzustände, die von retroperitonealen Prozessen, besonders häufig auch durch Uretersteine, ausgelöst werden, so können diese Erscheinungen irrtümlicherweise den Eindruck einer akuten Abdominalerkrankung machen.

Wenn das Peritoneum mit verletzt ist, so ergießt sich die extrarenale Blutung in die freie Bauchhöhle. Bei unverletztem Bauchfell schwimmt die Niere in einem von Blut und eventuell auch Harn erfüllten Raum. Wie überall vereitern die Hämatome leicht, hier besonders gern wegen der Nähe des Dickdarmes (Durchwanderung von Colibazillen) und infolge der Infektion durch den Harn. Steht die Blutung, und kommt es nicht zur Vereiterung, so bildet sich um den Erguß eine derbe, bindegewebige Kapsel, das Blut wird resorbiert, und so kommt es, daß man zuweilen nach einiger Zeit die verletzte Niere in einem größeren oder kleineren mit Harn oder serösem Inhalt gefüllten Hohlraum (sogenannte perirenale Urincyste) antrifft.

Bei Nierentumoren ist die Hämaturie zugleich mit der Geschwulstbildung das wichtigste Krankheitssymptom, besonders wichtig, weil die Hämaturie häufig schon im Beginn der Erkrankung in Erscheinung tritt, wo die Geschwulst noch klein, lokal beschränkt ist, und noch keine anderen Symptome vorhanden sind. Man sollte es sich in der Praxis zur Regel machen, jede einseitige stärkere Hämaturie so lange unter dem Verdacht einer malignen Neubildung innerhalb der Harnwege zu führen, bis eine andere Ursache der Blutung ermittelt worden ist. Im allgemeinen ist es für das Zustandekommen einer Tumorblutung erforderlich, daß der Tumor mit dem Nierenbecken in Verbindung steht; die Blutung stammt dann aus dem gefäßreichen Geschwulstgewebe selbst. Daß unter solchen Verhältnissen ein Trauma den Tumor zur Blutung veranlassen kann, liegt nahe und kommt natürlich auch vor, häufig ist aber ein solcher sinnfälliger Zusammenhang nicht; vielmehr ist das Gegenteil, die scheinbar grundlose Hämaturie, typisch für Nierentumoren.

Die genannte Entstehung der Tumorblutung kann aber nicht für alle Fälle zutreffen, da zuweilen an der blutenden Niere nirgends ein Einbruch der Geschwulst ins Nierenbecken festzustellen ist, und Hämaturien auch bei deutlich gegen das gesunde Nierengewebe abgegrenzten Geschwülsten, ja selbst bei extrarenalen Tumoren, so z. B. bei Geschwülsten der Nebennieren und der Nierenhüllen, die die Nieren selbst gar nicht ergriffen haben, beobachtet werden. Hier werden die Blutungen teils als nephritische, teils als venöse Stauungsblutungen aufgefaßt, wobei man annimmt, daß durch den Tumor, bzw. seine Metastasen, die abführenden Blutwege (Vena renalis und Vena cava) verlegt werden.

Die Hämaturie bei Nierentumoren tritt unvermittelt ohne jede wahrnehmbaren Vorboten auf, ist von ganz unbestimmter Dauer, hält anfangs meist nur wenige Stunden oder Tage an, um dann ebenso plötzlich wie gekommen, wieder zu verschwinden. Die nächste Blutung kann bald, schon in den folgenden Tagen, aber auch erst nach Jahren wieder auftreten. Mit dem Wachsen der Geschwulst werden die Blutungen in der Regel immer häufiger und halten dann auch längere Zeit mit wechselnder Stärke an. Entgegen der Hämaturie aus anderweitigen Ursachen geht die Tumorblutung an sich ohne jede Schmerzempfindung oder sonstige körperliche Störung vor sich. Die Blutung kann aber ihrerseits die Ursache von Schmerzen werden, wenn sie so profus ist, daß das Blut im Nierenbecken und Harnleiter, oder auch in der Blase gerinnt und nicht oder nur unter heftigen kolikartigen Schmerzen entleert werden kann.

Bei Hydronephrosen gehört die Hämaturie nicht unbedingt zum Krankheitsbild, wo sie auftritt, steht sie vielfach in enger Beziehung zu den Koliken, insofern die nur selten sehr starken Blutungen hauptsächlich unmittelbar nach oder mit dem Abklingen der Kolik sich einstellen. Man nimmt an, daß die Blutungen entweder aus Gefäßen stammen, die während der Kolik infolge der starken intrarenalen Druckerhöhung platzen, oder daß es sich um eine sogenannte ex vacuo-Blutung handelt, die infolge des plötzlichen Wegfalls eines lange bestehenden Druckes auftritt und die in analoger Weise auch nach plötzlicher Entleerung einer chronisch distendierten Harnblase beobachtet wird (vgl. S. 79). Die gleiche Erklärung wird auch für die seltenen Blutungen bei Wandernieren in Anspruch genommen, bei denen aber die Möglichkeit einer Stauungsblutung näher liegen dürfte. In manchen Fällen läßt sich die hydronephrotische Blutung auf ein Trauma zurückführen. Es spricht für die Größe der Harnstauung und gestattet ein Urteil über den Grad der Abflußstörung, wenn sich noch Tage lang nach der eigentlichen Blutung im Anschluß an die Kolik altes braunschwarzes zersetztes Blut entleert.

Bei der Tuberkulose der Nieren kommen zuweilen, wie schon oben gesagt, im Beginn der Erkrankung, oft noch ehe Eiter und Tuberkelbazillen die tuberkulöse Natur der Erkrankung haben erkennen lassen, profuse Hämaturien nach Art der Tumorblutungen vor. Auch in späteren Stadien pflegen tuberkulöse Nieren zu bluten, doch ist die von der Eiterung begleitete Hämaturie in der Regel nur gering und oft nur mikroskopisch erkennbar.

Bei Nierensteinen sind massige und insbesondere schmerzfreie Blutungen selten; sie können gelegentlich durch Arrosion eines Gefäßes, eventuell auch im Anschluß an einen Unfall zustande kommen. Typisch für Nierensteine ist die lang anhaltende Hämaturie, die bei ruhigem Verhalten meist nur mikroskopisch erkennbar ist, die aber, und darin liegt das Wesentliche, nach Bewegungen (Springen, Reiten, Tanzen, Radfahren usw.), sowie im Anschluß an eine Kolik deutlicher wird und sich zuweilen bis zur makroskopisch sichtbaren Blutung steigert. Auch die Feststellung, daß der Abendurin reichlicher Erythrozyten enthält als der Morgenharn, ist verdächtig auf ein Steinleiden; das Gegenteil kommt allerdings auch vor, ist aber viel seltener.

Diese Abhängigkeit der Hämaturie von Erschütterungen und körperlichen Anstrengungen macht man sich diagnostisch derart zunutze, daß man steinverdächtige Patienten, deren Harn kein oder nur wenig Blut enthält, und bei denen auch die Röntgenuntersuchung negativ oder ungewiß ausfällt, auffordert, einen längeren Spaziergang zu machen, oder sich sonstwie Bewegung zu verschaffen, um den unmittelbar danach gelassenen Harn wieder zu untersuchen. Ist die Hämaturie jetzt deutlich stärker, oder tritt sie erst jetzt in Erscheinung, so ist das höchst verdächtig auf einen Nierenstein, allerdings auch für einen Blasenstein, den man aber leicht ausschließen kann.

Bei Nierenaneurysmen treten Hämaturien in der Regel nur dann auf, wenn das Aneurysma in das Nierenbecken durchbricht. Die Blutungen aus Aneurysmen sind begreiflicherweise durchweg sehr heftig und lebensgefährlich. Zuweilen tritt die Blutung im Anschluß an eine Verletzung, in anderen Fällen ohne jede erkennbare Veranlassung auf. Ergießt sich das Blut in die Umgebung der Niere, so kommt es zu der für perirenale Blutungen charakteristischen Anschwellung der Nierengegend (s. oben). Bei dem seltenen und sonst wenig charakteristischen Krankheitsbild wird man im Falle einer plötzlichen Hämaturie höchst selten und sicher nicht zuerst an eine Aneurysmablutung denken. Diese Vermutung liegt schon näher, wenn sich ein retroperitoneales Hämatom sehr schnell entwickelt und ein Trauma nennenswerter Art die Nierengegend nicht getroffen hat; der Verdacht einer Gefäßblutung wird sich verstärken, wenn es sich um arteriosklerotische, hypertonische oder luetische Patienten handelt.

Im Anschluß hieran sei der Begriff der sogenannten Massenblutungen in das Nierenlager erwähnt. Es ist das eine Sammelbezeichnung für eine Reihe von Blutungen mit verschiedener, zum Teil noch nicht geklärter Ätiologie. Teilweise handelt es sich um Blutungen aus der Niere, z. B. bei Tumoren, polycystischer Degeneration, sowie bei manchen Formen der Nephritis. Bei den nephritischen Blutungen sieht man die Ursache der Blutung unter anderem in einer abnormen Brüchigkeit der Gefäße in Verbindung mit einem erhöhten Blutdruck; bisweilen bilden sich hier auch subkapsuläre Hämatome, durch die die Capsula propria ringsherum von der Niere abgehoben wird. In anderen Fällen scheint die Niere nichts mit diesen auch als Apoplexie des Nierenlagers bezeichneten Blutungen zu tun zu haben. Im Vordergrunde des Krankheitsbildes steht die zunehmende Schwellung und Druckempfindlichkeit der betreffenden Nierengegend, eventuell in Verbindung mit reflektorischer Bauchdeckenspannung, Meteorismus und Darmparese; bei starker Blutung kommen dazu die Zeichen einer zunehmenden Anämie.

Noch einige Worte über die sogenannte essentielle Hämaturie, womit vielfach eine renale Hämaturie bezeichnet wird, für die man keine greifbare Ursache hat feststellen können. Solange die blutende Niere nicht eingehend makroskopisch und mikroskopisch durch Serienschnitte durchsucht worden ist, sollte man nicht von einer essentiellen Blutung sprechen dürfen. In den meisten dieser Fälle von essentieller Hämaturie lag der Blutung, wie nachträgliche Feststellungen ergaben, eine Nephritis, eine beginnende Nierentuberkulose, ein kleines Aneurysma innerhalb der Niere, ein Angiom, ein kleiner Hypernephromknoten oder eine Gefäßveränderung irgendwelcher Art zugrunde, Veränderungen, die der klinischen Untersuchung entgangen waren. Mit zunehmender Verfeinerung der Diagnostik und bei sorgfältigster Untersuchung der operativ entfernten Organe wird die Diagnose der essentiellen Hämaturie immer seltener werden.

Zusammenfassend kann man sagen, daß, wenn die Hämaturie auch bei verschiedenen Erkrankungen häufig ein charakteristisches, diagnostisch wertvolles Gepräge besitzt, man sich aber doch vor einer voreiligen Beurteilung der Blutung hüten muß, da die Hämaturie bei ein und derselben Krankheit doch auch ganz verschiedene, zum Teil für andere Krankheiten mehr oder weniger typische Verlaufsformen annehmen kann.

## Kalkariurie (Phosphaturie).

Normalerweise enthält der Harn die harnfähigen Stoffe in gelöster Form; erst wenn der Harn einige Zeit an der Luft gestanden hat und durch bakterielle Einflüsse zersetzt worden ist (meist verbunden mit einem Wechsel der Reaktion), beginnt die Ausfällung verschiedener Salze.

Unter Phosphaturie versteht man jenen Zustand, bei dem bereits im frisch entleerten Harn ungelöster phosphorsaurer sowie kohlensaurer Kalk und Magnesia enthalten sind. Da es sich bei dieser Erscheinung nicht um eine vermehrte Phosphorsäureausscheidung handelt, sondern vielmehr der Kalkgehalt des Harns ungewöhnlich groß ist, so ist es richtiger, von Kalkariurie als von Phosphaturie zu sprechen. Die Kalkariurie setzt in der Regel eine alkalische Harnreaktion voraus.

Ohne jede pathologische Bedeutung ist die Kalkariurie als Folge alimentärer Einflüsse, z. B. bei anhaltendem Genuß von alkalischen Mineralwässern, sowie vorübergehend nach Genuß von Natrium bicarbonicum, Kalziumsalzen usw. Auch bei Patienten mit starker Hyperazidität des Magensaftes beobachtet man sehr häufig eine Phosphaturie, weil durch die starke Säureproduktion des Magens dem Organismus ein großer Teil Säure entzogen wird, was sich im Harn durch eine zeitweilige alkalische Reaktion und das Ausfallen von Phosphaten bemerkbar macht.

Die eigentliche, sogenannte habituelle Phosphaturie tritt ohne diese alimentäre Grundlage auf. Diese Patienten lassen durchweg bei näherer Untersuchung eine neuropathische Konstitution erkennen; bisweilen besteht ein unverkennbarer Zusammenhang der Phosphaturie mit geistiger Überanstrengung oder Erregung. Nach neueren nierenphysiologischen Arbeiten scheint es erwiesen, daß die Nieren hinsichtlich ihrer Funktion nicht nur durch Vermittlung vasokonstriktorischer Fasern nervösen Einflüssen unterliegen, sondern daß im Plexus renalis auch direkt sekretionsfördernde und hemmende Nerven enthalten sind. Nach diesen Untersuchungen bedingt Vagusreizung, bzw. ein verminderter Tonus des Sympathikus (Vagotoniker), eine vermehrte Ca-Ausscheidung. Dieser Auffassung entspricht auch die Atropinbehandlung der Phosphatdiathese nach Umber.

Der Harn ist bei der Phosphaturie stark getrübt, gleicht äußerlich dem Eiterharn und setzt sehr schnell einen aus amorphen und kristallinischen Phosphaten bestehenden Bodensatz ab. Der Harn reagiert in der Regel alkalisch, zuweilen auch neutral. Häufig muß schon in der Blase eine Sedimentierung stattgefunden haben, was daraus zu schließen ist, daß, obwohl der Harn insgesamt trübe ist, doch die ersten, vor allem aber die letzten Harnportionen ganz besonders salzhaltig sind, wodurch der Harn zu Anfang, meist aber, wie gesagt, zu Ende der Miktion ein direkt weißlich-milchähnliches Aussehen bekommt. Wenn auch letzten Endes erst die chemische und mikroskopische Untersuchung des Harns, bzw. des Sedimentes, die Natur der Trübung mit Sicherheit klärt, so ist doch dieser Unterschied in der Trübung bei den einzelnen Harnportionen, ebenso wie die Angabe des Patienten, bzw. Feststellung, daß der Harn das eine Mal trübe, ein anderes Mal ganz klar ist, recht verdächtig auf eine Phosphaturie. Dieser Wechsel zwischen starker Trübung und völlig klarem Harn, dem in der Regel auch ein Umschlag in der Reaktion entspricht, indem bei klarem Harn die Reaktion sauer oder doch amphoter ist, und dem man oft schon bei zwei kurz aufeinanderfolgenden Miktionen begegnet, spricht gegen eine Erkrankung der Nieren oder der Blase und bestätigt die Bedeutung alimentärer und nervöser Einflüsse für das Auftreten der Phosphaturie.

Analoge Verhältnisse liegen auch bei der selteneren Oxalaturie vor, bei der in der Hauptsache oxalsaurer Kalk in Kristallform ausgeschieden wird. Makroskopisch bedingt die Oxalaturie eine geringere Trübung des Harns.

Cystinurie ist eine sehr seltene Erscheinung.

Häufig findet man die Anschauung vertreten, daß die reichliche Anwesenheit von Kristallen sehr bezeichnend sei für Nieren- oder Blasensteine von derselben Zusammensetzung wie die gefundenen Kristalle. Das ist nicht richtig; eine Phosphaturie z. B. besagt nicht das geringste für die Anwesenheit eines Harnsteins bzw. eines Phosphatsteins. Ja, es gibt Fälle von Phosphaturie, wo zwar ein Nierenstein vorhanden ist, dieser aber nicht aus Phosphaten besteht. Andererseits ist zuzugeben, daß bei vorhandenem organischem Gerüst (Blutgerinnsel, Fremdkörper usw.), sowie vor allem bei Retentionszuständen die reichliche Ausscheidung kristallinischer Substanzen das Wachstum eines Konkrementes bzw. die Inkrustationsvorgänge sehr begünstigen wird.

## Lipurie.

Fett findet sich häufig in Form von Einschlüssen in degenerierten Epithelien und in Gestalt der sogenannten Fettkörnchenkugeln. Bei malignen Tumoren (Hypernephromen), sowie bei Pyo- und Hydronephrosen, wo degenerative Verfettungsvorgänge an den Epithelien besonders reichlich auftreten, begegnet man bisweilen auch Kristallen aus Cholesterin (vgl. Fig. 21). Viel seltener tritt Fett frei in flüssigem oder talgartigem Zustand im Harn auf, so daß es auch schon makroskopisch wahrnehmbar ist. Um keinen Täuschungen zu erliegen, muß man Erkundigungen anstellen, ob nicht vorher ein Katheterismus stattgefunden hat und dabei Öl oder ein ähnliches Gleitmittel benutzt wurde.

Nach überreichlicher Fettzufuhr, beim Zerfall fettig degenerierter Tumoren (Hypernephrome), sowie nach Fettembolien, wie sie besonders häufig nach Oberschenkelfrakturen beobachtet werden, kann der Fettgehalt des Harns stärkere Grade annehmen.

Bei der Chylurie hat der Harn infolge der feinen emulsionsartigen Verteilung des Fettes ein milchig-weißes Aussehen. Die Chylurie ist in der Regel die Folge einer parasitären Erkrankung (Filaria sanguinis), die nur in den Tropen erworben wird und bei der es infolge Verstopfung des Lymphgefäßsystems durch die Parasiten zu einer abnormen Kommunikation der Lymphbahnen mit den Harnwegen kommt. Die wenigen Fälle von Chylurie, die in Europa beobachtet worden sind, und bei denen eine Infektion mit Filaria sanguinis nicht in Betracht kam, konnten ursächlich nicht geklärt werden; soweit die Erscheinung konstant war, hat man auch diese Fälle durch eine abnorme Kommunikation zwischen Chylus- und Harnwegen zu erklären gesucht.

## Pneumaturie.

Bei jeder Blasenspülung, bzw. bei jedem Katheterismus, gelangt eine geringe Menge Luft in die Blase, die, wenn die Harnblase sich vollständig entleeren kann, am Schluß der nächsten Miktion wieder ausgepreßt wird. Da die Luftblase immer oben auf dem Harnspiegel schwimmt, also bei der Miktion zuletzt an die Blasenöffnung gelangt, so ist das Austreten der Luft ein deutliches Zeichen, daß nun die Blase ganz entleert ist. Dies Merkmal ist auch wichtig, um festzustellen, ob ein Verweilkatheter richtig liegt und die Blase ausgiebig drainiert.

Enthält die Blase viel Gas bzw. Luft, so kann man ihre Grenzen eventuell außen am Abdomen tasten und findet bei der Perkussion statt der üblichen Schalldämpfung der harngefüllten Blase tympanitischen Schall. Bei der Miktion wird das Gas bzw. die Luft, nachdem zuerst der Urin abgelaufen ist, stoßweise, von einem polternden Geräusch begleitet, entleert.

Für die Anwesenheit von Luft oder Gas in der Blase können, soweit diese nicht von außen in die Harnwege gelangt sind, bakterielle Vergärungs- und Zersetzungsvorgänge des Harns verantwortlich sein; zuckerhaltiger Harn neigt besonders leicht dazu, da sich der Zucker unter der Einwirkung von Bakterien in Alkohol und Kohlensäure spaltet. Aus diesem Grunde sind Patienten mit Pneumaturie immer auf Diabetes verdächtig.

In anderen Fällen von Pneumaturie gelangt das Gas vom Darm her in die Harnwege. Da dazu eine Kommunikation mit dem Darm, wie sie hauptsächlich infolge durchgebrochener Geschwüre, Eiterungen oder Neubildungen zustande kommt, vorhanden sein muß, so sind Patienten mit Pneumaturie außer auf Diabetes auch auf eine Blasen-Darmfistel verdächtig. Zur Gewißheit wird die Annahme einer Kommunikation zwischen Blase und Darm, wenn das entleerte Gas einen kotigen Geruch verbreitet und mit dem Harn auch Darminhalt, z. B. Kotteilchen entleert werden. Näheren Aufschluß über Vorhandensein und Sitz der Fistel ermöglicht die Cystoskopie.

# B. Untersuchungsmethoden.

## Anamnese und allgemeine äußere Untersuchung.

Je nach der Intelligenz der Patienten fällt die Schilderung ihrer Krankheitserscheinungen sehr verschieden wertvoll aus. Gelegentlich sind die Angaben über Schmerzempfindungen und anderweitige Erscheinungen so klar und charakteristisch, daß man daraus bereits wertvolle Anhaltspunkte gewinnt; aber auch wenn die Krankheitsschilderung ganz unklar, ohne Zusammenhang vorgebracht wird und ganz belanglose Erscheinungen mit großer Wichtigkeit hervorgehoben werden, soll man den Kranken eine Zeitlang interessiert zuhören, um dadurch ihr Vertrauen zu gewinnen. Bei empfindsamen Patienten, insbesondere bei Frauen und auch allen älteren Kranken ist eine eingehende Unterhaltung über die Vorgeschichte ihrer Erkrankung, ehe man mit der körperlichen Untersuchung beginnt, Vorbedingung für einen wünschenswerten, auf Vertrauen gegründeten Konnex zwischen Arzt und Patienten. Wenn ich an dieses eigentlich selbstverständliche ärztliche Taktgefühl überhaupt erinnert habe, so geschah es, weil der psychische Kontakt zwischen Arzt und Patient für den therapeutischen Erfolg oder Mißerfolg häufig in Betracht kommt, und weil gerade die erste Begegnung in der Regel entscheidend hierfür ist.

Nachdem der Kranke zuerst selbst seine Beobachtungen mitgeteilt hat, erkundigt man sich noch näher nach den wichtigsten urologischen Symptomen, den Schmerzempfindungen, den Veränderungen der Harnentleerung, den Veränderungen des Harns selbst und fragt nach voraufgegangenen Infektionen (Gonorrhoe) usw. Bei Schmerzen sucht man außer ihrem Sitz festzustellen, ob sie kolikartig, oder als Dauerschmerzen, zu bestimmten Tageszeiten, bei der Miktion, oder nach Bewegungen auftreten, ob und wohin sie ausstrahlen. Bei der Harnentleerung suche man zu erfahren, wie oft, und ob auch nachts uriniert werden müsse, ob die Harnentleerung glatt oder mühsam vonstatten gehe, ob der Harnstrahl kräftig, oder dünn und gedreht sei und zuweilen unterbrochen werde; ob die Projektion des Harnstrahls gering oder kräftig, und ob schon einmal eine komplette Harnverhaltung aufgetreten sei. Die Angaben der Kranken über Veränderungen des Harns hinsichtlich des Geruches, der Trübung bzw. Klarheit und der Harnfarbe sind stets mit Vorsicht aufzunehmen. Insbesondere erkundige man sich, ob der Kranke schon einmal blutigen Harn entleert habe und ob sich diese Angabe nur auf die eigene Beobachtung der dunkelroten Farbe, oder auf eine ärztliche Untersuchung des Harns stützt.

Immer ist es besonders wichtig, zu erfahren, wie die Krankheit begonnen hat, da die Krankheitserscheinungen besonders im Anfang meist etwas Charakteristisches haben, und man durch die Art des Beginns oft auch Aufschluß über den Ausgang der Erkrankung gewinnt. Manche Erkrankungen, die auf kongenitale Veränderungen zurückgehen, haben sich schon in der Kindheit bemerkbar gemacht; das gilt auch für manche Infektionen, so z. B. häufig für die Pyelitis in der Gravidität, der in vielen Fällen eine in der Kindheit durchgemachte Harnwegsinfektion zu grunde liegt. Viele chronisch-entzündliche Prozesse lassen sich auf eine oft schon lange zurückliegende gonorrhoische Infektion zurückführen.

Auch nach einer voraufgegangenen, speziell instrumentellen Untersuchung mittels Katheter, Cystoskop, Harnleiterkatheter usw. soll man stets fragen, da dadurch manche sonst unklaren pathologischen Veränderungen in der Blase (hämorrhagische Partien, geschwollene und gerötete Harnleiterostien) eine zwanglose Erklärung finden. Ganz besonders der Befund von Erythrozyten verliert an Bedeutung, wenn kurz vorher eine instrumentelle Untersuchung stattgefunden hat.

Wenn auch die meisten Erkrankungen der Harnorgane über kurz oder lang Erscheinungen und Beschwerden auslösen, die in der Regel recht eindeutig auf die Harnwege als den Sitz der Erkrankung hinweisen, so gibt es aber auch andererseits nicht ganz so selten „urologische“ Patienten, deren Krankheitssymptome durchaus irreleitend sind, und wo man auf Grund der subjektiven Angaben verleitet wird, an ein Magen- bzw. Darmleiden oder an eine andersartige Erkrankung zu denken. Gerade die gastrointestinalen Symptome können bei verschiedenen Erkrankungen der Harnwege, unter anderem bei Nierensteinen, Nierentumoren, bei Prostatahypertrophien usw. derartig im Vordergrund stehen, daß die Kranken Magen- und Darmspezialisten zu Rate ziehen.

Andererseits gibt es auch Krankheiten, insbesondere Rückenmarks- bzw. Nervenerkrankungen, deren Folgen sich an den Harnorganen auswirken, obwohl diese selbst nicht erkrankt sind, und wo diese urologischen Symptome oft die ersten und zur Zeit die einzigsten Krankheitserscheinungen sein können. Aus diesen Gründen darf sich die Untersuchung auch bei eindeutig urologischen Krankheitserscheinungen nie auf die Harnorgane allein beschränken, sondern muß stets den ganzen Menschen berücksichtigen. Vor allem sollte man nie eine Prüfung der Reflexe (Pupillen-, Patellarreflex usw.) und der Sensibilität unterlassen, und sich auch stets nach einer luetischen Infektion erkundigen, da manche Störungen der Harnorgane bei Nervenerkrankungen sonst unklar bleiben und falsch gedeutet werden können.

Unter Berücksichtigung des Alters bildet man sich ein Urteil über den allgemeinen Kräftezustand des Kranken. Auffallend kachektische Patienten mit müdem Gesichtsausdruck, fahler, gelblicher Gesichtsfarbe, trockener Haut, belegter, brauner, rauher Zunge und stark reduziertem Ernährungszustand und ständigem Durstgefühl sind von vornherein verdächtig auf eine Harnintoxikation (vgl. S. 66).

Auch hier sei hervorgehoben, daß viele Prostatiker als Folge der chronischen Harnvergiftung nur über dyspeptische Störungen, Appetitlosigkeit, Erbrechen, Fleischekel und zunehmende Abmagerung klagen, dagegen von einer Störung der Harnorgane keine Ahnung haben. Solche Fälle werden anfangs eigentlich regelmäßig verkannt und vielfach als Magenkarzinome angesprochen. Wenn man auch von vornherein nicht an eine Harnintoxikation als Ursache solcher Allgemeinstörungen denkt, so muß doch das stark gesteigerte ständige Durstgefühl auffallen, das in ähnlich starkem Maße nur noch beim Diabetes beobachtet wird.

Hat man ganz allgemein den Verdacht, daß vielleicht eine maligne Neubildung vorliegt, so ist für die prognostische Beurteilung des Falles die Feststellung, ob schon Metastasen vorhanden sind, von ausschlaggebender Bedeutung. Gerade bei den Tumoren der Nieren (Hypernephrome) und den Karzinomen der Prostata ist es nicht selten, daß die Metastasen frühzeitiger Beschwerden machen, bzw. in Erscheinung treten, als der Primärtumor. Diese Tumoren haben eine besondere Vorliebe zur Metastasierung in die Knochen; es ist das relativ so häufig, daß man überhaupt bei allen anhaltenden, umschriebenen, oder auch neuralgischen Knochenschmerzen, bei denen eine plausible Erklärung fehlt, und wo die üblichen therapeutischen Maßnahmen versagen, an eine Geschwulstmetastase denken und eine röntgenologische Untersuchung des Knochens nicht unterlassen sollte. Auch in der Lunge siedeln sich die Metastasen mit Vorliebe an; sie sind hier anfangs, solange sie noch klein sind, schwer zu erkennen und verursachen meist einen sehr hartnäckigen Reizhusten, zuweilen mit etwas blutigem Auswurf. Zu einer Zeit, wo der physikalische Nachweis durch Perkussion usw. noch nicht gelingt, vermag die Röntgenuntersuchung die Lungenmetastasen häufig schon nachzuweisen. Metastasen in der Leber werden durch die Palpation erkannt.

Kranke mit starkem und lange anhaltendem Blutverlust, so z. B. bei Nieren- und Blasentumoren, sehen, ähnlich wie die Karzinomträger, sehr entkräftet aus, so daß man auch, ganz abgesehen von der Malignität des Neoplasmas, von einer Blutungskachexie sprechen kann. Der starke Blutverlust verleiht diesen Patienten eine gelbliche Hautfarbe mit einem Stich ins Grüne; Patienten mit Hämaturie und derartiger Gesichtsfarbe sind daher von vornherein auf einen Blasen-Prostata- oder Nierentumor verdächtig, da so hohe Grade der Anämie (Hämoglobinbestimmung, Färbeindex) bei Hämaturien infolge andersartiger Erkrankungen der Harnorgane kaum beobachtet werden.

Patienten mit Nephritis klagen häufig über Kopfschmerzen, Übelkeit, Augenstörungen und Ödeme; Gesichtsödeme sprechen im allgemeinen für eine akute Nephritis.

Bei der Untersuchung des Kreislaufes ist besonders auf eine Blutdrucksteigerung (chronische Nephritiden, chronische Harnstauung) zu achten; bei Hypertonikern sollte auch die Untersuchung des Augenhintergrundes nicht unterlassen werden. Ferner orientiere man sich gleich bei der ersten Untersuchung über das Vorhandensein von Ödemen an den Extremitäten und gebe sich Rechenschaft, ob sie renalen oder kardialen Ursprungs sind, oder ob sie durch eine lokale Kreislaufstörung (Venenthrombose bzw. Kompression der abführenden Blutwege) bedingt sein können; einseitige Ödeme sind immer verdächtig auf eine lokale Kreislaufstörung.

Auch die Betrachtung der Haut vermag gelegentlich einen diagnostischen Hinweis zu geben, da sich bei Nierentumoren (Hypernephrome) zuweilen eine über den ganzen Körper verteilte fleckige Pigmentierung vorfindet. Es handelt sich dabei um zahlreiche meist gruppenweise angeordnete, sehr scharf begrenzte, hell- bis dunkelbraunschwarze, punkt- bis hirsekorngroße Pigmentflecke. Diese Veränderung betrifft vornehmlich die Streckseiten der Vorderarme, während im Gegensatz zum Morb. Addisonii Achselhöhlen, Genital- und Analfalten verhältnismäßig selten pigmentiert sind. Das Pigment liegt in der obersten Hautschicht und findet sich gelegentlich auch in den Schleimhäuten. Diese Hautverfärbung sieht man auch bei den Geschwülsten der Nebennieren, hier sogar noch häufiger als bei den Hypernephromen der Nieren. Auch der in Begleitung beider Geschwulstarten bei Frauen bisweilen auftretende abnorm starke Haarwuchs, nach Art der männlichen Behaarung (Schnurrbart, Backenbart), wird in kausalen Zusammenhang mit der Geschwulstbildung gebracht.

Nach dieser allgemeinen Orientierung geht man zur eigentlichen Untersuchung der Harn- und Sexualorgane über, wobei man stets das ganze System berücksichtigen soll, auch dann, wenn die Krankheitssymptome sich scheinbar nur auf ein bestimmtes Organ beschränken.

Die Berücksichtigung der Sexualorgane ist besonders beim Manne wichtig, da bei den engen anatomischen Beziehungen Erkrankungen dieser Organe häufig auch die Harnwege in Mitleidenschaft ziehen. Infolge des engen entwicklungsgeschichtlichen Zusammenhangs zwischen Harn- und

Sexualorganen sind Fehlbildungen an den Harnorganen außerordentlich häufig von Mißbildungen der Genitalorgane begleitet. Das gilt für den Mann wie für die Frau, so daß die Feststellung eines fehlenden Hodens oder Samenstranges oder der Nachweis eines kongenitalen Defektes an Tube und Ovarien sowie der Nachweis eines mißbildeten Uterus (Uterus unicornis usw.) immer verdächtig sein muß auf eine Fehlanlage der gleichseitigen Niere (angeborener Mangel, Hypoplasie usw.).

## Inspektion, Perkussion und Palpation der Harn- und Sexualorgane.

In welcher Reihenfolge man die nähere Untersuchung vornimmt, ist nicht gleichgültig, da durch eine ungeeignete Reihenfolge die weitere Untersuchung ungenau werden, und zu Irrtümern Veranlassung geben kann. So ist z. B. nach der Nierenpalpation die Feststellung von Eiweiß nicht ohne weiteres als pathologisch zu betrachten, da die Albuminurie auch nur die Folge der Palpation (sogenannte palpatorische Albuminurie) sein kann. Wenn man daher im allgemeinen ein bestimmtes Untersuchungsschema fordert, so liegt dem keine übertriebene Pedanterie, sondern die Erfahrung zugrunde, daß man auf diese Weise am wenigsten leicht eine Erkrankung übersieht oder verkennt. Bevor man an die Untersuchung der einzelnen Organe herangeht, überzeugt man sich durch Besichtigung der äußeren Harnröhrenöffnung sowie durch Ausstreichen der Harnröhre davon, ob Urethralausfluß vorhanden ist oder nicht, und fordert den Patienten dann auf, zu urinieren und den Harn getrennt in zwei Gläsern aufzufangen; bei Frauen entnimmt man den Harn nach Säuberung der äußeren Harnröhrenöffnung durch Katheter.

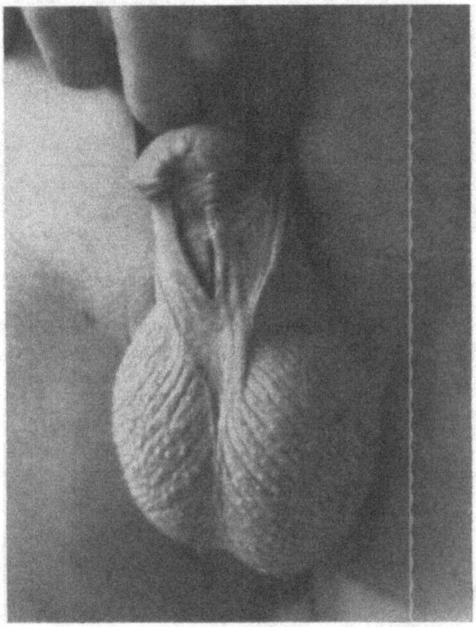

Fig. 4. Hypospadia glandis und penis.

### Penis und Urethra.

Bei diesen Organen liegen die pathologischen Veränderungen meist klar zutage. Man orientiert sich über vorhandene Mißbildungen, wie Phimosen, Verklebungen der Vorhaut mit der Eichel, Verdoppelungen der Urethra, paraurethrale Gänge, Epispadie, Blasenspalte (vgl. Fig. 6), Hypospadie (vgl. Fig. 4) usw. Hypospadien stärkeren Grades, bei denen auch das Skrotum gespalten und der Penis, wie meist in solchen Fällen, rudimentär geblieben ist, werden bei oberflächlicher Untersuchung leicht mit weiblichen äußeren Genitalien verwechselt (vgl. Fig. 5). Auch andere, speziell entzündliche Erkrankungen, wie Balanitis, Paraphimosen (Fig. 14), entzündliche Ödeme, elephantiasiastische

Veränderungen (Fig. 9), Ulzerationen, Neubildungen (Karzinome Fig. 15) usw. sind ohne weiteres ersichtlich. Narben bzw. abgeheilte Sub-

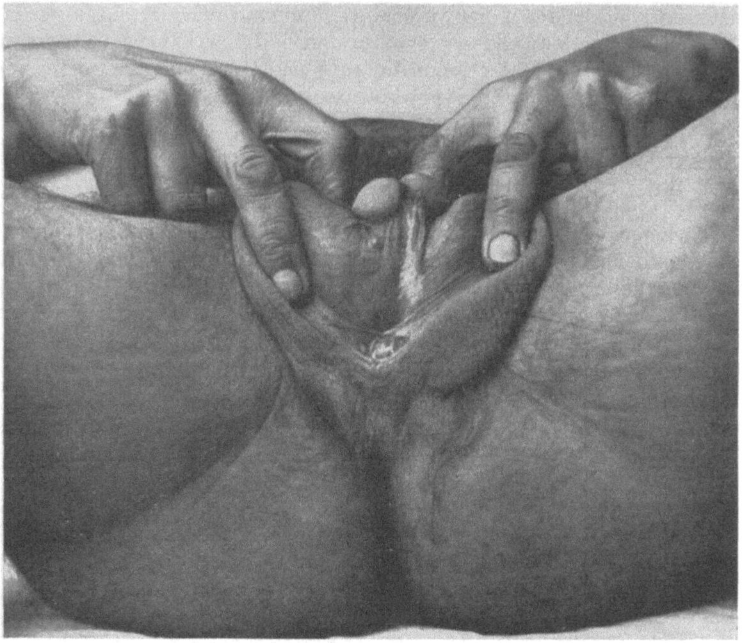

Fig. 5. Hypospadia scrotalis bzw. perinealis.

stanzdefekte an der Eichel und am Sulcus coronarius sind auf luetische Prozesse verdächtig; Condylomata acuminata sind in der Regel gonorrhoischer, Condylomata lata luetischer Natur. Eine bestehende Urethritis ist an der eitrig-schleimigen Verklebung des Meatus und durch Gewinnung von Urethralsekret beim Ausstreichen der Harnröhre, sowie durch den Befund von Eiterflecken im Hemd nicht zu verkennen; das Urethralsekret fehlt, wenn der Patient kurz vorher uriniert hat.

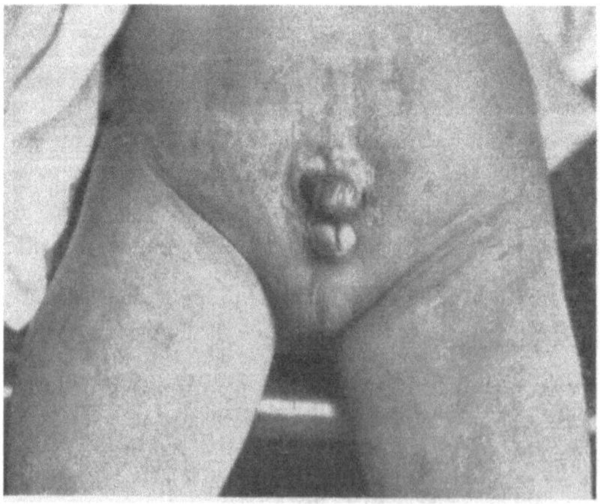

Fig. 6. Blasenspalte.

Die Betrachtung und Abtastung des Penis, der Urethra und des Perinaeums dient zur Feststellung einer Induratio penis plastica, die sich auf dem Dorsum des Penis als platte unregelmäßige Einlagerung zwischen den beiden Corpora cavernosa penis findet, und zur Ermittelung von narbigen Veränderungen, entzündlichen Schwellungen (Cavernitis), Ödemen, Harninfiltrationen und Phlegmonen (nach Harnröhrenverletzungen und -strikturen), die sich in der Regel auf der Unterseite des Penis bzw. am Damm entwickeln, wo die Urethra mit ihrem Corpus cavernosum unmittelbar unter der Haut ge-

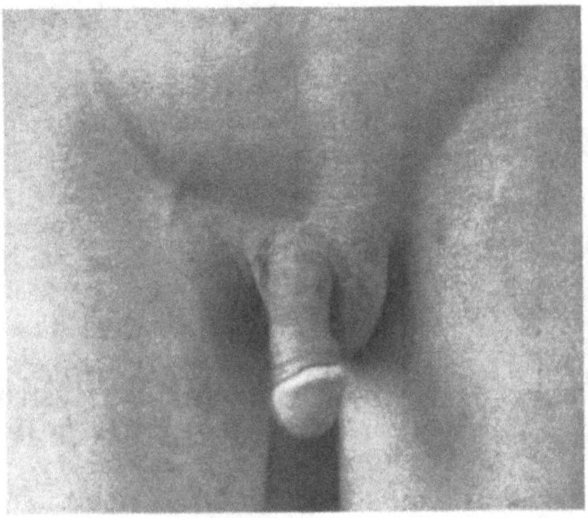

Fig. 7. Rechtsseitiger Kryptorchismus.

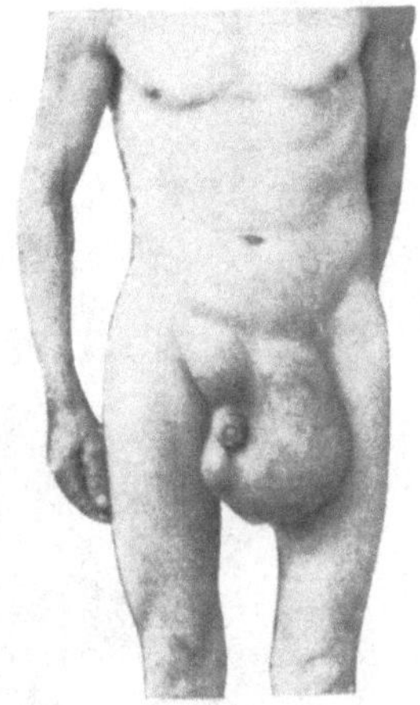

Fig. 8. Rechtsseitige direkte, linksseitige indirekte Hernie.

legen ist. Um die Harnröhre von außen abzutasten, streicht man mit den Fingerkuppen an der Unterseite des Penis entlang und kann so bei einiger Übung Knötchen, Schwellungen, periurethrale Infiltrate usw. erkennen; deutlicher ist der Tastbefund über einem eingeführten Harnröhren-

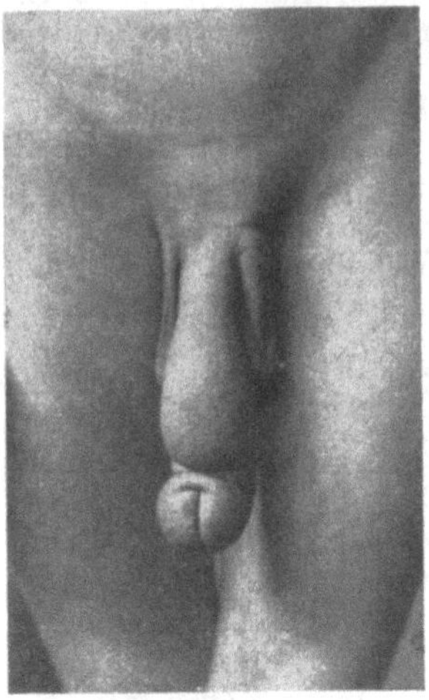

Fig. 9. Chronisches, nicht entzündliches Ödem (Elephantiasis) des Penis.

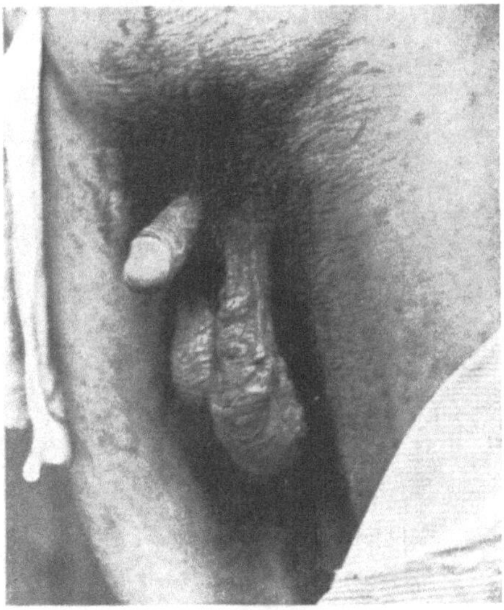

Fig. 10. Linksseitige Varikocele.

bougie. Rasch eintretende Schwellung oder bläuliche Verfärbung des Perinaeums sind auf eine Verletzung der Harnröhre bzw. ihres Schwellkörpers verdächtig.

## Hoden, Nebenhoden und Samenstrang.

Vor allem ist festzustellen, ob im Skrotum zwei Hoden vorhanden sind. Bei Erwachsenen steht der linke Hoden in der Regel etwas tiefer als der rechte. Fehlt der eine Hoden, so hat der Hodensack schon äußerlich eine asymmetrische Form (vgl. Fig. 7). Findet sich der eine oder beide Hoden nicht im Skrotum, so ist festzustellen, ob sie außen vor dem Leistenkanal (abnormer Hochstand) oder im Leistenkanal selbst liegen (sogenannter Leistenhoden); findet man den Hoden auch hier nicht, so kann er sich noch im Abdomen befinden (sogenannter Bauchhoden). Dies sind die häufigsten Formen der Hodenektopie. Sehr selten liegen die Hoden infolge kongenitaler Verlagerung im Schenkelkanal, am Perinaeum oder in der Hautfalte zwischen Schenkel und Skrotum; es soll auch vorkommen, daß beide Hoden in ein und derselben Skrotalhälfte beisammen liegen. Bei allen Formen von kryptorchen bzw. ektopischen Hoden ist auch bei den anderen Urogenitalorganen nach Fehl- bzw. Hemmungsmißbildungen zu forschen.

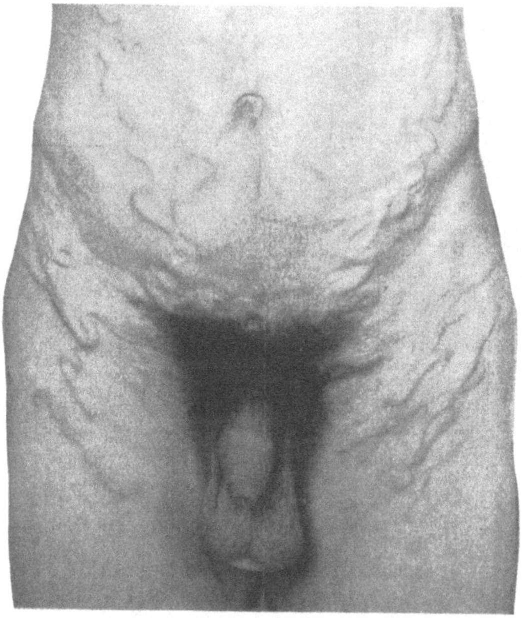

Fig. 11. Erweiterung und Schlängelung der Hautvenen am Unterbauch (Caput Medusae) infolge Verlegung der Vena cava inferior.

Fehlen beide Hoden bzw. sind sie hochgradig hypoplastisch und infolgedessen auch innersekretorisch minderwertig, oder sind sie vor Ausbildung des männlichen Geschlechtscharakters verloren gegangen, so ist dieser Defekt schon äußerlich durch den eunuchoiden Habitus, den starken Fettansatz, die mangelhafte (infantile) Behaarung der äußeren Genitalien, die hohe Stimme usw. kenntlich.

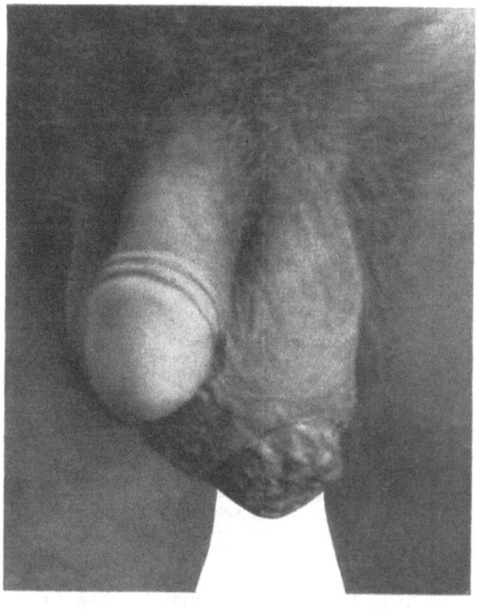

Fig. 12. Durchgebrochene Hodentuberkulose.

Die Besichtigung und besonders die Palpation, für die ja am Skrotum die Bedingungen sehr günstig sind, geben Auskunft über Druckempfindlichkeit, entzündliche und neoplastische Vergrößerungen, Indurationen und Erweichungen am Hoden und Nebenhoden.

Normale Hoden haben eine charakteristische Druckempfindlichkeit, wenn sie fehlt, so ist das verdächtig auf eine Nervenerkrankung, ganz besonders auf eine Tabes dorsalis. Überempfindlich sind die Hoden bei habituellen Onanisten und Sexualneurasthenikern, sowie häufig auch bei Männern mit übermäßiger geschlechtlicher Betätigung. Eine auffallend einseitige starke Druckempfindlichkeit eines Hodens bzw. der Ovarien bei der Frau findet sich oft bei Erkrankung der gleichseitigen Niere, besonders in Begleitung oder im Anschluß an eine Nierenkolik und auch bei frischen Verletzungen der Niere.

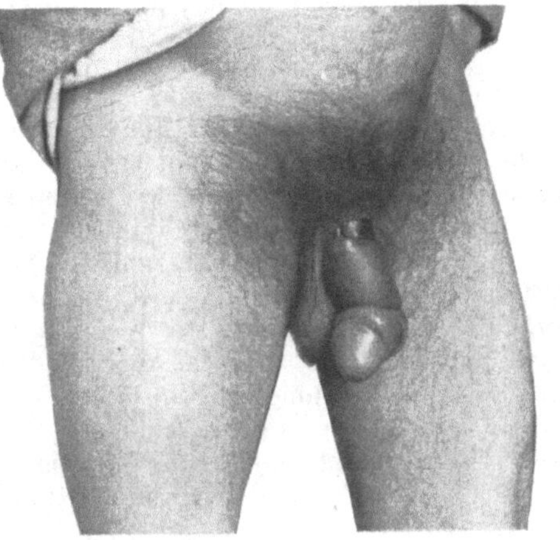

**Fig. 13. Penisgangrän infolge Umschnürung**

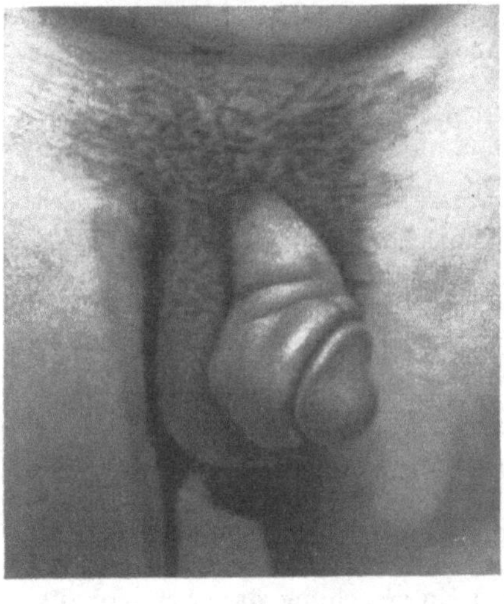

**Fig. 14. Entzündliche Paraphimose.**

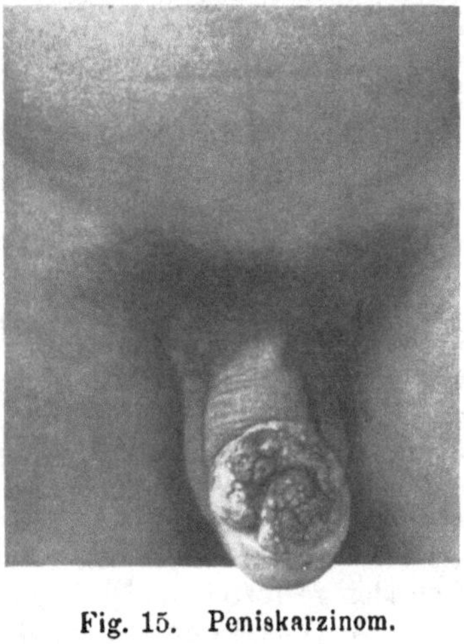

**Fig. 15. Peniskarzinom.**

Die akut entzündliche, stark schmerzhafte Schwellung des Nebenhodens ist besonders für die gonorrhoische Epididymitis charakteristisch, während die Tuberkulose des Nebenhodens sich im allgemeinen unauffälliger unter geringeren Schmerzen entwickelt und selten zu so hochgradiger praller, ödematöser Schwellung führt, wie die gonorrhoische Nebenhodenentzündung; auch bei der Tuberkulose ist der Hoden anfangs so gut wie nie beteiligt. Das spätere chronische, indurative Stadium, das der gonorrhoischen Infektion folgt, kann palpatorisch durch seine knotige derbe Beschaffenheit der Nebenhodentuberkulose im Anfangsstadium recht ähnlich sein. Im allgemeinen pflegen die postgonorrhoischen Nebenhodenindurationen gegenüber der tuberkulösen Induration entweder ganz schmerzlos oder von ganz geringer Druckempfindlichkeit zu sein, im Gegensatz zu der äußerst starken Schmerzhaftigkeit des akuten Stadiums. Verwachsungen der Skrotalhaut mit dem Nebenhoden- oder Hoden kommen bei gonorrhoischer Erkrankung höchst selten vor, bleiben dagegen bei der tuberkulösen Infektion und bei malignen Neubildungen der Hoden und Nebenhoden auf die Dauer nicht aus. Es gibt auch andere, nicht gonorrhoische und nicht tuberkulöse Epididymitiden, doch sind diese unspezifischen Formen sehr viel seltener.

Entzündliche Hodenschwellungen sind, soweit sie nicht sekundär durch Kontakt mit dem erkrankten Nebenhoden entstanden sind, relativ selten; sie kommen primär noch am häufigsten bei allgemeinen Infektionskrankheiten, so besonders im Anschluß an Mumps zur Beobachtung. Fehlt diese Ätiologie, so müssen auch luetische Prozesse (Gumma) und vor allem maligne Tumoren, unter denen besonders die Mischgeschwülste (Teratome) am häufigsten sind, in Betracht gezogen werden. Bei ganz akuter Schwellung und Schmerzhaftigkeit des Hodens ist auch die Möglichkeit einer Torsion des Samenstranges (Stieltorsion des Hodens) zu berücksichtigen.

Während Samenstrang und Samenleiter bei der gonorrhoischen Infektion im akuten Stadium infolge entzündlicher Schwellung und Hyperämie häufig verdickt und stark druckempfindlich sind, vermißt man dies bei der Tuberkulose; dafür läßt der Samenleiter bei der Tuberkulose später häufig kleine knotige, spindelförmige Indurationen erkennen, die, wenn man den Samenstrang zwischen den Fingern hin und her gleiten läßt, sich wie perlschnur- oder rosenkranzartige Gebilde anfühlen.

Bei der Untersuchung des Skrotalinhalts achtet man auf Hernien, Hydrocelen, Hämatocelen, Spermatocelen, Varikocelen usw.

Bei Hydrocelen denke man daran, daß sich hinter ihnen nicht selten eine Nebenhodentuberkulose verbirgt, die sich infolge der symptomatischen Hydrocele lange Zeit dem palpatorischen Nachweis entziehen kann.

Die Spermatocele ist eine Cyste, die mit den Nebenhoden, und zwar in der Regel mit dem Nebenhodenkopf, in Verbindung steht, eine weißliche, aus Eiweiß und Sperma bestehende Flüssigkeit enthält und meist erst in der Zeit der Geschlechtsreife zur Entwicklung kommt. Gegenüber der Hydrocele entwickeln sich die Spermatocelen in der Hauptsache nach oben, so daß der untere Hodenpol entgegen dem Verhalten bei Hydrocelen die cystische Anschwellung in der Regel überragt. Eine Ausnahme hiervon machen die seltenen Spermatocelen, die vom Nebenhodenschwanz ausgehen. Eine sichere Unterscheidung gegenüber andersartigen cystischen Gebilden gestattet die Probepunktion und Untersuchung des Cysteninhalts.

Die Varikocele kommt überwiegend auf der linken Seite vor und ist eine recht häufige Erscheinung bei jungen Leuten. Läßt man bei stehendem Patienten mit Krampfaderbrüchen die Gebilde des Samenstranges durch die Finger gleiten, so fühlen sich die gefüllten und geschlängelten erweiterten Venen des Plexus pampiniformis wie wurmartige, weiche Gebilde an. Stärkere Grade von Varikocelen sind schon äußerlich an den starken knäuelartigen Venengeflechten zu erkennen (vgl. Fig. 10). Normalerweise verschwindet die Varikocele im Liegen.

Bei Tumoren der Niere und ihrer Umgebung, die zur Kompression der Vena renalis und V. spermatica bzw. der unteren Hohlvene oder durch

Geschwulstthromben zur Verlegung des Lumens dieser Gefäße führen, kann es zu Stauungserscheinungen und zur sichtbaren Erweiterung und Schlängelung der abhängigen Gefäßgebiete (Plexus pampiniformis und V. saphena magna) kommen. Da nun Krampfadern und Varikocelen an sich nicht selten auftreten, so kommt diesen Erscheinungen erst dann eine pathognomonische Bedeutung zu, wenn sie bei horizontaler Lage des Patienten nicht verschwinden, sondern unverändert fortbestehen. Da die gewöhnliche Varikocele meist auf der linken Seite in Erscheinung tritt, so ist die rechtsseitige Varikocele wegen ihrer relativen Seltenheit beim Verdacht auf einen rechtsseitigen Nierentumor an sich schon diagnostisch wertvoller, als eine linksseitige Varikocele, wenn man Verdacht auf einen linksseitigen Tumor hat. Bei Verlegung der unteren Hohlvene durch Kompression oder Geschwulstthromben sieht man zuweilen auch eine hochgradige Schlängelung und Erweiterung der Hautvenen am Abdomen (Kollateralkreislauf, Fig. 11). Diese Stauungserscheinungen haben bei Nierentumoren eine ungünstige prognostische Bedeutung, da sie darauf hinweisen, daß aller Wahrscheinlichkeit nach bereits Metastasen in den Lymphdrüsen entlang den Gefäßen vorhanden sind, oder daß, wie es bei Hypernephromen sehr häufig der Fall ist, bereits ein Einbruch der Geschwulst in die venöse Blutbahn stattgefunden hat.

### Prostata und Samenblasen.

Am bequemsten ist die rektale Untersuchung für Arzt und Patienten durchzuführen, wenn der Kranke auf dem Untersuchungsstuhl oder dem Ruhebett auf dem Rücken liegt und die leicht gespreizten, im Knie und Hüftgelenk gebeugten Beine kräftig an den Leib zieht. Man setzt oder stellt sich, je nachdem mit welcher Hand man untersucht, rechts oder links vom Patienten, hebt das Skrotum empor oder läßt es von dem Patienten hochhalten und führt den behandschuhten Zeigefinger in das Rektum ein. Um die Einführung möglichst schmerzlos zu gestalten, fettet man den Finger gut ein, vermeidet, daß bei der Einführung Hautfalten und Haare mit in die Analöffnung gezwängt werden und sucht vorsichtig unter leicht drehenden Bewegungen den Sphinkterwiderstand zu überwinden. Es empfiehlt sich, bei der Einführung den Patienten aufzufordern, zu pressen, so als ob er Stuhlgang herbeiführen wolle; dadurch erschlafft der Sphinkter und die Einführung wird weniger unangenehm empfunden. Bei Hämorrhoiden, besonders wenn sie entzündet oder frisch thrombosiert sind, sowie bei Mastdarmfissuren, ist die rektale Untersuchung stets sehr schmerzhaft und infolgedessen mit besonderer Schonung vorzunehmen. Der Druck auf die hintere Harnröhre löst im allgemeinen Harndrang aus.

Die digitale Untersuchung orientiert in erster Linie über Größe und Form, sowie Konsistenz und Druckempfindlichkeit der Prostata. Schon normalerweise hat die Prostata eine wechselnde Größe, und da die Beurteilung bei der Palpation doch immer nur einer subjektiven Schätzung gleichkommt, so ist es nicht möglich und auch ziemlich wertlos, genaue Größenverhältnisse anzugeben. Im allgemeinen wird die Drüse in ihrer Größe und Form mit einer Kastanie verglichen. An einer gesunden Prostata fühlt man rektal zwei gleich große Seitenlappen, die median durch eine seichte, eben nur angedeutete Furche getrennt sind. Die gesunde Prostata besitzt eine individuell sehr wechselnde Druckempfindlichkeit, die sich bei übermäßig gesteigerter geschlechtlicher Betätigung, insbesondere beim habituellen Coitus reservatus, auch ohne entzündliche Veränderungen zu ausgesprochener Druckschmerzhaftigkeit steigern kann.

Bei der akuten Prostatitis pflegt die Drüse auf Druck lebhaft schmerzhaft zu sein; sie fühlt sich prall gespannt an und ist infolge des entzündlichen Ödems und der Hyperämie auch vergrößert. Kommt es an irgendeiner Stelle zur eitrigen Einschmelzung, so kann man bei etwas größeren peripher gelegenen Herden Erweichung und eventuell Fluktuation feststellen. Steht der Prostataabszeß unter Spannung, so ist die Palpation äußerst schmerzhaft, und man fühlt dann eine dem Abszeß entsprechende, häufig halbseitige, prall elastische Vorwölbung. Bricht der Eiter nach irgendeiner Richtung (Harnröhre, Blase, Rektum) durch, oder wird er künstlich entleert, so ist dann statt der cystischen Anschwellung eine deutliche Delle in der Prostata zu fühlen. Nach solchen Abszedierungen kann die Prostata durch den Defekt bzw. die nachträgliche Schrumpfung eine asymmetrische Form erhalten. Zuweilen wird durch die Eiterung die ganze Prostata zerstört. In diesen seltenen Fällen kann die zurückbleibende Prostataloge eine Art „Vorblase“ bilden, die man röntgenologisch durch Kontrastfüllung zur Darstellung bringen kann (vgl. Fig. 129 u. 130). Da bei solchen heftigen Eiterungen, die zur totalen Einschmelzung des Prostatagewebes führen, auch der muskuläre Blasenverschluß leidet, so sind derartige Kranke in der Regel mehr oder weniger inkontinent.

Die chronisch entzündliche Prostata ist in der Regel nur wenig vergrößert und infolge stellenweiser bindegewebiger sklerotischer Veränderungen von wechselnder Konsistenz.

Bei der Prostatatuberkulose fühlt man bei der digitalen Untersuchung neben eingezogenen Partien kleine knotige, harte, zum Teil erhabene Indurationen; dadurch erhält die Drüse eine kleinhöckerige, unregelmäßige Oberfläche; sind gleichzeitig auch die Samenblasen als knotig indurierte Gebilde zu tasten, so verstärkt das den Verdacht einer Tuberkulose sehr. Die durch Abszedierung erweichten Partien sind bei der Prostatatuberkulose in der Regel nicht groß, auch eine nennenswerte Vergrößerung, sowie eine besonders lebhafte Druckempfindlichkeit wird im allgemeinen vermißt.

Bei Anwesenheit von Steinen ist die Prostata auffallend hart, entsprechend der Lage der Konkremente und auch nur wenig vergrößert, ähnlich wie bei Prostatatuberkulose. Für Prostatasteine ist es höchst charakteristisch, wenn man bei der Palpation ein Knirschen und Reiben der Steine infolge der gegenseitigen Berührung fühlen kann. Wenn die Palpation bei Prostatakonkrementen in der Regel auch höchst schmerzhaft ist, so habe ich doch auch Patienten gesehen, die bei dieser Untersuchung nicht die geringsten Schmerzen empfanden, sonst aber keine Störung ihres Empfindungsvermögens erkennen ließen.

Ganz besonders wichtig ist die rektale Untersuchung zur Feststellung der sogenannten Prostatahypertrophie. Vor allem bei der subvesikalen Form der Prostatahypertrophie läßt sich durch die rektale Untersuchung eine Vergrößerung der Prostata nachweisen, während bei den in der Hauptsache endovesikal entwickelten Abdomen die Drüse rektal scheinbar nicht oder doch nur wenig vergrößert zu sein braucht. Bei nicht zu straffen Bauchdecken und leerer Blase vermittelt die bimanuelle, rektale und abdominelle Palpation, bei der die vordere Hand hinter die Symphyse vordringt, eine gute Vorstellung von der Größe des Abdomens. Auch für die Diagnose einer Prostataaplasie (angeborener Mangel) und der erworbenen Prostataatrophie (nach Kastration, im Senium, infolge bindegewebiger Schrumpfung usw.) ist die rektale Untersuchung nicht zu ersetzen.

Beim Prostatakarzinom ist die Drüse ungemein hart und knotig, in der Regel nur wenig vergrößert, außer dort, wo es sich nicht um ein Karzinom der Prostata, sondern um eine karzinomatöse Degeneration der sogenannten hypertrophischen Prostata handelt. Beim eigentlichen primären Prostatakarzinom ist die Drüse oft sogar auffallend klein; es sind das jene Fälle, in denen nicht selten schon Metastasen klinisch in Erscheinung treten, während die rektale Untersuchung nur eine indurierte, eher geschrumpfte als vergrößerte Prostata (cirrhöse Form) erkennen läßt. Hat die Geschwulst die Prostatakapsel überschritten, so ist der Übergang an beiden Seitenlappen infolge der karzinomatösen Infiltration flacher, nicht mehr glatt, sondern knotig und nicht so scharf abgesetzt wie bei der Prostatahypertrophie. Durch die Infiltration bzw. Verwachsung mit der Umgebung wird die Prostata unbeweglich, starr, im Becken fixiert, und die Verschieblichkeit der rektalen Schleimhaut über der Prostata geht verloren, was immer auf eine maligne Entartung höchst verdächtig ist. Im Frühstadium ist das Prostatakarzinom sehr schwer zu diagnostizieren; außer durch manche Besonderheiten des klinischen Verlaufes wird eine karzinomatöse Entartung nahegelegt, wenn die Medianfurche zwischen beiden Seitenlappen verloren geht. Dies Merkmal unterscheidet die karzinomatös entartete Prostatahypertrophie gegen die benigne Form der Hypertrophie, bei der trotz erheblicher Vergrößerung des Organs diese äußerlich fühlbare Grenze zwischen beiden Lappen erhalten bleibt. Außer beim Prostatakarzinom geht die Medianfurche oft auch bei der Prostatatuberkulose verloren. Prostatasarkome sind sehr selten, kommen in erster Linie bei Jugendlichen vor, wachsen sehr schnell und zeichnen sich bei der rektalen Untersuchung meist durch eine glatte rundliche Oberfläche aus.

Die Cowperschen Drüsen, die zwischen Prostata und Harnröhrenbulbus liegen, sind normalerweise bei der rektalen Untersuchung nicht zu fühlen. Wenn diese Drüsen entzündlich infiltriert sind (chronische Gonorrhoe), so fallen sie bei der rektalen Palpation der Harnröhre als kleine, erbsengroße Knötchen auf; man fühlt sie besonders deutlich, wenn man sie zwischen dem rektal eingeführten Zeigefinger und dem außen vom Perinaeum entgegendrängenden Daumen fixiert.

Die normalen Samenblasen sind zwar bei der rektalen Untersuchung erreichbar, aber solange sie nicht erkrankt, sind sie nicht mit Sicherheit palpatorisch abzugrenzen; erst wenn sie durch entzündliche Vorgänge (Spermatocystitis), insbesondere durch tuberkulöse Infiltrationen gespannt und induriert werden, sind sie als wurstförmige, unregelmäßige mehr oder weniger derbe Gebilde oberhalb und seitlich der Prostata zu tasten.

Bei der rektalen Untersuchung ist auch der Teil der hinteren Blasenwand, welcher oberhalb der Prostata zwischen den beiden Samenblasen liegt, zugänglich. Ist die Blase gefüllt, so ist hier eine mehr oder weniger pralle Vorwölbung zu tasten, die von Unkundigen nicht selten als riesig vergrößerte Prostata angesprochen wird. Bei leerer Blase ist nichts zu fühlen. Bei Karzinomen am Blasenboden und der Blasenhinterwand ist die rektale Untersuchung unter Umständen wertvoll, um das Wachstum der Neubildung, sowie eine bereits erfolgte infiltrative Beteiligung des Beckenzellgewebes festzustellen.

## Blase.

Die Besichtigung der Blasengegend ist nur selten in irgendeiner Form aufschlußreich. Bei Harninfiltrationen, die vom Skrotum oder vom Penis auf die vordere Bauchwand übergreifen, sowie bei prä- und perivesikalen Harnphlegmonen ist die Haut über der Symphyse teigig geschwollen, gerötet und verfärbt.

Über den Grad der Blasenfüllung gibt die Perkussion der Blase Aufschluß; die perkutorische Dämpfung liegt bei mäßig gefüllter Blase dicht über der Symphyse und steigt bei zunehmender Füllung mehr und mehr nabelwärts empor. Je praller und stärker die Blase gefüllt ist, um so deutlicher ist der perkutorische Unterschied zwischen der gedämpften Blasenpartie und dem übrigen Abdomen. Gegen eine Dämpfung infolge Ascites usw. schützt die Wiederholung der Perkussion bei Lagewechsel (Beckenhochlagerung), sowie die eiförmige Figur der Blasendämpfung. Für die Blasendämpfung ist es charakteristisch, daß sie nicht nur nach oben, sondern auch nach beiden Seiten scharf begrenzt ist und unmittelbar in Gebiete mit tympanitischem Schall übergeht, während beim Ascites die Dämpfung nirgends einen markanten Übergang in normalen Abdominalklopfschall erkennen läßt.

Prall gespannte Blasen, sei es passiv durch übermäßige Füllung, oder auch aktiv infolge Kontraktion der gefüllten Blase, sind bei schlaffen, nicht zu dicken Bauchdecken durch die vordere Bauchwand gut zu tasten.

Bisweilen hebt sich die stark gefüllte Blase bei schlaffen, fettarmen Bauchdecken als ein sichtbarer rundlich-ovaler Tumor ab. Für die Kennzeichnung als Blase ist es charakteristisch, daß der fühlbare Tumor nur eine seitliche Beweglichkeit erkennen läßt, in der Richtung von oben nach unten aber unbeweglich ist. Bei bimanueller Palpation vom Rektum und vom Hypogastrium her kann man bei gefüllter Blase ein deutliches Ballotement (siehe S. 106) wahrnehmen. Auch große Blasensteine sind bei extrem schlaffen Bauchdecken besonders bei Kindern mit Hilfe dieser bimanuellen Palpation zuweilen zwischen beiden Händen, besonders in Narkose, wo dem Eindringen der Finger oberhalb der Symphyse kein Widerstand entgegengesetzt wird, zu fühlen.

## Harnleiter.

Gesunde Ureteren sind der Palpation von vorn durch die Bauchdecken nicht zugänglich, dagegen gelingt es häufig, entzündlich verdickte und indurierte Harnleiter als wurstförmige, druckempfindliche Gebilde zu tasten. Man darf aber nicht erwarten, irgendwelche Einzelheiten, z. B. einen eingekeilten Harnleiterstein usw., vom Abdomen her fühlen zu können, und darf daher aus dem negativen Befund nicht schließen, daß solche Veränderungen bestimmt fehlen. Bei der abdominellen Palpation sucht man unter Ausnutzung der respiratorischen Bauchdeckenerschlaffung den Harnleiter in seinem pelvinen Abschnitt dort, wo er der Wirbelsäule recht nahe liegt und die A. iliaca kreuzt, zu erreichen; fühlt man den Puls der A. iliaca, so ist man genügend tief vorgedrungen.

Äußerst wichtig ist die palpatorische Untersuchung des untersten, juxtavesikalen Harnleiterabschnittes, die bei Frauen per vaginam leicht, bei Männern per rectum dagegen schwierig ist, da der Ureter vom Rektum aus kaum zu erreichen ist, und die Gegend des Harnleitereintritts in die Blase beim Mann auch noch von den Samenblasen überlagert wird. Um bei der rektalen Untersuchung mit dem Finger möglichst weit heraufreichen zu können, fordert man die Patienten auf, kräftig wie beim Stuhlgang zu pressen, dadurch treten die Beckenorgane etwas tiefer und werden so zugänglicher; mit der anderen freien Hand drückt man vom Abdomen her die Beckenorgane dem palpierenden Finger entgegen.

Fühlt man bei dieser vaginalen bzw. rektalen Untersuchung den Harnleiter nicht oder nur undeutlich als feinen, nicht druckempfindlichen Strang, so ist das ein Zeichen, daß er nicht verändert ist. Während oder im Anschluß an eine Nierenkolik pflegt auch der unveränderte juxtavesikale Harnleiterabschnitt auf Druck deutlich schmerzhaft zu sein. Kann man den Harnleiter an seiner Eintrittsstelle in die Blase als ein derbes, dickes, druckempfindliches, starres Rohr erkennen, so ist das ein sicheres Zeichen einer entzündlichen Erkrankung des Harnleiters und in der Regel auch des zugehörigen Nierenbeckens oder der Niere. Diese infiltrative Verdickung kommt bei den verschiedensten Entzündungsformen vor, ist aber besonders verdächtig auf eine tuberkulöse Erkrankung der zugehörigen Niere.

Durch die vaginale, seltener durch die rektale Palpation ist es möglich, einen Stein im juxtavesikalen oder intramuralen Harnleiterabschnitt zu erkennen. Verwechslungen sind jedoch möglich, so z. B. infolge verkalkter tuberkulöser Drüsen, infolge derber umschriebener Infiltrationen im Harnleiter und im periureteralen Gewebe, ja selbst durch spastische Kontraktionszustände des Harnleiters kann man sich täuschen lassen. Beim Mann sind auch indurative Prozesse innerhalb der Samenblasen zu berücksichtigen.

### Nieren.

Da bei allen Erkrankungen der Harnorgane die Beteiligung der Nieren, vom therapeutischen und prognostischen Standpunkte aus betrachtet, weitaus am wichtigsten ist, so kommt auch der äußeren Untersuchung der Niere eine ganz besondere Bedeutung zu. Manche Erkrankungen der Nieren fallen schon dem Auge durch die Veränderung der normalen Körperkonturen auf; so rufen z. B. perirenale Infiltrate, Eiterungen und Blutungen im Nierenlager eine Auftreibung in der Flanke hervor und bedingen, soweit es sich um entzündliche Vorgänge handelt, eine teigige Schwellung und entzündliche Verfärbung der bedeckenden Haut. Solche die Symmetrie der Körperformen störende Veränderungen werden am besten bei der vergleichsweisen Betrachtung beider Nierengegenden von hinten erkannt. Andere Prozesse entwickeln sich vornehmlich nach vorn gegen das Abdomen zu und führen hier zu einer Auftreibung des Epigastriums.

Die Anwesenheit einer Geschwulst, gleich welcher Art, verrät sich zuweilen schon bei der Betrachtung des Leibes. Da die feste Rückenwand, verstärkt durch Wirbelsäule und Rippen, eine Deformierung durch eine im Bauchinnern gelegene Geschwulst nicht zuläßt, so werden sich große Tumoren, auch solche der retroperitoneal gelegenen Organe (Nieren, Nebennieren), bei ihrem Wachstum in der Richtung des geringsten Widerstandes, d. h. also gegen das Becken sowie die vordere Bauchwand zu bemerkbar machen und dadurch nach außen hin die symmetrische Kontur des Bauches ebenso verändern können wie intraperitoneale Tumoren. Bei der Inspiration werden die sichtbaren Grenzen des Tumors deutlicher, da durch die Kontraktion des Zwerchfells die Geschwulst nach abwärts gedrängt und gleichzeitig der Bauchraum verkleinert wird, wodurch der ausweichende Tumor der vorderen Bauchwand näher rückt. Eine ausgiebige respiratorische Verschieblichkeit ist vornehmlich den mit den Nieren zusammenhängenden Tumoren eigen, da die Nieren dicht unterhalb des Zwerchfells liegen und der Einwirkung der Zwerchfellbewegungen unmittelbar und mehr als andere Organe ausgesetzt sind.

Viel wertvollere Aufschlüsse als durch die Inspektion gewinnt man durch die Palpation der Nieren. Die Palpation ist eine Kunst, die in der Hand mancher Ärzte eine staunenswerte Vollkommenheit erfahren hat.

Wenn die Kunst des Palpierens auch weitgehend von dem Tastsinn und der Eignung des einzelnen abhängt, so wäre m. E. eine planmäßige Unterweisung in dieser Untersuchungsmethode für den klinischen Unterricht nicht weniger wichtig, als die Unterweisung in der Perkussion und Auskultation.

Für die Palpation der Nieren ist eine gute Darmentleerung (Untersuchung bei leerem Magen in den Vormittagsstunden, Reinigungseinlauf mit Zusatz von Tierkohle zur Adsorption der Darmgase) und eine genügende Entspannung der Bauchdecken erforderlich. Die Erschlaffung der Bauchdecken sucht man durch Anweisung zu ruhiger, gleichmäßiger, aber nicht zu tiefer gewaltsamer Atmung, sowie durch Anziehen der im Knie- und Hüftgelenk gebeugten Beine zu erreichen. Da bei älteren Patienten und besonders bei Frauen, die öfters geboren haben, die Bauchdecken schlaffer sind, so liegen hier die Bedingungen für eine erfolgreiche Nierenpalpation wesentlich günstiger als bei jugendlichen muskelkräftigen Männern. Überzählige Rippen, geringer Abstand der untersten Rippe von der Darmbeinschaufel, sowie Wirbelsäulenverkrümmungen erschweren die Palpation. Daß die Palpation infolge zu starker Fettleibigkeit zuweilen ergebnislos bleiben wird, versteht sich von selbst. Man erleichtert sich die Untersuchung in schwierigen Fällen wesentlich durch die Untersuchung im warmen Bade, sowie in der Narkose.

Im allgemeinen übt man folgende Methode der Palpation (vgl. Fig. 16). Der Patient, der mit angezogenen Beinen in bequemer horizontaler Rückenlage ruht, wird aufgefordert, gleichmäßig und langsam mit offenem Mund und nach Möglichkeit nicht kostal, sondern abdominal mit dem Zwerchfell zu atmen. Der Untersucher setzt sich neben den Patienten auf die Seite, die er untersuchen will. Die gleichnamige Hand kommt auf den Bauch, die andere in die Lendengegend, so, daß die Fingerspitzen den Winkel zwischen unterster Rippe und dem M. erector trunci gerade erreichen. Die hintere Hand hat vorerst nur die Aufgabe, ohne Gewalt mit gestreckten Fingern die Lendengegend unter leichtem stetigen Druck nach vorn zu drängen. Die vordere Hand versucht anfangs ohne Druck durch eine Art streichender Bewegung sich von der Anwesenheit einer Resistenz zu überzeugen und gegebenenfalls festzustellen, welche Konsistenz sie hat und wie Konturen und Oberfläche gestaltet sind. Erst wenn man sich hierüber Rechenschaft gegeben hat, bzw. nichts Pathologisches zu fühlen ist, führt man die obere Hand unter langsamer Steigerung des Druckes in die Tiefe und gleichzeitig nach oben unter den Rippenbogen vor, wobei die hintere Hand als Widerlager dient.

Das Vortasten der oberen Hand hat anfangs ganz sanft zu geschehen, und auch dann, wenn die Hand kräftiger eindringt, ist jede ruckartige Bewegung zu vermeiden, um keine unerwünschten reflektorischen Kontraktionen der Bauchmuskulatur auszulösen. Man erleichtert sich das Eindringen in die Tiefe, wenn sich die obere Hand den Atembewegungen anpaßt, indem man bei jeder Inspiration mit dem Druck etwas nachgibt und bei der Exspiration jedesmal etwas tiefer vorzudringen sucht (Israel). Die Finger sind auch bei der vorderen Hand stets gestreckt zu halten, mit gekrümmten Fingern fühlt man nichts, wenigstens keine Organoberflächen, bekommt kein Gefühl für die Konturen und erschwert dem Patienten die notwendige Erschlaffung der Bauchdecken.

Auf diese Weise gelingt es in der Regel, den unteren Pol einer normalen Niere zu erreichen. Man fühlt dann einen synchron mit der Atmung von oben nach unten verschieblichen und auch passiv beweglichen, ovalen bzw. konischen Körper von glatter Oberfläche, der sich nach oben unter den Rippenbogen fortsetzt und hier nicht abgrenzen läßt. Je beweglicher die Niere ist, um so mehr läßt sich von ihr abtasten. Da die rechte Niere normalerweise etwas tiefer steht als die linke, so ist der palpatorische Nachweis des unteren Nierenpols rechts leichter als links.

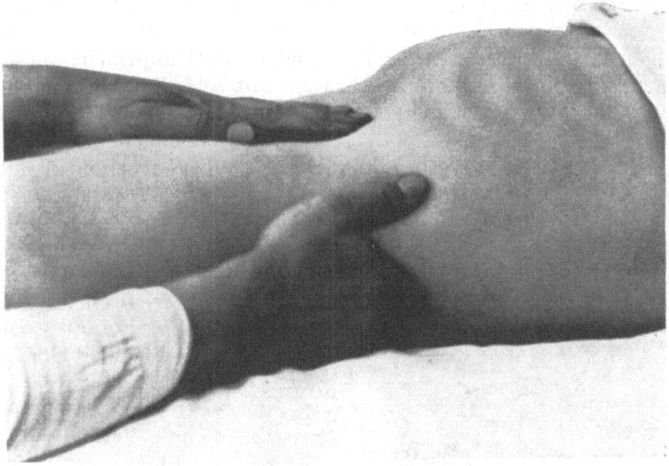

Fig. 16. Bimanuelle Palpation der Niere in Rückenlage.

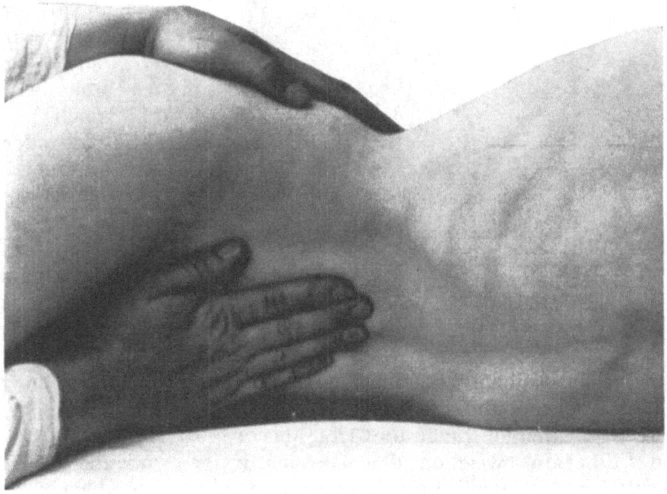

Fig. 17. Bimanuelle Palpation der Niere in halber Seitenlage.

Bei sehr schlaffen Bauchdecken und etwas stärker beweglichen Nieren ist es unter Ausnützung der Atembewegungen möglich, mit der vorderen Hand unter den Rippenbogen einzudringen und die Niere mit Unterstützung der respiratorischen Verlagerung nach unten schrittweise aus ihrer Nische herauszuholen, nach abwärts zu drücken und so der Palpation ausgiebiger zugänglich zu machen. Die beiderseitigen Fingerkuppen halten dabei die Niere, wenn sie bei der Exspiration wieder zurückgleiten will, fest und versuchen gleichzeitig weiter schräg nach oben sich einander nähernd vorzudringen, um dadurch der Niere den Rückzug zu verlegen. Es ist differentialdiagnostisch für eine Niere charakteristisch, wenn das fragliche Organ, sobald man es freigibt, ohne Gewalt ganz von allein wieder die Neigung hat, in die normale Nierenlage zurückzugleiten.

Abnorm bewegliche Nieren (Wandernieren) sind besonders leicht zu palpieren, einmal weil diese Nieren ihre versteckte Lage unter dem Rippenbogen verlassen haben und weil es sich in der Hauptsache um schlanke, magere Menschen, insbesondere um Frauen mit schlaffen Geweben handelt. Obwohl diese abnorm beweglichen Nieren häufig einen recht ausgedehnten Aktionsradius haben, sind Verwechslungen mit anderen Organen doch nicht leicht möglich. Die Niere wird an ihrer glatten, flachen Kontur und der charakteristischen Hiluseinkerbung erkannt. Die Verschieblichkeit der Wandernieren ist, soweit sie nicht sekundär durch entzündliche Veränderungen in dystoper Lage fixiert sind, am ausgiebigsten in kranialer und medialer Richtung. Kennzeichnend für die Niere ist das plötzliche Verschwinden bzw. Zurückgleiten des Organs, was bei keinem anderen, noch so beweglichen Gebilde oder Tumor (Darm, Mesenterialtumoren, Gallenblasen usw.) möglich ist.

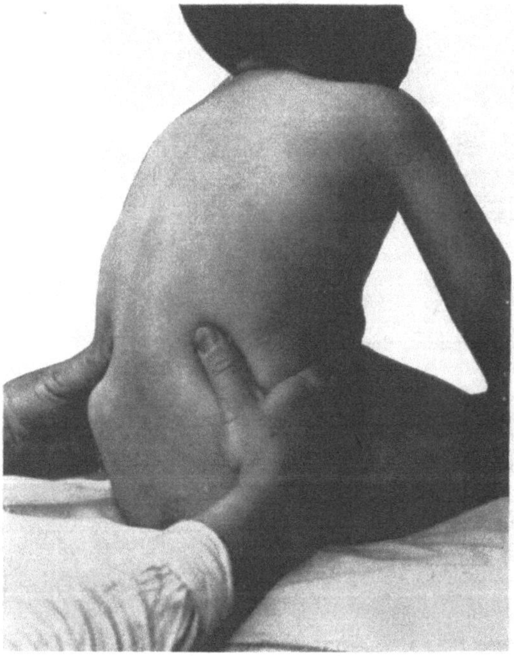

Fig. 18. Gleichzeitige Palpation beider Nieren von hinten.

Wenn man die Patienten in Rückenlage palpiert, so braucht eine abnorm bewegliche Niere anfangs nicht zu fühlen sein, da solche Nieren in Rückenlage ihre normale Lage einzunehmen pflegen. Erst beim Aufrichten und bei tiefer Inspiration treten bewegliche Nieren unter dem Rippenbogen nach abwärts hervor, wo sie dann bei der bimanuellen Palpation zwischen den Händen fixiert und in der oben beschriebenen Weise je nach ihrer Lockerung leicht nach abwärts verlagert werden können.

Bei einer anderen Methode wird die Palpation in halber Seitenlage (Israel) vorgenommen (vgl. Fig. 17). Der Kranke liegt auf der Seite, die nicht untersucht wird; die Beine sind im Hüft- und Kniegelenk leicht gebeugt. Infolge der Seitenlage sinken die Eingeweide aus der zu untersuchenden Bauchhälfte mehr nach der Mitte des Leibes bzw. auf die andere Seite, und da die retroperiotonealen Gebilde an der Verlagerung nur wenig Anteil nehmen, so wird dadurch die Differenzierung zwischen retroperitonealen und intraperitonealen Organen erleichtert. Bei Seitenlage erschlaffen die Bauchdecken besonders leicht, was der Untersuchung zugute kommt. Diese Methode eignet sich ganz besonders zur Untersuchung der rechten Niere, da hier in Rückenlage Leber und Gallenblase die Niere decken und die isolierte Palpation erschweren, während in halber Seitenlage diese Organe, wie gesagt, stärker medianwärts rücken, so daß es nun auch eher möglich wird, zwischen der Druckempfindlichkeit der Niere und der Druckempfindlichkeit der Leber oder der Gallenblase zu unterscheiden. Im übrigen ist die Technik der Palpation die gleiche, wie sie oben beschrieben wurde.

Von einer Untersuchung in Knieellenbogenlage oder im Sitzen sind bei Erwachsenen bessere Ergebnisse nicht zu erwarten, wohl dagegen bei Kindern, die bei der Palpation in Rückenlage meist aus Angst vor der Untersuchung schreien und pressen und dadurch eine erfolgreiche Palpation vereiteln. Tritt man an die Kinder heran, wenn sie auf dem Bauch liegen und hebt sie, mit beiden Händen den Leib umfassend, auf, so schreien sie oft gar nicht oder doch nur wenig, weil ihnen das ein nicht ungewohnter Handgriff der Mutter beim Emporheben ist. Man legt über dem Kinde stehend seine flachen Hände von rechts und links so unter das Kind, daß die Zeigefinger beiderseits der untersten Rippe anliegen, während die Daumen in den Winkel zwischen unterster Rippe und dem M. erector trunci zu liegen kommen; unter leichtem Zufassen hebt man das Kind etwas empor. Bei dieser gleichzeitigen Palpation beider Nieren gewinnt man besser als bei der getrennt vorgenommenen Untersuchung jeder Seite Eindrücke über asymmetrische Verhältnisse, einseitigen Nierenmangel, Nierentumoren usw.

Wenn heute auch der Nachweis normaler Nierenverhältnisse, sowie die Feststellung kongenitaler Nierenmißbildungen (Aplasie, Hypoplasie, Dystopie, Hufeisennieren usw.) durch die urologische Röntgendiagnostik (s. dort) mit weit größerer Sicherheit und für jeden ersichtlich geführt werden kann, so hat deswegen die Palpation für die Erkennung dieser Zustände keineswegs ihre Bedeutung verloren, da ja der Palpation immer die erste Orientierung zufällt.

Unter allen Nierenmißbildungen beansprucht die Hufeisenniere wegen ihrer relativen Häufigkeit besondere Aufmerksamkeit. Bei der Hufeisenniere sind die beiden Nieren an ihren Polen, und zwar fast immer an den unteren Polen, miteinander verwachsen und stehen tiefer als normale Nieren. Nur unter besonders günstigen Bedingungen ist man in der Lage, das quer in Höhe des Nabels verlaufende Verbindungsstück im Zusammenhang mit beiden Nierenschenkeln fühlen zu können, man darf damit um so weniger rechnen, als die Verbindungsbrücke nicht stets parenchymatöser Art ist, sondern oft nur einen platten, bindegewebigen Strang darstellt. Eine tiefstehende Niere, die auffallend nahe der Mittellinie liegt, nicht beweglich ist, kaudal und medianwärts sich nicht abgrenzen läßt, sondern sich nach der Mittellinie oder darüber hinaus weiter fortzusetzen scheint, ist höchst verdächtig auf eine Hufeisenniere. Auch Wandernieren werden sehr häufig abnorm tief und medial angetroffen, doch sind diese Nieren entgegen den Hufeisennieren und anderen kongenital dystopen in ihrer Lage fixierten Nieren abnorm beweglich und lassen sich leicht in ihre normale Lage zurückbringen.

Von allen palpatorischen Feststellungen kommt dem Nachweis einer Geschwulstbildung in der Nierengegend, gleich welcher Ätiologie, die größte Bedeutung zu. Wenn nicht andere urologische Symptome, wie Hämaturie usw., die Zugehörigkeit der Geschwulst zur Niere dokumentieren, muß man sich zuerst die Frage vorlegen, ob der Tumor retroperitoneal oder intraperitoneal gelegen ist; erst wenn man die anatomische Zugehörigkeit zur Niere bzw. seine retroperitoneale Natur erkannt hat, ist die Frage nach der Art der Geschwulstbildung zu klären.

Im allgemeinen ist es häufiger, daß ein Nierentumor nicht als solcher erkannt wird, als daß eine intraperitoneale Geschwulst irrtümlich für einen retroperitonealen Tumor gehalten wird. Tumoren fast aller Bauchorgane, wie Milz-, Leber- (Riedelscher Lappen), Gallenblasentumoren, appendicitische Tumoren, Ovarialgeschwülste, Dünn- und Dickdarmtumoren, Pankreascysten, Magengeschwülste, Netz- und Mesenterialtumoren, können und haben schon zu Verwechslungen mit retroperitonealen Tumoren Veranlassung gegeben.

Hat man bei einer der beschriebenen Palpationsmethoden in der Tiefe zwischen beiden Händen eine verdächtige oder deutliche Resistenz wahrgenommen, so ist das Gefühl eines vorhandenen Tumors noch zu verstärken durch das sogenannte Ballotement der fraglichen Geschwulst. Bei dieser Phase der Palpation werden die Finger der hinteren Hand gekrümmt und suchen durch kurz abgesetzte Stöße den Tumor nach vorn gegen die vordere Bauchwand bzw. gegen die vordere Hand zu stoßen. Bei normalen, nicht vergrößerten Nieren empfindet die vordere Hand von diesem Ballotieren nicht viel, je größer die Geschwulst ist, und je weniger zwischen ihr und den beiden Händen liegt, um so deutlicher werden die kurzen Stöße von der vorderen Hand wahrgenommen. Befindet sich zwischen der ballotierenden hinteren Hand und dem fraglichen Tumor noch ein größerer Zwischenraum, so bleiben die Stöße wirkungslos. Ein deutliches Ballotement ist daher kennzeichnend für eine retroperitoneale, der hinteren Bauchwand dicht anliegenden Geschwulst. Das Ballotement ist auf der rechten Seite nicht ganz beweisend, da hier die Erschütterungen der Niere von der ihr dicht anliegenden Leber (Lebertumor) zur vorderen Bauchwand weitergeleitet werden können.

Für tiefe, unter dem Rippenbogen versteckt liegende, retroperitoneale Geschwülste, soweit sie noch beweglich sind, eignet sich ganz besonders die Untersuchung in halber Seitenlage. Einfach liegt der Fall, wenn es möglich ist, neben dem fraglichen Tumor eine normale Niere zu tasten; diese Feststellung gelingt aber nur höchst selten mit wünschenswerter Sicherheit.

Für die Entscheidung, ob die fragliche Geschwulst der Niere angehört, bzw. ob sie retroperitoneal liegt, oder ob es sich um eine intraperitoneale Geschwulstbildung handelt, ist das Verhalten des Dickdarms, der normalerweise als Colon transversum bzw. als Flexura coli beiderseits über die ventrale Fläche der Niere hinwegzieht, von Bedeutung. Die Lagebeziehung dieser Darmabschnitte zur Nierenvorderfläche bleibt in der Regel auch bestehen, wenn die Nieren sich vergrößern und ihre Lage allmählich verändern, wobei sie den Darm vor sich herschieben.

Um den Verlauf des Colons besser kenntlich zu machen, bläht man den Darm vom Anus her unter leichtem Druck mit Luft auf; bei schlaffen Bauchdecken kann man dabei den Verlauf des sich schrittweise aufblähenden Dickdarms verfolgen, sowie perkutorisch kontrollieren. Das Wesentlichste bei der Beurteilung der Colonlage für die Charakterisierung einer der Niere angehörigen Geschwulst ist die Feststellung, daß bei Nieren-, wie überhaupt bei allen retroperitonealen Geschwülsten der Darm nicht hinter der Geschwulst angetroffen wird. Man darf aber umgekehrt nicht erwarten, daß ventral von einer retroperitonealen Geschwulst immer Darm bzw. Darmschall anzutreffen sei. Große retroperitoneale Geschwülste schieben bei ihrem Wachstum die Därme nach medial oder auch nach lateral, sowie nach abwärts beiseite und liegen dann der vorderen Bauchwand ebenso dicht an wie der hinteren. Die Orientierung über den Verlauf des Colons wird in noch klarerer Weise als durch die Palpation und Perkussion durch die Röntgenuntersuchung nach Kontrasteinlauf ermöglicht.

Zur Beurteilung der Zugehörigkeit einer Geschwulst zur Niere kann man auch die palpatorische Albuminurie heranziehen. Drückt oder palpiert man eine Niere bzw. eine der Niere angehörige Geschwulst einige Zeit zwischen den Händen, so tritt danach eine kurz anhaltende Eiweißausscheidung auf. Diese artefizielle Albuminurie kann differentialdiagnostisch nur dann zugunsten einer der Niere angehörigen Geschwulst herangezogen werden, wenn der Harn vorher frei von Eiweiß war. Ganz einwandfrei ist diese Probe nicht, da auch bei der Palpation solcher Geschwülste, die nur in der Nähe der Niere liegen, die Nieren mitbetroffen werden können und infolgedessen Albumen ausscheiden. Es sei auch darauf hingewiesen, daß eine stärkere Palpation gelegentlich nicht ungefährlich sein kann; handelt es sich bei der fraglichen Geschwulst um einen malignen Nierentumor, so kann die Palpation, besonders bei Hypernephromen, zur Lösung von Geschwulstthromben führen und auf diese Weise zur Metastasierung des Tumors Veranlassung geben.

Die größten diagnostischen Schwierigkeiten entstehen, wenn sich in einer ektopischen Niere (z. B. Beckenniere) eine Geschwulst entwickelt. Die richtige Organdiagnose ist in diesen Fällen darum so schwierig, weil infolge der ektopischen Lage nicht an die Niere gedacht wird, denn für die Organdifferenzierung sind natürlich in erster Linie topographische Momente ausschlaggebend. Die Palpation reicht daher in diesen Fällen zur Diagnose meist nicht aus; es ist schon viel, meist alles gewonnen, wenn die Möglichkeit einer ektopischen Niere überhaupt in Betracht gezogen wird, da es mit Hilfe des Röntgenverfahrens unter Anwendung der Pyelographie meist gelingt, auch solche Fälle zu klären.

Hat die Palpation, eventuell erst in Verbindung mit anderen Untersuchungsergebnissen (Harnbefund, Hämaturie usw.) die retroperitoneale Natur der Geschwulstbildung klargestellt, so ist die nächste Frage, welche Erkrankungsform der Niere liegt der Geschwulstbildung zugrunde. Für diese Entscheidung sind alle anderen Krankheitserscheinungen, wie Schmerzen, Fieber, Pyurie, Art der Hämaturie usw. heranzuziehen.

Die wichtigste Frage ist wohl die, ob es sich bei der nachgewiesenen Geschwulst um eine maligne Neubildung handelt. Im allgemeinen muß die Neubildung einer Niere schon eine gewisse Größe erreicht haben, wenn sie der Palpation zugänglich sein soll; als Frühsymptom ist die Geschwulstbildung bei malignen Nierentumoren auf alle Fälle nicht zu betrachten. Ob ein Nierentumor zu fühlen ist, hängt außer von seiner Größe auch von seinem Sitz ab. Ein Geschwulstknoten, der vom unteren Pol der Niere ausgeht, wird leichter und infolgedessen auch früher durch die Palpation erkannt werden, als ein Tumor in der Mitte der Niere oder gar am oberen Pol. Ganz unmöglich ist der palpatorische Nachweis eines kleinen intrarenalen Geschwulstknotens, der bislang weder Form noch Größe der Niere beeinträchtigt hat. Fühlt man nichts, oder nur einen normalen unteren Nierenpol, so spricht das nicht mit Sicherheit gegen die Anwesenheit einer Neubildung, da diese sich, wie häufig, am oberen Nierenpol entwickeln und sich infolgedessen lange Zeit dem palpatorischen Nachweis entziehen kann. Bei weiterem Wachstum solcher Geschwülste am oberen Pol tritt die Niere infolge des beschränkten Raums, der für die Ausdehnung des Tumors nach oben zur Verfügung steht, allmählich tiefer, so daß in Verbindung mit anderen tumorverdächtigen Symptomen ein einseitig auffallend gut fühlbarer tiefstehender, wenn auch normal konturierter unterer Nierenpol für eine Neubildung der Niere verwertbar ist, besonders wenn es nicht gelingt, die Niere nach oben in ihre

Lage zurückzuschieben. Der Tumor, der die Niere nach abwärts drängt, braucht aber nicht immer eine Nierengeschwulst zu sein, dasselbe beobachtet man auch bei anderen retroperitonealen Geschwülsten, z. B. bei Nebennierentumoren und gelegentlich auch bei Lebertumoren.

Die Nierentumoren wachsen aus der Tiefe der Lende gegen das Hypochondrium vor; sie haben meist eine unregelmäßige, grob höckerige, derbe Oberfläche und Konsistenz und zeigen, soweit sie noch nicht allzu groß und nicht durch entzündliche oder neoplastische Verwachsungen mit der Nachbarschaft verbunden sind, die für Nieren charakteristische respiratorische Verschieblichkeit.

Im Gegensatz zur überwiegenden Mehrzahl aller malignen Nierentumoren haben die recht seltenen diffus wachsenden Tumoren (meist handelt es sich um Sarkome) eine glatte Oberfläche und vergrößern die Niere mehr gleichmäßig unter weitgehender Erhaltung ihrer äußeren Form. Die Deutung solcher Tumoren ist begreiflicherweise äußerst schwierig, ganz besonders, wenn sich derartige neoplastische Prozesse, was allerdings höchst selten ist, primär in beiden Nieren zugleich entwickeln. Unter solchen Umständen bereitet die Auswertung des Palpationsbefundes auch bei Berücksichtigung aller anderen klinischen Erscheinungen oft unüberwindliche Schwierigkeiten.

Da bei den kindlichen Nierentumoren, die bekanntlich einen großen Prozentsatz aller malignen Nierengeschwülste bilden, das andere Kardinalsymptom für Nierentumoren, die Hämaturie, oft fehlt, und instrumentelle Untersuchungen der Harnorgane sich aus anatomischen Gründen vielfach von selbst verbieten, so kommt bei kleinen Kindern dem palpatorischen Nachweis eines der Niere angehörigen Tumors die größte Bedeutung zu. Bei den kindlichen Tumoren ist der Prozentsatz, in dem sich ein Tumor nachweisen läßt, viel höher als bei den Tumoren der Erwachsenen, da diese kindlichen Tumoren sehr viel schneller wachsen, und die Kinder ja meist zum Arzt gebracht werden, weil bereits die Mutter beim Baden oder Aufheben des Kindes selbst eine Geschwulst im Leibe gefühlt hat, oder weil ihr eine Deformierung des Bauches aufgefallen ist.

Die palpatorische Abgrenzung eines Nierentumors gegen eine Geschwulst der Nierenhüllen gelingt um so seltener, als auch die klinischen Erscheinungen, wie Hämaturie usw., ganz die gleichen sein können. Praktisch ist die Differenzierung auch ohne wesentlichen Belang, da in beiden Fällen nur eine operative Therapie in Frage kommt.

Geschwülste der Nebennieren werden palpatorisch in der Regel noch später erkannt als Tumoren der Nieren, da bei der für die Palpation noch ungünstigeren Lage der Nebennieren diese Geschwülste schon lange Zeit bestanden und eine beträchtliche Größe erreicht haben müssen, ehe sie der Tastung zugänglich werden. Da durch die Nebennierentumoren die Niere häufig nach abwärts verlagert wird, so kann bei entsprechenden Begleiterscheinungen ein einseitig auffallend tiefstehender, sonst normaler unterer Nierenpol, besonders wenn die Niere nach oben nicht verschieblich ist, den Verdacht ebenso wie auf einen Nierentumor auch auf einen Tumor der Nebenniere lenken oder verstärken. Im übrigen wachsen die Nebennierentumoren, wenn sie von normal gelegenen Nebennieren und nicht, wie das auch vorkommt, von dystopen bzw. versprengten Keimen ausgehen, allmählich unter dem Rippenbogen hervor und werden hier zum Unterschied von den Nierentumoren in der Regel mehr medial als diese der Palpation zugänglich. Je größer die Geschwulst wird, um so geringeren Wert hat dieses Merkmal, da die Nebennierentumoren mit zunehmender Größe auch die seitlichen Partien des Bauchraums ausfüllen. Sonst ist der Palpationsbefund der gleiche wie bei den Nierentumoren, eine Differenzierung ist nur dann möglich, wenn neben dem Tumor eine normale Niere nachgewiesen werden kann, was aber nur selten gelingt.

Hydronephrotische Nieren sind in der Regel vergrößert, zuweilen sogar so erheblich, daß die betreffende Bauchseite von dem Tumor mehr oder weniger ausgefüllt wird. An anderer Stelle wurde schon darauf hingewiesen, daß diese hydronephrotischen Geschwülste sich schon im intrauterinen Leben zu so erheblicher Größe entwickeln können, daß sie zuweilen zum Geburtshindernis werden. Die hydronephrotische Nierengeschwulst hat meist eine elastische Konsistenz, eine glatte, bei kleinen Säcken auch buckelige Oberfläche, eine im ganzen rundliche Form und läßt unter günstigen Verhältnissen Fluktuation erkennen. Bei geringer Füllung des Nierenbeckens, bzw. bei schlaffem leergelaufenem Nierensack, kann die Palpation völlig negativ sein. Für eine Hydronephrose ist es besonders charakteristisch, wenn der Tumor deutliche Volumschwankungen erkennen läßt, oder wenn sich während einer Kolik eine Geschwulst in der Nierengegend sozusagen unter den Händen entwickelt, und der Tumor mit dem Abklingen der Kolik wieder verschwindet (intermittierende Hydronephrose). Über derartige Beobachtungen berichten die Kranken gelegentlich selbst.

Fluktuation und prall-elastische Konsistenz bei glatter Oberfläche findet sich außer bei Hydronephrosen auch bei solitären Nierencysten und pararenalen Cysten; bei malignen Tumoren können nekrotisch erweichte Partien Fluktuationsgefühl vortäuschen, das gleiche gilt von retroperitonealen Lipomen, die infolge ihrer weichen elastischen Konsistenz bei der Palpation nicht selten als cystische Gebilde angesprochen werden.

Kleine renale oder pararenale Cysten entziehen sich dem palpatorischen Nachweis. Bei großen Cysten gelingt nur selten der Nachweis ihrer Zugehörigkeit zur Niere; in der Regel ist nur ein vergrößertes Organ nachzuweisen. Wegen ihrer Seltenheit werden diese Solitärcysten meist verkannt und in der Regel als solide Tumoren angesprochen, weil der Cysteninhalt unter starker Spannung steht und daher eine solide Konsistenz vortäuscht.

Nieren- bzw. retroperitoneale Echinokokken haben in der Regel eine glatte, nur ausnahmsweise eine flach buckelige Oberfläche. Auffallend ist die äußerst langsame schmerzlose Entwicklung des Tumors. Durch die starke Spannung im Innern der Echinokokkencyste und infolge der Derbheit der fibrösen, zuweilen auch verkalkten äußeren Hülle, entsteht in der Regel der Eindruck einer festen soliden Geschwulst, so daß der cystische Charakter meist nicht erkannt wird. Solange der Echinokokkus nicht mit der Nachbarschaft verwächst, behält die Geschwulst ihre respiratorische Verschieblichkeit. Hydatidenschwirren ist selten nachzuweisen, so daß das Fehlen dieses Symptoms differentialdiagnostisch nicht zu verwerten ist, ebensowenig wie sein Vorhandensein, da diese Erscheinung gelegentlich auch bei anderen cystischen Tumoren beobachtet wird. Das Allgemeinbefinden ist bei Nierenechinokokken auffallend wenig beeinträchtigt. Beweisend für einen Nierenechinokokkus ist der Abgang von Tochterblasen, sowie der Nachweis von Hakenkränzen und Membranteilen im Harn.

Für die polycystische Nierendegeneration ist der Nachweis einer doppelseitigen Nierenvergrößerung besonders kennzeichnend, da andere doppelseitige Prozesse, die zu erheblicher Vergrößerung der Niere führen, recht selten sind, besonders wenn gleichzeitig Erscheinungen einer chronischen Niereninsuffizienz vorhanden sind. Dieser Umstand ist so allgemein gültig, daß der Nachweis beiderseits vergrößerter Nieren auch bei Fehlen aller anderen Erkrankungserscheinungen den Verdacht auf eine polycystische Nierendegeneration nahelegen muß. Der polycystische Nierentumor zeigt eine harte bzw. fest-elastische Konsistenz und läßt unter günstigen Umständen an seiner Oberfläche zahlreiche kugelige, sehr verschieden große Vorwölbungen erkennen. Je flacher die vordere Hand vom Abdomen her die Nierengegend abtastet, um so leichter werden die vorspringenden Cysten an der Oberfläche der Geschwulst erkannt. Die Palpation wird bei dieser Erkrankung dadurch erleichtert, daß entzündliche perirenale Verwachsungen bei der polycystischen Niere höchst selten sind, und auch das perirenale Fettpolster in der Regel äußerst spärlich ist.

Da die cystische Degeneration an beiden Nieren häufig verschieden weit fortgeschritten, und daher nicht selten nur eine Niere vergrößert ist, so wird unter diesen Umständen auch nur eine Niere palpatorisch erkannt werden. Diese Fälle sind wegen der Einseitigkeit, der festen Konsistenz und der buckeligen unregelmäßigen Oberfläche leicht mit malignen Nierentumoren zu verwechseln, was um so eher der Fall ist, wenn die vergrößerte polycystische Niere gelegentlich auch noch blutet. Abgesehen von den Ergebnissen der weiteren Untersuchung spricht für eine cystische Nierendegeneration der chronische Krankheitsverlauf und die schlechte Gesamtfunktion der Nieren, da ja auch die zweite Niere in der Regel cystisch degeneriert ist, auch wenn der Prozeß hier noch nicht zu einer nachweisbaren Vergrößerung des Organs geführt hat.

Pyonephrosen und vereiterte Steinnieren lassen häufig einen fühlbaren unverschieblichen Tumor erkennen; dabei ist die Niere selbst meist nicht vergrößert, zuweilen sogar geschrumpft, und der Tumor wird lediglich durch die schwielige, entzündlich skleröse Verdickung der Fettkapsel bedingt. Diese sklerösen, in der Regel knotigen Fettmassen verleihen der Niere eine derbe, unregelmäßige Oberfläche, wie sie ähnlich auch bei malignen Tumoren zu fühlen ist, weshalb denn auch palpatorisch eine Verwechslung möglich ist.

Durch perinephritische Verwachsungen und Schwielenbildungen, die als Folge verschiedener entzündlicher Vorgänge auftreten können, verliert die Nierengegend bei der Palpation ihre sonst charakteristische Nachgiebigkeit; an ihre Stelle tritt dann eine diffuse Induration, ohne daß Einzelheiten palpatorisch zu erkennen sind. Da hier, wie bei fast allen entzündlichen, besonders akuten Nierenprozessen, die Nierengegend schmerzhaft ist, so verhindert auch die reflektorische Bauchdeckenspannung häufig eine erfolgreiche Tiefenpalpation.

Von einigen seltenen, mit Geschwulstbildung einhergehenden Erkrankungen sei noch die gummöse Form der Nierensyphilis und die Aktinomykose genannt. Durch die gummösen Knoten wird die Niere unregelmäßig höckerig vergrößert und daher bei der Palpation am ehesten mit einem Nierentumor verwechselt.

Von aktinomykotischen Prozessen der Nieren oder der Nierengegend können nur solche Fälle diagnostische Schwierigkeiten machen, die noch nicht zur Fistelbildung nach außen geführt haben. Für Aktinomykose spricht eine diffus begrenzte Resistenz, Druckempfindlickeit und ein entzündliches Ödem in der Flanke, wie es auch bei paranephritischen Phlegmonen und Eiterungen häufig vorhanden ist. Gesichert wird die Diagnose der Aktinomykose durch den Nachweis von kleinen weißen Körnchen im Harn, die sich unter dem Mikroskop als Aktinomycesdrusen herausstellen.

Auch bei Blutungen in das Nierenlager, wie sie bei geplatzten Aneurysmen, Verletzungen und gelegentlich auch bei Nierentumoren, Nephritiden und anderen Erkrankungen vorkommen, können geschwulstartige Bildungen entstehen. Bei frischen Blutungen breitet sich das Blut diffus im Nierenlager aus; die schnell eintretende Spannung und Auftreibung der ganzen Nierengegend ist ein Maßstab für die Stärke der Blutung. Wenn sich das perirenale Hämatom später organisiert und mit einer derben Fibrinkapsel umkleidet, so kann man dann zuweilen eine deutlich abgegrenzte unverschiebliche Geschwulst tasten. Diese Geschwülste behalten entweder ihre Form und Größe bei, oder sie wechseln Größe, Spannung und Konsistenz mit ihrem Blutgehalt. Vergrößert sich der Blutungstumor allmählich oder schubweise, so liegt dem meist eine neue Blutung zugrunde. Solche Erscheinungen sind verdächtig auf Aneurysmen der Nierengefäße, bei denen im Gegensatz zu anderen Aneurysmen Pulsation und Schwirren nur ausnahmsweise festzustellen ist.

Trotz aller Fortschritte der Untersuchungstechnik kommen auch dem Erfahrenen immer einmal Fälle vor, wo nicht einmal mit absoluter Sicherheit zu sagen ist, ob der Tumor intra- oder extraperitoneal liegt. Da die Untersuchungen an sich dem Kranken nichts nützen, so ist jede weitere Untersuchung davon abhängig zu machen, ob aus ihrem Ausfall in irgendeiner Richtung eine Klärung der Verhältnisse und eine Befruchtung der einzuschlagenden Therapie zu erwarten ist. Es gibt unklare Tumoren, deren Diagnose durch weitere spezialistische Untersuchungsmethoden kaum gefördert werden kann, und die offensichtlich eine Probefreilegung verlangen. Damit wird die Probefreilegung als ultima ratio zu einem bedeutungsvollen diagnostischen Hilfsmittel, von dem in der Praxis bei unklaren Tumoren zum Wohl der Patienten öfter Gebrauch gemacht werden sollte.

## Gewinnung und Untersuchung des Harnröhrensekretes.

Da bei der Miktion die Absonderungen der Harnröhre mit dem Harn herausgeschwemmt werden, und daher auch bei stärkerer eitriger Urethritis unmittelbar nach der Blasenentleerung kein Sekret vorhanden ist, so hat die Untersuchung nur nach einer längeren Miktionspause Zweck. Andererseits kann bei Prostatitis und Prostataabszedierung durch eine kurz vorausgegangene Defäkation das Urethralsekret reichlicher und eiterhaltiger erscheinen, als es in Wirklichkeit ist.

Bei stärkerem eitrigen Ausfluß quillt der Eiter von selbst zur vorderen Harnröhrenöffnung heraus, führt zur schleimig-eitrigen Verklebung des Meatus und verursacht im Hemd charakteristische gelbliche Flecken. Spärliches Sekret erscheint nicht oder erst nach längerer Miktionspause vorn an der Urethralöffnung und tritt daher meist nur morgens als sogenannter Morgentropfen in Erscheinung. Zur Gewinnung des Harnröhrensekretes säubert man den Meatus mit einem feuchten Wattebausch (Sublimat) und streicht dann die Harnröhre in der Richtung von hinten nach vorn aus. Das jetzt an der äußeren Urethralöffnung erscheinende Sekret wird mittels ausgeglühter Platinöse auf einen sauberen Objektträger gebracht und hier verrieben. Bei etwas reichlicherem Sekret erhält man technisch gute Präparate, wenn man den Eitertropfen zwischen zwei Objektträgern zerreibt und diese dann flach horizontal auseinanderzieht. Das Ausstrichpräparat läßt man an der Luft trocknen und zieht es dann zur Fixierung noch einige Male, ohne es allzu stark zu erhitzen, kurz durch die Flamme.

Zur vorläufigen Orientierung über Eiter und Bakterien färbt man das Präparat mit einer wässerigen Methlyenblaulösung. Da die Färbungsintensität dieser Lösungen sehr verschieden ist, so muß man, um die beste Färbungsdauer (durchschnittlich $\frac{1}{2}$—1 Minute) zu ermitteln, jede neue Lösung erst ausprobieren. Die Farblösung wird mit Wasser abgespült, das Präparat zwischen Filtrierpapier getrocknet und mittels der Ölimmersion mikroskopisch durchmustert.

Außer dem Eiternachweis interessiert hauptsächlich die Anwesenheit von Bakterien, insbesondere von Gonokokken, den bei weitem häufigsten Erregern der eitrigen Urethritis. Der Gonokokkus ist ein Diplokokkus von Semmel- oder Kaffeebohnenform und färbt sich mit der Methylenblaulösung intensiv blau, noch kräftiger als die Kerne der Leukozyten und Epithelien. Die Gonokokken liegen charakteristischerweise intrazellulär im Protoplasma der Leukozyten (über den weiteren färberischen Nachweis s. S. 133).

Finden sich im eitrigen Urethralsekret keine Gonokokken, so ist damit noch nicht gesagt, daß auch keine vorhanden sind. Erst wiederholte negative Untersuchungen des Sekrets, eventuell nach provokatorischer Reizung (Arthigoninjektionen, Urethralspülungen mit Arg. nitr., Wasserstoffsuperoxyd usw.) erlauben bei negativem Ausfall das Urteil, daß Gonokokken nicht oder nicht mehr vorhanden sind. Bei Frauen sucht man in chronischen Fällen die Gonokokken im Zervikalsekret besonders in der Zeit des Prä- und Postmenstrums. Bakterienfreies Urethralsekret ist immer sehr verdächtig auf eine gonorrhoische oder tuberkulöse Ätiologie der Entzündung. Als Residuum einer abgelaufenen Gonorrhoe findet sich meist ein geringes, mehr schleimiges als eitriges Sekret, in dem sich neben Colibakterien auch Staphylokokken, Streptokokken und grampositive Diplokokken usw. finden.

Eine nicht gonorrhoische, unspezifische Urethritis, als deren Erreger in der Hauptsache Stäbchenbakterien nachgewiesen werden können, kann auch primär durch Infektion bei der Kohabitation, durch Verunreinigung usw. entstehen. Diese nicht gonorrhoischen Urethritiden machen in der Regel nur geringe entzündliche Erscheinungen, sind aber sehr hartnäckig; eine restlose Beseitigung gehört zu den Seltenheiten.

Gelingt es durch Ausstreichen der Urethra nicht, genügend Sekret zur Untersuchung zu gewinnen, so ist die erste Harnportion auf sogenannte Filamente bzw. Tripperfäden hin zu untersuchen. Um diese kleinen Schleim- bzw. Eiterfädchen — die kommaförmigen Gebilde sollen in der Hauptsache aus der hinteren Harnröhre stammen — deutlich sichtbar zu machen, rührt man den Harn der ersten Portion mit einem Glasstab um; dadurch werden diese Beimischungen aufgewirbelt, treiben im Harn umher und können einzeln mit der Platinöse gefangen und auf einen Objektträger gebracht und verrieben werden. Die weitere färberische Behandlung und mikroskopische Untersuchung ist die gleiche, wie sie oben angegeben wurde. Unter dem Mikroskop sieht man eine streifige, körnige, schleimige Grundsubstanz, besetzt mit Epithelien und Leukozyten. Je nach dem Grad der Entzündung enthalten diese aus den Littréschen und Cowperschen

Drüsen stammenden Urethralfäden mehr oder weniger reichlich Leukozyten. Auch wenn keine nennenswerte Sekretion mehr besteht, findet man in diesen Urethralfäden bisweilen noch typische Gonokokken.

Um festzustellen, ob die entzündlichen eitrigen Produkte, die in der ersten Harnportion enthalten sind, aus der vorderen oder hinteren Harnröhre bzw. aus beiden Teilen stammen, spült man die vordere Harnröhre mit destilliertem Wasser solange aus, bis die ablaufende Spülflüssigkeit keine korpuskulären Elemente mehr enthält. Ob die Spülflüssigkeit klar ist, erkennt man am besten im Reagenzglas bei durchfallendem Licht. Die Spülflüssigkeit wird gesammelt und ebenso wie die darauf entleerte erste Harnportion, die nun in der Hauptsache die entzündlichen Produkte der hinteren Harnröhre enthält, auf ihren Gehalt an Eiter oder Filamenten untersucht. Die vergleichende Untersuchung beider Flüssigkeiten erlaubt dann ein Urteil, ob die entzündlichen Veränderungen die ganze Harnröhre betreffen oder ausschließlich auf den vorderen oder hinteren Abschnitt beschränkt sind. Bei Entzündungen der hinteren Harnröhre ist fast ausnahmslos auch die Prostata beteiligt.

Eine physiologische Erscheinung ist die sogenannte libidinöse Urethrorrhoe. Bei geschlechtlicher Erregung erscheint an der äußeren Harnröhrenöffnung ein glasiges, kristallklares, schleimiges, fadenziehendes Sekret, das aus den Drüsen der Harnröhre, vorzugsweise aus den Cowperschen Drüsen stammt.

Von Prostatorrhoe spricht man, wenn sich das Sekret der Prostata auch ohne Orgasmus in die Harnröhre und von hier nach außen entleert. Die Entleerung erfolgt zumeist bei der Defäkation, sogenannte Defäkationsprostatorrhoe, oder im Anschluß an die Miktion, sogenannte Miktionsprostatorrhoe. Die Prostatorrhoe tritt nicht selten in Verbindung bzw. nach einer gonorrhoischen Prostatitis auf, wird aber auch ohne diese Grundlage gelegentlich bei neurastenischen Männern, sowie nach lange fortgesetztem sexuellen Abusus beobachtet und ist der Ausdruck einer Erschlaffung der Prostatamuskulatur und eines ungenügenden Verschlusses der Ausführungsgänge der Drüse. Dadurch wird es möglich, daß schon der Druck, der bei der Defäkation auf die Prostata ausgeübt wird, sowie die Kontraktion der Blasenausgangsmukulatur am Schluß der Miktion genügt, das Sekret der Prostata zutage zu fördern.

Aus den gleichen Gründen und unter den gleichen Umständen kommt es zuweilen gleichzeitig mit der Prostatorrhoe auch zum Abgang von Samenblaseninhalt (sogenannte Spermatorrhoe).

## Gewinnung und Untersuchung des Harns.

Da der Harn bei längerem Stehen an der Luft starke Veränderungen erleidet (Trübung, Zersetzung durch Bakterien, Veränderung der Reaktion, Ausfällung von Harnsalzen usw.), so darf zur Untersuchung stets nur frisch gelassener Urin Verwendung finden. Die Kranken sollen in der Sprechstunde urinieren; falls sie, wie sehr häufig, erst kurz vorher die Blase entleert haben, so ist die Harnuntersuchung zu verschieben, außer bei weiblichen Patienten, bei denen der Harn zur Untersuchung stets durch Katheterismus zu entnehmen ist. Die Urinentleerung in der Sprechstunde hat auch den Vorteil, daß man sich so selbst ein Bild von dem Entleerungsvorgang, dem Harnstrahl und seinen etwaigen Veränderungen machen kann. Ist man nicht in der Lage, den Harn sofort zu untersuchen, bzw. will man den gesamten Harn von 24 Stunden sammeln, so fügt man dem Harn einige kleine Thymolkristalle zu, wodurch die Zersetzung des Harns verhindert wird, ohne daß dadurch die spätere chemische und mikroskopische Untersuchung leidet. Es ist nicht überflüssig, zu sagen, daß um Verunreinigung und eventuell dadurch bedingte Irrtümer zu vermeiden, zum Auffangen des Harns nur gutgereinigte, saubere Glasgefäße zu benutzen sind.

Manche Kranke können trotz voller Blase in der Sprechstunde nicht urinieren; in der Regel gelingt es ihnen doch nach einigem Zuwarten, besonders, wenn man sie allein läßt, oder zur Behebung der psychischen Hemmungen den Hahn der Wasserleitung aufdreht. Die bei voller Blase nur selten ausbleibende Wirkung dieser Maßnahme beruht wohl in der Hauptsache auf dem akustischen, miktionsähnlichen Eindruck.

Man fordert den Patienten stets auf, den Harn getrennt in zwei Gläser zu entleeren. Diese Zweigläserprobe (Thompson) ist, wie schon im Abschnitt über Pyurie hervorgehoben wurde, diagnostisch überaus wichtig in allen Fällen, in denen der Harn pathologische Produkte, in erster Linie also Eiter und Erythrozyten, enthält. Bei der Miktion werden die Sekrete der Harnröhre mit der ersten Harnportion herausbefördert, so daß die zweite Portion nur den eigentlichen Blasenharn darstellt, der die krankhaften Produkte aus der Blase und den oberen Harnwegen enthält, die natürlich auch in der ersten Portion nicht fehlen. Nur bei sehr reichlicher Eiterung aus der hinteren Harnröhre, sowie bei stark eitriger Prostatitis finden sich auch in der zweiten Harnportion Produkte der Harnröhre und der Prostata, insbesondere ganz zum Schluß, da durch muskuläre Kontraktion gegen Ende der Miktion die Prostata exprimiert wird. Durch die vergleichende mikroskopische Untersuchung der beiden Harnportionen läßt sich entscheiden, ob die pathologischen Harnbestandteile hauptsächlich aus der Harnröhre oder aber aus der Blase bzw. noch höher gelegenen Harnwegsabschnitten stammen. Für die erste Harnportion kommt fast ausschließlich die mikroskopische Untersuchung des Sedimentes und der Filamente (vgl. den vorhergehenden Abschnitt) in Betracht, während die zweite Portion, der Blasenharn, außer zur mikroskopischen und bakteriologischen auch zur chemischen Untersuchung auf Eiweiß, Zucker usw. heranzuziehen ist. Die im folgenden angegebenen Harnuntersuchungen beziehen sich immer auf die zweite Harnportion.

## Makroskopische Harnuntersuchung.

**Die Harnfarbe.** Der Harn hat normalerweise eine hell- bis goldgelbe Farbe, die durch den Farbstoff Urochrom, dessen Natur noch nicht feststeht, bedingt ist. Der gelbliche Ton wird im allgemeinen um so intensiver und dunkler, je konzentrierter der Urin ist.

Bei längerem Dursten, fieberhaften Zuständen und anstrengenden körperlichen Leistungen (Tagemärsche usw.), kann der Harn durch die hochgradige Konzentration eine derartig tiefbraunrote Farbe annehmen, daß man ihn bei oberflächlicher Betrachtung für bluthaltig halten möchte.

Ein ständig blaßgelber Harn, wenn er nicht auf eine alimentäre Polyurie zurückgeführt werden kann, ist häufig ein Zeichen chronischer Niereninsuffizienz. Bei Schrumpfnieren ist der Gehalt an Urochrom besonders gering und der Harn auch schon aus diesem Grunde auffallend blaß.

Eine abnorme Farbe erhält der Harn bei manchen Erkrankungen, sowie nach innerem Gebrauch verschiedener Medikamente.

Bei rötlichem Harn ist immer zuerst an die Anwesenheit von Blut bzw. von Blutfarbstoffen zu denken. Die Unterscheidung der roten Farbe, die durch Anwesenheit von Erythrozyten oder nur durch den Gehalt von Blutfarbstoff (Hämoglobinurie, vgl. S. 75) bedingt wird, ermöglicht einfach und sicher die mikroskopische Untersuchung des Harnsedimentes (über den chemischen Blutnachweis s. S. 122). Zentrifugiert, sedimentiert oder filtriert man bluthaltigen Harn, so wird er dabei klar und entfärbt, während die durch freien Blutfarbstoff oder andere Farbstoffe bedingte Färbung dadurch unbeeinflußt bleibt. Die Differenzierung der verschiedenen Blutfarbstoffe, wie Hämoglobin, Oxyhämoglobin, Methämoglobin usw. wird spektroskopisch vorgenommen. Bei geringem Blutgehalt sieht der Harn fleischfarben aus, bei reichlichem Blutgehalt mehr oder weniger rot; das Rot ist um so heller, je frischer die Blutung ist. Altes Blut, das lange mit dem Harn in Berührung gekommen ist, wird zersetzt und nimmt dann eine braune bis braunschwarze Farbe an.

Bei Anwesenheit von Gallenfarbstoffen hat der Harn eine gelblichgrüne bis bierbraune Farbe und bildet beim Schütteln einen gelblichen Schaum; enthält der Harn Urobilin, so sieht er gelb- bis braunrot aus.

Bei Nierentuberkulose besitzt der Harn zuweilen einen eigenartigen, blaß grünlichgrauen Schimmer. Blau-grünlich sieht der Harn bei Anwesenheit von Pyocyaneus aus.

Enthält der Harn Melaninogen, so wird er, wenn er einige Zeit gestanden hat, dunkelbraun bis schwarz, da durch die Berührung mit der Luft das farblose Melaninogen durch Oxydation in Melanin übergeht. Der Farbstoff ist mit dem in melanotischen Geschwülsten vorkommenden Farbstoff identisch und wird bei Patienten mit solchen Tumoren zuweilen frei im Harn oder auch als braunschwarzes feines in den Leukozyten eingeschlossenes Pigment gefunden.

Auch bei der sogenannten Alkaptonurie dunkelt der Harn an der Luft bei Anwesenheit von Alkali nach und nimmt nach und nach eine dunkelbraune bis schwarze Farbe an; der Harn gibt die Trommersche Probe, reduziert aber Wismutoxyd nicht. Ursache der Verfärbung ist hier die Homogentisinsäure, von der es noch nicht feststeht, ob sie ein physiologisches Produkt des intermediären Stoffwechsels darstellt. Die Schwarzfärbung des Harns ist auf die in alkalischer Lösung stark reduzierende Wirkung der Homogentisinsäure zurückzuführen; wenn der Harn sauer ist, so kann er tagelang hell bleiben. Die Alkaptonurie tritt vielfach familiär auf.

Eine dunkelbraungelbe Farbe nimmt der Harn zuweilen nach längerer innerlicher und äußerlicher Anwendung von Salizylsäurepräparaten, Karbolsäure, Resorzin, Naphthalin, Folia uvae ursi, Lysol, Pyrogallol, Kresol, Salol und ähnlichen Stoffen an; auch in diesen Fällen tritt das Nachdunkeln häufig erst ein, wenn der Harn einige Zeit an der Luft gestanden hat.

Die Anwesenheit der Chrysophansäure, die nach Gebrauch von Chrysarobin, Rheum, Senna, Rhabarber, Cascara sagrada, Cortex frangulae ausgeschieden wird, verleiht dem sauren Harn eine gold- bis zitronengelbe, dem alkalischen Harn eine hellrote Färbung; die rote Farbe des alkalischen Harns verschwindet wieder auf Säurezusatz. Nach Santoningebrauch beobachtet man bei saurer Reaktion eine strohgelbe, bei alkalischer Reaktion eine scharlachrote Harnfarbe. Eine Rotfärbung sieht man auch nach Gebrauch von Sulfonal, Trional, Veronal, Antipyrin, Antifebrin usw.; die rote Farbe und das Nachdunkeln des Harns an der Luft nach Einnahme größerer Mengen dieser Stoffe ist durch die Ausscheidung vom Hämatoporphyrin bedingt. Hämatoporphyrin ist eisenfreies Hämatin, das auch sonst gelegentlich im Harn erscheint.

Intramuskulär und intravenös zugeführte Farbstoffe, wie z. B. Indigokarmin, Methylenblau usw., werden durch die Nieren ausgeschieden und verleihen für die Dauer der Ausscheidung dem Harn eine entsprechende Färbung.

**Der Geruch des Harns.** Der Geruch des normalen Harns ist leicht aromatisch. Nach Genuß von Spargel wird der aromatische Geruch unangenehm stark. Enthält der Harn Azeton oder Azetessigsäure (Diabetes), so verbreitet er einen auffallend starken Obstgeruch. Einige Medikamente bedingen einen angenehmen Geruch, so riecht der Harn veilchenartig nach Einatmen von Terpentinöl sowie nach Einnahme von Kopaivabalsam; pfefferminzartig nach Mentholgenuß. Fade und faulig riecht der Harn bei reichlicher Anwesenheit von Colibakterien. Einen übelkeitserregenden, jauchigen Geruch bekommt der Harn bei Anwesenheit von zersetztem Blut und Eiter, sowie bei zerfallenden Karzinomen, besonders der Blase; kotig riecht der Harn, wenn zwischen Dickdarm und Harnwegen an irgendeiner Stelle eine Kommunikation besteht. Der ammoniakalische stechende Geruch, wie man ihn in schlecht gereinigten Nachtgeschirren und Toiletten anzutreffen pflegt, kommt unter Einwirkung von Bakterien (Proteus, manche Staphylokokken) durch die Umwandlung des Harnstoffes in kohlensaures Ammon zustande.

**Die Reaktion des Harns.** Der gesunde Harn hat eine schwach saure Reaktion, die hauptsächlich durch die sauer reagiernden Harnsalze, in erster Linie durch saure Phosphate zustande kommt; sind reichlich alkalisch reagierende Phosphate vorhanden, so kann die Reaktion amphoter oder alkalisch werden.

Bei der Reaktionsprüfung ist zu berücksichtigen, inwieweit die saure oder alkalische Reaktion durch die Ernährung sowie durch Medikamente beeinflußt wird. Bei überwiegend vegetabilischer Nahrung reagiert der Harn alkalisch, ebenso wenn durch eine starke Hyperazidität des Magensaftes den Körpersäften zeitweise viel Säure entzogen wird.

Zur Reaktionsprüfung ist stets nur ganz frisch entleerter Harn zu benutzen, da der Harn häufig unter der zersetzenden Einwirkung von Bakterien seine Reaktion ändert. Die Reaktion bestimmt man mit Lackmuspapier. Saurer Harn färbt blaues Lackmuspapier rot und alkalischer Harn rotes Lackmuspapier blau. Von amphoterer Reaktion spricht man, wenn der Harn sowohl rotes Lackmuspapier blau, wie blaues Lackmuspapier rot färbt. Wird gebläutes Lackmuspapier beim Trocknen an der Luft wieder rot, so handelt es sich um ammoniakalisch zersetzten Harn, ebenso wenn rotes Lackmuspapier, das nur über den Harn gehalten wird, schon blau wird. Die ammoniakalische Gärung des Harns entsteht unter Vermittlung von Bakterien durch Umwandlung des Harnstoffes in kohlensaures Ammon; im Sediment solcher Harne finden sich reichlich Kristalle von phosphorsaurer Ammoniakmagnesia (sogenannte Sargdeckelkristalle, vgl. S. 131 und Fig. 21). Hält man über einen Harn von ammoniakalischer Gärung einen Glasstab, den man vorher in Salzsäure getaucht hatte, so bilden sich um den Glasstab weiße Nebel.

Verschiedenen bakteriellen Harninfektionen ist eine bestimmte Reaktion eigentümlich bzw. für die Entwicklung förderlich. Beim Coliharn ist die Reaktion sehr wechselnd, aber häufiger sauer als alkalisch. Man kann nicht ohne weiteres sagen, welche Reaktion für das Wachstum der Colikeime günstiger ist, es richtet sich das sehr nach dem vorliegenden Colistamm; da die Eigenwasserstoffzahl der verschiedenen, sehr zahlreichen Colistämme zwischen $P_H$ 5,0—8,3 schwankt, kann sowohl eine alkalische wie eine saure Reaktion für das Wachstum des betreffenden Stammes günstig sein.

Im allgemeinen ändert der sauer entleerte Harn, wenn er einige Zeit an der Luft gestanden hat, seine Reaktion, er wird alkalisch. Ein saurer eitriger Harn, der auch bei längerem Stehen an der Luft seine saure Reaktion beibehält, ist, ganz besonders, wenn mikroskopisch keine Bakterien nachzuweisen sind, höchst verdächtig auf eine tuberkulöse Infektion.

**Das spezifische Gewicht des Harns.** Das spezifische Gewicht der einzelnen Harnportionen (vgl. auch S. 30) schwankt normalerweise sehr erheblich, bei gesunden Menschen durchschnittlich zwischen 1005 und 1040, so daß aus der einmaligen Feststellung des spezifischen Gewichts nicht viel zu schließen ist. Das spezifische Gewicht hängt von der Menge der gelösten festen Bestandteile bzw. von ihrem Verhältnis zur Flüssigkeitsmenge ab. Ergeben sich bei wiederholter Untersuchung zu verschiedenen Tageszeiten erhebliche spezifische Gewichtsunterschiede nach oben wie nach unten, so ist das ein Zeichen für eine gute Funktionsbreite und Anpassungsfähigkeit der Nieren.

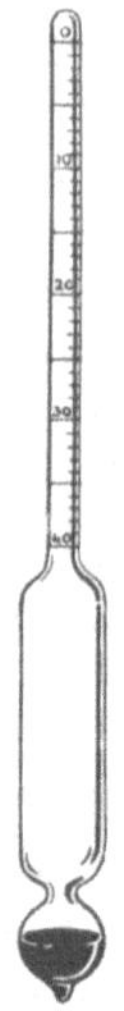
Fig. 19. Urometer.

Man bestimmt das spezifische Gewicht mittels eines Urometers (Fig. 19), das man in ein mit dem zu untersuchenden Harn gefülltes zylinderförmiges Gefäß eintauchen läßt und dann an der Skala direkt das spezifische Gewicht dort, wo der Flüssigkeitsspiegel steht, abliest. Diese Urometer sind auf eine Temperatur von 15° C geeicht, für jede 3°, die der Harn eine höhere Temperatur hat, muß eine Einheit (0,001) dem gefundenen Wert hinzugezählt und bei niedrigerer Temperatur abgezogen werden.

Da das spezifische Gewicht in enger Beziehung zu den gelösten festen Harnbestandteilen steht, so kann man schätzungsweise aus dem spezifischen Gewicht des Harns von 24 Stunden die Summe der ausgeschiedenen festen Bestandteile errechnen, indem man die letzten beiden Ziffern der am Urometer abgelesenen Zahl mit 2,33 (Haeserscher Koeffizient) multipliziert. Da durch die Anwesenheit von Eiweiß und Zucker das spezifische Gewicht steigt, so hat die Berechnung nur Wert bei eiweiß- und zuckerfreien Harnen; durch den Gehalt von je 1% Traubenzucker steigt das spezifische Gewicht annähernd um 4 Einheiten (0,004).

**Der trübe Harn.** Da der Harn normalerweise alle harnpflichtigen Bestandteile in gelöstem Zustande enthält, so ist er im frisch gelassenen Zustand völlig klar und durchsichtig. Erst beim Stehen bildet sich in jedem gesunden Harn ein feinflockiger Niederschlag (sogenannte Nubekula); es handelt sich dabei teils um muzinartige Stoffe, die von den Schleimhäuten der Harnwege stammen, teils um ausgeflockte Kolloide, die jeder normale Harn enthält.

Enthält der Harn Eiter, Blut, Bakterien oder Salze in kristallinischer Form usw., so verliert er seine klare Durchsichtigkeit und wird bereits trübe entleert. Sind solche pathologischen Bestandteile nur in geringer Menge vorhanden, so können sie der makroskopischen Betrachtung entgehen. Makroskopisch klarer Harn muß daher stets zentrifugiert und das Zentrifugat mikroskopisch untersucht werden, wenn man pathologische Formelemente, insbesondere Leukozyten, Erythrozyten, Zylinder usw. mit Sicherheit ausschließen will. Die sogenannten Harnfilamente (siehe S. 130) sinken sehr schnell zu Boden; sie sind makroskopisch unschwer als solche zu erkennen, man sieht sie besonders gut, wenn man den Harn mit einem Glasstab umrührt, dann treiben sie eine Zeitlang im Harn umher. Durch solche Filamente allein verliert der Harn seine klare Durchsichtigkeit nicht, und man bezeichnet diese Beimischungen auch nicht eigentlich als „Trübung“.

Die Natur der Harntrübung läßt sich häufig auch ohne mikroskopische Untersuchung feststellen. Sedimentiert die Trübung schnell zu Boden, so spricht das für die Anwesenheit von Eiter und Salzen. Harnsaure Salze (Urate) fallen bei Abkühlung des sauren Harns als lehmfarbener, ziegelmehlartiger, rötlicher Niederschlag aus; beim Sedimentieren von roten Blutkörperchen entsteht ein intensiv roter Bodensatz; enthält der Harn Blut und Eiter, so setzt sich der Eiter zu unterst und darüber das Blut ab. Geht die Trübung ausschließlich auf die Anwesenheit von Bakterien (Bakteriurie) zurück, so zeigt der Harn auch bei längerem Stehen keine Neigung zum Sedimentieren; das gilt besonders von der Colibakteriurie. Rührt man solche Harne, die massenhaft Bakterien enthalten, mit einem Glasstab um und betrachtet sie bei durchfallendem Licht, so kann man eine schimmernde schlierenartige, flimmernde Erscheinung feststellen, die bei Harnen mit andersartiger Trübung in dieser Weise nicht beobachtet wird. Während die Trübung, die durch Eiter, Blut und Harnsalze bedingt ist, sich beim Filtrieren durch Fließpapier verliert oder doch wesentlich bessert, ist das bei der durch Bakterien bedingten Trübung nicht der Fall; erst die Filtration durch ein Ton- oder Berkefeldfilter hält die Bakterien zurück.

Zur weiteren makroskopischen Orientierung über die Natur der Trübung empfiehlt sich ein planmäßiges Vorgehen. Zuerst erwärmt man eine Probe des trüben Harns im Reagenzglas über der Flamme. Tritt dabei bereits eine völlige Klärung auf, so handelt es sich um harnsaure Salze; sind noch andere Salze oder Eiter usw. an der Trübung beteiligt, so ist die Aufklärung nur unvollständig.

Blieb die Erwärmung ohne sichtbaren Einfluß auf die Trübung, so setzt man dem Harn etwas Essigsäure zu und schüttelt kräftig um, dabei löst sich eine durch Phosphate bedingte Trübung auf. War auch Essigsäurezusatz nicht imstande, die Trübung zu beseitigen, bzw. nicht vollständig aufzuheben, so versucht man die Wirkung eines Salzsäurezusatzes, bei dem sich die oxalsauren Salze (oxalsaurer Kalk) auflösen. Bleiben alle diese Proben wirkungslos, oder verliert sich die Trübung nur teilweise, so ist sie voraussichtlich durch Eiter oder Bakterien bedingt.

Das eitrige Sediment hat bei saurem Harn ein flockig-krümeliges Aussehen; im alkalischen Harn quellen und zerfallen die Leukozyten, das Protoplasmaeiweiß wird frei, und der Niederschlag nimmt einen schleimigen, fadenziehenden Charakter an. Diese Erscheinung kann man zur Feststellung eines eitrigen Niederschlages auch willkürlich durch Zusatz von Kali- oder Natronlauge hervorrufen (Donnésche Eiterprobe). Setzt man einem eiterhaltigen Harn konzentrierte Natronlauge zu und schüttelt kräftig durch, so tritt bei wenig Eiter an Stelle der Trübung eine gelatinöse Transparenz auf, bei reichlichem Eitergehalt entsteht eine fadenziehende, schleimige undurchsichtige, homogene Masse. Zum makrochemischen Nachweis von Eiter kann man auch die Tatsache ausnützen, daß die Leukozyten ein oxydierendes Ferment enthalten (Oxydasereaktion nach Vitali). Zu diesem Zweck setzt man dem fraglichen Sediment des sauren bzw. erst angesäuerten Harns 1 ccm Guajaktinktur zu; bei Anwesenheit von Eiter (aber auch Blut) stellt sich bald eine Blaufärbung ein, da durch das oxydierende Leukozytenferment aus der Guajakonsäure Guajakblau entsteht.

Die Anwesenheit von Blut und die dadurch bedingte Trübung ist durch die mikroskopische Untersuchung leicht als solche zu erkennen. Zum makroskopischen Nachweis des Bluts oder des Blutfarbstoffs setzt man dem Harn einige Tropfen Kalilauge zu und erhitzt ihn; dabei wird Kohlensäure frei, die ausfallenden Erdphosphate sinken zu Boden und reißen den Blutfarbstoff mit, die Folge ist bei Anwesenheit von Blut oder Blutfarbstoffen die Bildung eines roten Niederschlages (Hellersche Probe). Eine ähnliche Reaktion erhält man auch nach innerlichem Gebrauch von Rheum, Senna, Santonin usw.

Diese chemischen Proben auf die Anwesenheit von Erythrozyten bzw. von Hämoglobin sind ebenso wie die Guajakprobe, die auch bei Anwesenheit von Eiter (siehe oben) positiv ausfällt, nicht ganz zuverlässig. Absolut eindeutig ist nur die mikroskopische und spektroskopische Untersuchung.

Der durch Fett bedingte Charakter der Trübung (vgl. Lipurie) ist in der Regel schon äußerlich kenntlich; beim Ausschütteln mit Alkoholäther tritt eine völlige Klärung des Harns ein.

## Chemische Harnuntersuchung.

Gelegentlich ist es wünschenswert, eine durch Punktion gewonnene Flüssigkeit als Harn zu identifizieren. Dazu genügt im allgemeinen der Nachweis von Harnstoff und Harnsäure.

Hat man die fragliche Flüssigkeit reichlich zur Verfügung, so dampft man eine etwas größere Menge in einer Porzellanschale zu einem Brei ein, zieht mit Alkohol aus, filtriert und dampft das Filtrat wieder ein; nach dem Erkalten fügt man etwas konzentrierte Salpetersäure zu. Bei Anwesenheit von Harnstoff bilden sich Kristalle von salpetersaurem Harnstoff, die unter dem Mikroskop an ihrer typischen sechsseitigen Tafelform und ihrer charakteristischen Übereinanderlagerung zu erkennen sind. Die Kristalle sind in Wasser und Alkohol leicht löslich. Stehen nur wenige Tropfen der zu untersuchenden Flüssigkeit zur Verfügung, so bringt man diese auf einen Objektträger, setzt einen Tropfen Salpetersäure hinzu, erwärmt vorsichtig über der Flamme und sucht nach dem Erkalten mikroskopisch nach den salpetersauren Harnstoffkristallen.

Auf ähnliche einfache Art ist auch die Harnsäure nachzuweisen. 10 Teile der zu untersuchenden eiweißfreien Flüssigkeit werden mit einem Teil 25 %iger Salzsäure versetzt und für 24 Stunden stehen gelassen; alsdann hat sich am Boden und an den Wänden des Gefäßes die vorhandene Harnsäure niedergeschlagen und wird unter dem Mikroskop an ihrer charakteristischen gelblichbraunen, wetzsteinförmigen Kristallform (vgl. Fig. 21) erkannt.

Zum Nachweis der Harnsäure dient auch die Murexidprobe: Man dampft die fragliche Flüssigkeit in einem Porzellanschälchen ein, versetzt den Bodensatz mit einigen Tropfen Salpetersäure und dampft nun bis zum Trocknen ein. Bei Anwesenheit von Harnsäure bildet sich ein orangefarbener Fleck, der sich bei Zusatz von etwas Ammoniak purpurrot und bei weiterem Zusatz von Kalilauge blau färbt.

Zur chemischen Untersuchung ist der Harn stets vorher durch Filtrieren oder Zentrifugieren zu klären. Im folgenden sind nur die Reaktionen auf einige klinisch wichtige Stoffe angeführt.

**Eiweiß.** Jeder normale Harn enthält geringe Mengen Albumen, die aber durch die gebräuchlichen Methoden nicht nachgewiesen werden können. Von Eiweiß im pathologischen Sinne spricht man erst dann, wenn es gelingt, seine Anwesenheit durch eine der üblichen Proben (Kochprobe, Hellersche Ringprobe, Sulfosalizylsäure usw.) festzustellen; es handelt sich dabei hauptsächlich um den Nachweis von Serumalbumin und Serumglobulin. In eiter- und bluthaltigen Harnen ist immer Eiweiß vorhanden, das auch durch Filtrieren oder Zentrifugieren nicht zu beseitigen ist, da das Protoplasmaeiweiß der Blut- und Eiterzellen in den Harn übergeht; die hierdurch bedingten Eiweißmengen übersteigen $1-1\frac{1}{2}$‰ nicht. Ein Gehalt von 5000—10000 Zellen pro Kubikmillimeter bedingt im sauren Harn noch keine positive Eiweißreaktion bei der Kochprobe.

Am einfachsten ist die Probe mit 20%iger **Sulfosalizylsäure**. Der Harn muß sauer sein und ist, wenn er alkalisch reagiert, zuerst mit Essigsäure anzusäuern. Setzt man zu einer eiweißhaltigen Harnprobe einige Tropfen 20 %iger Sulfosalizylsäure hinzu, so bildet sich je nach der Menge des vorhandenen Albumens eine geringe eben wahrnehmbare bzw. deutliche Trübung oder ein richtiger flockig-weißer Niederschlag. Verschwindet diese Trübung bei nachträglichem Erhitzen und kehrt sie wieder beim Erkalten, so handelt es sich um Albumosen.

Bei der nach BANG modifizierten **Kochprobe** versetzt man 10 Teile des sauren oder angesäuerten Harns mit 1 Teil einer Lösung von Eisessig und Natriumazetat (56,5 ccm Eisessig und 118 g Natriumazetat werden in Wasser gelöst und auf 1 l verdünnt). Das Harn-Reagenzgemisch erwärmt man über der Flamme und läßt es etwa eine halbe Minute kochen. Bei sehr geringem Eiweißmengen tritt zuerst nur eine leichte Opaleszenz auf, und erst nach einigen Minuten entsteht ein feinflockiger Niederschlag, der sich bei Anwesenheit etwas reichlicherer Eiweißmengen schon gleich zu Anfang beim Erhitzen einstellt.

Diese Modifikation ist empfindlicher als die gebräuchliche Kochprobe mit verdünnter Essigsäure, weist noch ganz geringe Spuren von pathologischem Eiweiß nach und hat nicht die Fehlerquellen der üblichen Kochprobe, da nur Eiweiß ausgefällt wird.

Bei der **Hellerschen Ringprobe** unterschichtet man eine geringe Menge klarfiltrierten Harns im Reagenzglas mit einigen Kubikzentimetern 25%iger Salpetersäure so vorsichtig, daß keine Mischung entsteht. Wenn die Unterschichtung gut gelungen ist, bildet sich bei Anwesenheit von Eiweiß an der Grenze zwischen beiden Flüssigkeiten ein weißlich-grauer Ring von gefälltem Eiweiß. Zum Gelingen der Probe ist einige technische Übung erforderlich. Die Unterschichtung kann man auch so herbeiführen, daß man eine mit Salpetersäure gefüllte Pipette bis zum Boden des den Harn enthaltenden Reagenzglases führt und jetzt die Salpetersäure langsam einfließen läßt.

Nach Gebrauch von Kopaivabalsam, Ol. Santali, Ol. Terebinthinae usw. kann bei dieser Probe, sowie bei der üblichen Kochprobe durch Anwesenheit von Harzsäuren ein eiweißähnlicher Niederschlag entstehen, der sich aber zum Unterschied von Eiweiß auf Zusatz von Alkohol und Umschütteln auflöst.

Bei der sogenannten **orthostatischen Albuminurie** wird ein durch Essigsäure schon in der Kälte fällbarer Eiweißkörper (Verbindung von Albumin mit Chondroitinschwefelsäure) ausgeschieden.

Zu seinem Nachweis verdünnt man eine kleine Harnprobe mit gleichen Teilen Wasser, setzt einige Tropfen verdünnter Essigsäure zu und schüttelt kräftig durch. Sind solche durch Essigsäure schon in der Kälte fällbare Eiweißkörper vorhanden, so tritt eine Trübung ein, die zuweilen erst nach einigen Minuten zu erkennen ist.

Ganz eindeutig für diese Eiweißkörper ist die Probe übrigens nicht, da auch muzinartige Stoffe gefällt werden.

Bei allen Proben macht sich die Anwesenheit von Eiweiß durch eine weißliche Ausfällung bemerkbar; bei geringen Eiweißmengen tritt nur eine leichte Opaleszenz auf, die, wenn sie nur schwach ist, bei durchfallendem Licht leicht übersehen werden kann. Um solche geringen Trübungen besser wahrnehmen zu können, empfiehlt es sich, zum Vergleich ein Reagenzröhrchen mit dem nicht behandelten Harn daneben zu halten und beide gegen eine dunkle Unterlage zu betrachten.

Der Grad der Eiweißausscheidung entspricht nicht immer der Schwere der Erkrankung und die quantitative Bestimmung der Eiweißmengen hat daher an und für sich keine allzugroße klinische Bedeutung. Eine ungefähre Schätzung des Eiweißgehalts gestattet die Höhe des Niederschlags im Reagenzglas bei der Kochprobe. Eine Koagulation von

| | | |
|---|---|---|
| $^1/_2$ | des Harnvolumens entspricht einem Eiweißgehalt von etwa | 10 ‰ |
| $^1/_3$ | „ „ „ „ „ „ „ | 5 ‰ |
| $^1/_{10}$ | „ „ „ „ „ „ „ | 1 ‰ |
| Nur Trübung | „ „ „ „ „ „ „ | 0,1 ‰ |

Erstarrt die ganze Harnsäule, so beträgt der Eiweißgehalt etwa 3 %. Etwas genauer ist die quantitative Eiweißbestimmung nach **Esbach**.

Zu diesem Zweck füllt man das graduierte Esbachsche Röhrchen bis zur Marke U mit dem zu untersuchenden filtrierten, klaren, sauerreagierenden Harn; dazu kommt das „Esbachsche Reagens“ (1,0 g Pikrinsäure und 2,0 g Zitronensäure in 100 Wasser gelöst) bis zur Marke R; dann verschließt man das Röhrchen mit einem Gummistopfen und stülpt es langsam, ohne zu schütteln, etwa 10—12 mal um, damit eine ausgiebige Durchmischung der beiden Flüssigkeiten zustande kommt. Das Röhrchen bleibt hierauf 24 Stunden senkrecht stehen und die entsprechend der Höhe des Niederschlags an der Graduierung abzulesende Zahl ergibt in Grammen die Eiweißmengen in 1000 ccm Harn. Reicht die Graduierung wegen zu starkem Eiweißgehalt nicht aus, so verdünnt man den Harn mit destilliertem Wasser und muß dann die gefundenen Werte entsprechend verdoppeln bzw. vervielfachen.

Wenn diese Methode auch Fehlerquellen hat und nur approximative Werte gibt, so eignet sie sich doch zur fortlaufenden Kontrolle, um festzustellen, ob die Eiweißausscheidung ab- oder zunimmt. Da die Temperatur von Einfluß auf den Ausfall der Reaktion ist, so ist darauf zu achten, daß die Untersuchungen möglichst stets bei der gleichen Temperatur vorgenommen werden.

**Zucker.** Auch der normale Harn enthält Spuren von Zucker (Traubenzucker), die aber mit den gebräuchlichen Reaktionen nicht nachzuweisen sind. Eine Vermehrung des Zuckergehaltes im Harn findet sich nach reichlichem Genuß zuckerhaltiger Nahrung, sowie unter der Einwirkung einzelner Stoffe, z. B. Phloridzin, Adrenalin, Kaliumchlorat, Kanthariden usw.; dabei ist die Wirkungsweise dieser Stoffe verschieden, indem die einen die Zuckerbildung fördern, andere die Nieren für den Zucker durchlässiger machen oder eine gesteigerte Ausscheidung bewirken. Auch nervöse Einflüsse können für eine vorübergehende Glykosurie verantwortlich sein, es sei an den sogenannten Zuckerstich (Medulla obl.) erinnert. Weitaus am wichtigsten ist die pathologische Glykosurie beim Diabetes mellitus, wo ganz erhebliche Zuckermengen ausgeschieden werden können. Von den verschiedenen Zuckerarten kommt hauptsächlich der Traubenzucker in Betracht.

Zur schnellen Orientierung über die Anwesenheit von Zucker eignet sich die recht empfindliche Nylandersche Probe.

Zu 10 Teilen eiweißfreiem bzw. enteiweißtem Harne wird 1 Teil oder auch mehr von dem Nylanderschen Reagens (Bismuti subnitrici 2,0; Sal. Seignetti 4,0; 100 ccm 10%ige Natronlauge) zugesetzt, dann erwärmt und einige Minuten vorsichtig gekocht. Bei Anwesenheit von Zucker wird das Wismutoxyd durch Reduktion in Wismutoxydul oder auch in metallisches Wismut überführt. Bei reichlichem Zuckergehalt verfärbt sich der Harn gleich beim Erwärmen, wobei er zuerst gelblich braun, dann immer dunkler und zuletzt ganz schwarz wird. Bei geringem Zuckergehalt tritt erst nach längerem Kochen oder noch später beim Erkalten die Schwarzfärbung auf; bei ganz geringen Mengen wird der Harn nur braun, und nur der spätere Niederschlag des metallischen Silbers am Boden des Reagenzglases zeigt eine dunkle bis schwarze Farbe.

Sehr zuverlässig ist auch die Fehlingsche Probe.

Das Fehlingsche Reagens besteht aus zwei getrennt zu haltenden Lösungen: Fehling I (7%ige Kupfersulfatlösung) und Fehling II (35,0 Seignette-Salz; 10,0 Natriumhydrat; 100,0 Aq. destill.). Gleiche Teile beider Lösungen bringt man in ein Reagenzglas, schüttelt kräftig durch, verdünnt mit der dreifachen Menge Wasser und erwärmt bis zum Sieden, dann setzt man nacheinander, nicht auf einmal, einige Tropfen des zu untersuchenden Harns hinzu und erwärmt wieder bis zum Kochen. Enthält der Harn keinen Zucker, so verändert sich die Farbe nicht; im anderen Fall entsteht durch Reduktion von Kupferhydroxyd Kupferoxydul, und es tritt eine gelbliche bis gelblichrote Färbung und ein Niederschlag von Kupferoxydul auf. Bei geringen Zuckermengen tritt die Verfärbung erst allmählich ein, manchmal erst nach wiederholtem Kochen.

Fallen diese Proben negativ aus, so ist bestimmt kein Zucker vorhanden; der positive Ausfall ist dagegen nicht so eindeutig, da auch andere reduzierende Substanzen, wie sie z. B. nach Einnehmen von Rheum, Santonin, Senna, Salol, Antipyrin, Sulfonal, Salizylsäure usw. im Harn auftreten, einen positiven Ausfall bedingen können. Auch nach Chloroformnarkosen, sowie nach Genuß von Spargel und Rhabarber hat der Harn reduzierende Eigenschaften, die nicht auf einen Gehalt an Zucker zurückzuführen sind.

Zur quantitativen Bestimmung der Zuckermengen eignen sich für die Praxis die Gärungsmethoden und die Polarisation am besten. Da der Zuckergehalt der einzelnen Harnportionen häufig sehr erheblich schwankt, ist zur quantitativen Bestimmung immer eine Probe der 24stündigen Harnmenge zu verwenden.

Zur Gärungsmethode benutzt man das Lohnsteinsche Saccharometer, ein U-förmiges Glasrohr, dessen langer und offener Schenkel eine empirisch geeichte Skala trägt und dessen anderer kurzer Schenkel kugelig erweitert ist und durch einen Glasstöpsel verschlossen wird. Glasstöpsel und Hals des Gefäßes sind beide so durchbohrt, daß bei passender Stellung des Stöpsels eine Verbindung zwischen dem Inneren der Kugel und der äußeren Luft hergestellt werden kann. Durch den kurzen kugelig erweiterten Schenkel füllt man so viel Quecksilber ein, bis die Quecksilbersäule in dem schmalen geschlossenen Schenkel die Marke 0 erreicht hat. Darauf gibt man etwas in Wasser aufgeteilte Preßhefe zusammen mit 0,5 ccm des zu untersuchenden Harns in die kugelige Erweiterung des Gefäßes auf den Quecksilberspiegel und setzt nun den Stöpsel so ein, daß die beiden Öffnungen aufeinanderpassen. Durch Neigen des Apparats stellt man die Quecksilbersäule genau auf den Nullpunkt ein, verschließt jetzt den Stöpsel luftdicht und beschwert ihn noch mit dem beigegebenen Gewicht, um zu verhindern, daß der Stöpsel durch das sich entwickelnde Gas herausgetrieben wird. Der Apparat bleibt 6 Stunden lang bei einer Temperatur von 36° stehen; ist die Temperatur niedriger, so dauert die Vergärung länger. Die bei der Gärung entstehende Kohlensäure verdrängt das Quecksilber, das infolgedessen in dem langen graduierten Schenkel emporsteigt, wo man den Zuckergehalt an der Skala entsprechend dem Stand des Quecksilberspiegels in Prozenten ablesen kann. Wichtig ist, daß das Saccharometer vorher gut gesäubert und getrocknet war und daß nur saurer Harn benutzt wird, da alkalischer Harn viel Kohlensäure absorbieren kann, wodurch die Werte zu niedrig ausfallen würden. Da die Reaktion des Harns auch während der Gärung noch umschlagen kann, ist zur Sicherheit die Reaktion auch nach beendigter Gärung noch einmal zu prüfen.

Die quantitative Zuckerbestimmung mittels des Polarisationsapparates beruht darauf, daß der Traubenzucker eine optisch aktive Substanz ist, die das polarisierte Licht in einem bestimmten Grade nach rechts dreht. Gleichzeitige Anwesenheit von linksdrehenden Zuckerarten, sowie von $\beta$-Oxybuttersäure usw. stören natürlich die Bestimmung. Außer bei Anwesenheit von Eiweiß enthält der Harn häufig auch nach Einnehmen von Medikamenten, wie Sulfonal, Salizylsäure, Phenazetin, sowie nach Chloroformnarkosen linksdrehende Substanzen. Bei den speziell für die quantitative Zuckerbestimmung im Harn konstruierten Polarisationsapparaten liest man nicht mehr den Drehungswinkel ab und errechnet daraus den prozentualen Gehalt an Zucker, sondern kann direkt den Prozentgehalt am Apparat ablesen. Zu Polarisationszwecken muß der Harn vollkommen klar, frei von Eiweiß und nicht zu dunkel gefärbt sein. Um dunklen Harn zu entfärben, setzt man etwas pulverisiertes neutrales Bleiazetat zu, schüttelt kräftig durch und filtriert den Harn.

**Azetonkörper (Azeton-Azetessigsäure-$\beta$-Oxybuttersäure).** Die Azetonkörper treten bei unvollständiger Spaltung der Fettsäuren im Blut und Harn auf.

Azeton findet sich in ganz geringen Mengen schon normalerweise im Harn, größerere Mengen entstehen erst sekundär aus der Azetessigsäure; eiweißreiche und kohlehydratarme Nahrung, sowie Hungern vermehren die Azetonausscheidung. Vermehrter Azetongehalt spricht für gesteigerten Eiweißzerfall. Bei fieberhaften Erkrankungen, Verdauungsstörungen, bei Kachexie (Karzinom), nach Narkosen, sowie besonders beim Diabetes mellitus kann der Azetongehalt ganz erheblich gesteigert sein. Die Zuckerausscheidung steht beim Diabetes in keinem erkennbaren Verhältnis zum Azetongehalt des Harns.

Für den Azetonnachweis in der Praxis eignet sich die Legalsche Probe in der Modifikation von Lange.

Zu 5 ccm Harn, der mit Essigsäure angesäuert ist, werden einige Tropfen frisch zubereiteter 10%iger Nitroprussidnatriumlösung hinzugefügt; dann überschichtet man das Gemisch mit konzentrierter Ammoniaklösung. Wenn Azeton vorhanden ist, bildet sich an der Grenze der beiden Flüssigkeiten ein rotvioletter Ring.

Während Azeton schon normalerweise im Harn vorkommt, ist die Anwesenheit von Azetessigsäure und $\beta$-Oxybuttersäure so gut wie immer eine pathologische Erscheinung. Beide Stoffe kommen häufig zusammen und auch zugleich mit Azeton vor, so bei schweren Infektionskrankheiten, beim Karzinom, bei langen Hungerzuständen, hauptsächlich aber beim Diabetes, wo diese Stoffe stets prognostisch sehr ungünstig zu bewerten sind.

Zum Nachweis der Azetessigsäure dient die Reaktion nach Gerhardt. Da die Azetessigsäure beim Stehen leicht in Azeton und Kohlensäure zerfällt, so kann man nur frisch entleerten Harn zur Untersuchung gebrauchen.

Zu 10 ccm Harn setzt man tropfenweise 10%ige Eisenchloridlösung solange zu, bis keine Fällung mehr eintritt und filtriert den Harn; bei Anwesenheit von Azetessigsäure nimmt das Filtrat eine bordeauxrote Farbe an. Diese Farbreaktion kann aber auch nach innerlichem Gebrauch von Salizylsäure, Phenazetin, Antipyrin usw. auftreten. Zur Ausschaltung dieser Fehlerquellen erhitzt man den Harn nachträglich bis zum Sieden; verschwindet die bordeauxrote Farbe, so rührte sie von Azetessigsäure her, bleibt sie unverändert bestehen, so ist sie durch andere Stoffe bedingt.

Die $\beta$-Oxybuttersäure findet man nur in solchen Harnen, die auch Azetessigsäure bzw. Azeton enthalten. Zum Nachweis der $\beta$-Oxybuttersäure benutzt man ihre optisch-aktive Eigenschaft, sie dreht die Ebene des polarisierten Lichtes nach links; diese Methode gestattet auch eine quantitative Bestimmung.

Nach Külz vergärt man zuerst den Harn mit Hefe, fällt dann mit essigsaurem Blei und einigen Tropfen Ammoniak andere optisch-aktive Substanzen mit Ausnahme der $\beta$-Oxybuttersäure aus, filtriert und untersucht das Filtrat im Polarisationsapparat.

**Blutfarbstoffe.** Blutfarbstoffe finden sich im Harn sowohl frei bei der sogenannten Hämoglobinurie, Methämoglobinurie usw. als auch gebunden an Erythrozyten in Form der Hämaturie. Die Erythrozyten werden am sichersten mikroskopisch nachgewiesen, der Blutfarbstoff durch die Benzidinprobe, die recht empfindlich ist; Voraussetzung ist, daß der Harn eiterfrei ist, da auch Eiter eine positive Benzidinreaktion bedingt.

Man bringt etwas Benzidin in ein Reagenzglas und setzt zuerst 10—15 Tropfen Eisessig und dann noch 1—2 ccm 3%iger Wasserstoffsuperoxydlösung hinzu. Fügt man zu dieser Lösung blut- bzw. hämoglobinhaltigen Harn hinzu, so nimmt die Lösung einen grünen bis blaugrünlichen Farbton an.

Am zuverlässigsten ist die spektroskopische Untersuchung, durch die sich auch die verschiedenen Arten des Hämoglobins (Oxyhämoglobin, Kohlenoxydhämoglobin, Methämoglobin usw.) unterscheiden lassen, da jede Art ihre besonderen Absorptionsstreifen besitzt.

**Gallenfarbstoffe.** Gallenfarbstoffe sind im Harn normalerweise nicht vorhanden. Sie treten als pathologische Erscheinung bei Lebererkrankungen, insbesondere bei Verlegung der abführenden Gallenwege auf, und verleihen dem Harn eine bierbraune Farbe; beim Schütteln eines gallenfarbstoffhaltigen Harns bildet sich ein gelber Schaum. Im frisch gelassenen gallenfarbstoffhaltigen Harn kommt das Bilirubin vor, aus dem sich beim Stehen durch Oxydation andere Farbstoffe, wie Biliverdin usw., bilden.

Zum Nachweis dient die Modifikation der Gmelinschen Probe nach Rosenbach, bei der man eine größere Menge Harn durch ein Filter laufen läßt und dann auf die innere Seite des Filters einen Tropfen ungereinigte, salpetrige Säure enthaltende Salpetersäure fallen läßt. Bei Anwesenheit von Gallenfarbstoffen entstehen blaue, violette und grüngefärbte Ringe, von denen der äußerste grün ist.

Es sei erwähnt, daß nach dem Genuß von Antipyrin bei dieser Probe auch ein grüner Ring entstehen kann.

Sicherer ist der Nachweis des Gallenfarbstoffes nach Huppert.

10 ccm Harn werden mit einigen Tropfen Natronlauge und einigen Tropfen einer Chlorkalziumlösung versetzt, der Niederschlag abfiltriert und ausgewaschen. Fügt man jetzt zu dem Niederschlag mitsamt dem Filter etwa 15 ccm Alkohol und einige Tropfen verdünnter Schwefelsäure hinzu und erwärmt das Gemisch, so entfärbt sich der Niederschlag, und der Alkohol nimmt bei Gegenwart von Gallenfarbstoffen eine intensiv grüne Farbe an.

**Urobilin.** Urobilin entsteht im Harn durch Einwirkung von Luft und Licht aus dem farblosen Urobilinogen; nur letzteres soll sich im frisch entleerten Harn finden. Das Urobilin bzw. Urobilinogen führt sich auf den Gallenfarbstoff zurück. Aus dem Gallenfarbstoff Bilirubin entsteht im Darm durch Reduktion unter der Einwirkung von Bakterien das Sterkobilin, von dem der größte Teil mit dem Stuhl den Darm verläßt, während ein kleiner Teil resorbiert wird, ins Blut gelangt und mit dem Harn als Urobilinogen bzw. Urobilin ausgeschieden wird. Es scheint, daß Urobilin bzw. seine Vorstufe unter besonderen Verhältnissen (Blutergüsse, Infarktbildungen) auch ohne die Leber und den Darm direkt aus dem Blutfarbstoff entstehen kann. Bei Neugeborenen und bei Verschluß der Gallenwege fehlt Urobilin im Harn.

Urobilinurie, d. h. vermehrte Ausscheidung von Urobilin kommt vor bei vielen Lebererkrankungen und bei solchen Prozessen, die mit Blutzerfall bzw. Bluterkrankungen einhergehen, so bei perniziöser Anämie, Chlorose, Malaria und bei Hämatomen, aber auch bei anderen Erkrankungen, z. B. bei Scharlach und Pneumonie, die keine Störung der Leberfunktion oder Schädigung des Blutes und der blutbildenden Organe erkennen lassen.

Zum Nachweis des Urobilinogens setzt man zu einer kleinen Harnportion einige Tropfen einer 2%igen Lösung von Dimethylparamidobenzaldehyd in 20%iger Salzsäure (Ehrlichs Reagens) hinzu. Bei reichlichem Gehalt an Urobilinogen tritt eine Rotfärbung auf; um die Reaktion zu beschleunigen, kann man noch etwas konzentrierte Salzsäure hinzufügen.

Urobilin wird nach der von Hildebrandt modifizierten Schlesingerschen Probe derart nachgewiesen, daß man in einem Reagenzröhrchen gleiche Teile Harn und 10%ige alkoholische Suspension von Zinkazetat, die vor dem Gebrauch umzuschütteln ist, mischt. Das Filtrat dieser Lösung ist bei vermehrtem Urobilingehalt gelblichrosa gefärbt und zeigt Fluoreszenz, die besonders gegen einen dunklen Hintergrund deutlich hervortritt.

**Indikan.** Indikan kommt bei gesunden Menschen nur in geringen Mengen vor. Im Darm entsteht aus dem Nahrungseiweiß unter Einwirkung der Bakterienflora durch Spaltung das Tryptophan, aus diesem das Indol, das als Indikan im Harn ausgeschieden wird. Eine vermehrte Indikanausscheidung wird bei vielen Erkrankungen, bei denen durch Darmgärung Fäulnisprodukte entstehen (Ileus), resorbiert werden und ins Blut sowie den Harn übergehen, beobachtet. Bei Neugeborenen enthält der Harn gar kein Indikan; bei ausgesprochener fleisch- bzw. eiweißreicher Nahrung ist der Indikangehalt stärker als bei kohlehydratreicher Nahrung. Beim Ileus ist der Indikangehalt des Harns wichtig zur Unterscheidung eines Dünndarmileus von einem Dickdarmileus; vermehrter Indikangehalt spricht für eine Verlegung des Dünndarms. Der Nachweis des Indikans beruht auf der Spaltung des Indikans und Oxydation des freiwerdenden Indoxyls zu Indigoblau.

Zum Nachweis des Indikans werden 10 ccm Harn mit 2 ccm 20 %iger Bleizuckerlösung durchgeschüttelt und filtriert; dem Filtrat setzt man 1 ccm einer 5 %igen alkoholischen Thymollösung und 10 ccm einer 0,5 %igen eisenchloridhaltigen konzentrierten Salzsäure zu. Nach einiger Zeit gibt man noch 4 ccm Chloroform dazu und schüttelt die Flüssigkeit vorsichtig; bei Anwesenheit von Indikan bzw. von Indigoblau färbt sich das Chloroform mehr oder weniger intensiv blau bis violett.

## Mikroskopische Harnuntersuchung.

Zur mikroskopischen Untersuchung darf nur frischer Harn verwandt werden, da sich der Harn beim längeren Stehen an der Luft zersetzt, vorhandene Bakterien sich vermehren und neue hinzutreten, Leukozyten und Erythrozyten zerfallen, und gelöste Salze ausfallen. Aus allen diesen Gründen ist ganz besonders für den mikroskopischen Nachweis von pathologischen Formelementen die Untersuchung alter, mitgebrachter Harnproben usw. zwecklos und irreführend. Bei Frauen ist zur Vermeidung von Verunreinigungen aus den Genitalorganen (Fluor, Menstrualblut usw.) zur mikroskopischen Untersuchung immer nur katheterisierter Harn zu benützen. Um artefizielle Verunreinigungen zu vermeiden, müssen die zum Auffangen benutzten Gefäße ganz sauber sein.

Ist der Harn schon makroskopisch deutlich trübe, enthält er also pathologische Bestandteile in reichlicher Menge, so genügt es oft, einen Tropfen des trüben Harns auf einen Objektträger zu bringen und unter dem Mikroskop bei durchfallendem abgeblendeten Licht zu untersuchen. Ist die Trübung nur gering, so zentrifugiert man den Harn und entnimmt das Sediment mit einer sauberen Pipette vom Boden des Zentrifugenröhrchens und bringt es auf einen Objektträger. Makroskopisch klarer Harn soll stets zentrifugiert werden, um festzustellen, ob überhaupt Leukozyten, Erythrozyten usw. vorhanden sind. Ist das Zentrifugat sehr gering, so gießt man den Harn über dem Bodensatz des Zentrifugenröhrchens vorsichtig ab, füllt den zu untersuchenden Harn von neuem nach, zentrifugiert und wiederholt das mehrere Male; auf diese Weise bekommt man doch noch oft ein zur Untersuchung ausreichendes Sediment. Aus dem mikroskopischen Bild des zentrifugierten Harns kann man sich kein Urteil über die Menge der pathologischen Formelemente, z. B. der Leukozyten machen. Im Zentrifugat finden sich außer bei ganz geringem Gehalt an Eiterkörperchen immer „massenhaft" Leukozyten; die Dichtigkeit der Formelemente hängt von der Dauer des Zentrifugierens ab. Will man sich ein Urteil über die Stärke der Eiterung oder des Blutgehaltes machen, so muß man einen Tropfen des frisch entleerten oder aufgerührten Harns unter dem Mikroskop mit Hilfe einer Zählkammer auf den Gehalt an weißen bzw. roten Blutzellen hin auszählen, was aber praktisch nicht weiter bringt als die makroskopische Beurteilung der Trübung.

Hat man keine Zentrifuge zur Verfügung, so läßt man den Harn in einem Spitzglas sedimentieren und fügt, um bakterielle Zersetzungsvorgänge hintenan zu halten, einige Tropfen einer 40%igen Formalinlösung oder einige Thymolkristalle zu.

Das Harnsediment besteht aus organisierten und nichtorganisierten Bestandteilen.

### Das organisierte Sediment.

**Leukozyten:** Ganz vereinzelte Leukozyten, die erst nach längerem Zentrifugieren nachzuweisen sind, enthält der Harn des erwachsenen Menschen außerordentlich häufig, ohne daß deswegen eine entzündliche Erkrankung der Harnorgane oder Harnwege vorzuliegen braucht. Bei Männern, die irgendwann einmal eine Gonorrhoe oder auch eine unspezifische Urethritis durchgemacht haben, finden sich in der ersten Harnportion ausnahmslos einige Eiterkörperchen, denen an sich keine pathologische Bedeutung zuzukommen braucht. Bei Kindern, besonders bei Knaben, sind dagegen schon einzelne Leukozyten selbst im zentrifugierten Harn höchst verdächtig auf eine Harnwegsinfektion.

Die Leukozyten erscheinen im sauren Harn mikroskopisch als rundliche, blasse, farblose Zellen; sie sind etwas größer als die Erythrozyten, besitzen ein granuliertes Aussehen und sind entweder mehrkernig oder polymorphkernig (Fig. 21). Der Kern hebt sich in der Regel nicht sehr deutlich ab; näheren Einblick in die Kernform und das Verhältnis zum Protoplasmaleib gestattet die Untersuchung im Dunkelfeld. In stark alkalischen Harnen zeigen die Leukozyten in der Regel degenerative Veränderungen, sie quellen auf, verlieren ihre scharfe Kontur und die Granulierung. Bei längerem Aufenthalt in alkalischem Harn wird der Protoplasmaleib immer undeutlicher, so daß manchmal nur noch die Kerne sichtbar sind; später treten auch diese schwächer hervor, und die Leukozyten zerfallen zu sogenanntem körnigen Detritus.

Beim echten Morbus Brightii findet man statt der sonst vorherrschenden neutrophilen polynukleären Leukozyten vorwiegend Zellen von lymphozytärem Charakter; auch bei allen chronischen Eiterungen tritt diese Zellform stärker hervor als sonst.

Gesunde Leukozyten sind leicht mit kleinen rundlichen Nierenepithelien zu verwechseln; sie unterscheiden sich in der Hauptsache durch die Kernform voneinander. Epithelien haben stets nur einen, in der Regel deutlich runden Kern, während die Leukozyten in der Mehrzahl mehrere Kerne oder doch einen polymorphen Kern besitzen; außerdem sind die Epithelien im allgemeinen auch etwas größer als die Leukozyten. Um sich zu vergewissern, setzt man dem ungefärbten Deckglaspräparat einen Tropfen 5%ige Essigsäure zu, dadurch verschwindet die Granulierung, und die Kerne bzw. der polymorphe Kern treten deutlicher hervor. Eine weitere Differenzierung ermöglicht die Jodprobe; man läßt dazu einen Tropfen einer Jodjodkalilösung unter das Deckglas fließen, worauf sich die Leukozyten infolge ihres Glykogengehaltes mahagonibraun färben, was man unter dem Mikroskop verfolgen kann, während die Epithelien, von denen, wie gesagt, nur die Nierenepithelien wegen ihrer Kleinheit differential-diagnostisch in Betracht kommen, nur einen schwach gelblichen Ton annehmen. Auch der Zusatz eines Tropfens einer 1%igen wässerigen Neutralrotlösung zum feuchten Sediment erleichtert die Differenzierung.

Die Zerfallsprodukte der Leukozyten, aber auch der Epithelien (sogenannter Zelldetritus), sehen amorphen Harnsalzen äußerst ähnlich; vor der Verwechslung schützt der Zusatz eines Tropfens Essigsäure, wodurch die amorphen Phosphate aufgelöst werden, der Zelldetritus aber bestehen bleibt.

**Erythrozyten:** Bei rotgefärbtem Harn ist immer zunächst an die Anwesenheit von Blut zu denken und diese Frage durch die mikroskopische Untersuchung in dieser oder jener Richtung zu klären.

Die Erythrozyten sind rundliche, flache, bikonkave Scheiben von leicht gelblicher Färbung und etwa halb so groß wie Leukozyten (Fig. 20 u. 21); stehen die Erythrozyten auf der Kante, so haben sie infolge der beiderseitigen Eindellung eine Art Biskuitform. Dieses Aussehen zeigen die Erythrozyten aber nur in frischem Zustande, bei längerem Aufenthalt im Harn treten durch osmotische Vorgänge Formveränderungen auf. Im hypotonischen Harn quellen die Erythrozyten, werden ausgelaugt und dadurch farblos (sogenannte Blutschatten, Fig. 21), im hypertonischen Harn schrumpfen sie zusammen, nehmen dabei bizarre Formen (Birnen- und Stechapfelformen, Fig. 21) an und werden bisweilen ganz unkenntlich. Diese Veränderungen treten im alkalischen Harn schneller ein; in stark alkalischem Harn verschwinden die roten Blutkörperchen bald ganz, während sie sich in saurem Harn lange unversehrt erhalten können. Aus diesen Gründen ist der Harn, vor allem bei alkalischer Reaktion, möglichst bald auf seinen Gehalt an Erythrozyten zu untersuchen, besonders wenn vermutlich nur wenige rote Blutkörperchen vorhanden sind.

Zuweilen sind die Erythrozyten zu Zylindern zusammen gebacken (sogenannte Blutkörperchenzylinder), woraus auf eine Nierenblutung geschlossen werden darf (Fig. 20). Bei stärkeren Blutungen enthält der Harn auch Blutkoagula; frische Koagula sehen rot aus, bei längerem Aufenthalt im Harn nehmen sie eine rotbraune bis braunschwarze Farbe an und zerfallen oft krümelig, so daß sich ein kaffeesatzartiger Niederschlag bildet. Kleine Koagula, die nicht zerfallen, werden mit der Zeit ausgelaugt und erhalten dadurch eine grauweißliche Farbe und ein gewebeartiges Aussehen, weshalb sie makroskopisch leicht für Gewebszotten gehalten werden. Die mikroskopische Untersuchung dieser Gebilde läßt ein faseriges Gerüst erkennen, innerhalb dessen neben Salzen nur noch vereinzelte stark veränderte Erythrozyten zu erkennen sind. Lange zylinderförmige Blutgerinnsel verraten durch diese Form ihre Herkunft aus dem Harnleiter und sprechen somit für eine Nierenblutung.

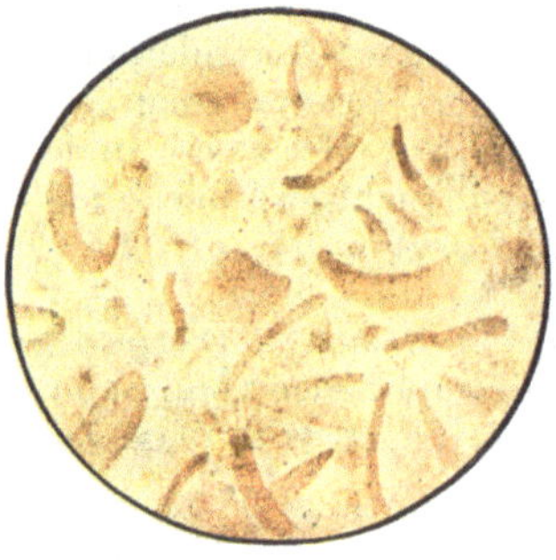

Fig. 20. Zylinder aus Erythrozyten, zum Teil im Zerfall begriffen.

**Epithelien:** Epithelien der verschiedensten Form und Größe (vgl. Fig. 21) enthält jeder gesunde Harn; die Epithelien haben daher an sich keine pathologische Bedeutung. Die Epithelien stammen entweder aus der Niere, dem Nierenbecken, dem Harnleiter, der Blase oder der Harnröhre. An der Form der Epithelien kann man ihre Herkunft nicht erkennen, da die Harnwege von einem mehrschichtigen Übergangsepithel ausgekleidet sind, und sich infolgedessen je nach der Tiefe der Epithelschicht alle möglichen Zellformen und Übergänge finden. Es können also mit Sicherheit weder die großen polygonalen flachen Zellen mit großem Protoplasmaleib und großem ovalen, bläschenförmigen Kern als Blasenepithelien, noch die kleinen, geschwänzten Zellen als Nierenbeckenepithelien angesprochen werden. Beide Formen mit allen Übergängen können sowohl aus der Blase, den Harnleitern als auch aus den Nierenbecken stammen. Lediglich kleine, ausgesprochen kubische Epithelien, die, wenn sie eine mehr rundliche Form haben, den Leukozyten zum Verwechseln ähnlich sein können (siehe dort), stammen höchstwahrscheinlich aus der Niere bzw. den Harnkanälchen.

Bei den verschiedensten Erkrankungen der Harnorgane ist der Epithelgehalt des Harns stark vermehrt; desgleichen nach instrumentellen Untersuchungen, wie Katheterismus, Cystoskopie und Harnleitersondierung, wo auf mechanischem Wege durch die Instrumente die Zellen von den Schleimhäuten abgeschilfert werden; auffallend gering ist der Epithelgehalt bei starken, akuten Eiterungen. Sehr reichlich ist der Gehalt an Epithelien bei Anwesenheit von Steinen, sowie bei akuten Nierenentzündungen, insbesondere bei desquamierenden Prozessen (Entzündungen) sowie bei der Leukoplakie der Blase und des Nierenbeckens, wo häufig zusammenhängende Epithelschollen im Sediment gefunden werden. Die abgestoßenen Epithelien zeigen besonders bei Anwesenheit pathologischer Vorgänge in den Harnwegen meist mehr oder weniger starke Veränderungen nach Art der vakuoligen, körnigen, fettigen und hyalinen Degeneration. Eine auffallend starke fettige Degeneration sieht man bei Vergiftungen (Arsenik, Phosphor usw.). Die sogenannten Fettkörnchenkugeln sind umgewandelte Epithelien.

Zuweilen kann die Untersuchung der im Harn gefundenen Epithelien die Annahme einer malignen Neubildung nahelegen oder verstärken. Aus einzelnen Epithelien, mögen sie noch so zahlreich, gut erhalten, oder auch degeneriert sein und an Tumorzellen „erinnern", ist nichts zu schließen, da die Karzinomzelle an sich nichts charakteristisches zu haben braucht; nur wenn man größere Zellverbände findet, kann durch die Art des Zellaufbaus der Verdacht auf eine Neubildung in den Harnwegen nahegelegt werden.

Bei einer eigenen Beobachtung wurde auf Grund zahlreicher verhornter Epithelien ein verhornendes Plattenepithelkarzinom vermutet, das sich, wie die weitere Untersuchung ergab, in der Blase befand.

Bei Zottengeschwülsten der Blase, seltener bei denen des Nierenbeckens, gelingt gelegentlich bei sorgfältiger Durchmusterung der einzelnen Harnportionen der Nachweis einer kleinen Tumorzotte. Die zarten Zotten können sich spontan, bei heftigen Blasenkontraktionen, oder im Anschluß an eine instrumentelle Behandlung der Blase (Blasenspülungen usw.) lösen. Meist sind die abgestoßenen Teile bereits so stark verändert, daß weder eine Zell- noch eine Kernfärbung möglich ist. Was man vielfach bei makroskopischer Betrachtung für eine Tumorzotte halten möchte, erweist sich bei näherer Untersuchung als ein ausgelaugtes Blutkoagulum.

**Harnzylinder.** Die Harnzylinder entstehen in der Niere und stellen Ausgüsse bzw. Abdrücke der Harnkanälchen dar; sie werden mikroskopisch bei starkem Licht und enger Blende aufgesucht. Ihren Namen haben diese in bezug auf Breite und Länge untereinander nur wenig wechselvollen Gebilde von ihrer walzenförmigen zylindrischen Form. Die Zylinder bestehen zum Teil aus geronnenen Eiweißkörpern, die entweder von den Epithelien der Harnkanälchen ausgeschieden bzw. durchgelassen werden, oder aus zugrundegegangenen Zellen stammen. Bei manchen Zylinderarten bilden diese Eiweißkörper die Grund- und Kittsubstanz für korpuskuläre Elemente, die sich in mehr oder weniger gut erhaltenem Zustand entweder den Zylindern auflagern oder von der Grundsubstanz zusammengehalten werden. Die Zellen bzw. Stoffe, die an der Zusammensetzung der Zylinder vorwiegend beteiligt sind, geben den Zylindern den Namen. Man unterscheidet hauptsächlich folgende Arten.

Granulierte Zylinder (vgl. Fig. 21) lassen, wie der Name sagt, eine feine oder grobe Körnelung erkennen, die vermutlich durch Aneinander-

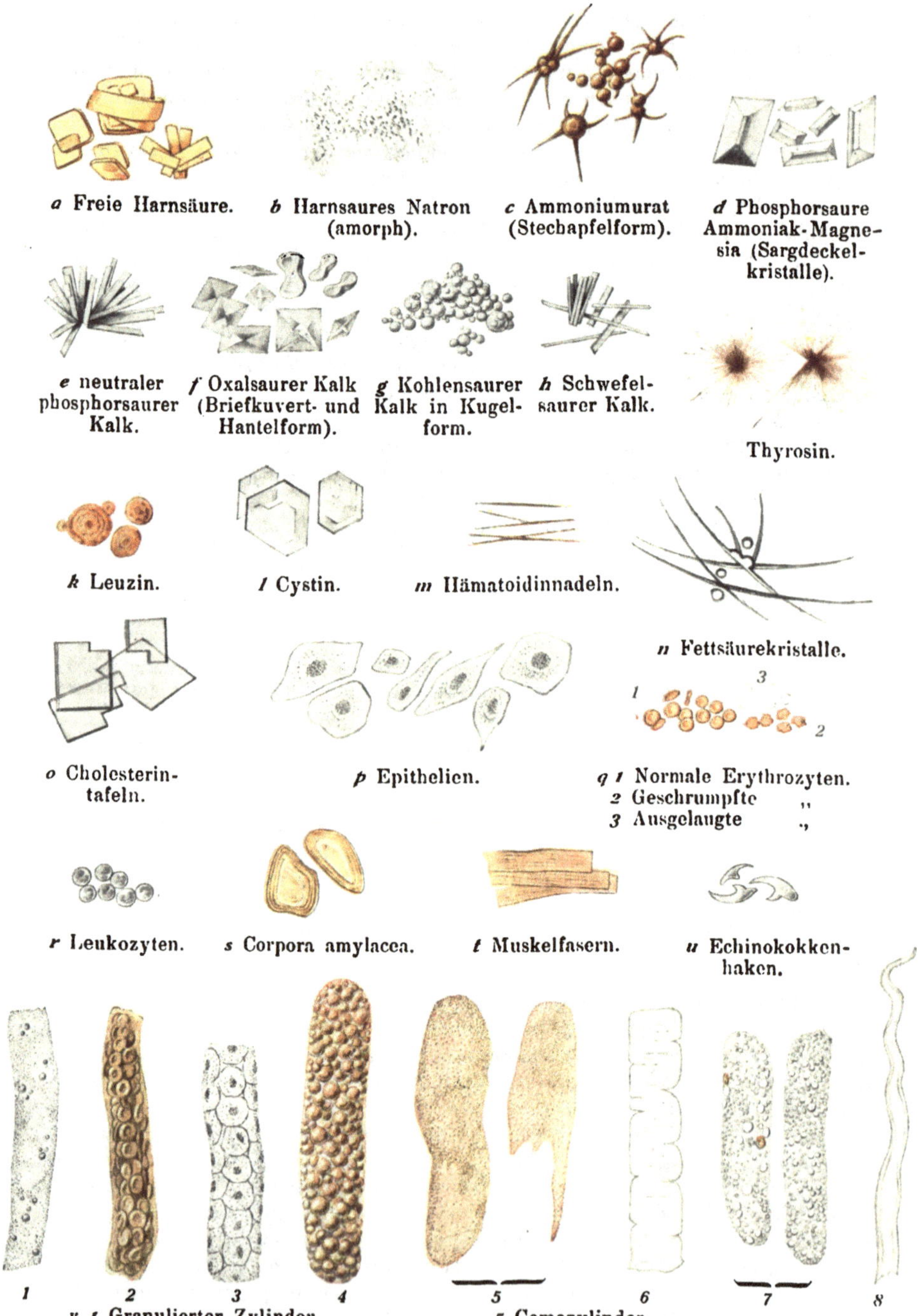


v 1 Granulierter Zylinder.
2 Blutkörperchenzylinder.
3 Epithelzylinder.
4 Fettkörnchenzylinder.
5 Comazylinder.
6 Wachszylinder.
7 Zylinder bei chronischer Nephritis.
8 Zylindroid.

Fig. 21. Harnsedimente.

lagerung von geronnenem Eiweiß in Verbindung mit Zerfallsprodukten von Epithelien, Leukozyten und anderen korpuskulären Elementen zustande kommt. Die Festigkeit dieser Zylinder scheint nicht sehr groß zu sein, da man sie häufig im Abbröckeln und in Aufteilung begriffen antrifft. Diese häufigste Zylinderart findet man, vielfach besetzt mit Epithelien, Erythrozyten und Leukozyten, in reichlicher Menge bei der akuten und chronischen Glomerulonephritis.

Hyaline Zylinder sind auffallend blaß, glasig, schwach lichtbrechend und daher mikroskopisch bei starker Abblendung leichter auffindbar; um sie deutlicher hervortreten zu lassen, kann man sie durch Zusatz verdünnter Farblösungen färben. Diese hyalinen Zylinder, die vornehmlich bei Stauungsnieren und auch bei der orthostatischen Albuminurie vorkommen, haben nicht die pathognomonische Bedeutung für eine Nephritis wie die granulierten Zylinder. Die hyalinen Zylinder verlieren ihre charakteristische homogene Beschaffenheit und Transparenz, wenn sich auf ihnen Salze, Bakterien, Zellen oder Zelltrümmer usw. niederschlagen. Infolge Ablagerungen von amorphen Kristallen, sowie von Bakterien, werden diese Zylinder den granulierten Zylindern sehr ähnlich, doch ist die Körnelung bei den echten granulierten Zylindern gröber als bei der durch Salze und Bakterien bedingten Granulierung; bei Zusatz von Farblösungen werden die Bakterienzylinder leicht als solche erkannt.

Durch Zusammenballung von amorphen Harnsalzen können ähnliche Gebilde wie die granulierten Zylinder entstehen. Diese, aus Harnsalzen bestehenden Gebilde schrumpfen bzw. lösen sich im Gegensatz zu den wahren Zylindern bei Zusatz von Essigsäure auf. Bei den „Kristallzylindern“ vermißt man im Harn oft Eiweiß, was bei den echten Zylindern nur selten der Fall ist.

In ihrer homogenen Art haben die sogenannten Wachszylinder (Fig. 21) viel Ähnlichkeit mit den hyalinen Zylindern; erstere sind schärfer konturiert, stärker lichtbrechend und in der Regel etwas breiter und länger als die hyalinen Zylinder. Zuweilen zeigen die Wachszylinder Einkerbungen (vielleicht Bruchstellen) und bogenförmig geschwungene Konturen; im allgemeinen kommen sie fast ausschließlich bei schweren chronischen Nephritiden und Nephrosen (Amyloidniere) vor.

Von Epithel-, Leukozyten-, Bakterien-, Blutkörperchen- und Fettkörnchenzylindern (vgl. Fig. 21) spricht man, wenn die Zylinder aus diesen Bestandteilen zusammengesetzt sind oder sich an ihrer Oberfläche mit diesen Zellen bzw. Stoffen beladen haben. Blutkörperchenzylinder (vgl. auch Fig. 20) sind stets ein Zeichen renaler Blutungen und werden daher bei vielen mit Nierenblutungen einhergehenden Erkrankungen gelegentlich angetroffen, während die anderen Zylinderarten in der Hauptsache bei den eigentlichen Nephritiden auftreten. Fettkörnchenzylinder treten hauptsächlich bei ausgedehnten degenerativen Nierenerkrankungen (Nephrosen) auf; sie sind durch Fettfärbungen und durch die Untersuchung im Polarisationsmikroskop leicht zu erkennen.

Kurze Stümpfe von körnigen Zylindern sind von Külz und Lenhartz als charakteristisch für das Coma diabeticum (sogenannte Comazylinder) beschrieben worden, vgl. Fig. 21.

Unter Pseudozylindern versteht man band-, knäuel-, girlanden- usw. ähnliche Gebilde, die vorwiegend aus Schleimkörpern bestehen und häufig mit einzelnen korpuskulären Elementen (Leukozyten, Epithelien, Spermien, Kristallen usw.) besetzt sind. Im Gegensatz zu den echten Zylindern sind diese Zylindroide weniger scharf begrenzt, länger und schmäler, mit deutlicher Längsstreifung von sehr unregelmäßiger Form, und an den Enden oft büschelartig aufgefasert. Die Herkunft dieser Zylindroide ist nicht ganz sicher gestellt, manche halten sie für Vorstadien der wahren Zylinder (Präzylinder-Posner), andere glauben, daß sie aus den Drüsen der Harnröhre, der Prostata, der Samenblasen oder auch aus den Hoden stammen.

**Harnfilamente.** Unter Harnfilamenten versteht man kleine flockige oder fadenartig zusammenhängende Gebilde, die in der Hauptsache aus Schleim mit einem wechselnden Gehalt an Leukozyten und Epithelien bestehen und schon makroskopisch sichtbar sind. Diese Harnfilamente stammen vorzugsweise aus den Drüsen der Urethra (Littrésche und Cowpersche Drüsen), werden häufig auch als Urethralfäden bezeichnet und finden sich daher bei der Zweigläserprobe hauptsächlich in der ersten Harnportion (vgl. den Abschnitt über Harnröhrensekret).

Die sogenannten Tripperfäden sind im Prinzip die gleichen Gebilde, enthalten meist reichlicher Leukozyten und finden sich in der Regel als noch lange bestehende Residuen einer Gonorrhoe in der ersten Harnportion. Mit der Zeit werden die Fäden allmählich leukozytenärmer, aber nur selten gelingt es, sie ganz zum Verschwinden zu bringen.

**Produkte der Genitalorgane.** Beim Mann finden sich gelegentlich Spermatozoen und Bestandteile des Prostata- und Samenblasensekretes im Harn, hauptsächlich in der ersten oder auch in der zuletzt entleerten Portion. Relativ häufig ist dieser Befund bei der sogenannten Spermato- und Prostatorrhoe, wo das Sperma- und das Prostatasekret in geringen Mengen auch ohne Orgasmus, z. B. im Anschluß an die Defäkation in die Harnröhre gelangt. In anderen Fällen, in denen man von einer Miktionsprostatorrhoe spricht, finden sich diese Bestandteile vorzugsweise in dem zuletzt entleerten Harn, wenn durch die gegen Ende der Miktion stattfindende muskuläre Kontraktion die Prostata ausgepreßt wird. Auch nach vorausgegangenen Ejakulationen (Koitus, Pollutionen) enthält der darauf entleerte Harn Samenfäden. Zuweilen gelangt bei der Ejakulation das Ejakulat nicht nach außen, sondern rückwärts in die Blase; in diesem Fall enthält der Harn bei der nächsten Miktion reichlich Spermien.

**Parasiten.** Außer den Bakterien, die besonders berücksichtigt werden (S. 132), finden sich im Harn gelegentlich auch tierische Parasiten, von denen der Echinokokkus für uns der wichtigste ist. Wenn dieser Parasit mit den Harnorganen irgendwie in Kommunikation steht (z. B. Nierenechinokokkus), so werden zuweilen Tochterblasen, Teile der mütterlichen Echinokokkenmembran, die als solche an der lamellären Schichtung kenntlich sind, mit dem Harn, meist in Begleitung lebhafter Koliken, entleert. Beweisend für einen Echinokokkus der Nieren oder der Harnwege ist auch der Nachweis von Haken bzw. Hakenkränzen (Skolizes) (Fig. 21).

Bei aktinomykotischer Infektion können, vorausgesetzt, daß der Prozeß mit den Harnwegen in Verbindung steht, Aktinomyzespilze (Drusen) im eitrigen Harn nachgewiesen werden; die Pilzhaufen sind meist schon makroskopisch als krümelige, stecknadelkopfgroße, weißliche Körnchen kenntlich.

In tropischen Ländern beherbergt der Harn nicht selten noch andere Parasiten, so bei der Bilharziosis das Distomum haematobium und bei der tropischen Chylurie Embryonen der Filaria sanguinis usw.

Auch Muskel- und Pflanzenfasern (Fig. 21) werden zuweilen im Harnsediment mikroskopisch nachgewiesen. Wenn man eine Verunreinigung des Harns durch die benutzten Gefäße usw. ausschließen kann, so sind solche Befunde sehr verdächtig auf eine Kommunikation der Harnwege mit dem Darmkanal, wie sie infolge durchgebrochener Darmkarzinome, appendicitischer Eiterungen, typhöser oder tuberkulöser Darmulzerationen usw. gelegentlich zustande kommt.

### Das nichtorganisierte Sediment.

Normalerweise enthält der Harn alle harnfähigen Stoffe in gelöster Form. Einzelne Kristalle finden sich jedoch häufig schon im frisch entleerten Harn; zu einer reichlichen Ausfällung von Harnsalzen kommt es meist erst, wenn der Harn einige Zeit an der Luft steht und seine kolloidalen Eigenschaften verliert. Unter pathologischen Verhältnissen fallen die Harnsalze schon im Organismus aus und werden dann bereits im frisch gelassenen Harn in beträchtlicher Menge angetroffen, so besonders bei der Phosphaturie und Oxalaturie (s. S. 84). Welche Salze ausfallen, ist weitgehend von der Harnreaktion abhängig; so findet man im sauren Harn Harnsäure, Urate (mit Ausnahme des Ammoniumurats), oxalsauren Kalk, Leuzin, Tyrosin, Cystin und Hippursäure; im alkalischen Harn vornehmlich phosphorsaure Ammoniakmagnesia, phosphorsauren sowie schwefelsauren Kalk und Ammoniumurat. Im ganzen kommt dem Nachweis einzelner Kristalle kein großer praktischer Wert zu, insbesondere kann man aus der reichlichen Anwesenheit einer bestimmten Kristallform nicht mit Sicherheit das Vorhandensein einer entsprechenden Steinbildung ableiten.

Die Harnsäure bildet hauptsächlich Wetzsteinkristalle (Fig. 21), es sind das gelbliche Tafeln mit abgerundeten Ecken (Spindelform); außer in dieser häufigsten Art erscheint die Harnsäure auch zuweilen in Form von Rosetten, Büscheln, Spießen, Hanteln und Nadeln. Die Harnsäurekristalle lösen sich bei Zusatz von Natronlauge auf und erscheinen wieder auf Zusatz von Salzsäure.

Harnsaures Natrium, -Kalium, -Kalzium und -Magnesium kommen meist zusammen vor und bilden das sogenannte ziegelmehlartige Sedimentum lateritium. Die gelbe Farbe des Urat- und Harnsäuresediments wird durch den Harnfarbstoff bedingt, den die Salze beim Ausfallen an sich reißen. Mikroskopisch erscheinen die Urate meist als eine amorphe körnige Masse, die sich beim Erwärmen auflöst und beim Erkalten wieder ausfällt. Setzt man dem mikroskopischen Präparat etwas Salzsäure oder Essigsäure zu, so gehen die Urate gleichfalls in Lösung, und nach einiger Zeit kristallisiert dann Harnsäure in Form der bekannten Kristalle aus.

Von den Uraten fällt im alkalischen Harn nur das Ammoniumurat (Fig. 21), in Form brauner Kugeln, die manchmal stachelige Auswüchse zeigen (sogenannte Morgenstern- oder Stechapfelkristalle), aus. Wie die anderen Urate verschwinden auch diese Kristalle auf Essigsäurezusatz, und es bilden sich dafür Harnsäurekristalle; bei Zusatz von Kalilauge gehen die Kristalle unter Bildung von Ammoniakgas in Lösung.

Sehr häufig ist der Befund von phosphorsauren Salzen. Phosphorsaurer Kalk und phosphorsaure Magnesia bilden einen amorphen grauweißlichen Niederschlag, der sich beim Erwärmen nicht verändert, aber durch Essigsäure ohne Gasentwicklung aufgelöst wird. Die phosphorsaure Ammoniakmagnesia (Tripelphosphate) kommt häufig im alkalischen Harn vor und bildet die bekannten Sargdeckelkristalle (Fig. 21), die gleichfalls auf Zusatz von Essigsäure verschwinden. Seltener ist das Magnesiumphosphat in Form von länglichen, rhombischen Tafeln, die die gleiche mikrochemische Reaktion geben, wie die anderen phosphorsauren Salze.

Oxalsaurer Kalk in kristallinischer Form ist im sauren Harn nicht selten; in reichlichen Mengen werden diese Kristalle bei der sogenannten Oxalaturie ausgeschieden. Die stark lichtbrechenden Kristalle haben meist eine charakteristische Briefkuvert-, seltener eine Hantel-, Sanduhr- oder Biskuitform (Fig. 21). Die Kristalle des oxalsauren Kalks lösen sich weder beim Erwärmen noch durch Essigsäure, sie verschwinden aber leicht auf Zusatz von Salzsäure.

Kohlensaurer Kalk kommt kristallinisch in Form von Kugeln und Hanteln (Fig. 21), sowie als amorpher Niederschlag vor, ist aber selten und findet sich meist in Verbindung mit Phosphaten. Auf Zusatz von Salzsäure lösen sich die Salze unter Bildung von Kohlensäure auf; unter dem Mikroskop ist die Gasentwicklung an der Bildung zahlreicher kleiner Bläschen unter dem Deckglas zu erkennen.

Schwefelsaurer Kalk wird nur selten im Harn gefunden; das Kalziumsulfat bildet einen weißen, dichten Niederschlag. Mikroskopisch bestehen die Gipskristalle aus farblosen Nadeln (Fig. 21), die häufig rosettenartig angeordnet sind, sie haben Ähnlichkeit mit den büschelförmig angeordneten Nadeln des neutralen phosphorsauren Kalks; während diese durch Essigsäure in Lösung gehen, bleiben die Gipskristalle unverändert.

Leuzin und Tyrosin treten meist gemeinsam im Harn bei Phosphorvergiftungen, schweren Bluterkrankungen, bei akuter gelber Leberatrophie, sowie bei manchen Infektionskrankheiten auf. Das Tyrosin bildet feine gelbliche nadelförmige Kristalle, die zu dichten Büscheln zusammengefaßt sind (Fig. 21). Die Kristalle sind in Essigsäure, Alkohol und Äther unlöslich, löslich dagegen in Alkali, im Gegensatz zu den nicht unähnlichen Gipskristallen, die sich in Ammoniak nicht auflösen. Leuzin bildet runde, verschieden große, schwach gelbliche Kugeln (Fig. 21), die durch Säuren und Alkalien leicht gelöst werden. Die ähnlichen Kristallkugeln des Ammoniumurats, die auch durch Säuren und Alkalien in Lösung gehen, unterscheiden sich von den Leuzinkugeln dadurch, daß nach der Auflösung des harnsauren Ammons durch Essigsäure nachträglich Harnsäurekristalle erscheinen.

Die Kristalle der Hippursäure werden im Harn sehr selten gefunden; es sind farblose, in der Regel sternförmig angeordnete Nadeln oder auch Tafeln und Prismen. Essigsäure bewirkt keine Auflösung der Kristalle, wohl aber Ammoniak und Alkohol. Soweit es sich um die sternförmig angeordneten Nadeln handelt, haben die Kristalle Ähnlichkeit mit der Kristallform des schwefelsauren Kalks; von diesem unterscheiden sie sich durch ihre Löslichkeit in Alkohol.

Xanthinkristalle sind ebenfalls recht selten, trotzdem Xanthin in gelöster Form in Spuren schon normalerweise im Harn vorkommt. Die Kristalle haben die Form von Stäbchen oder Tafeln, sie verschwinden auf Zusatz von Salzsäure.

Cystin tritt bei Störungen des Eiweißabbaues gelegentlich auf (Cystinurie). Das Cystin bildet charakteristische sechsseitige, farblose, oft einander überlagernde Kristalle (Fig. 21), die in Ammoniak und Salzsäure löslich sind; bei nachträglichem Essigsäurezusatz fallen die Kristalle wieder aus.

Ausnahmsweise erscheint im Harn auch Cholesterin in Form farbloser, vielfach sich deckender Kristalltafeln (Fig. 21). Setzt man den gut getrockneten Kristallen einen Tropfen konzentrierte Schwefelsäure zu, so schmelzen die Kristalle und färben sich dabei rot.

Der Blutfarbstoff Hämoglobin scheidet sich gelegentlich in Form roter amorpher Massen bzw. Schollen ab. Zuweilen bilden sich Hämatoidinkristalle; es sind das feine gelbe bis braunrote Nadeln (Fig. 21), die einzeln oder auch zu mehreren sich überkreuzend beieinander liegen. In der gleichen Form, außerdem aber auch in rhombischen Tafeln, sowie als amorphe goldgelbe Körnchen erscheint Bilirubin, das man bei ikterischen Patienten im Harn findet; die gelben Körnchen sieht man häufig als Einlagerung in den Epithelien und Leukozyten des Harnsedimentes.

Auch Fett kommt teils als Tröpfchen, teils in Form der Fettsäurenadeln (Fig. 21) vor. Die Fettröpfchen sind mikroskopisch an ihrer scharfen Konturierung und der starken Lichtbrechung kenntlich und liegen häufig als Zelleinschlüsse in degenerierten Epithelien oder auf der Oberfläche von Harnzylindern. Die Fettsäurenadeln haben meist ein Fettkörnchen als Zentrum bzw. Ausgangspunkt, um das sie sich stern- oder strahlenförmig gruppieren. Mit Chloroform und Äther kann man das Fett extrahieren; bei Zusatz einer Sudanlösung werden die lichtbrechenden Stellen, soweit es sich um Fettkörperchen handelt, rot, durch Osmiumsäure schwarz gefärbt.

## Bakteriologische Harnuntersuchung.

Die Untersuchung auf Bakterien soll nur kurz besprochen werden und nur insoweit, als die mikroskopische Untersuchung frischer Harnpräparate darüber Aufschluß zu geben vermag. Diese Aufschlüsse werden im allgemeinen für die Praxis auch ausreichen; wo sie nicht genügen, sind bakteriologische Methoden (Kulturverfahren usw.) heranzuziehen.

Um Verunreinigung zu vermeiden, ist der Harn zur Untersuchung auf Bakterien stets mittels sterilen Katheters in sterilen Gefäßen aufzufangen. Der normale Blasenharn ist steril. Da sich in jeder gesunden Harnröhre Bakterien aufhalten und diese durch den Katheterismus in die Blase gelangen können, so ist zur bakteriologischen Untersuchung nicht gleich der zuerst ablaufende Harn zu benützen, da dieser womöglich die eingeschleppten Keime enthält.. Vom bakteriologischen Standpunkte aus ist die Kathetergewinnung des Harns aus diesen und anderen Gründen nicht ganz einwandfrei; fehlerfrei, in der Praxis aber nicht durchführbar, ist die Entnahme des Urins durch Punktion der Blase. Da, wie schon wiederholt gesagt, der Harn beim Stehen Keime aus der Luft aufnimmt, und sich die vorhandenen Bakterien stark vermehren, oder auch durch sekundär hinzugetretene Keime verdrängt werden können, so hat nur die Untersuchung des frisch gelassenen Harns einigermaßen Anspruch auf Genauigkeit.

Zur mikroskopischen Untersuchung auf Bakterien ist der Harn zu zentrifugieren. Es ist selbstverständlich, daß Zentrifugenröhrchen, Pipette und Deckglas, kurz alle Teile, die mit dem Harn in Berührung kommen, absolut sauber sein müssen; der sterilste Katheterismus ist wertlos, wenn nachträglich Verunreinigungen bei der Behandlung des Harns unterlaufen.

In der Regel kann man die Anwesenheit von Bakterien schon im ungefärbten Präparat erkennen; bezüglich der äußeren Form sind Verwechselungen mit amorphen Harnsalzen im ungefärbten Präparat sehr leicht möglich.

**Zur Untersuchung im hängenden Tropfen, die sich besonders zur Feststellung der Beweglichkeit der Bakterien eignet, dient ein hohlgeschliffener Objektträger, dessen Rand mit Vaseline bestrichen wird. Bei reichlichem Gehalt an Bakterien wird ein Tropfen des zu untersuchenden Harns, sonst ein Tropfen des in physiologischer Kochsalzlösung aufgeschwemmten Sedimentes mit einer sauberen Platinöse auf ein Deckgläschen gebracht. Das Deckgläschen muß ganz trocken sein (Abreiben mit Alkohol und Äther), damit der Tropfen zusammenhält und nicht zerfließt. Das Deckgläschen mit dem Tropfen wird so auf den Objektträger gebracht, daß der Tropfen frei nach unten in die ausgeschliffene Höhlung hängt. Die Betrachtung geschieht mittels der Ölimmersion. Man muß die Einstellung sehr vorsichtig vornehmen, da man sonst das hohlliegende Deckgläschen leicht zerdrückt.**

Um die Bakterien deutlicher zur Darstellung zu bringen, stellt man Trockenpräparate her, fixiert sie über der Flamme, färbt sie und betrachtet sie unter der Ölimmersion. Zur allgemeinen Orientierung, ob überhaupt Bakterien vorhanden sind, eignet sich besonders die Färbung mit 1%iger wässeriger Methylenblaulösung; die Bakterien färben sich dabei intensiv blau.

Einfach ist auch die Darstellung der Bakterien mit dem Tuscheverfahren, eine Methode, die besonders zur schnellen Orientierung über Vorhandensein von Spirochäten dient (vgl. Fig. 27).

**Man bringt einen kleinen Tropfen echte schwarze Pelikantusche auf den Objektträger, daneben einen Tropfen des aufgeschwemmten Sediments bzw. des Expressionssekrets eines luesverdächtigen Ulkus usw. und mischt beide Tropfen mit der Platinnadel. Um einen gleichmäßigen Ausstrich zu erzielen, zieht man die Flüssigkeit mit der Kante eines schräg aufgesetzten Deckglases oder Objektträgers (geschliffene Kante) aus. Nach dem Trocknen kann das Präparat direkt oder mit der Ölimmersion durchsucht werden.**

Die Bakterien heben sich scharf als farblose Gebilde gegen den dunklen Untergrund ab (vgl. Fig. 27); manche Bakterien erscheinen auch intensiv schwarz und sind dann von einem hellen Hof umgeben.

Da es häufig nicht gelingt, die Bakterien lediglich nach ihrem Aussehen, ihrer Form und Größe zu identifizieren, so besteht das Bedürfnis nach einem färberischen Unterschied. Eine solche Unterscheidung ermöglicht die Färbung nach Gram.

**Zur Gramschen Färbung braucht man folgende Lösungen:**

1. **Karbolgentianaviolettlösung (Gentianaviolett 2,0; 96 %iger Alkohol 10,0; Acid. carb. liquef. 5,0; Aq. dest. 100,0).**
2. **Lugolsche Lösung (Jod 1,0; Kal. jodat. 2,0; Aq. dest. 300,0).**

3. Azetonspiritus (Azeton 3,0; 96 %iger Alkohol 100,0).
4. Neutralrotlösung (1 %ige wässerige Stammlösung; zur Färbung wird eine frisch bereitete zweifache Verdünnung mit Aq. dest. benützt).

Zur Färbung verfährt man folgendermaßen: Das getrocknete und über der Flamme fixierte Präparat wird 3 Minuten lang mit Karbolgentianaviolettlösung gefärbt, dann läßt man die Farblösung abfließen und bringt das Präparat, ohne mit Wasser abzuspülen, für 1—1½ Minuten in Lugolsche Lösung; darauf wäscht man das nicht mit Wasser abgespülte Präparat so lange in Azetonspiritus, bis sich keine Farbwolken mehr lösen und spült jetzt mit Wasser nach. Gramnegative Bakterien verlieren dabei ihre anfängliche Färbung wieder und nehmen bei nachträglicher Färbung mit einer Neutralrotlösung diese Farbe an.

Von den eigentlichen pathogenen Keimen finden sich im Harn hauptsächlich Colibakterien, Staphylokokken, Streptokokken, Micrococcus ureae, Proteus, Tuberkelbazillen, Typhusbazillen und Gonokokken. Als sekundäre Verunreinigungen kommen noch eine Reihe anderer Keime in Betracht, sie spielen praktisch eine untergeordnete Rolle, wenn man sich zur Gewohnheit macht, stets nur frisch entleerten Harn zur Untersuchung zu benutzen.

Weitaus am häufigsten findet man das Bacterium coli (Fig. 22). Wenn diese Erreger zweifellos auch der Häufigkeit nach die erste Stelle unter den Bakterien der Harnwege einnehmen, so sind sie doch nicht immer die primären Erreger der vorliegenden Infektion. Die Colikeime treten sehr häufig erst sekundär in bereits infizierten Harnwegen auf (sogenannte Mischinfektion), und es ist eine nicht seltene Erscheinung, daß die primären Erreger nach einiger Zeit zugrunde gehen, die Colikeime aber erhalten bleiben und dann das Feld in Form einer Monoinfektion allein beherrschen (vgl. auch den Abschnitt über Harninfektion).

Die Colikeime sind Stäbchenbakterien von sehr verschiedener Form, teils länglich und zart, teils kurz und plump; sie liegen in Haufen, Fäden oder einzeln beisammen, nehmen bei Färbung mit Methylenblau eine intensiv blaue Farbe an und sind gramnegativ. Im hängenden Tropfen zeigen die Colibakterien lebhafte Eigenbewegungen.

Es gibt sehr viele Colistämme, die sich auch bei der bakteriologischen Prüfung verschieden verhalten (z. B. hämolytische und nichthämolytische Formen) und die auch erhebliche Unterschiede hinsichtlich der Pathogenität bzw. Virulenz erkennen lassen. Wahrscheinlich gehört auch das Bacterium faecalis alcaligenes, sowie das Bacterium lactis aerogenes zu den Colibakterien. Die Stäbchen des Bacterium lactis aerogenes besitzen eine Hülle und sind unbeweglich. Die Differenzierung der Colikeime gegenüber den Typhusbazillen, die auch im hängenden Tropfen lebhafte Eigenbewegungen zeigen, und die ebenfalls gramnegativ sind, gelingt mit Hilfe des Kulturverfahrens. Auch Proteus vulgaris ist ein Bakterium von Stäbchenform, das nicht selten in langen bogenförmigen Ketten aneinandergereiht auftritt und sich nach Gram negativ färbt. Eine feine schlanke Stäbchenform und Beweglichkeit besitzen auch die Pyocyaneusbazillen, deren Anwesenheit sich schon äußerlich durch die blaugrünliche Verfärbung des eiterhaltigen Harns verrät.

Staphylokokken (Fig. 23) und Streptokokken (Fig. 24) haben Kugelform und sind beide grampositiv, die einzelnen Arten sind von recht verschiedener Größe; die Staphylokokken liegen in Haufen, die Streptokokken in längeren oder kürzeren Ketten beieinander. Degenerieren die Staphylokokken, so verändert sich damit zuweilen ihr Verhalten bei der Gramschen Färbung, sie entfärben sich dann teilweise, so daß man sowohl grampositive wie gramnegative Staphylokokken gleichzeitig antrifft. Der Micrococcus ureae erscheint häufig in Form länglicher Ketten und besitzt die Fähigkeit, den Harnstoff unter Bildung von Kohlensäure und Ammoniak zu zersetzen.

Von den Diplokokken hat eigentlich nur der Gonokokkus (Fig. 25) eine besondere pathogene Bedeutung für die Harnwege. Da die Gonorrhoe sich vorwiegend in der Harnröhre abspielt, findet man die Gonokokken in der Hauptsache im Urethralsekret bzw. in der ersten Harnportion (vgl. S. 110); es gibt aber auch gonorrhoische Cystitiden und Pyelitiden, allerdings meist in Form einer Mischinfektion, während rein gonorrhoische Cystitiden und Pyelitiden relativ selten sind. Auf die Dauer erleiden die

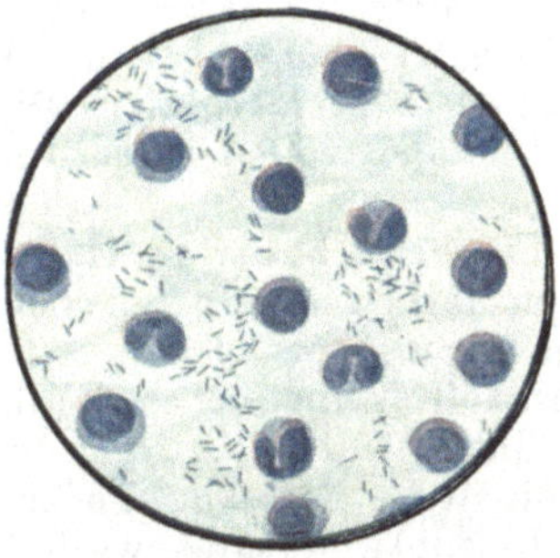

Fig. 22. Stäbchenförmige Bakterien (Coli) im Methylenblaupräparat.

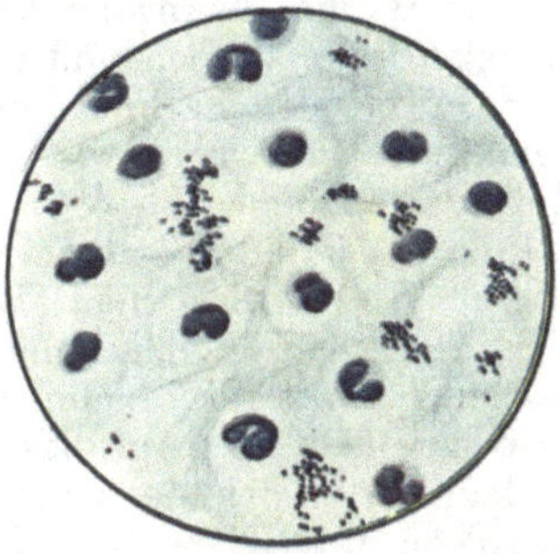

Fig. 23. Kugelförmige Bakterien in Haufen (Staphylokokken) im Methylenblaupräparat.

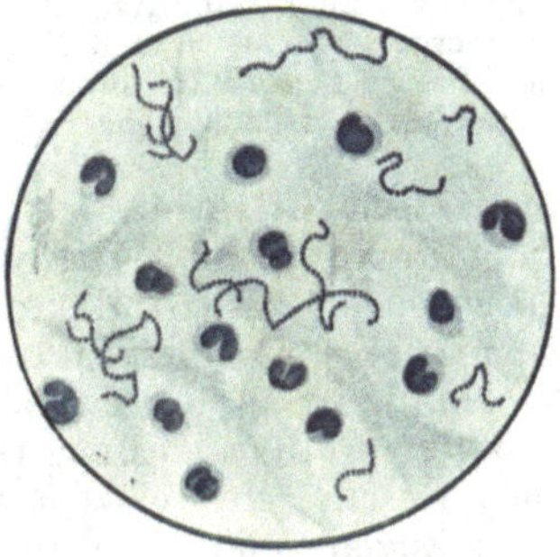

Fig. 24. Kugelförmige Bakterien in Ketten (Streptokokken) im Methylenblaupräparat.

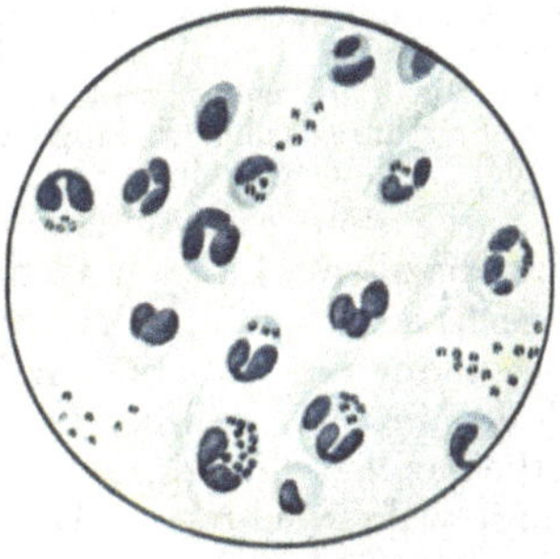

Fig. 25. Intra- und extrazelluläre Diplokokken (Gonokokken) im Methylenblaupräparat.

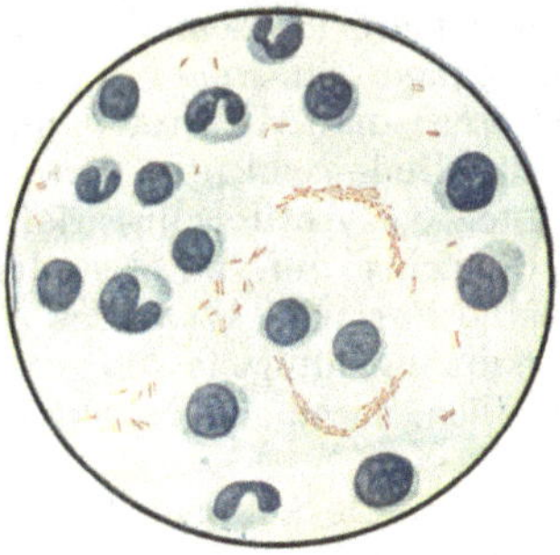

Fig. 26. Säurefeste Stäbchenbakterien (Tuberkelbazillen). Färbung nach Ziehl-Neelsen.

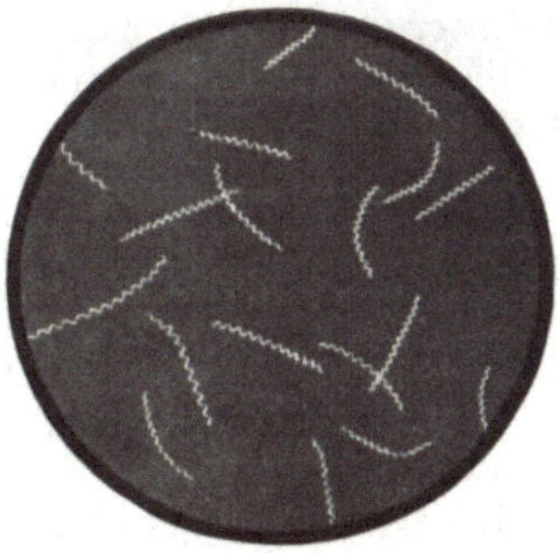

Fig. 27. Spirochäten im Tuschepräparat.

Gonokokken ebenfalls morphologisch und vielleicht auch biologisch, sowie färberisch starke Veränderungen. Aus der Größe und Form der Gonokokken ist eine Differenzierung gegenüber anderen Diplokokkenarten nicht möglich, nur wenn die Diplokokken intrazellulär liegen, so ist das sehr charakteristisch für eine frische gonorrhoische Infektion. Die Gramsche Färbung ermöglicht in der Regel eine Differenzierung, da die meisten Diplokokken, die sonst im Harn gefunden werden, grampositiv sind, im Gegensatz zu den gramnegativen Gonokokken. Da aber auch einige andere Diplokokken, z. B. die Meningokokken, sowie der Micrococcus catarrhalis, den Gonokokken sehr ähnlich und ebenfalls gramnegativ sind, so ist der Ausfall der Gramschen Färbung, obwohl diese anderen gramnegativen Diplokokken in den Harnwegen, wie gesagt, recht selten angetroffen werden, nicht absolut entscheidend.

Eine besondere Färbung ist bei den Tuberkelbazillen (Fig. 26) erforderlich. Mit basischen Anilinfarbstoffen färben sich die Tuberkelbazillen wegen der sie umgebenden Wachsschicht nur sehr schwer, erst bei Anwesenheit von Säuren nehmen sie den Farbstoff an und geben ihn dann nur schwer wieder ab. Auf dieser Eigenschaft beruht ihr färberischer Nachweis. Jeder Eiterharn, der seine saure Reaktion an der Luft lange beibehält, sowie solche Eiterharne, bei denen im Methylenblaupräparat wiederholt keine Bakterien gefunden werden, sind verdächtig auf eine tuberkulöse Ätiologie.

**Färbung der Tuberkelbazillen nach Ziehl-Neelsen:** Das fixierte Trockenpräparat wird mit einer erwärmten Karbolfuchsinlösung (Fuchsin 1,0; 96%iger Alkohol 10,0; Acid. carbol. liquefact. 5,0; Aq. dest. 100,0) übergossen und etwa 3 Minuten gefärbt. Die Farblösung wird abgegossen und das Präparat durch Schwenken in 3%igem Salzsäurealkohol so lange entfärbt, bis das Präparat nirgends mehr rot, sondern überall grau erscheint.

Durch den Salzsäurealkohol wird alles wieder entfärbt bis auf die Tuberkelbazillen. Färbt man nach Abspülen des Präparates mit Methylenblau nach, so erscheint alles, Epithelien, Leukozyten und andere Bakterien blau und nur die Tuberkelbazillen heben sich als feine Stäbchenbakterien durch ihre intensiv hellrote Farbe deutlich ab. Häufig ist an den Enden der Tuberkelbazillen eine Körnelung und eine besonders kräftige Färbung (Polfärbung) wahrzunehmen. Die Tuberkelbazillen liegen selten einzeln verstreut, meist zu mehreren, oft zu gewundenen Zügen zopfartig vereinigt beisammen (vgl. Fig. 26).

Bei geringem Gehalt an Tuberkelbazillen müssen meist eine Anzahl Präparate durchmustert werden, ehe man die Bazillen findet. Um die Auffindung zu erleichtern, empfiehlt es sich, den Harn, dem man, um seine Verwesung hintanzuhalten, etwas Thymol zugesetzt hat, einige Zeit stehen zu lassen, damit die Bakterien Zeit haben, zu sedimentieren; man schüttet dann die oberen Harnschichten ab und benützt nur die Bodenschichten bzw. das Sediment zum Ausschleudern. Nützlich ist auch das Antiforminverfahren. Antiformin löst die meisten korpuskulären Elemente auf, unter anderem auch die Bakterien mit Ausnahme der säurefesten Formen. Wenn das Antiformin einige Zeit eingewirkt hat, so ist das Sediment infolgedessen geringer geworden, aber relativ reicher an Tuberkelbazillen, deren Auffindung dann nicht so mühsam ist.

Zur Verwechselung mit Tuberkelbazillen können die Smegmabazillen Veranlassung geben, da diese wie die Tuberkelbazillen, säurefest sind. Außer dem Unterschied, daß die Smegmabazillen nicht wie die Tuberkelbazillen die Neigung haben, sich aneinander zu lagern und infolgedessen einzeln verstreut angetroffen werden, gibt es mikroskopisch keine Unterscheidungsmöglichkeit.

Gelingt es durch die mikroskopische Untersuchung und Ausnutzung der färberischen Eigenschaften nicht, die Bakterien zu identifizieren, oder werden im eiterhaltigen Harn auch bei wiederholten sorgfältigen Untersuchungen keine Bakterien gefunden, so läßt man den steril aufgefangenen Harn auf verschiedene Nährböden verimpfen; durch diese Kulturverfahren gelingt es dann häufig doch noch, über die bakterielle Natur der Infektion Klarheit zu bekommen. Wächst bei Verimpfung eiterhaltiger Harne auf den üblichen Nährböden keine Kultur, scheint also der eitrige Harn steril zu sein, so ist das außer auf eine tuberkulöse auch auf eine gonorrhoische Infektion (der oberen Harnwege) verdächtig. Wo die Natur der mikroskopisch erkannten Keime unklar bleibt und eine exakte Feststellung wünschenswert ist, gelingt die Differenzierung meist durch bakteriologische Prüfung auf Agglutination, Verflüssigung der Nährböden, Vergärung von Traubenzucker, Indolbildung, Verhalten in Lackmusmolke usw.

Der Tierversuch, bei dem in der Regel Meerschweinchen subkutan oder auch intraperitoneal mit dem zu untersuchenden Harn geimpft werden, kommt bei den Erkrankungen der Harnorgane hauptsächlich zum Nachweis von Tuberkelbazillen in Betracht, wenn bei tuberkuloseverdächtiger eitriger Erkrankung der Harnwege alle Mühen, den mikroskopischen Nachweis der Bazillen zu erbringen, vergeblich waren. Der Tierversuch allein ermöglicht auch die sichere Unterscheidung zwischen Tuberkelbazillen und Smegmabazillen.

## Gewinnung und Untersuchung des Prostatasekretes.

Das Sekret der Prostata ist in der Regel nur durch Massage bzw. Expression der Drüse zu erlangen; über die sogenannte Prostatorrhoe vgl. S. 112.

Bevor man zum Zweck der Sekretgewinnung die Prostata digital per rectum exprimiert, fordert man den Patienten auf, zu urinieren und wo möglich einen kleinen Rest des Blasenharns absichtlich zurückzuhalten. Bei der Prostatamassage bzw. Expression steht der Patient am zweckmäßigsten mit vorn übergebeugtem Oberkörper auf einen Tisch gestützt. Durch streichende, von lateral nach medial gerichtete Bewegungen sucht man die Prostata unter leichtem Druck zu exprimieren. Bei reichlichem Sekret erscheint der exprimierte Prostatasaft an der äußeren Harnröhrenöffnung, wo man die austretenden Sekrettropfen auf einem Objektträger auffangen kann. Bei spärlichem Sekret, das nicht von selbst am Meatus erscheint, gelingt es meist, durch nachträgliches Ausstreichen der Harnröhre von hinten nach vorn noch etwas Sekret zu gewinnen.

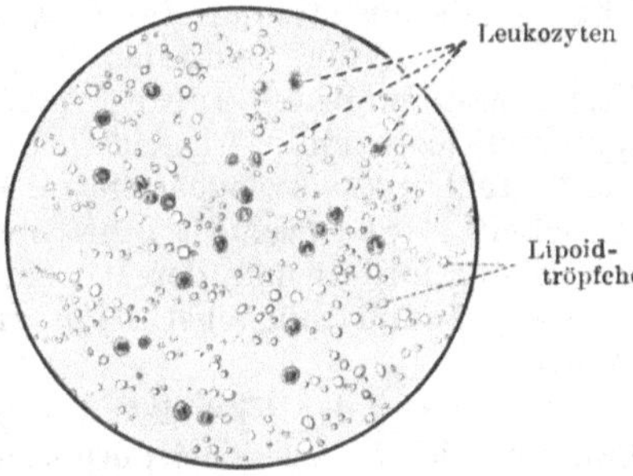

Fig. 28. Expressionssekret der Prostata bei chronischer Prostatitis.

Zuweilen fließt das exprimierte Sekret nach der Blase zu ab. Mit Rücksicht auf diese Möglichkeit wurde der Patient aufgefordert, die Blase vorher nicht ganz zu entleeren; wenn der Patient jetzt den Rest (sogenannte dritte Harnportion) entleert, so finden sich in ihr die Produkte der Prostata. Die Anwesenheit des Prostatasekretes in der dritten Harnportion macht sich schon makroskopisch durch eine stärkere milchige Trübung bemerkbar.

Das normale Prostatasekret sieht grauweißlich bis weißlich bläulich, etwa wie verdünnte Milch aus, reagiert alkalisch und ist nicht fadenziehend. Mikroskopisch sieht man im ungefärbten Präparat zahlreiche runde, verschieden große, helle, lichtbrechende Kügelchen; es sind das Lipoidtröpfchen in feinster Verteilung, die dem Sekret sein milchigweißes, undurchsichtiges Aussehen verleihen. Daneben finden sich im normalen Prostatasekret außer Epithelien noch rundliche, geschichtete, gelblich-bräunliche Gebilde, die Amyloidkörperchen, die sich auf Zusatz von Jod blau bis blauviolett färben. Da bei der Expression der Prostata auch die Samenblasen zuweilen mit exprimiert werden, so enthält das Prostatasekret nicht selten auch Spermatozoen. Bei älteren Männern enthält das Prostatasekret in der Regel auch vereinzelte weiße Blutzellen (Schleimkörperchen), ohne daß deswegen eine Entzündung der Vorsteherdrüse vorzuliegen braucht.

Bei entzündlicher Erkrankung der Prostata verliert das Sekret sein weißlich-bläuliches, milchiges Aussehen und nimmt je nach dem Eitergehalt eine mehr gelblichere Farbe an. Mikroskopisch finden sich dann je nach dem Grad der Entzündung mehr oder weniger Leukozyten und auch Bakterien (Fig. 28). Bei starker Eiterabsonderung tritt der Gehalt an Lipoidtröpfchen ganz zurück, und das Expressionssekret besteht dann aus reinem Eiter. Zur besseren Darstellung der Leukozyten sowie zum Nachweis der Bakterien sind Trockenpräparate anzufertigen und in der üblichen Weise mit Methylenblau oder nach Gram zu färben.

## Gewinnung und Untersuchung des Samens.

Die Untersuchung des Ejakulats ist gelegentlich erwünscht mit Rücksicht auf die Feststellung der Zeugungsfähigkeit, insbesondere bei kongenitalen Defekten der Genitalien (Hypoplasie beider Hoden, Ektopie, einseitiger Mangel usw.), sowie nach voraufgegangenen Erkrankungen, wie Epididymitiden und Orchitiden usw. Bei doppelseitigem Kryptorchismus besteht meist Azoospermie mit Erhaltung der Kohabitationsfähigkeit. Doppelseitige Epididymitis führt nicht stets zu Azoospermie. Zur näheren Feststellung fordert man den Patienten auf, sein Ejakulat in einem Kondom aufzufangen und möglichst bald, am besten sofort zur Untersuchung zu bringen.

Die Menge des Ejakulats wechselt sehr, je nach dem Füllungszustand der Samenbläschen, was wiederum, außer vom Alter und individuellen Faktoren, davon abhängt, ob kurz vorher eine Ejakulation stattgefunden hat. Das Ejakulat, das sich normalerweise aus den Produkten des Hodens und Nebenhodens, der Samenbläschen, der Prostata und der Drüsen der Harnröhre (Cowpersche Drüsen) zusammensetzt, hat eine grauweißliche Farbe, alkalische Reaktion, eine zähflüssige, schleimig-gallertartige Konsistenz und einen faden Geruch.

Mikroskopisch enthält das Ejakulat außer massenhaften Spermafäden einige Epithelien, Bestandteile des Prostatasekrets und zuweilen auch zylindroide Gebilde. Bei gehäuften Ejakulationen nimmt der Gehalt an Spermatozoen sehr stark und rasch ab.

Die Spermatozoen, die man bei starker Abblendung des durchfallenden Lichtes leicht erkennt, haben einen ovalen, eiförmigen Kopf, an den sich scheinbar unmittelbar der dünne, fadenförmige Schwanzteil anschließt (vgl. Fig. 29). Einzelne Spermien sind, wenn sie still liegen, leicht zu übersehen; im gefärbten Präparat werden sie weniger leicht übersehen. Färbt man zuerst mit Karbolfuchsin und danach mit Methylenblau, so erscheint der Kopf blau, Schwanz und Mittelstück hellrot gefärbt. Für die Beurteilung der Zeugungsfähigkeit genügt nun nicht nur die Anwesenheit von Spermien, sondern die Feststellung, daß sie lebensfähig sind. Gesunde Spermatozoen zeigen unter wellenförmigen, schlängelnden Bewegungen ihres Schwanzteiles lebhafte Fortbewegung, wenn sie tot sind, liegen sie unbeweglich da.

Bei doppelseitiger Verlegung des Samenleiters oder bei Obliteration beider Nebenhoden, die bekanntlich häufig die Folge einer gonorrhoischen Epididymitis ist, wird beim Geschlechtsakt ein Ejakulat entleert, das in der Hauptsache aus dem Sekret der Samenblasen und der Prostata besteht und in dem die Spermatozoen fehlen (Azoospermie).

Bei entzündlichen Erkrankungen der Samenblasen und der Prostata verliert das Ejakulat seine glasige, gallertige Beschaffenheit, es wird dünnflüssiger und nimmt eine mehr gebliche Farbe an. Zuweilen wird auch blutiges Sperma entleert; dieser Erscheinung liegt häufig eine Spermatocystitis zugrunde, doch kann das Blut auch erst in der Prostata oder der Harnröhre dem Samen beigemischt werden. Ist das Ejakulat gleichmäßig mit Blut oder Eiter durchsetzt, so spricht das dafür, daß diese pathologischen Bestandteile aus den Samenblasen stammen. Bakterien (Gonokokken) werden in der üblichen Weise durch Färbung nachgewiesen.

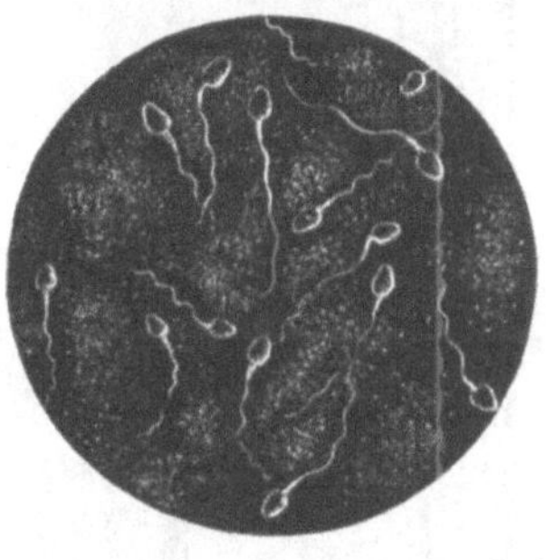

Fig. 29. Spermatozoen im Dunkelfeld.

Aus forensischen Gründen ist gelegentlich der Nachweis von Samen in den Genitalien der Frau, wo noch nach Tagen post coitum Spermien in der Scheide und der Cervix gefunden werden können, von Bedeutung. Die Entnahme und mikroskopische Untersuchung bietet nichts Besonderes.

Schwieriger ist die Identifizierung von Flecken in Kleidungsstücken, Wäsche usw. Samenflecke haben eine grauweiße Farbe und zeigen meist am Rande eine etwas dunklere Konturierung. Alle chemischen Proben sind unzuverlässig, beweisend ist lediglich der Nachweis von Spermatozoen, die auch im eingetrockneten Ejakulat noch längere Zeit zu erkennen sind.

Bei frischen Flecken versucht man die rauhe, schüppchenartige Schicht abzuschaben, setzt 1—2 Tropfen Wasser und einen Tropfen verdünnte Salzsäure zu und sucht mikroskopisch nach Samenfäden. Bei älteren Flecken schneidet man das Zentrum des Fleckens heraus und weicht das Gewebsstückchen mit Wasser in einem Uhrgläschen unter Zusatz von etwas Ammoniak auf. Nach etwa $^1/_2$ Stunde wird der Gewebsfetzen mit einem Glasstab auf einem Objektträger ausgepreßt (darüber rollen) und der ausgedrückte Saft mikroskopisch auf die Anwesenheit von Spermien untersucht.

Gelingt auf diese Weise der Nachweis von Spermien nicht, so hat man noch die Möglichkeit, das Gewebe selbst zu untersuchen. Zu diesem Zwecke wird aus dem Zentrum des Fleckes ein Fädchen herausgezupft; die Gewebsfaser wird $^1/_2$—1 Minute mit Säurefuchsinlösung gefärbt, darauf in Salzsäurealkohol entfärbt, in absolutem Alkohol entwässert, in Xylol vorsichtig aufgefasert, in Kanadabalsam eingebettet und mikroskopisch untersucht. Die vorhandenen Spermatozoen erscheinen hierbei intensiv rot, während das Gewebe durch den Salzsäurealkohol wieder entfärbt wird. Die Methode versagt bei dunklem Gewebe. Isolierte Spermaköpfe bzw. kopfähnliche Gebilde sind nicht beweisend, sondern nur der Nachweis von einwandfreien ganzen Samenfäden.

## Zur instrumentellen Untersuchung der Harnorgane.

Bevor man daran geht, Instrumente gleich welcher Art in die Harnwege einzuführen, muß immer zuerst der Harn mikroskopisch untersucht worden sein, da durch die instrumentellen Untersuchungen Veränderungen bedingt werden können. Insbesondere der Nachweis von Erythrozyten verliert an Bedeutung, wenn kurz vorher katheterisiert oder cystoskopiert wurde.

Vor jeder instrumentellen diagnostischen Untersuchung der Harnorgane ist stets sorgfältig zu überlegen, ob der vorliegende Fall durch die Untersuchung wirklich wesentlich gefördert wird. Für viele Erkrankungen der Blase und der oberen Harnwege ist die cystoskopische Untersuchung nicht zu umgehen und ihre Unterlassung auf die Dauer nicht gut zu heißen; man soll sich aber immer vor Augen halten, daß jede Einführung von Instrumenten in die Blase, abgesehen von den damit für die Patienten verbundenen Unannehmlichkeiten, die Gefahr der Harninfektion mit sich bringt. Wenn auch durch sorgfältige Wahrung der Asepsis die Gefahr der Infektion sehr herabgemindert wird, so ist sie dadurch doch nicht ganz zu bannen, da die Harnröhre, selbst wenn sie gesund und nicht wie doch häufig, entzündlich verändert ist, Bakterien beherbergt, die auch durch vorangehende Harnröhrenspülungen nicht zu beseitigen sind und bei der Einführung von Sonden, Kathetern usw. in die Blase gelangen und hier eine Cystitis und von da eine aufsteigende Infektion der oberen Harnwege hervorrufen können. Aus diesen Gründen ist die instrumentelle Untersuchung bei akuten Entzündungen der Harnröhre und der Prostata nur in dringenden Fällen gestattet. In jenen Fällen, wo in der Blase ein aseptischer Restharn besteht, ist der Nutzen der Sondierung bzw. des Katheterismus ganz besonders sorgfältig gegen die Gefahr und die Folgen einer, wie gesagt, nicht sicher zu vermeidenden Harninfektion abzuwägen. Solche Kranken sind wegen ihrer Retention besonders disponiert für eine Katheterinfektion, und andererseits pflegt infolge der Retention der Verlauf der Infektion hier viel schwerer und hartnäckiger zu sein als bei funktionell intakten Blasen (vgl. Harnstauung und Harninfektion).

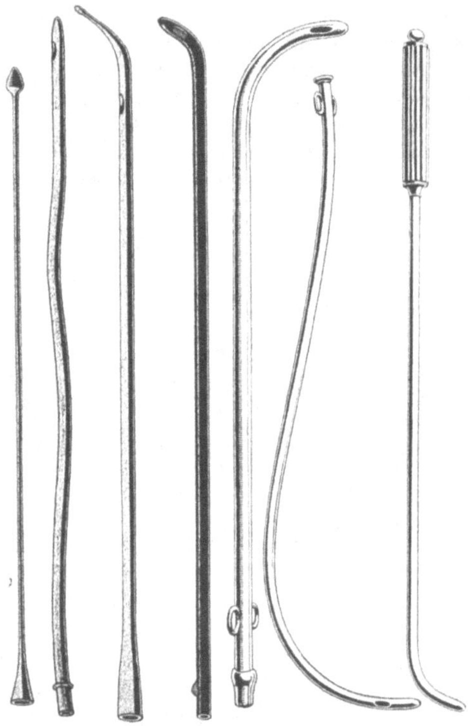


Fig. 30. 1 Knopfsonde. 2 Nélatonkatheter. 3 Tiemannkatheter (Prostatiker). 4 Seidengespinstkatheter mit Mercierscher Krümmung. 5 Metallkatheter mit üblicher Krümmung. 6 Metallkatheter mit großer doppelter Krümmung (Prostatiker). 7 Steinsonde.

Um die Infektionsgefahr nach Kräften zu verringern, ist eine möglichst **aseptische Handhabung** bei der Einführung der Instrumente erforderlich. Alle Instrumente, Sonden, Katheter aus Gummi und Seidengespinst, sowie die Metallbougies und Metallkatheter, lassen sich auskochen; die Instrumente leiden zwar alle durch häufiges Kochen und verlieren dabei mit der Zeit ihre glatte Oberfläche, doch sind sie auf diese Weise am sichersten keimfrei zu machen. Neuerdings gibt es auch auskochbare Cystoskope, deren

Optiken bis vor kurzem das Kochen nicht vertrugen. Soweit man über solche Instrumente nicht verfügt, genügt zur Sterilisation nach gründlicher Säuberung aller Cystoskopteile eine Abreibung mit Seifenspiritus bzw. 70%igem Alkohol und Äther. Nach dem Gebrauch werden die Instrumente sofort gut gereinigt, unter der Wasserleitung kräftig abgespült, ausgekocht, bzw. mit Alkohol und Äther behandelt und sorgfältig getrocknet, bevor sie in bedeckte Schalen oder dergleichen zur Aufbewahrung kommen. Um die Instrumente keimfrei zu halten und damit stets gebrauchsfertig zu haben, bringt man in die Aufbewahrungsschalen einige Formalintabletten, die von Zeit zu Zeit zu erneuern sind. Zum Gebrauch sind die Instrumente eine Weile in Alkohol zu stellen und vor der Einführung mit einer schwachen Oxyzyanatlösung (1 : 5000) abzuspülen.

Die beste Sterilisation der Instrumente ist zwecklos, wenn die Asepsis bei der Einführung nicht gewahrt bleibt. Macht man es sich zur Gewohnheit, die Instrumente stets nur an dem Ende anzufassen, das nicht in die Harnröhre bzw. Blase eingeführt wird, so ist es nicht notwendig, sich die Hände vorher zu sterilisieren. Bei Frauen genügt es, die äußere Harnröhrenöffnung mit einem Sublimattupfer zu reinigen; bei Männern wird der Meatus, wenn er eitrig verklebt oder verschmutzt ist, auf dieselbe Weise gereinigt und bei starker Urethritis eventuell noch die vordere Harnröhre ausgespült. Darauf faßt man den Penis zwischen dem dritten und vierten Finger der linken Hand hinter der Eichel, damit er nicht zurückgleiten kann, zieht ihn an, um auf diese Weise die Pars pendula zu strecken und hält mit dem noch freien Daumen und Zeigefinger der linken Hand die Harnröhrenöffnung auseinander. Die aseptische Einführung setzt voraus, daß der Katheter bzw. das Instrument nicht vor der Einführung noch mit den Kleidern, der äußeren Haut usw. in Berührung kommt. Die Metall, instrumente, sowie die halbstarren Seidengespinstkatheter und -sonden- sind leicht so zu dirigieren, daß sie ohne mit anderen Gegenständen in Berührung zu kommen, in die Harnröhrenöffnung eintreten. Bei den weichen Gummikathetern ist das nicht so einfach; diese sind möglichst nahe der Spitze mit einer aseptischen anatomischen Pinzette zu fassen und zu leiten. Da man mit der zweiten Hand den Penis hält, so ist bei der Einführung von weichen Gummikathetern das andere Ende des Katheters von einer Assistenz oder vom Patienten selbst zu halten und darauf zu achten, daß der Katbeter, insbesondere sein Blasenende, bei der Einführung nirgends anstößt.

Die bei der Einführung der Instrumente beim Mann in der Regel auftretenden unangenehmen Empfindungen oder Schmerzen kann man durch vorherige Anästhesie der Harnröhre auf ein Mindestmaß herabsetzen. Zu diesem Zweck instilliert man aus einer 5—10 ccm fassenden Spritze mit konischem Ansatz unter den gleichen aseptischen Bedingungen wie beim Katheterismus selbst, und ohne stärkeren Druck anzuwenden, eine 2%ige Alypinlösung oder andere anästhesierende Mittel in die Harnröhre und läßt die Flüssigkeit 5—10 Minuten einwirken, bis die Harnröhre in ihren obersten Schichten unempfindlich geworden ist. Wegen der günstigen Resorptionsbedingungen ist das giftigere Cocain zur Harnröhrenanästhesie nicht ungefährlich und daher ungeeignet. Durch die Schleimhautanästhesie wird die Einführung auch für sensible Patienten in der Regel erträglich, wenn auch ein unangenehmes Gefühl beim Passieren der hinteren Harnröhre meist bestehen bleibt. Es gibt Patienten, leider nur selten, bei denen ohne nachweisbare Erkrankung des Nervensystems bzw. ohne anderweitige Sensibilitätsstörungen, die Einführung von Instrumenten auch in die nicht anästhesierte Harnröhre in keiner Weise unangenehm empfunden wird. Die individuellen Unterschiede in der Empfindlichkeit der Harnröhre sind sehr erheblich.

Damit die Instrumente in der Harnröhre leicht und ohne Reibung vorangleiten können, werden sie vorher mit einem Gleitmittel schlüpfrig gemacht. Selbstverständlich müssen diese Gleitmittel auch steril sein. Man kann dazu feines gereinigtes Öl benutzen (zur Sterilisation etwa 1 Stunde in Wasserdampf von 100° erhitzen), das man in einem verschlossenen breithalsigen Gefäß steril aufbewahrt, und in das man das sterile Instrument unmittelbar vor der Einführung eintaucht, ohne dabei den Hals des Gefäßes zu berühren. Ein anderes sehr gutes Gleitmittel, das die Instrumente recht schlüpfrig macht, ist das Paraffinum liquidum. Beide Mittel haben den Nachteil, daß sie besonders an älteren Gummi- und Seidengespinstkathetern festhaften und nachträglich schwer zu entfernen sind, worunter dann die Asepsis leidet. Das vielverwendete, in Wasser lösliche Glyzerin (zur Sterilisierung aufkochen) reizt die Schleimhäute etwas und macht die Instrumente auch nur weniger schlüpfrig. Als Katheterpurin usw. sind eine Reihe von brauchbaren Gleitmitteln in Tuben im Handel, bei denen der Zusatz eines Desinfizienz für ihre Keimfreiheit sorgt; ganz reizlos sind sie allerdings oft auch nicht. Bei schwierigem Katheterismus ist es vorteilhaft, eins der flüssigen Gleitmittel vorher in die Harnröhre zu injizieren.

## Sondenuntersuchung der Harnröhre.

Die Sondierung hat in erster Linie den Zweck, die Durchgängigkeit bzw. die vorhandenen Verengerungen der Harnröhre festzustellen. Am besten eignet sich dazu eine elastische Sonde mit einer olivenförmigen Anschwellung am Ende (sogenannte Knopfsonde, Fig. 30). Die Stärke der Olive, sowie überhaupt das Kaliber aller Instrumente (Katheter, Sonden, Cystoskope) wird in Charrièreeinheiten angegeben, wobei der Durchmesser des Instrumentes bei jeder höheren Nummer um je $\frac{1}{3}$ mm steigt.

Das Kaliber der Urethra schwankt, abgesehen vom Alter des Patienten, auch individuell recht erheblich. Die physiologischen Engen der Harnröhre liegen beim Mann jenseits der Fossa navicularis, jenseits des Bulbus am Spincter externus und endlich in der Gegend des Sphincter internus. Da die Meatusöffnung in der Regel die engste Stelle der Harnröhre darstellt, so kann man im allgemeinen, wenn pathologische Veränderungen auszuschließen sind, damit rechnen, daß ein Instrument, das die äußere Harnröhrenöffnung passiert, in der Harnröhre nirgends mehr auf unüberwindlichen Widerstand stoßen wird.

Bei der Prüfung der Durchgängigkeit der Harnröhre beginnt man zuerst mit einer Knopfsonde von mittlerer Stärke (etwa 16—18 Charrière), je nach der mutmaßlichen individuellen Lichtung und unter Berücksichtigung des Alters des Patienten. Im Bereich der physiologischen Engen stößt der Sondenknopf auf einen leichten elastischen Widerstand. Die normalen physiologischen Engpässe, sowie die pathologischen Verengerungen (Strikturen) werden beim Zurückziehen der Knopfsonde noch deutlicher empfunden, da die Olive nach vorn sich allmählich verdünnt, nach hinten aber unmittelbar abfällt.

Bei empfindlichen Patienten treten bisweilen, besonders wenn die Sondierung brüsk erfolgt, reflektorische Kontraktionen des Sphincter externus und der Dammuskulatur auf, wodurch die Einführung behindert und das Instrument in der Harnröhre festgehalten wird.

Um den Grad einer Verengerung genauer festzustellen, wählt man immer stärkere, bzw. bei behinderter Passage immer dünnere Sonden, bis man die Sondenstärke gefunden hat, die gerade noch die stenosierte Stelle passieren kann. Den Sitz einer Verengerung bestimmt man entweder durch die Lage des außen an der Harnröhre durchzufühlenden Sondenknopfs oder aus der Länge des eingeführten Sondenteils.

Für sehr starke Verengerungen werden sogenannte filiforme Sonden benutzt, die auch stets in eine kleine olivenförmige Anschwellung ausmünden sollen. Spitze Sonden sind ebenso wie starre Instrumente ganz ungeeignet, da sie sich auch in den Schleimhautfalten einer normalen Harnröhre leicht verfangen, sich dem Verlauf der Urethra nicht anpassen und oft Verletzungen verursachen. In allen Fällen, in denen infolge pathologischer Verhältnisse (Strikturen, falsche Wege usw.) die Sondierung Schwierigkeiten macht, ist sie in der Regel auch schmerzhaft, so daß eine Anästhesie hier recht erwünscht wäre; die Anästhesierung ist andererseits insofern verfehlt, weil die meisten Patienten in der Lage sind, genau anzugeben, ob das Instrument den richtigen Weg einschlägt oder nicht, und man bei anästhesierter Harnröhre auf diese häufig sehr wertvollen Angaben verzichten muß.

Die Sondenuntersuchung der Blase war früher eine wichtige Methode für den Nachweis von Blasensteinen, heute hat sie nur noch untergeordnete Bedeutung, da die Blasensteine durch die Cystoskopie und das Röntgenverfahren viel exakter nachgewiesen werden können. Als Steinsonden eignen sich Metallbougies mit einem kurzen, fast rechtwinklig abgebogenen Schnabel (Fig. 30), durch dessen Bewegungen der Stein in der gefüllten Blase ermittelt und abgetastet wird.

## Katheterismus der Blase.

Der Katheterismus bei der Frau bedarf kaum einer Erläuterung; man kann hierzu jeden weichen Katheter benutzen. Besonders praktisch und leicht zu sterilisieren sind die kurzen geraden Glaskatheter, an deren Abflußende ein kurzer Gummischlauch angebracht wird, um dem austretenden Harnstrahl die gewünschte Richtung in das zum Auffangen bereitgehaltene Gefäß zu geben und gleichzeitig eine Blasenspülung zu ermöglichen.

Für den weitaus schwierigeren Katheterismus beim Mann stehen weiche Gummikatheter, halbstarre Seidengespinstkatheter und starre Metallkatheter zur Verfügung. Am ungefährlichsten sind, besonders in der Hand des Ungeübten, die weichen, elastischen Gummikatheter, während durch die halbstarren und vor allem durch die Metallkatheter bei ungeschickter Handhabung hauptsächlich bei pathologischen Veränderungen in der Harnröhre leicht Verletzungen zustande kommen können.

Von den Gummikathetern ist der Nélatonkatheter (Fig. 30) heute noch der gebräuchlichste; diese Katheter haben eine konische, massive Spitze und passen sich infolge ihrer Nachgiebigkeit leicht dem Verlauf der Harnröhre an. Darin liegt einerseits ihr Vorzug und ihre Ungefährlichkeit, andererseits aber auch der Grund, weshalb man mit diesen Kathetern häufig nicht zum Ziele kommt. Infolge der großen Nachgiebigkeit ist die Einführung des Nélatonskatheters, wenn man ihn nur an seinen äußeren Enden anfaßt, unmöglich und nur geeignet, die Asepsis zu gefährden, da diese Katheter, statt weiter in die Harnröhre einzudringen, sich häufig bäumen und werfen und dabei leicht wieder aus der Harnröhre herausgleiten. Da man andererseits den Katheter, um die Asepsis nicht zu stören, nicht mit der Hand kurz an seinem Blasenende anfassen darf, so ist man gezwungen, den Katheter vorne an der Spitze mit einer Pinzette zu fassen und schrittweise vorzuschieben. Dabei geht natürlich das für eine geschickte

Einführung notwendige Gefühl in der Hand verloren. Sehr häufig bleiben denn auch diese Nélatonkatheter, die durch häufigen Gebrauch und häufiges Auskochen noch weicher werden, stecken, ohne daß wirklich ein pathologisches Hindernis vorliegt. In der Regel wird der Katheter in der normalen Harnröhre in der Gegend des Sphincter externus aufgehalten; drängt man dann nach, so kann man zwar häufig den Katheter noch weiter einführen und glaubt vielleicht, das vermeintliche Hindernis überwunden zu haben, in Wirklichkeit aber hat sich der weiche Gummischlauch in der Harnröhre nur geworfen, zuweilen sogar gedoppelt und gleitet, wenn man mit dem Druck nachläßt von selbst wieder aus der Harnröhre heraus. Durch kräftiges Anziehen des hinter der Eichel gefaßten Penis und durch drehende Bewegung des Katheters kommt man dann oft noch zum Ziel, bisweilen und besonders bei Prostatikern aber auch nicht, trotzdem ein Hindernis bzw. eine Verengerung des Harnröhrenlumens eigentlich gar nicht vorliegt.

In der Bulbusaussackung, die ja bei älteren Individuen meist stärker ausgebildet zu sein pflegt, bleiben alle Instrumente leicht stecken. Während bei den halbstarren und starren Instrumenten bzw. Kathetern eine entsprechende Direktion der Katheterspitze möglich ist und meist auf den richtigen Weg führt, gleitet die Spitze des Nélatonkatheters, auch wenn man den Penis gut anzieht, häufig immer wieder in die Bulbusaussackung, ohne daß man die Möglichkeit hat, der Katheterspitze willkürlich eine zweckmäßige Richtung zu geben. Wenn also die Weichheit und Elastizität der Katheter auf der einen Seite etwas Gutes für sich hat, da Verletzungen, falsche Wege usw. kaum möglich sind, so ist der Nélatonkatheter aber aus denselben Gründen doch nicht sehr zweckmäßig, da mit ihm bei nervösen Patienten mit leicht erregbarer Harnröhrenmuskulatur, sowie bei älteren Patienten mit starker Bulbusaussackung und ganz besonders bei Prostatikern der Katheterismus bisweilen mißlingt.

Für solche Fälle eignet sich der beim praktischen Arzt noch viel zu wenig bekannte Tiemannkatheter (Fig. 30). Viele vergebliche Versuche, bei älteren Männern die Blase zu katheterisieren, scheitern, abgesehen davon, daß hier infolge der Prostatahypertrophie die Harnröhre oft erheblich verlängert ist und der Katheter zuweilen nur nicht weit genug vorgeschoben wurde, häufig nicht etwa deswegen, weil dem praktischen Arzt die Übung des Spezialisten fehlt, sondern vielfach nur, weil er den Tiemannkatheter nicht kennt, oder nicht zur Hand hat und sich vor der Anwendung des Metallkatheters mit gutem Recht scheut. Die Leichtigkeit, mit der in solchen Fällen dem Fachkollegen der Katheterismus gelingt, ist gerade bei diesem für die Praxis so überaus wichtigen Eingriff nicht nur auf die ja selbstverständliche größere Erfahrung und Technik, sondern vielfach und in erster Linie auf die Wahl des richtigen Katheters zurückzuführen.

Der Tiemannkatheter besteht wie der Nélatonkatheter aus Gummi. Das Material ist etwas kräftiger, und der Katheter läuft, und das ist das Wesentliche, in eine zum Katheterschaft abgebogene Spitze aus (vgl. Fig. 30). Bei der Einführung dieses Katheters gleitet der solide, aber doch nicht starre Katheterschnabel zwangsläufig an der dorsalen bzw. oberen Harnröhrenwand entlang, die schon normalerweise im Gegensatz zu der wechselreichen unteren Harnröhrenwand einen glatten Verlauf hat und die auch bei allen pathologischen Veränderungen, die die Einführung des Katheters behindern können, also in erster Linie bei Strikturen, viel weniger beteiligt ist. Auch bei frischen Harnröhrenverletzungen, wo häufig nur die untere Harnröhrenwand rupturiert ist, passiert aus den genannten Gründen der Tiemannkatheter häufig noch die verletzte Stelle, an der ein Nélatonkatheter nicht mehr vorbeikommt. Infolge des abgebogenen, aber doch nicht absolut starren Schnabels hat der Tiemannkatheter schon von Hause aus die für den Eintritt in die gekrümmte Urethra post. wünschenswerte Biegung und vermeidet auf diese Weise auch die gefürchtete Bulbusaussackung an der unteren Harnröhrenwand. Was durch die — an sich wünschenswerte — Elastizität der Nélatonkatheter verloren geht, nämlich die Direktion über das vordere Katheterende, ist hier in glücklichster Weise durch die abgebogene Katheterspitze erreicht. Wenn man an diesem wirklich praktischen Katheter etwas auszusetzen hat, so ist es der Mangel einer Führungsmarke am Ende des Katheters, wie sie die Seidengespinstkatheter in der Regel besitzen, und wodurch eine Kontrolle über die jeweilige Richtung des Katheterschnabels ermöglicht würde.

Die Tiemannkatheter machen auch die halbstarren Katheter in vielen Fällen überflüssig, da man mit ihnen infolge ihrer relativen Festigkeit auch pathologische Hindernisse durch geschickte Führung und Drehung des Katheters um seine Längsachse passieren kann. Für Prostatiker sind der Tiemannkatheter und nächst ihm der biegsame Seidengespinstkatheter mit Mercierscher Schnabelkrümmung die Katheter der Wahl.

Alle Gummikatheter und noch mehr die Seidengespinstkatheter haben nur eine beschränkte Lebensdauer; bei häufigem Gebrauch und durch öfteres Auskochen verlieren sie ihre glatte Oberfläche und werden brüchig, wodurch die Asepsis auf die Dauer leidet. Ältere Katheter sind von Zeit zu Zeit auf ihre Festigkeit bzw. Brüchigkeit hin zu kontrollieren und eventuell auszurangieren, damit einem eines Tages nicht ein solcher alter Katheter in der Harnröhre oder der Blase abbricht und stecken bleibt.

Die Einführung von Metallinstrumenten (Bougies, Katheter, Cystoskope) braucht bei der nötigen Übung und Geschicklichkeit für den Patienten nicht unangenehmer zu sein, wie die Einführung eines Gummikatheters. Andererseits kann die Anwendung starrer Instrumente ohne genügende Anleitung eine Quälerei für den Kranken bedeuten und erhebliche Verletzungen der Harnwege mit sich bringen. Alle spitzen metallenen Bougies oder Katheter sind grundsätzlich zu vermeiden, aus diesem Grunde sollten Instrumente unter 15 Charrière nach Möglichkeit nicht benutzt werden, besonders nicht bei pathologischen Verhältnissen, da mit diesen dünnen Instrumenten leicht falsche Wege gebohrt werden. Das gilt auch für die Behandlung von engen Strikturen, die bis zu einer Lichtung von 15 Charrière nur mit elastischen Seidengespinstbougies zu erweitern sind.

Entsprechend dem bogenförmigen Verlauf der Pars fixa der männlichen Harnröhre haben die meisten Metallkatheter eine bogenförmige Krümmung, die ihre Einführung wesentlich erleichtert. Es gibt Katheter verschiedener Formen und Krümmungsgrade; die mittlere Krümmung, wie sie der Katheter in Fig. 30 zeigt, ist die gebräuchlichste. Bei anderen Metallinstrumenten ist ähnlich wie beim Tiemannkatheter nur der kurze Schnabel stumpfwinklig abgebogen; dadurch wird es wie bei dem Tiemannkatheter bei entsprechender Führung möglich, die Katheterspitze unter Vermeidung der Ausbuchtungen und Hindernisse der unteren Harnröhrenwand in die Blase einzuführen. Diese kurze stumpfwinklige Abbiegung des Katheterschnabels, wie sie ähnlich auch die Cystoskope besitzen, bezeichnet man als Merciersche Krümmung.

Wenn auch letzten Endes wie bei allen praktischen Handgriffen nur die Übung den Meister macht, so hat eine theoretische Unterweisung doch den Vorteil, daß sie nützliche Winke geben kann und vor allem den Zweck, zu sagen, was falsch ist, und was man nicht tun soll. Die Technik der Einführung ist bei Metallkathetern, Metallsonden, sowie bei Cystoskopen im Prinzip die gleiche. Die folgenden Ausführungen gelten für alle diese Instrumente.

Der Patient liegt beim Katheterismus am vorteilhaftesten mit leicht erhöhtem Becken auf dem Rücken und stützt die angezogenen, leicht gespreizten Beine auf der Unterlage auf. Für die Blasenspülung ist eine halb sitzende, halb liegende Position in Steinschnittlage auf einem Untersuchungsstuhl am zweckmäßigsten. Ist der Arzt Rechtshänder, so steht er bei der Einführung von starren Instrumenten am besten links vom Kranken in Höhe des Beckens oder auch zwischen den gespreizten Beinen des Kranken. Mit der linken Hand fixiert man den Penis hinter der Eichel, zieht ihn senkrecht empor, säubert den Meatus, spreizt mit Daumen und Zeigefinger der

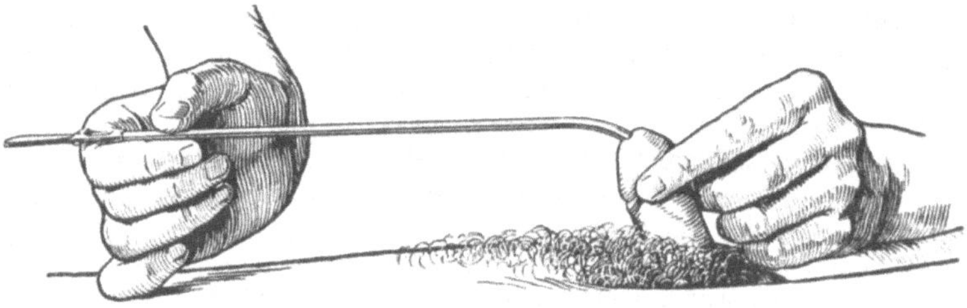

Fig. 31. Einführung des Katheters in die Harnröhrenöffnung.

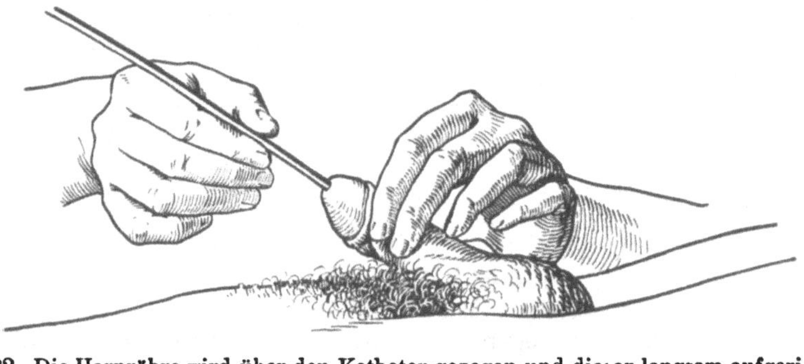

Fig. 32. Die Harnröhre wird über den Katheter gezogen und dieser langsam aufgerichtet.

linken Hand die Harnröhrenöffnung, nimmt den mit einem Gleitmittel versehenen Metallkatheter oder das Cystoskop an seinem Auslaufende in die rechte Hand und führt das Instrument mit nach unten gerichtetem Schnabel bzw. mit nach unten offener Katheterkrümmung in die Harnröhrenmündung ein. Der Katheter bzw. das Cystoskop hat dabei anfangs eine nahezu horizontale der Körperachse gleich gerichtete Lage (Fig. 31). Ist die Spitze des Instruments in die Harnröhrenöffnung eingetreten, so hebt man es an seinem freien Ende langsam empor und läßt gleichzeitig das vordere Ende tiefer in die Harnröhre hineingleiten, bis es am Bulbus auf Widerstand stößt. Es ist nicht richtig, das Instrument bis zu diesem Punkte gewollt vorzuführen, das Instrument soll vielmehr nach Möglichkeit durch seine eigene Schwere in die Urethra gleiten. Die rechte Hand, die das Instrument am äußersten Ende hält, darf nicht drücken und nachschieben, sondern hat einstweilen nur dafür zu sorgen, daß das Instrument in der Mittellinie bleibt und der Schnabel nicht seitwärts abgleitet, während die linke Hand durch

Anziehen des Penis die Harnröhre glättet und sie, wie einen Handschuh über den Finger, über das Instrument herüberzieht. Ist das Instrument am Bulbus angelangt, so soll die Aufrichtung aus der anfänglich horizontalen Lage etwa bis zur Senkrechten erfolgt sein (Fig. 33).

Während die Einführung bis zu diesem Punkt in der Hauptsache eine passive Angelegenheit war, und die Harnröhre über das in die Urethra mehr

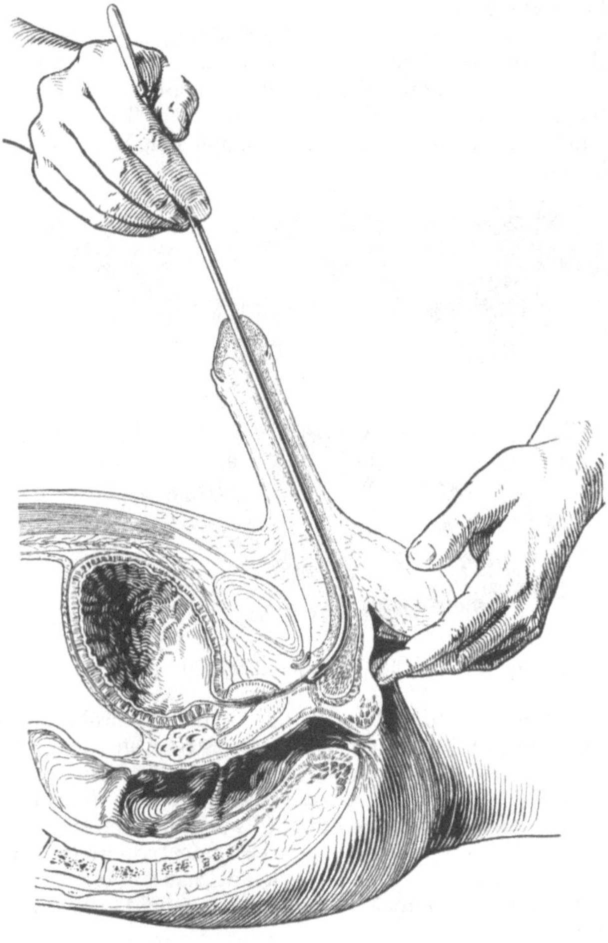

**Fig. 33. Eintritt der Katheterspitze in die hintere Harnröhre. Das Instrument wird leicht angezogen und an seinem äußeren Ende gesenkt; die Finger am Damm drängen den Katheterschnabel aus der Bulbusaussackung heraus gegen die obere Harnröhrenwand.**

von selbst durch seine Schwere eindringende Instrument herübergezogen wurde, übernimmt jetzt die rechte Hand die Direktion, um der Katheterspitze bzw. dem Instrumentenschnabel den Eintritt in die gekrümmte Urethra post. zu erleichtern. Zu diesem Zweck läßt die linke Hand den Penis fahren, die rechte Hand hebt das Instrument ein ganz klein wenig an und senkt nun vorsichtig, ohne eigentlich vorzuschieben, die Bewegung hauptsächlich der Schwere überlassend, das Instrument nach abwärts zwischen die gespreizten Beine des Patienten, während gleichzeitig die Finger der linken Hand außen vom Damm durch Druck auf die Instrumentenspitze den Eintritt in die Harnröhrenkrümmung zu unterstützen suchen (Fig. 33). Ist das geglückt, so hat man nur noch nötig, das äußere Ende des Instruments noch weiter zwischen den Beinen herabzusenken und dabei etwas vorzuschieben, worauf es dann normalerweise schon ganz allein in die Blase gleitet.

Der schwierigste Teil beginnt bei der Senkung des Instruments zwischen die Beine des Patienten. Die rechte Hand darf das Instrument nicht starr festhalten und es eigensinnig führen wollen, es soll vielmehr ganz locker in der Hand liegen, und man muß nur vermeiden, daß der Schnabel des Instruments nicht zur Seite abweicht. Solange der Schnabel bzw. die In-

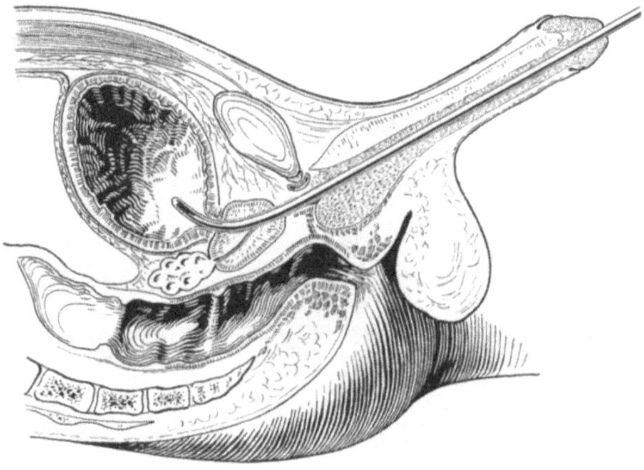

Fig. 34. Endlage, nachdem der Katheterschnabel in die Blase eingetreten ist.

strumentenspitze in der Mittellinie an der oberen Harnröhrenwand entlanggleitet, kann nicht viel passieren, und man darf, wenn man dessen sicher ist, dann auch einen leichten Druck ausüben, der aber nie zur Gewalt ausarten darf. Bei Prostatikern, wo die Harnröhre durch das Adenom oft erheblich verlängert ist, muß das äußere Ende zuweilen erheblich unter die Horizontale gesenkt werden, ehe der Instrumentenschnabel in die Blase eindringt. Daß man in der Blase ist, erkennt man an der freien Beweglichkeit des Instrumentenschnabels, wenn man versucht, das Instrument um seine Längsachse zu drehen.

Stößt man am Übergang in die hintere Harnröhre auf ein Hindernis, so ist das Instrument leicht anzuheben, eine Spur zurückzuziehen und von neuem die Passage in engem Kontakt mit der oberen Harnröhrenwand, unterstützt durch einen leichten Druck vom Damm her, zu versuchen. Gewalt darf dabei aber nie angewandt werden; abgesehen davon, daß sie meist doch nicht zum Ziele führt und die Harnröhre zu bluten beginnt, kann der Schaden einer Verletzung nicht wieder gut zu machen sein. Wegen der unmittelbaren Nähe der Corpora cavernosa sind alle Verletzungen hier besonders gefährlich.

Ich sah bei einem Patienten, bei dem von anderer Seite eine Lithotripsie versucht worden war, eine Sepsis entstehen, an der der Kranke in wenigen Tagen

**zugrunde ging. Die Autopsie ergab eine ausgedehnte Verletzung im Bereich des Bulbus der Harnröhre mit tiefgreifenden Nekrosen und entzündlichen Gefäßthrombosen, von wo die Blutvergiftung ihren Ausgang genommen hatte.**

Wie bei den elastischen Kathetern, so setzt auch bei starren Instrumenten der kontrahierte Sphincter externus — ausnahmsweise kommen auch an anderen Stellen der Harnröhre spastische Verschlüsse vor — der Einführung häufig ein Hindernis entgegen. Während es bei den weichen Gummikathetern nicht möglich ist, den Widerstand des Sphincter externus von dem Widerstand, den ein organisches Hindernis bedingt, zu unterscheiden, kann man bei einiger Erfahrung und dem nötigen Empfinden bei starren Instrumenten den kontrahierten Sphincter externus sehr wohl an der elastischen Art des Widerstandes erkennen. Bei echten Stenosen ist es folgerichtig, die Passage mit weniger dicken Instrumenten zu versuchen, bei Behinderung durch den kontrahierten Sphincter externus ist das unzweckmäßig. Man soll auch nicht immer wieder von neuem das Instrument gegen das Hindernis vorführen, weil dadurch der Krampfzustand der Muskulatur nur verstärkt wird, sondern das Instrument unter leichtem, aber gleichmäßigem stetigen Druck gegen die kontrahierte Harnröhrenpartie andrücken, durch Fragen usw. die Aufmerksamkeit des Patienten von dem Eingriff ablenken, und abwarten. Der Krampf löst sich nach kurzer Zeit von selbst, und man muß nur achtgeben, daß das Instrument, wenn der Krampf sich plötzlich löst, nicht zu ruckartig in die Blase gleitet. Zuweilen treten bei äußerst sensiblen Patienten beim Versuch, das Instrument durch die hintere Harnröhre hindurchzuführen, rhythmische Kontraktionen der tiefen Dammuskulatur auf; die Erregung kann sich gelegentlich auch der gesamten Körpermuskulatur mehr oder weniger bemächtigen, derart, daß ein richtiger Schütteltremor auftritt. Man steht dann besser gleich von weiteren Versuchen ab und wiederholt sie unter ausgiebiger Anästhesie der Harnröhre in Verbindung mit Morphium usw. oder auch in epiduraler Anästhesie.

Bei Prostatikern bleibe man sich immer bewußt, daß der ungenügenden Harnentleerung bzw. der kompletten Retention kein eigentliches Hindernis, d.h. Verengerung im üblichen Sinne zugrunde liegt, und die Harnröhre in dem prostatischen Teil zwar häufig abgeflacht und verbogen, aber im ganzen keineswegs verengert ist. Darum ist es falsch, bei Prostatikern dünne Metallkatheter zu benützen, in der Regel passieren dicke, vorn abgestumpfte Instrumente viel leichter als dünne, bei denen obendrein die Gefahr, einen falschen Weg durch das Adenom zu bahnen, bedeutend größer ist.

Unter pathologischen Verhältnissen kann die Einführung sehr schwierig und auch unmöglich werden. Bei den sogenannten falschen Wegen, die infolge Verletzungen beim Katheterismus usw. und in der Regel nur in der hinteren Harnröhre entstehen, schlägt die Instrumentenspitze häufig immer wieder den falschen Weg ein. In diesen Fällen ist es mir oft noch durch Kontrolle der Katheterspitze vom Rektum aus gelungen, die Stelle der Abweichung zu erkennen und durch entsprechende Direktion des Schnabels das Instrument auf den richtigen Weg zu führen.

Während die Gummikatheter nach beendigter Prozedur unschwer entfernt werden können, kann man die gekrümmten Metallinstrumente nicht einfach aus der Harnröhre herausziehen. Um nicht noch nachträglich Verletzungen in der Blase und der Harnröhre zu setzen und dem Patienten Schmerzen zu ersparen, ist bei der Entfernung des Instruments, wie bei der Einführung, darauf zu achten, daß die Instrumentenspitze bzw. der Schnabel nicht gegen die rektale Sphinkterbegrenzung bzw. gegen die hintere Harnröhrenwand gerichtet ist, sondern stets nach ventral schaut und nicht von der Mittellinie abweicht. Man zieht in dieser Lage das Instrument leicht an, bis man merkt, daß der Schnabel des Instruments in der Blase den Sphinkter von innen eben berührt und läßt dann das Instrument außen einen großen Bogen um die Symphyse beschreiben, bis es auf diese Weise, immer in der Mittellinie verharrend, auf den Bauch des Patienten zu liegen kommt.

Diese Art, bei der man also das zwischen den Beinen schwebende Instrument ohne weiteren Zug in seiner Längsachse, also ohne die erkennbare Absicht, es herausziehen zu wollen, einfach nur emporhebt und auf den Bauch des Patienten legt, ist die schonendste Form, die Instrumente aus der Blase und aus der hinteren Harnröhre herauszubefördern. Man ist dann wieder in seiner Ausgangsstellung angelangt und kann nun die Harnröhre zurückstreifen und das Instrument leicht aus dem vorderen beweglichen Teil der Harnröhre herausziehen.

Bei der Frau macht die Entfernung der starren Instrumente ebensowenig Schwierigkeiten wie die Einführung. Sitzt die Kranke vor dem Untersucher auf dem Untersuchungsstuhl, so ist die Entfernung des Cystoskops usw. mit nach rückwärts bzw. rektalwärts gerichtetem Schnabel vorzuziehen, da man dabei das Instrument nicht zu heben braucht und die Frauen dies angenehmer empfinden, als wenn der Schnabel nach oben gerichtet ist.

Fand die instrumentelle Untersuchung (Katheterismus, Cystoskopie usw.) bei aseptischer Blase statt, und befürchtet man aus irgendeinem Grunde eine artefizielle Infektion der Harnwege durch die instrumentelle Untersuchung, so empfiehlt es sich, eine prophylaktische Blasenspülung mit ganz schwach desinfizierenden Lösungen (Oxyzynat 1 : 5000) anzuschließen und den Patienten einige Tabletten Urotropin oder Salol usw. nehmen zu lassen.

## Endoskopie der Harnröhre.

Die Instrumente, die zur endoskopischen Untersuchung der vorderen Harnröhre dienen, sind recht einfach konstruiert. Am verbreitetsten ist in Deutschland ein modifiziertes Modell nach Valentin, ein einfacher, beiderseits offener, runder, gerader Metalltubus von verschiedener Stärke. Zur Handhabung dient ein Griff, der gleichzeitig auch den Zutritt des elektrischen Stromes für die kleine elektrische Birne am Ende des Tubus vermittelt. Der Tubus wird zuerst, abgeschlossen durch einen Obturator, in die Urethra anterior bis zum Sphincter externus, bzw. soweit es geht, vorgeführt, dann der Obturator entfernt, die elektrische Birne eingeschaltet, die störende Flüssigkeit ausgetupft oder abgesaugt und die Harnröhre schrittweise unter allmählichem Zurückziehen des Tubus abgeleuchtet. Ein kleines Teleskop an der äußeren Tubusöffnung ermöglicht Vergrößerung und scharfe Einstellung des urethroskopischen Bildes. Mit dieser „trockenen" Urethroskopie ist nicht allzuviel zu sehen. Wesentlich aufschlußreicher ist die Untersuchung bei Verwendung von Irrigationsinstrumenten; bei diesen wird durch konstante Wasserirrigation die Harnröhre entfaltet, so daß man größere Harnröhrenabschnitte besichtigen und Details, wie fleckenweise Entzündungen, Infiltrate und Verengerungen, Neubildungen oder andere pathologische Veränderungen des Harnröhrenlumens feststellen kann.

Für die Urethroskopie der hinteren Harnröhre kommt nur die Irrigationsmethode in Betracht. Von den in Deutschland bekannten Instrumenten ist das Wossidlosche Instrument nach meinen Erfahrungen weitaus am zweckmäßigsten. Man hat mit diesem Instrument eine ganz ausgezeichnete klare Orientierung über die hintere Harnröhre, den Colliculus seminalis und den Sphincter internus; zieht man das Instrument zurück, so kann auch die vordere Harnröhre abgeleuchtet werden. Wenn es in der Hauptsache auch auf die Besichtigung der unteren Harnröhrenwand ankommt, da hier der Colliculus und die Ausführungsgänge der Samenblasen und der Prostata liegen, und pathologische Vorgänge sich in erster Linie im Bereich der hinteren Harnröhrenwand abspielen, so ist doch eine allseitige Ableuchtung auch der hinteren Harnröhre gelegentlich erwünscht. Zu diesem Zweck wird der gebogene auswechselbare Schnabel des Instruments durch ein fast gerades Endstück ersetzt; die Einführung

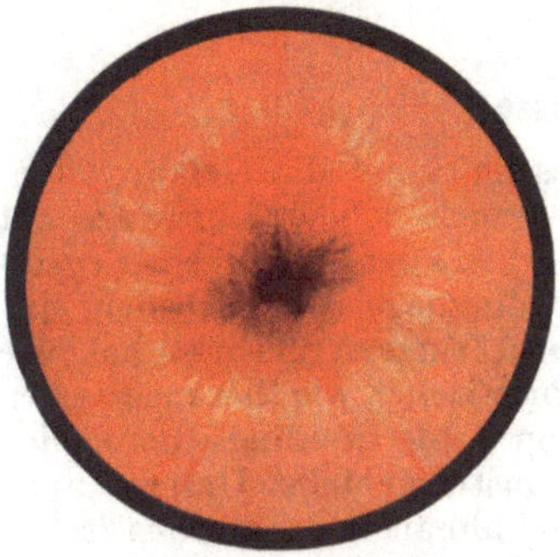

**Fig. 35. Vordere Harnröhre (Zentralfigur).**

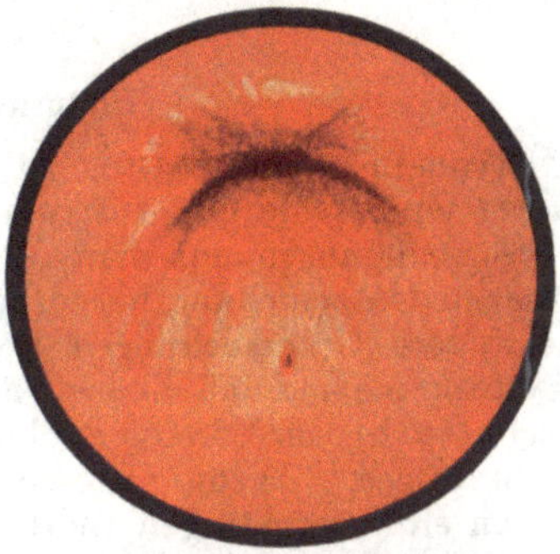

**Fig. 36. Vordere Harnröhre; im Vordergrunde die Mündung einer entzündlichen Littréschen Drüse.**

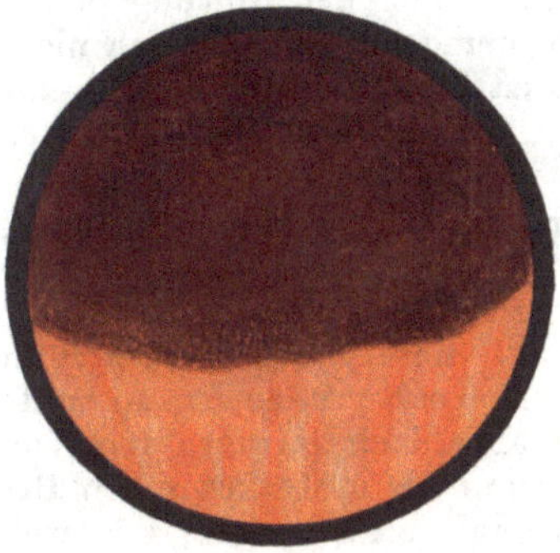

**Fig. 37. Hintere Harnröhre; Sphincter internus vesicae.**

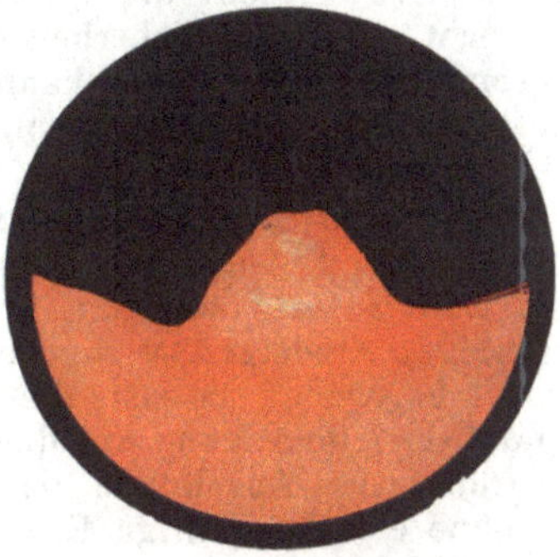

**Fig. 38. Hintere Harnröhre; Colliculus seminalis.**

des Instruments ist dann etwas schwieriger, aber es gelingt so, durch Drehung des Instruments um seine Längsachse, sowohl die Pars posterior wie anterior in ihrer ganzen Zirkumferenz abzuleuchten. Unter den modernen Urethro-Cystoskopen ist besonders das von der Firma Heynemann modifizierte Mc Carthysche Instrument zu empfehlen.

Betrachtet man die Harnröhre in der Richtung von hinten nach vorne, so ist der Übergang zwischen Pars anterior und posterior nicht zu verkennen. Während die Schleimhaut der vorderen Harnröhre gelblich blaß erscheint und nach vorn zu immer heller bzw. weißlicher wird, erscheint die hintere Harnröhre infolge stärkeren Gefäßreichtums der Schleimhaut dunkelrot; der Übergang zwischen beiden Abschnitten erfolgt nicht allmählich, sondern scharf. Man muß wissen, daß die hintere Harnröhre an sich schon sehr gefäßreich ist, um diese Hyperämie nicht als pathologisch anzusprechen. Der Colliculus seminalis präsentiert sich in den verschiedensten Formen, denen in der Regel keine pathologische Bedeutung zukommt. Überhaupt ist die diagnostische Ausbeute der Urethroskopie nicht sehr groß, in der Regel wird man nur mehr oder weniger stark entzündliche Vorgänge feststellen können. Andererseits ist die Urethroskopie bei einzelnen seltenen Veränderungen, wie Klappenbildungen in der Pars posterior, abnormen Bändern, Polypen und Papillomen, Angiomen usw. in ihrer Anschaulichkeit und auch hinsichtlich der therapeutischen Möglichkeiten durch keine andere Methode zu ersetzen.

## Endoskopie der Blase.

Wenn in der Einleitung zu diesem Abschnitt auf die Gefahren hingewiesen wurde, die eine instrumentelle Untersuchung der Harnwege mit sich bringen kann, so muß man auf der anderen Seite den Nutzen einer cystoskopischen Untersuchung hervorheben und bedingungslos anerkennen, daß keine andere Untersuchungsmethode so fruchtbringend gewirkt hat wie die Cystoskopie und daß die bedeutenden diagnostischen wie therapeutischen Fortschritte in der Urologie ohne Cystoskop schlechterdings unmöglich gewesen wären. Wenn also einerseits die instrumentelle Untersuchung stets von einer sorgfältigen Indikationsstellung abhängig zu machen ist, so ist auf der anderen Seite die Unterlassung der Cystoskopie bei vielen Fällen, insbesondere bei ätiologisch unklaren, anhaltenden Pyurien, sowie vor allem bei jeder noch so kurzdauernden Hämaturie nicht zu verantworten, da ohne diese Methode die Quelle der Eiterung oder der Blutung in der Regel nicht mit voller Sicherheit erkannt und dementsprechend auch nicht sachgemäß behandelt werden kann. Überdies ist bei der nötigen Übung die Cystoskopie keine so unangenehme Prozedur, daß man sie dem Kranken nicht zumuten dürfte.

Dieser Einsicht Rechnung tragend, wird die Cystoskopie denn auch, unterstützt durch Sonderkurse an den Hochschulen, mehr und mehr Allgemeingut der Ärzte, was um so verständlicher ist, als Chirurg, Internist, Gynäkologe, Kinderarzt usw., sie alle sich auf diesem Gebiete bei ihrer Tätigkeit begegnen. So sehr diese Entwicklung zu begrüßen ist, so sollte die praktische Betätigung auf diesem Gebiet aber doch getragen sein von einer gründlichen Ausbildung, da die Auswertung der cystoskopischen Befunde ohne eine langjährige Erfahrung mangelhaft bleiben muß, und weil bei ungeschickter Handhabung der Instrumente leicht Verletzungen gesetzt werden können, die durch nichts wieder gut zu machen sind.

Die heute gebräuchlichen Cystoskope gehen auf das von Nitze angegebene Modell zurück, bei dem zum erstenmal die Lichtquelle in Form einer kleinen elektrischen Birne in das Innere der Blase gebracht wurde, und bei dem die so erleuchtete Blase durch ein optisches Linsensystem betrachtet wird. Bei den modernen Instrumenten läßt sich die Optik aus dem die Lampe tragenden Instrumentenschaft entfernen, was den großen Vorteil hat, daß man während der Untersuchung nach Entfernung der Optik die Blase spülen und klären kann (sogenannte Spülcystoskope), während bei eingebauter Optik das Instrument zur Spülung ganz entfernt und nach der Klarspülung der Blase wieder von neuem eingeführt werden muß. Die Spülcystoskope sind daher besonders dort angebracht, wo die Blasenflüssigkeit sich bald wieder trübt; sie ersparen dem Patienten die wiederholte

Einführung des Instruments und erleichtern auch dem Arzt die Untersuchung.

Die am Cystoskopschnabel wasserdicht eingelassene kleine elektrische Birne ist abschraubbar; die Stromzuleitung liegt im Schaft. Die beiden

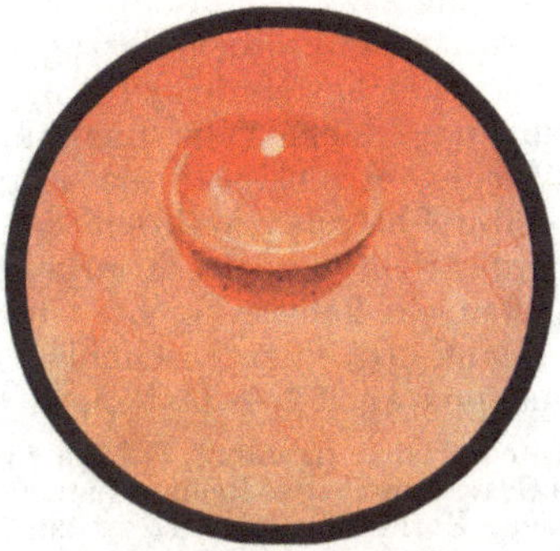

**Fig. 39. Luftblase an der oberen bzw. vorderen Wand der Blase.**

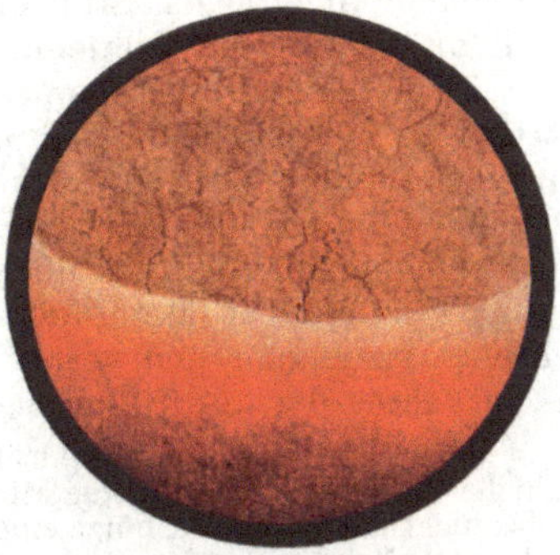

**Fig. 40. Normaler, glattrandiger, konkaver Blasenausgang (Sphinkter).**

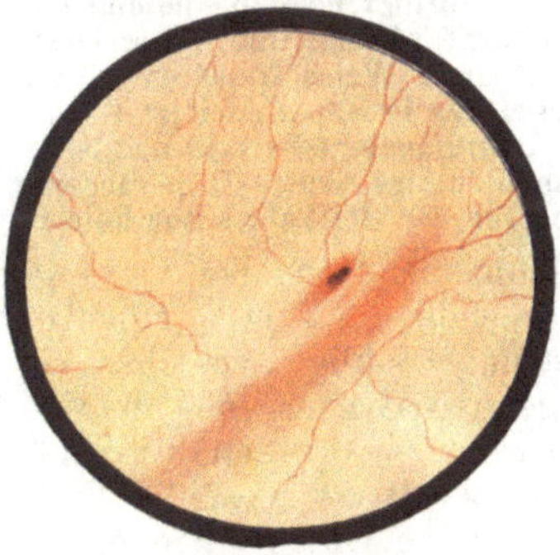

**Fig. 41. Harnleitermündung.**

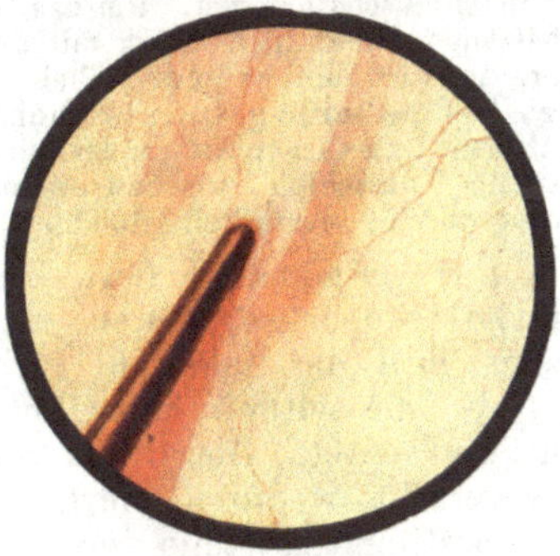

**Fig. 42. Harnleiterkatheter in den Ureter eingeführt.**

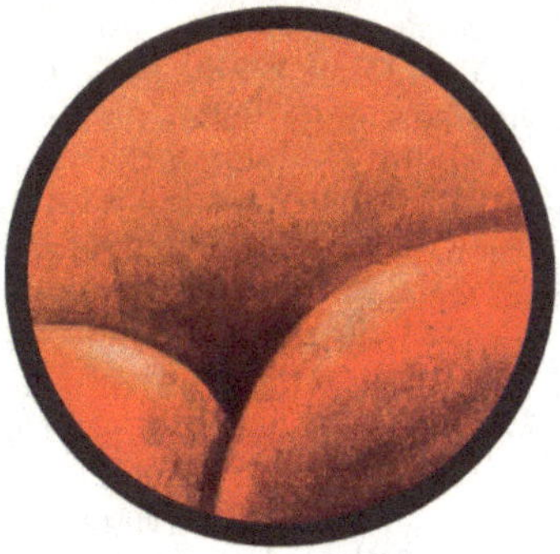

**Fig. 43. Veränderung des Blasenausgangs bei Prostatahypertrophie (Seitenlappenhypertrophie).**

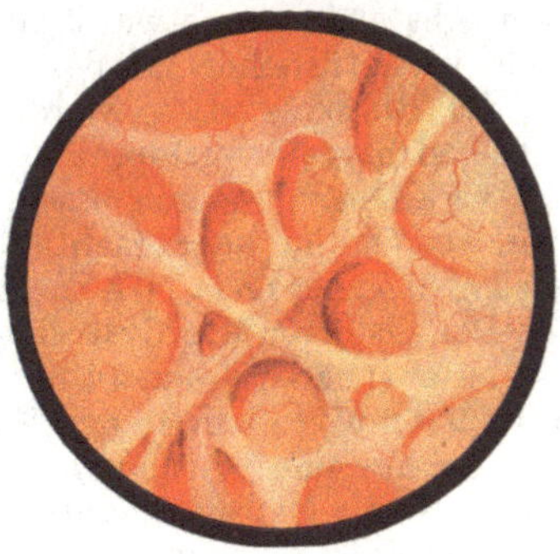

**Fig. 44. Atrophische Balkenblase.**

Leitungen sind isoliert, die eine nimmt den Kontakt mit dem Metallgewinde der Lampe, die andere den Kontakt mit einem feinen Draht, der am zentralen Ende der Lampe aus der Verkittung herausschaut, auf. Bevor das Cystoskop eingeführt wird, ist immer erst die Lichtleitung einzuschalten, um festzustellen, ob die Lampe brennt.

Früher waren nur Kohlenfadenlampen im Gebrauch; sie sind heute mehr und mehr durch Metallfadenlampen verdrängt worden. Wenn die Metallfadenlampen auch gegen Stoß und Erschütterung etwas empfindlicher sind als die alten kräftigen Kohlenfadenlampen, so ist der größere Vorzug doch auf Seite der Metallfadenlampen, da sie mit jeder gewöhnlichen Taschenbatterie zu speisen sind, und die Untersuchung daher ganz unabhängig von einer besonderen Stromquelle wird. Da die Stromstärke nie zu groß ist, können die Lampen auch nicht so leicht durchbrennen, während das bei den Kohlenfadenlampen bei der Einstellung der richtigen Stromstärke doch häufig vorkam. Die Metallfadenlampen geben ein helleres Licht, sind im Gebrauch sparsamer und gestatten unter Benutzung einer Taschenbatterie die Vornahme der cystoskopischen Untersuchung an jedem beliebigen Ort.

Wenn die Cystoskopbirne nicht brennt, so liegt das häufig daran, daß der kleine Draht der Lampe mit dem inneren Metallkern des Cystoskopschaftes keinen Kontakt hat. Ist das nicht der Fall, bzw. nützt eine entsprechende Korrektur nichts, so ist zunächst die Lampe allein zu prüfen, indem man die beiden Pole einer (frischen) Taschenlampenbatterie mit dem zentralen Drähtchen und dem Gewinde der Birne in Kontakt bringt. Brennt die Birne jetzt, so kann der Fehler nur noch im Kabel oder im Instrumentenschaft liegen. Um das Kabel zu prüfen, bringt man die beiden Pole der Kabelzange direkt in Kontakt mit der geprüften Birne. Brennt die Birne jetzt nicht mehr, so wird ein anderes Kabel versucht, Auf diese Weise findet man sehr bald heraus, ob die Störung (Unterbrechung bzw. Kurzschluß) im Kabel oder im Instrumtenschaft selbst zu suchen ist. Liegt die Störung im Instrumentenschaft, so handelt es sich meist um Kurzschluß zwischen beiden Strombahnen infolge schadhaft gewordener Isolierung durch Feuchtigkeit. Solche Cystoskope müssen von der Fabrik überholt werden.

Das Gesichtsfeld liegt beim Cystoskop nicht in der Verlängerung der Cystoskopachse; durch ein am Blasenende der Optik eingelassenes Prisma wird der Sehstrahl recht- oder stumpfwinklig abgebogen, so daß man also die seitlich vom Okularende liegenden Gegenstände in der Aufsicht betrachtet. Die Bilder sind bei den neuen Optiken aufrecht und seitengerecht, wodurch die Orientierung in der Blase bzw. die Fixierung einer bestimmten Stelle, sowie alle endovesikalen Operationen einschließlich des Harnleiterkatheterismus, im Vergleich zu den älteren Optiken, die ein umgekehrtes Bild entwarfen, sehr erleichtert worden sind. Bei einem Abstand von etwa 2 cm vom Okularende erscheinen die Gegenstände in natürlicher Größe. Nähert man das Okularende dem Objekt bzw. der Blasenwand, so werden die Gegenstände unnatürlich vergrößert, die Übersicht geht verloren; bei weiterem Abstand erscheinen die Objekte stark verkleinert. Durch einen entsprechend der Richtung des Sehstrahls außen am Okular angebrachten Knopf ist man jederzeit bei eingeführtem Instrument in der Lage, sich zu vergewissern, in welcher Richtung man schaut.

Das Gelingen der Cystoskopie setzt verschiedene Bedingungen voraus.

In erster Linie muß die Harnröhre durchgängig sein. Es gibt heute für schwierige und enge Verhältnisse besonders schmal gebaute Cystoskope, die nur eine Stärke von 15 Charrière besitzen. Kinder- bzw. Säuglingscystoskope mit fest eingebauter Optik gibt es schon von 8 Charrière an aufwärts, so daß auch in besonders schwierigen Fällen die cystoskopische Untersuchung möglich und bei jungen Knaben durchschnittlich schon im 2. Lebensjahr und bei Mädchen bereits in den ersten Lebensmonaten durchführbar ist.

Da die äußere Harnröhrenöffnung zuweilen abnorm eng ist, so behindert sie dann die Einführung von Instrumenten, die an sich dem Kaliber der Harnröhre wohl entsprechen würden. Ist die Meatusöffnung derb, narbig verändert, so kann die Einführung eventuell erst nach Spaltung des Meatus möglich werden, doch ist das nur selten nötig, denn in der Rege ist der scheinbar enge Meatus sehr nachgiebig, und es gelingt daher meist beim Mann wie bei der Frau, durch allmähliche kontinuierliche Dilatation

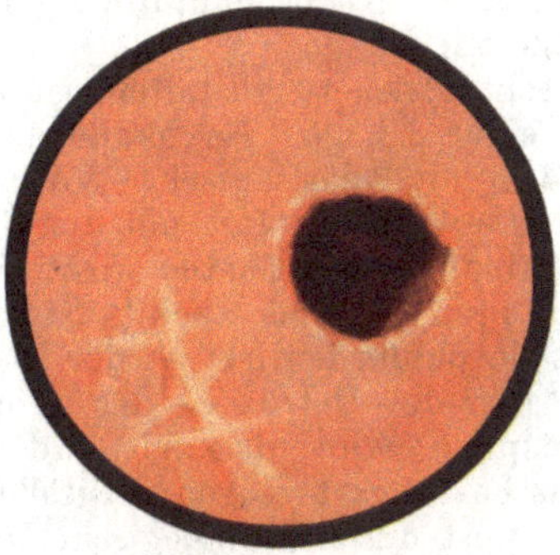

Fig. 45. Blasendivertikeleingang.

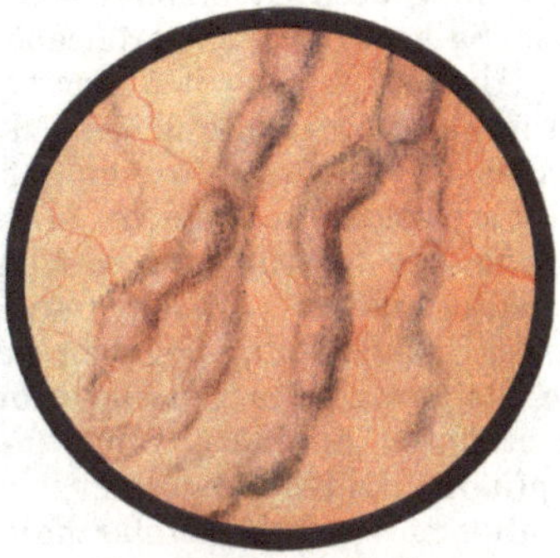

Fig. 46. Blasenvaricen.

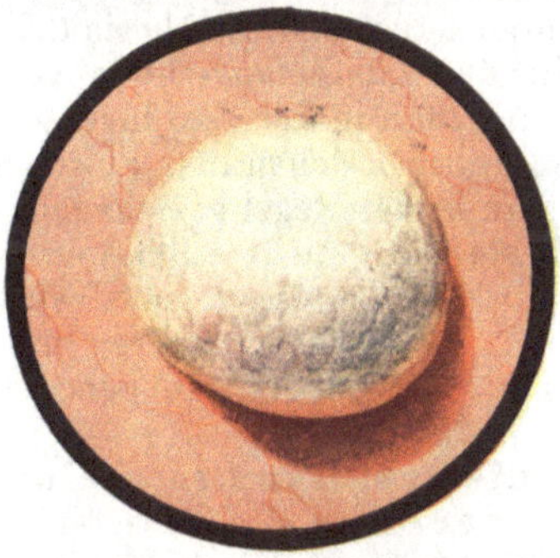

Fig. 47. Phosphatstein.

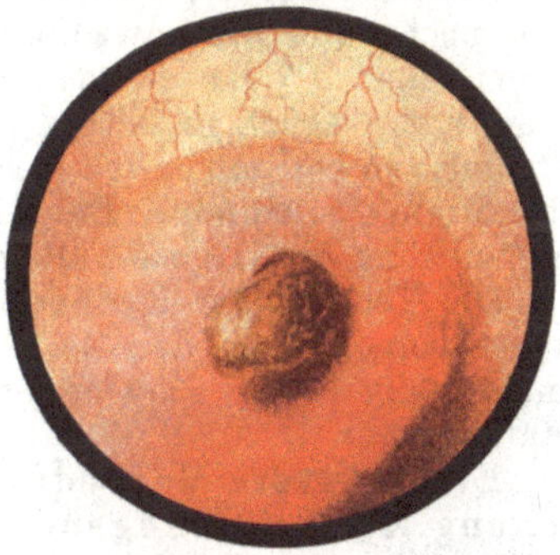

Fig. 48. Uratstein, noch teilweise in der Harnleitermündung steckend.

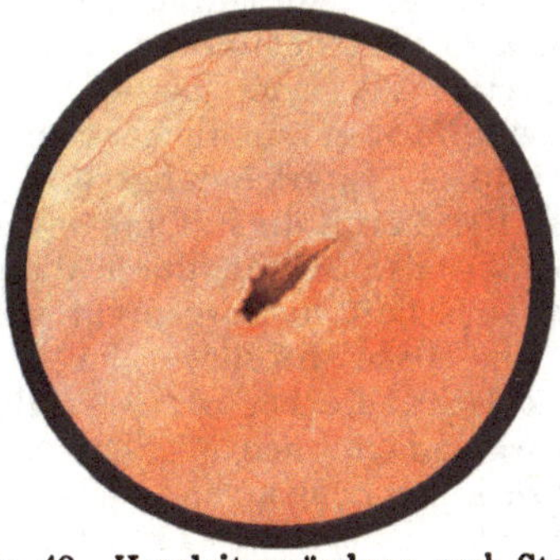

Fig. 49. Harnleitermündung nach Steindurchtritt.

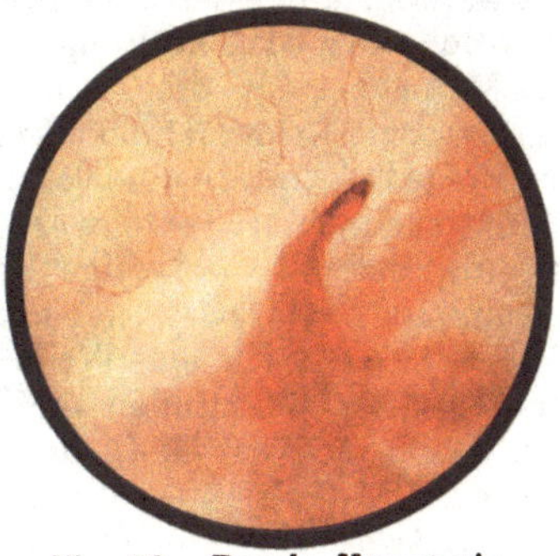

Fig. 50. Renale Hämaturie.

wozu sich die konischen Metallbougies für die vordere Harnröhre gut eignen, die äußere Harnröhrenmündung genügend zu erweitern. Reicht die unblutige Dilatation für die Einführung starker Operationscystoskope, Evakuationskatheter usw. nicht aus, so erweitert man die Öffnung durch einen Scherenschlag am unteren Rande der Harnröhrenöffnung, wobei man sich, um Blutungen zu vermeiden, genau in der Mittellinie halten muß. Die Gegend des Schnittes wird vorher durch Injektion einiger Tropfen einer ½%igen Novokainlösung anästhesiert. Ein nachträglicher Verband ist unnötig; nach Entfernung des Instruments wird der Meatus eine zeitlang komprimiert und etwas Salbe in die Harnröhrenöffnung eingestrichen.

Um die Einführung der Cystoskope schmerzlos zu gestalten, ist die Harnröhre vorher durch eine Instillation einer 1%igen Novokain- bzw. 2%igen Alypinlösung zu anästhesieren. Um die anästhetische Wirkung voll zur Geltung kommen zu lassen, muß man etwa 10 Minuten mit der Einführung des Instruments warten. Bei empfindlichen Patienten wirkt eine Morphiuminjektion oft sehr beruhigend, doch muß sie mindestens ¾ Stunde vor der Untersuchung gegeben werden. Das Morphium bewirkt an der Blase eine Steigerung des Sphinktertonus, nicht aber des Detrusors, der infolge des erhöhten Sphinktertonus eher noch entspannt wird; dadurch wird die Empfindlichkeit herabgesetzt, und auch das Fassungsvermögen vergrößert. Bei abnorm starker Schmerzhaftigkeit, die meist durch pathologische Veränderungen, wie Verletzungen, falsche Wege, Entzündungen, Steine, Strikturen usw. bedingt ist, wird die instrumentelle Untersuchung (Cystoskopie) häufig noch durch die Anwendung der epiduralen Leitungsanästhesie (20 bis 30 ccm einer 1%igen Novokainlösung), die der Lumbalanästhesie vorzuziehen ist, erträglich gestaltet. Je mehr Übung man in der Einführung von Instrumenten hat, um so seltener werden die Fälle, in denen man zu solchen Hilfsmitteln greifen muß. Bei Kindern ist man in der Regel gezwungen, die Untersuchung in Narkose vorzunehmen, da sie sonst nicht stillhalten.

Die Technik der Einführung der Cystoskope ist die gleiche, wie sie bei der Handhabung der Metallkatheter oben beschrieben wurde, im allgemeinen aber etwas schwieriger als die Einführung der glatten gebogenen Metallkatheter.

Eine weitere Vorbedingung für die cystoskopische Untersuchung ist eine genügende Kapazität der Blase. Da bei leerer Blase die Wände aneinander, bzw. auf der Cystoskoplampe und Optik liegen, ist natürlich nichts zu sehen; um einen Einblick zu bekommen, muß die Blase entfaltet werden. Je besser die Blase entfaltet ist, um so mehr Einzelheiten sieht man. Bei einer Blasenfüllung unter 50 ccm wird die Orientierung ungenau; beim Mann beträgt die optimale Füllung etwa 200 ccm, bei der Frau 250—300 ccm. Leider ist bei erkrankten Blasen infolge entzündlicher Reizung oder infolge Infiltration der Blasenwände die Kapazität stark herabgesetzt und die Untersuchung sehr erschwert. Bei solchen Blasen ruft die Füllung über die Toleranzgrenze hinaus heftige Detrusorkontraktionen hervor, durch die der Blaseninhalt mit Gewalt neben dem Cystoskopschaft herausgepreßt wird; meist ist es dann für eine Weile unmöglich, die Blase zu füllen. Um solche unerwünschten Reaktionen der Blasenmuskulatur, die bei nervösen Reizblasen auch ohne entzündliche Vorgänge vorkommen, nach Möglichkeit zu vermeiden, darf die Füllung der Blase nie brüsk geschehen, sondern tastend und schrittweise. Wenn man an dem Widerstand der Blase bzw. an dem auftretenden Gegendruck fühlt, daß die Blase sich zu kontrahieren beginnt, so gibt man nach, läßt wieder etwas ablaufen und versucht erst nach einer kleinen Pause, wenn die wehenartige Detrusorkontraktion vorüber ist, von neuem, die Blase zu füllen. Auf diese einschleichende Weise kommt man auch bei sehr erregten und empfindlichen Blasen mit herabgesetzter Kapazität in der Regel noch zu einer für die Endoskopie genügenden Füllung. Da es dabei sehr auf die frühzeitige Wahrnehmung einer Steigerung des Blaseninnendrucks ankommt, halte ich die Füllung der Blase durch Irrigatoren fü ungeeignet und bevorzuge die Füllung mit der Spritze, die allerdings fü den Arzt, wenn er die Untersuchung ohne Assistenz vornimmt, umständliche

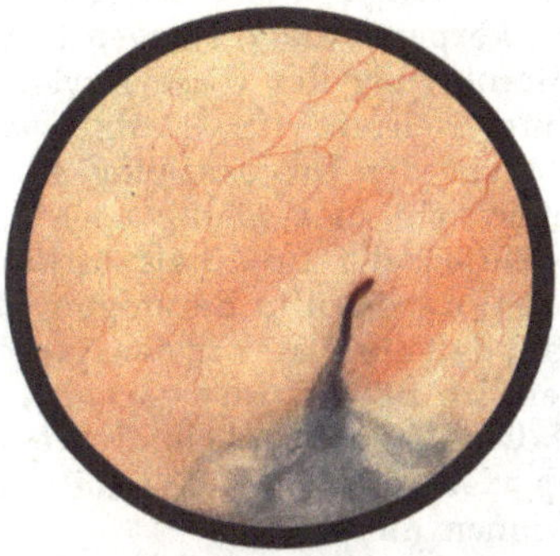

**Fig. 51. Chromocystoskopie.**

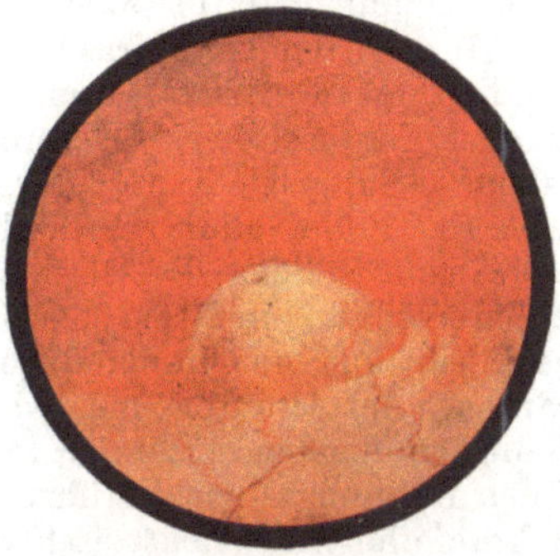

**Fig. 52. Cystische Erweiterung der vesikalen Harnleitermündung in halbentleertem Zustand.**

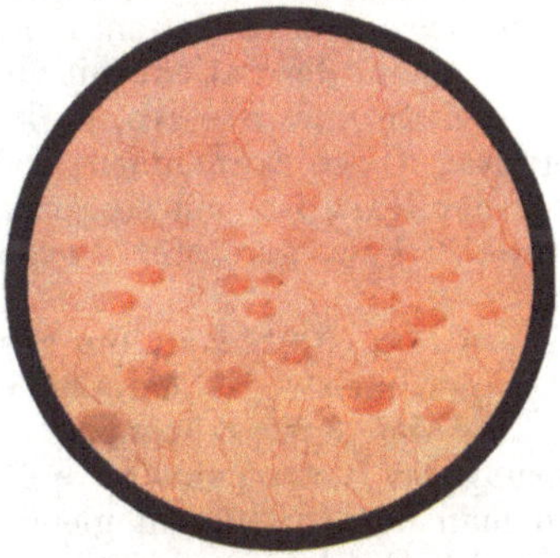

**Fig. 53. Cystitis granulosa.**

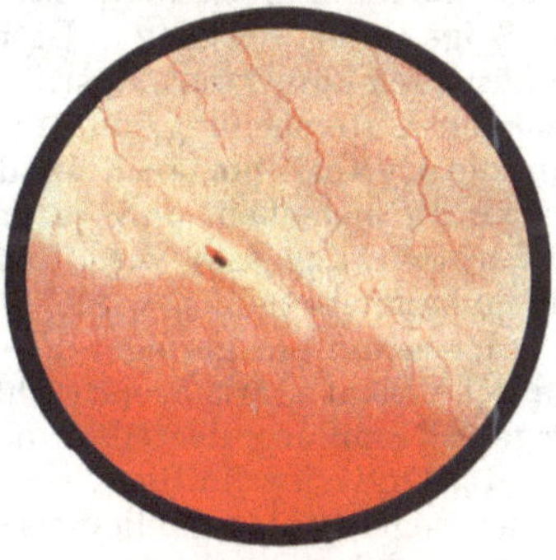

**Fig. 54. Trigonocystitis (Cystitis colli).**

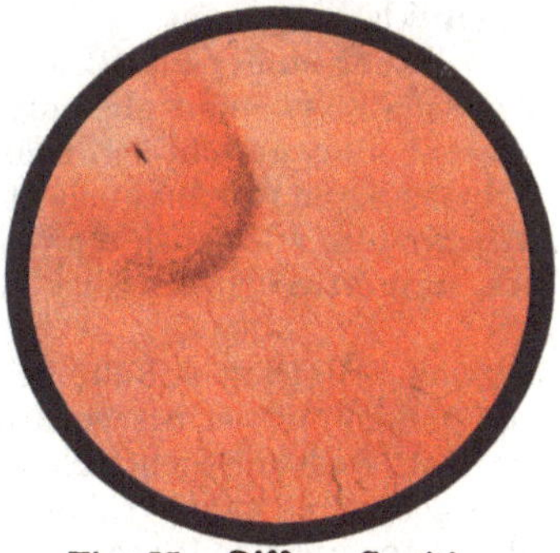

**Fig. 55. Diffuse Cystitis.**

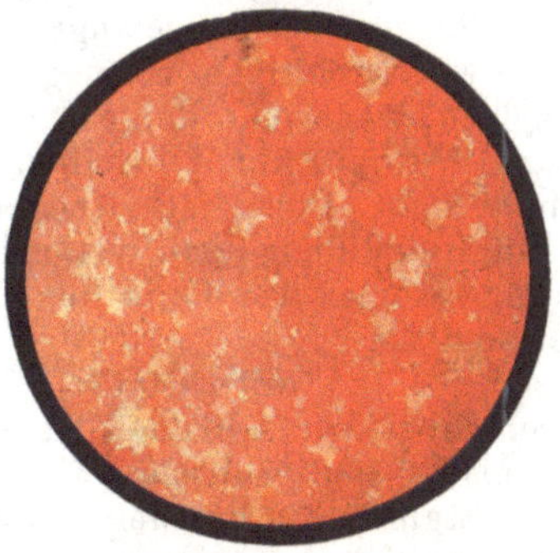

**Fig. 56. Fibrin und Harnsalze, dem Blasenboden anhaftend.**

ist. Bei der Füllung mit gutgehender Spritze sind die feinen Regungen des Detrusors an dem sich dem Spritzenkolben entgegensetzenden elastischen Widerstand gut zu erkennen, so daß infolgedessen eine weit schonendere, gefühlsmäßige Ausnützung der Kontraktionspausen möglich ist, als bei Benutzung des Irrigators.

Bei hochgradig entzündlichen Blasen, ganz besonders bei der tuberkulösen Blase, sowie bei nervösen Reizblasen, bleibt die Füllung manchmal trotz allem ungenügend. Bei diesen empfindlichen und geschrumpften Blasen kommt man bisweilen noch durch vorherige Anästhesierung der Blase (Instillation einer frisch zubereiteten, körperwarmen 1%igen Novokain- bzw. Alypinlösung) zum Ziel. Zur Beruhigung der Blase bewähren sich auch Suppositorien (Heroin 0,005; Extr. Belladon. 0,03; But. cacao q. s. ut f. Supp. D. Nr. I), die eine Stunde vor der Untersuchung einzuführen sind. Bei ganz rebellischen Blasen erreicht man häufig noch eine hinreichende Füllung der Blase durch Anwendung der Epiduralanästhesie. Die Untersuchung in Narkose ist zu widerraten; die erhoffte Beruhigung der Blase bleibt aus, und in der Regel erlebt man, daß die Blasen in der Narkose sogar noch intoleranter sind, was wahrscheinlich darin seinen Grund hat, daß die hemmenden zerebralen Impulse fortfallen und die Blase infolgedessen auf den Dehnungs- und Berührungsreiz noch viel früher und unvermittelter mit krampfhaften reflektorischen Kontraktionen antwortet.

Um eine gute Sicht zu haben, muß das Füllungsmedium klar sein. Wenn man von der selten angewandten und nicht ungefährlichen Luftfüllung absieht, so kommen an Füllungsmedien hauptsächlich die 3%ige Borsäurelösung in Betracht. Um die Blase nicht zu reizen, müssen die Lösungen körperwarm instilliert werden. Erscheint der Patient mit voller Blase zur Untersuchung, und darf man klaren Harn voraussetzen, so kann man die Cystoskopie auch in der harngefüllten Blase vornehmen; dabei ist aber zu bedenken, daß, je konzentrierter der Harn ist, um so geringer die Lichtwirkung sein wird und um so dunkler bzw. geröteter auch die Schleimhaut erscheinen wird.

Da schon ein geringer Eiter- und insbesondere Blutgehalt die cystoskopische Sicht stark beeinträchtigt, so ist in den meisten Fällen eine vorherige Klarspülung der Blase erforderlich. Bei den Cystoskopen mit eingebauter Optik ist die Blase vor der Einführung des Instruments zu spülen; bei den sogenannten Spülcystoskopen kann man das Instrument gleich zu Beginn einführen, und nach Auswechselung der Optik gegen einen Spülansatz die Spülung vornehmen, diese ist solange fortzusetzen, bis die in einem Reagenzglas aufgefangene Spülflüssigkeit klar erscheint.

Bei eiterhaltigem Harn gelingt es auf die Dauer immer die Blase klar zu spülen, wenn man dann in die Blase hineinschaut, ist man aber oft erstaunt, wieviel Eiter, Fibrin usw. noch am Blasenboden und an den Blasenwänden klebt. Diese festhaftenden, eitrigen Fibrinmassen werden auch durch die längste Spülung nicht restlos beseitigt, sie behindern aber auch die Orientierung nicht so wie die in der Flüssigkeit frei umhertreibenden Eiter- und Fibrinmassen.

Bei Hämaturien ist die Klärung, solange die Blutung anhält, in der Regel schwieriger, weil das Blut sich immer von neuem mit der Blasenflüssigkeit mischt, und weil schon ein ganz geringer Blutgehalt die Sicht erheblich stört. Stammt die Blutung aus den Nieren, so gelingt es meist früher, eine genügende Klärung herbeizuführen, als bei Blutungen aus der Blase. Gerade für diese Fälle, in denen die Blasenflüssigkeit sich immer wieder schnell trübt, ist der Vorteil eines Spülcystoskops ganz besonders groß, da während des Wechsels von Katheter und Cystoskop die klare Sicht bereits wieder verloren gegangen sein kann.

Stammt die Blutung vermutlich aus der Blase, so ist es nicht empfehlenswert, während der Spülung die Blase immer wieder ganz leer laufen zu lassen, da sich bei leerer Blase die blutenden Blasenwände, das Karzinom oder die

Papillomzotten usw. gegen einander bzw. gegen den Cystoskopschnabel pressen und infolgedessen von neuem zu bluten beginnen. Es ist daher zweckmäßiger, immer einen Rest der Spülflüssigkeit in der Blase zurückzulassen und so zu-

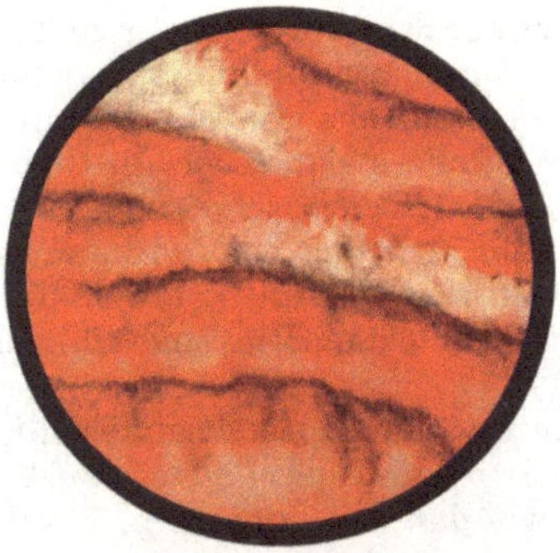

Fig 57. Fibrinös-eitrige Cystitis.

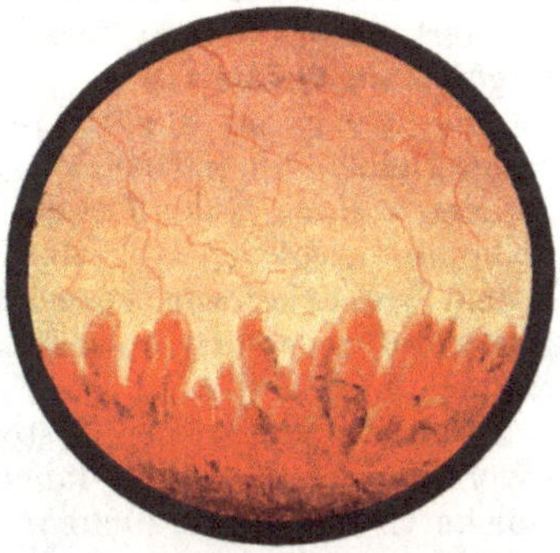

Fig. 58. Ödematös-entzündliche Exkreszenzen am Blasenausgang.

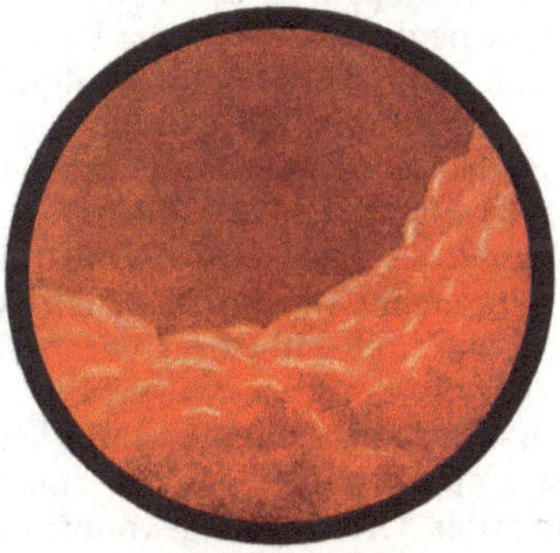

Fig. 59. Entzündliches Ödem am Blasenausgang (Sphinkter) bei akuter Prostatitis (Gonorrhöe).

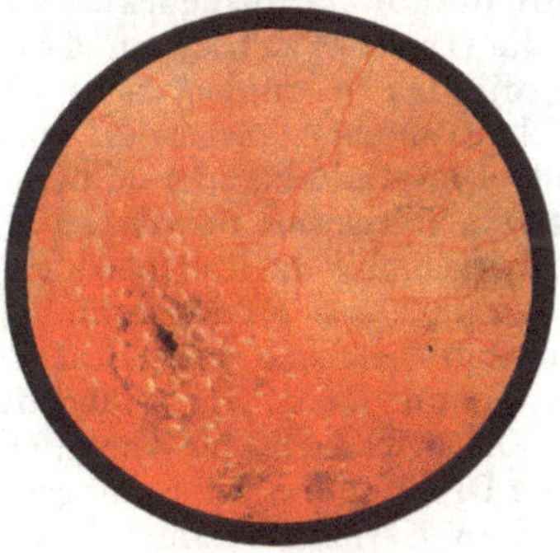

Fig. 60. Bullöses Ödem an der Harnleitermündung bei entzündlicher Erkrankung der zugehörigen Niere.

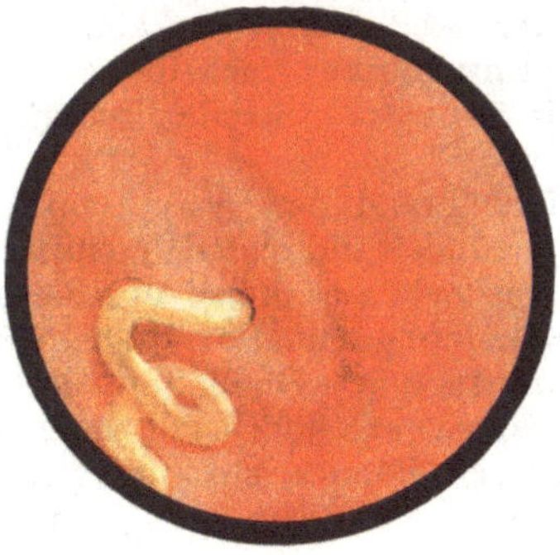

Fig. 61. Eiterentleerung aus der Harnleitermündung bei Pyonephrose.

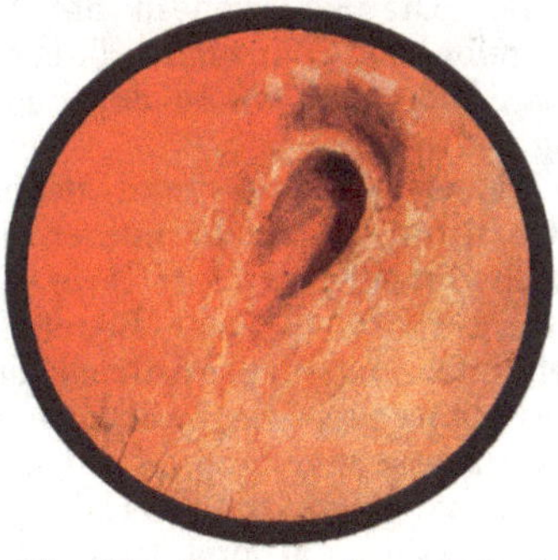

Fig. 62. Harnleitermündung bei chronischer, eitriger Ureteritis und Pyonephrose.

sagen bei voller Blase zu spülen. Die Beachtung dieser Kleinigkeit ist meist erfolgreicher als die Instillation von Adrenalinlösungen usw. Wie ungünstig die Füllungs- und Entleerungsbewegungen bei der Spülung die Blutung beeinflussen können, zeigen jene Fälle, bei denen die Blutung während der Blasenspülung, statt geringer zu werden, zunimmt. Bei sehr massigen Blutungen kann gelegentlich die Besichtigung des Blaseninneren im Augenblick unmöglich sein; stammt die Blutung vermutlich aus einem Blasenpapillom, so instilliert man nach dem Vorschlag von Praetorius 10 ccm einer 20%igen Kollargollösung in die Blase. Das Kollargol imbibiert die feinen Papillomzotten und bringt sie zur Nekrose, wodurch einerseits die papillomatösen Tumoren kleiner, übersichtlicher werden, und andererseits auch die Blutung zum stehen kommt, so daß in der Regel nach 2—3 Tagen schon eine erneute Cystoskopie erfolgreich ist. Hat der Fall nicht so lange Zeit, so kann man nach dem Vorschlag von Josef die Blase mit Paraffin füllen; das Paraffin ist klar und durchsichtig, mischt sich aber nicht mit dem Blut und trübt sich daher auch nicht.

Verunreinigungen der Cystoskoplampe und der Optik beeinträchtigen selbstverständlich die Sicht; daher sind für die cystoskopische Untersuchung nur solche Gleitmittel brauchbar, die sich wie das Katheterpurin, Glyzerin u. a. in Wasser lösen.

Sind die Vorbedingungen erfüllt, und ist das Instrument eingeführt, so wird die Lampe, die man kurz vorher noch einmal geprüft hat, eingeschaltet, und die Orientierung in der Blase kann beginnen. Bei der Anfangslage, die das Instrument nach der Einführung einnimmt, ist der Schnabel des Instruments, Sehstrahl und Orientierungsknopf, die immer eine gerade Linie miteinander bilden, gegen die vordere Blasenwand, die beim liegenden Patienten zur oberen Blasenwand wird und sich als solche durch die Anwesenheit der Luftblase (Fig. 39) dokumentiert, gerichtet. Die Luftblase gelangt erst bei der Spülung in die Blase; nachdem die Blase entleert ist, entfaltet sie sich von selbst wieder etwas, wodurch ein negativer Druck entsteht, und Luft von außen durch den Katheter angesaugt wird.

Durch vorsichtiges Vor- und Zurückziehen des Instruments und gleichzeitige Drehung um seine Längsachse bringt man sich alle Teile des Blaseninnern zu Gesicht. Immer läßt die Stellung des Orientierungsknopfes erkennen, ob man die rechte, die linke, die vordere oder die hintere Blasenwand betrachtet.

Die gesunde Blase zeigt bei genügender Entfaltung eine glatte Innenfläche. Die Schleimhaut hat bei lichtstarker, weißglühender Lampe eine blaßgelbliche, glänzende Farbe. Fehlen Entzündungserscheinungen, so heben sich die Gefäße der Schleimhaut als feine rote Streifen scharf ab (Fig. 41).

Zuweilen kann man beobachten, daß während der cystoskopischen Betrachtung aus nicht immer ersichtlichen Gründen die glatte Innenfläche verschwindet, und statt ihrer ein vielfach verflochtenes Relief der Blasenwand auftritt. In der Regel ist diese Erscheinung mit Harndranggefühl verbunden und der Ausdruck einer Detrusorerregung. Diese Veränderung ist also eine physiologische Erscheinung, und ist vielfach der Grund, wenn der eine Untersucher eine „Trabekelblase“ feststellen konnte, ein anderer aber eine ganz glatte Innenwand sah. Diese funktionelle Erscheinung tritt bei jeder Miktion auf und findet sich außerdem als Ausdruck eines abnormen nervösen Reizzustandes der Blase, sowie bei manchen Rückenmarkserkrankungen. Diese Erscheinung ist daher grundverschieden von der Trabekelblase bei chronischer Retention (Prostatiker), die im Stadium der Erschlaffung durch Auseinanderweichen der Muskelbündel infolge der chronischen Dilatation der Blase auftritt und die man daher als passive Trabekelblase bezeichnen kann (vgl. Fig. 44).

Weitaus am wichtigsten ist die Orientierung über den Blasenboden und das Trigonum mit den beiden Harnleitermündungen. Das Trigonum hebt sich cystoskopisch in der gesunden Blase als eine dreieckige, durch größeren

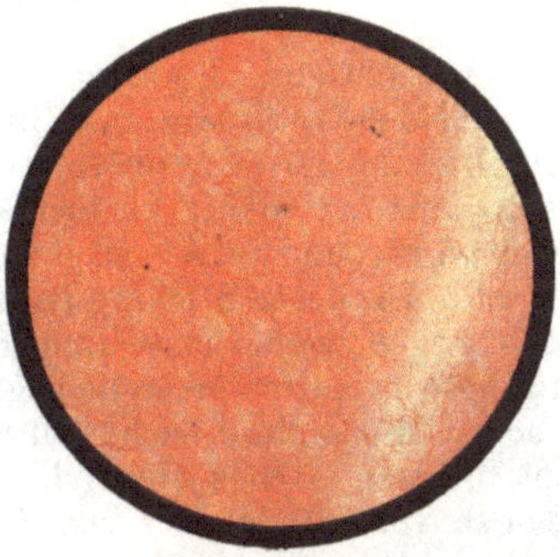

Fig. 63. Diffuse, tuberkulöse Cystitis mit Knötchenbildung ohne Zerfall.

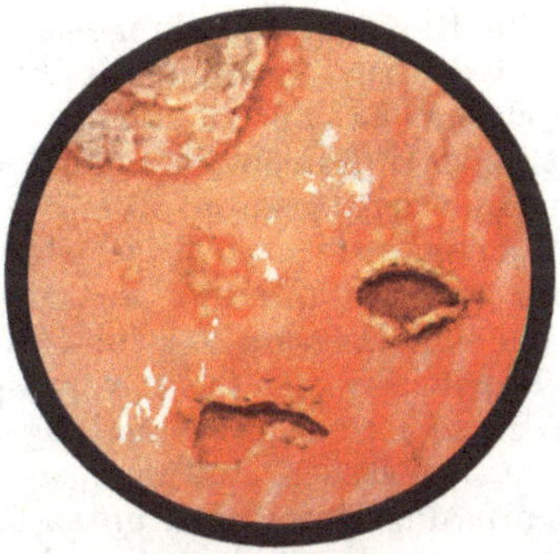

Fig. 64. Blasentuberkulose; tuberkulöse Knötchen und Ulzerationen.

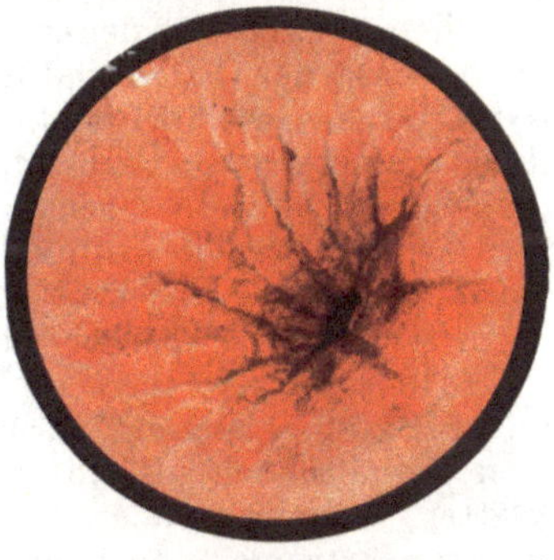

Fig. 65. Destruierte Harnleitermündung bei Nierentuberkulose.

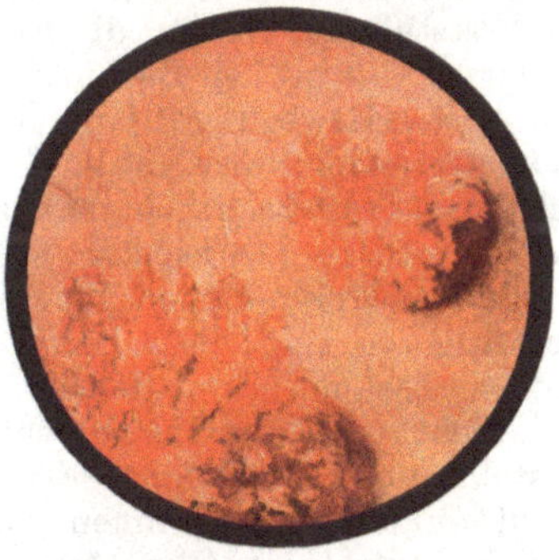

Fig. 66. Gestielte Blasenpapillome.

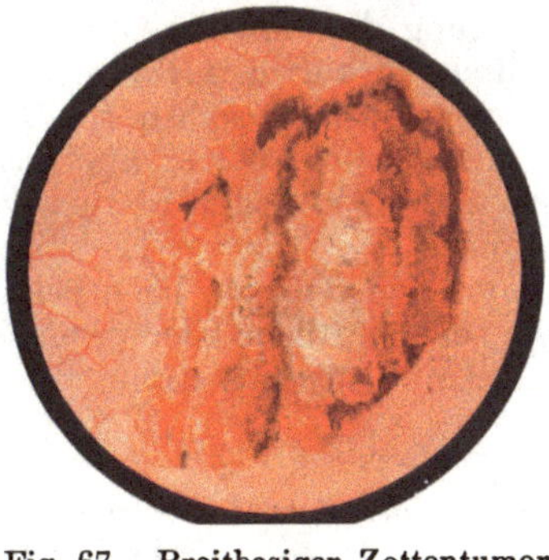

Fig. 67. Breitbasiger Zottentumor (Karzinom).

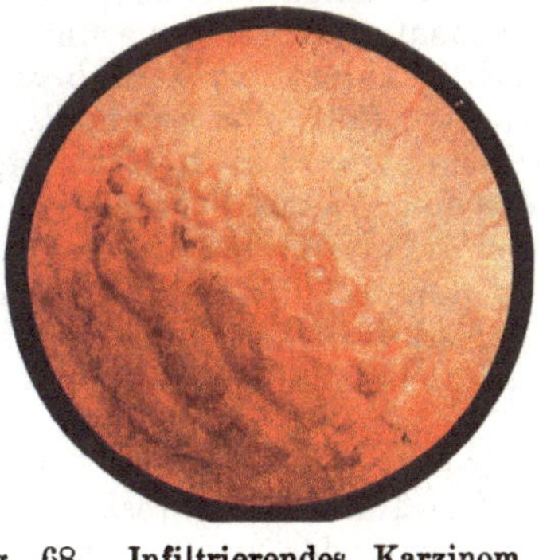

Fig. 68. Infiltrierendes Karzinom am Blasenboden.

Gefäßreichtum stärker als die übrige Blasenschleimhaut gerötete Partie ab. Die Spitze des Dreieckes liegt am Blasenausgang; in den beiden anderen Ecken finden sich auf mehr oder weniger deutlichen Wulsten die Mündungen der Harnleiter (Fig. 41). Die beiden Harnleiterostien sind durch eine quer verlaufende Muskelleiste, die besonders bei älteren Männern deutlich ausgebildet zu sein pflegt, verbunden. Dieses sogenannte Lig. interuretericum bildet die deutlich sichtbare Grenze des Trigonums gegen die hintere Blasenwand. Verfolgt man diese Muskelleiste nach rechts und links, so stößt man auf die Harnleitermündungen.

Um dem Anfänger die Auffindung dieser wichtigen Ureterostien zu erleichtern, ist ihm zu raten, sich den Okularteil der Optik wie das Zifferblatt einer Uhr eingeteilt zu denken und zur Auffindung der rechten Mündung den Orientierungsknopf durch Drehung des Instruments dahin zu bringen, wo auf dem gedachten Zifferblatt sich 7½ finden würde, und auf 4½ zu stellen, wenn die linke Mündung aufgesucht werden soll. In dieser Stellung ist das Instrument langsam vor- und rückwärts zu bewegen, wobei man dann auf die Harnleiterostien stößt, vorausgesetzt, daß diese an normaler Stelle liegen. Ist die eine Harnleitermündung gefunden, so ist die andere leicht auf die Weise einzustellen, daß man, das Instrument um seine Achse drehend, den Orientierungsknopf nach unten einen Kreisbogen von 90° beschreiben läßt; in dem so eingestellten Gesichtsfeld liegt die andere Harnleitermündung, Voraussetzung ist wiederum, daß die Ostien an symmetrischer Stelle liegen. Diese Untersuchung orientiert daher auch über Asymmetrie des Trigonums, eine Feststellung, die für die Erkennung von Nieren- und Harnleitermißbildungen von großer Bedeutung ist. Außer der Lage der Ostien sind ihre Gestalt, ihre Bewegungen bei der Ausstoßung des Harns, sowie die Projektion des austretenden Harnstrahls, den man durch Einverleibung von Farbstoffen noch besonders kenntlich machen kann, zu beachten. Diese sogenannte Chromocystoskopie erleichtert unter schwierigen Verhältnissen die Auffindung der Harnleitermündungen ganz wesentlich. Ist der Nierenharn eiter- oder bluthaltig, so sind diese Beimischungen, wenn sie nicht zu spärlich sind, schon cystoskopisch an dem austretenden Nierenharn zu erkennen.

Zieht man das Instrument in irgendeiner Position langsam zurück, so stellt sich der Sphinkter unter normalen Verhältnissen als ein halbmondförmiger, nach innen konkaver, glatter, vorspringender Wulst im Gesichtsfeld ein (Fig. 40); nimmt man das Instrument noch weiter zurück, so bedeckt der Sphinkter die Optik, und es wird dunkel. Ist die Optik nach unten bzw. gegen den Blasenboden gerichtet, und zieht man das Instrument in dieser Lage unter leichter Senkung des äußeren Okularteils vorsichtig zurück, so wird bisweilen ein Teil der hinteren Harnröhre mitsamt dem Colliculus seminalis mehr oder weniger weit sichtbar. Diese Erscheinung wird als Schrammsches Phänomen bezeichnet; es findet sich in der Regel nur bei Innervationsstörungen und nicht selten als eins der ersten Symptome bei Rückenmarkserkrankungen.

Ohne auf die Schilderung der cystoskopischen Befunde bei gesunder und kranker Blase näher einzugehen, werden einige Bilder wiedergegeben, um die Leistungsfähigkeit dieser Untersuchungsmethode darzutun.

### Katheterismus der Harnleiter.

Die Harnleitercystoskope besitzen außer dem Kanal für die Optik noch einen oder zwei schmale Läufe, durch die lange, durchschnittlich 5 Charrière starke, aus Seidengespinst fabrizierte Katheter in die Harnleiter bzw. bis in die Nierenbecken vorgeschoben werden können. Dicht vor der Optik befindet sich ein kleiner Hebel (Albarranscher Hebel), der vom äußeren Ende des Cystoskops bedient werden kann, und durch dessen Aufrichtung der Harnleiterkatheter, nachdem er den Führungskanal verlassen hat, dirigiert werden kann.

Die Harnleiterkatheter sollen eine Zentimetereinteilung aufweisen, damit man cystoskopisch sehen kann, wie weit der Katheter in den Ureter eingeführt ist. Sterilisiert werden die Ureterkatheter einzeln in Gazefutteralen im strömenden Dampf oder wie andere Seidengespinstinstrumente durch Auskochen, Durchspülen mit desinfizierenden Lösungen und Aufbewahrung in Formalindämpfen. Nach dem Trocknen werden in die Katheter feine Drahtmandrins eingeführt, damit sie ihre gerade Form und Durchgängigkeit behalten. Vor dem Gebrauch dürfen die Katheter nicht längere Zeit in einer Flüssigkeit liegen, da sie dadurch weich werden und sich dann nur schwer vorschieben lassen. Man vergesse nie die Harnleiterkatheter vor der Benutzung durchzuspritzen (Aq. dest., Oxycyanatlösung usw.) um sich von ihrer Durchgängigkeit zu überzeugen.

Die große Bedeutung des Harnleiterkatheterismus liegt in der Möglichkeit, die Sekrete der beiden Nieren getrennt aufzufangen und durch deren Untersuchung, sowie durch die getrennte Funktionsprüfung beider Nieren festzustellen, ob überhaupt eine Nierenerkrankung vorliegt, welche Niere erkrankt, und wie die vergleichsweise Funktion der beiden Organe ist. Außerdem ermöglicht die Sondierung der Harnleiter die Einführung schattengebender Flüssigkeiten zum Zweck der röntgenologischen Darstellung der oberen Harnwege (Pyelographie, siehe dort) und bietet endlich noch die Möglichkeit in Form von Nierenbeckenspülungen und -instillationen auch therapeutisch auf die oberen Harnwege einzuwirken.

Die Technik des Harnleiterkatheterismus ist unter normalen Bedingungen nicht schwer, um aber auch in pathologisch stark veränderten Blasen und unter schwierigen atypischen Verhältnissen erfolgreich zu sein bedarf es vieler Übung. Das Wesentliche des Harnleiterkatheterismus, der immer zuerst am Phantom geübt werden sollte, liegt in der Entrierung der Harnleiterostien. Dem Anfänger ist zu raten, mit dem Instrument nahe an die betreffende Harnleitermündung heranzugehen, sie groß einzustellen, in dieser Lage das Instrument ruhig zu halten und nun den entsprechenden Harnleiterkatheter soweit vorzuschieben, daß dieser im Gesichtsfeld erscheint und mit seiner Spitze gerade wieder daraus verschwindet. Erst jetzt wird der Hebel aufgerichtet, wodurch die Katheterspitze gegen die Blasenwand gerichtet wird und wieder im Gesichtsfeld erscheint. Durch geringe Vor- und Rückwärtsbewegungen des ganzen Instruments, sowie durch Vor- und Zurückschieben des Katheters, unterstützt durch veränderte Hebelstellung, wird der Ureterkatheter in die Harnleitermündung, der er durch die Aufrichtung des Hebels schon ganz nahe gekommen ist, dirigiert. Solange die Blase gesund ist und normale topographische Verhältnisse vorliegen, soll das Cystoskop bei der Orientierung in der Blase und auch beim Harnleiterkatheterismus keine seitlichen Bewegungen machen, sondern nur in der Mittellinie vor- und zurückgeschoben, vorsichtig gehoben und gesenkt, sowie um seine Längsachse gedreht werden. Unter pathologischen Verhältnissen läßt sich beim Harnleiterkatheterismus, sowie bei endovesikalen Eingriffen eine seitliche Verschiebung des Instruments oft nicht umgehen, nach Möglichkeit sind aber seitliche Bewegungen zu vermeiden, da sie den Patienten, wenigstens dem Mann, in der Regel Schmerzen bereiten.

Die weitere Vorführung des Harnleiterkatheters ist unter normalen Verhältnissen einfach. Wenn sich der Katheter in der Mündung oder kurz dahinter wirft oder weiter oben stecken bleibt, so braucht deswegen nicht immer ein pathologisches Hindernis (Stein, Stenose usw.) vorzuliegen. So etwas darf man erst annehmen, wenn der Katheter bei wiederholten Untersuchungen und bei wechselnder Blasenfüllung immer wieder an der gleichen Stelle bzw. in gleicher Tiefe aufgehalten wird. Sehr häufig hat sich die Spitze des Ureterkatheters, zumal wenn sie derb und spitz endigt, nur in einer Schleimhautfalte des Harnleiters verfangen. Bei solcher Sachlage ist eine zweckmäßigere Katheterart zu wählen und durch drehende Bewegungen, sowie durch eine wechselnde Eintrittsrichtung, die man durch den Albarranschen Hebel sowie durch Heben und Senken des Cystoskops herbeiführt, zu versuchen, das Hindernis zu passieren. Schwierig ist die Einführung, wenn der Harnleiterkatheter zu weich ist, was, abgesehen davon, daß er eventuell schon von vornherein zu weich war, auch nachträglich erst durch längeren Aufenthalt in der warmen Blasenflüssigkeit bedingt sein kann. Unter solchen Umständen ist ein zu steil aufgerichteter Hebel für die Einführung ganz besonders ungünstig, da er dem Katheter eine starke Knickung aufzwingt, der Katheter sich infolgedessen bei der Vorführung wirft und schlingenartig in der Blase aufrollt, statt weiter in den Harnleiter einzudringen.

Wenn man den Harn der betreffenden Niere nur für die mikroskopische Untersuchung gewinnen will, so ist es nicht nötig, den Katheter bis hoch hinauf ins Nierenbecken einzuführen, das ist nur erforderlich, wenn man feststellen will, ob im Nierenbecken eine Harnstauung besteht. Man darf annehmen, daß die Katheterspitze das Nierenbecken erreicht hat, wenn der Katheter etwa 20—25 cm weit in den Harnleiter vorgeschoben wurde; in der Regel stößt der Katheter dann auch auf Widerstand. Abnorm weit läßt sich die Sonde häufig bei Hydronephrosen einführen, weil der Katheter in dem erweiterten Nierenbecken bzw. in dem Nierensack die Möglichkeit hat, sich aufzurollen.

Um eine genügende Harnsekretion sicherzustellen, und dadurch die Untersuchung abzukürzen, gibt man den Patienten kurze Zeit vor dem Harnleiterkatheterismus ein Glas kalten Wassers zu trinken.

Normalerweise entleert sich der Harn aus dem Harnleiterkatheter in rhythmischer Weise, d. h. es folgen sich einige Tropfen rasch hintereinander und dann tritt eine kleine Pause ein. Bei Retentionszuständen im Nierenbecken, die von dem Auge des Harnleiterkatheters erreicht werden, ist die Entleerung solange kontinuierlich, bis der gestaute Harn abgelaufen ist, oder das Flüssigkeitsniveau unter die Höhe des Katheterauges gesunken ist, dann beginnt auch hier eine rhythmische Entleerung. Bei sehr starker Diurese, wie sie nach reichlicher Flüssigkeitsaufnahme, aber auch reflektorisch durch die Einführung des Harnleiterkatheters bedingt sein kann, ist die Tropfenzahl zuweilen so gesteigert und die dazwischenliegenden Pausen so klein, daß dadurch eine kontinuierliche Entleerung zustande kommt, die aber meist nicht lange anhält.

Sehr viel häufiger erlebt man, daß aus dem Harnleiterkatheter anfangs kein Harn abtropft; dem liegt sehr oft eine reflektorische Behinderung der Harnsekretion zugrunde, bei einigem Zuwarten beginnt die Entleerung meist von selbst. In anderen Fällen ist die Entleerung mechanisch behindert. Diese Annahme wird zur Sicherheit, wenn es gelingt, cystoskopisch festzustellen, daß neben dem Harnleiterkatheter Harn in die Blase fließt. Die Ursache der Behinderung kann durch eine ungünstige Lage des Katheterauges, wenn dieses z. B. der Schleimhaut unmittelbar anliegt und dadurch verlegt wird, bedingt sein. Gegen diese Vorkommnisse schützen jene Harnleiterkatheter, die zwei Öffnungen besitzen, bei ihnen ist die Entleerung überhaupt viel besser. Glaubt man, daß es sich um eine solche Behinderung handelt, so genügt es bisweilen schon, den Katheter ein wenig vorzuschieben oder zurückzuziehen und zu drehen. Sehr häufig ist die Anwesenheit von Luftblasen im Katheter die Ursache der mangelhaften Entleerung, die erst richtig einsetzt, wenn der eingeführte Harnleiterkatheter durchgespült wird und so die Luftblasen beseitigt werden. Um dieser Störung von vornherein zu begegnen, läßt man bei der Einführung den Harnleiterkatheter solange durchspritzen, bis er die Harnleitermündung passiert hat; der eingeführte Katheter ist dann voll Flüssigkeit, und die abströmende Flüssigkeitssäule saugt gleichzeitig den Harn aus dem Harnleiter bzw. Nierenbecken an.

Im allgemeinen darf man annehmen, daß durch den Harnleiterkatheter nur der Harn der betreffenden Niere herausbefördert wird. In jenen Fällen aber, in denen das Harnleiterostium insuffizient ist, kann durch den Rückfluß des Blasenharns in den Harnleiter auch eine Entleerung des Blasenharns aus dem Harnleiterkatheter zustandekommen, was natürlich zu folgenschweren Irrtümern Veranlassung geben kann, wenn z. B. der Blasenharn eiterhaltig, die katheterisierte Niere aber gesund ist und diese nun auf Grund des eiterhaltigen Ureterharns als krank angesprochen wird. Am sichersten schützt man sich vor solchen, durch Rückfluß möglichen Fehlerquellen, wenn man die Blase nach der Einführung des Harnleiterkatheters entleert.

Es ist sehr viel darüber diskutiert worden, und auch heute herrscht noch keine einheitliche Meinung darüber, wie groß die Gefahr einer artefiziellen Infektion durch den Harnleiterkatheterismus sei. Man denkt dabei weniger an mangelhaft sterilisierte Instrumente, als insbesondere an jene Fälle, wo bei infizierter Blase, z. B. insbesondere bei tuberkulöser Cystitis, ein gesunder Harnleiter aus diagnostischen Gründen katheterisiert wird. Wie groß die Gefahr der Verschleppung von Keimen aus der infizierten Blase in den gesunden Harnleiter und das gesunde Nierenbecken ist, läßt sich mit Sicherheit natürlich nicht feststellen; aber wenn auch die Möglichkeit der Keimverschleppung nicht zu bezweifeln ist, so ist sie andererseits, wie die Erfahrung gezeigt hat, bei einiger Vorsicht im allgemeinen nicht groß. In den Fällen, in denen auch ohne Harnleiterkatheterismus auf Grund der cystoskopischen Veränderungen und der Chromocystoskopie (siehe diese) die eine Niere als gesund, die andere als krank erkannt werden kann, ist der Harnleiterkatheterismus nach Möglichkeit zu vermeiden. Ist der Harnleiterkatheterismus notwendig, so führe man bei infizierter Blase den Katheter nicht bis ins Nierenbecken, sondern nur ein Stück weit im Ureter vor; dadurch verringert sich die Gefahr der Infektionsübertragung, da man annehmen darf, daß bei unbehinderter Harnleiterentleerung die eingeschleppten Keime gleich wieder herausgeschwemmt werden. Wenn das nicht der Fall wäre, müßte man häufiger entzündliche Harnleiterveränderungen und vor allem auch Stadien einer aszendierenden Infektion bzw. aszendierenden Tuberkulose antreffen, bei denen der untere Harnleiterabschnitt bereits erkrankt ist, während der obere Ureteranteil, das Nierenbecken und die Niere aber noch frei sind.

Um beim Harnleiterkatheterismus das Eindringen von infiziertem Blaseninhalt in den Harnleiterkatheter und damit die Verschleppung von Entzündungserregern in die oberen Harnwege nach Möglichkeit zu vermeiden, läßt man den Harnleiterkatheter, während er die Blase passiert, bis zu seinem Eintritt in die Harnleitermündung durchspülen, wie es oben schon aus anderen Gründen angeraten wurde. Zum weiteren Schutz gegen eine Katheterinfektion der oberen Harnwege wird empfohlen, nach Beendigung der Untersuchung eine Spülung des Nierenbeckens mit einer 1‰igen Lösung von Argent. nitricum anzuschließen. Endlich ist darauf hinzuweisen, daß die Gefahr der künstlichen Propagation einer Blaseninfektion durch den Harnleiterkatheterismus auch von der Beherrschung der Technik abhängt; je weniger der Katheter mit der entzündeten Blasenwand in Berührung kommt, und je schonender und rascher die Einführung gelingt, um so geringer ist die Gefahr der Infektion für die betreffende Niere.

Auf jeden Fall steht die Infektionsgefahr bei technisch einwandfreiem Harnleiterkatheterismus in keinem Verhältnis zu dem gewaltigen Nutzen, den die Anwendung dieser Methode in verschiedenster Hinsicht mit sich bringt.

## Zur Funktionsprüfung der Nieren.

Die Funktionsprüfung hat bei den sogenannten chirurgischen Nierenerkrankungen ein anderes Ziel, als bei den Nephritiden und Nephrosen. Bei den letzteren handelt es sich fast ausschließlich um Erkrankungen beider Nieren, und die Folgen für den Organismus werden daher bei beiderseitig schlechter Funktion sehr viel schwerer sein, als bei den chirurgischen Nierenerkrankungen, bei denen es sich in der Hauptsache nur um die Erkrankung einer Niere handelt. Bei allen einseitigen Nierenerkrankungen (Tumor, Hydronephrose, Pyonephrose, Stein usw.) braucht trotz völligem Ausfall der einen Niere, bei gesundem zweiten Organ, infolge Mehrleistung dieser Niere, die Gesamtfunktion nicht gelitten zu haben, weshalb denn hier auch in der Regel Zeichen einer Niereninsuffizienz fehlen.

Während bei den Nephritiden bzw. Nephrosen die Untersuchung den Zweck verfolgt, auf Grund der Prüfung vieler Einzelfunktionen die vorliegende Gesamtschädigung der Nieren in ihren einzelnen Komponenten erkennen und dementsprechend eine zweckmäßige Diät verordnen zu können, liegt bei den chirurgischen Nierenerkrankungen das Gewicht bei der Untersuchung auf einer vergleichsweisen, summarischen Prüfung der Tätigkeit jeder einzelnen Niere. Dabei hat die vergleichsweise Funktionsprüfung nicht die Aufgabe, festzustellen, *welche Niere* schlecht arbeitet oder erkrankt ist, das ist auch ohne funktionelle Prüfung meist schon durch den Ausfall des Harnleiterkatheterismus und die mikroskopische Untersuchung der getrennt aufgefangenen Nierenharne bekannt; die Prüfung dient vielmehr hauptsächlich der Feststellung, inwieweit die erkrankte Niere noch leistungsfähig ist und vor allem ob die andere Niere funktionell so intakt ist, daß man ihr die Gesamtfunktion für den Organismus zutrauen kann. Das ist die Kardinalfrage: genügt die eine Niere den Anforderungen, wenn man die als krank erkannte Niere entfernt? Dazu ist zu sagen, daß bei hochgradigen einseitigen Hydro- und Pyonephrosen schon durch den Nachweis eines guten Konzentrationsvermögens mit großer Wahrscheinlichkeit die zweite Niere als funktionstüchtig erkannt werden kann, da die erkrankte Niere für die Harnbereitung praktisch nicht mehr in Frage kommt, und daß daher auch die Exstirpation dieser Niere in funktioneller Hinsicht keine anderen Verhältnisse schafft, als sie ohnedies bereits seit geraumer Zeit bestanden haben.

Die Methoden der vergleichsweisen Prüfung der Nierenfunktion, wie sie sich bei den chirurgischen Nierenerkrankungen eingebürgert haben, können zwar durchaus keinen Anspruch darauf erheben, den Nieren eine der normalen Arbeitsleistung adäquate Aufgabe zu stellen, gleichwohl genügen sie den geforderten Ansprüchen der Praxis. Immer werden es jene Methoden sein, die bei möglichst einfacher Handhabung und geringem Zeitverbrauch den praktischen Erfolg für sich haben, und es spielt dann eine untergeordnete Rolle, ob man ihre theoretische Begründung mangelhaft findet. Darum werden sich auch die neueren physiologischeren Methoden in ihrer heutigen Form nicht allgemein einbürgern, da sie für den Praktiker zu kompliziert sind, zu viel Zeit beanspruchen und eingearbeitetes Laboratoriumspersonal voraussetzen.

Bei den chirurgischen Nierenerkrankungen hat die vergleichsweise Prüfung, wie gesagt, zu entscheiden, ob die als krank erkannte Niere entfernt werden kann, bzw. ob die zurückbleibende Niere allein für die Entgiftung des Organismus genügt. Einfach ist diese Entscheidung, wenn die zweite Niere ganz gesund ist; sehr schwierig ist die Beurteilung, wenn beide Nieren erkrankt sind und zu entscheiden ist, ob die Funktion der weniger kranken Niere allein noch genügt. Die Beurteilung der Gesamtfunktion beider Nieren bringt da nicht weiter, da bei noch ausreichender Gesamtfunktion jede Niere für sich allein ungenügende Arbeit leisten kann. Auch ein schlechter Ausfall der Gesamtfunktion ist nicht eindeutig und spricht nicht unbedingt gegen die Nephrektomie der schwerst erkrankten Niere, da die zweite Niere häufig durch toxische Zerfallsprodukte der anderen Niere stärker geschädigt erscheint, als sie es in Wirklichkeit ist. Für das Verhalten in solchen Fällen läßt sich begreiflicherweise kein Schema aufstellen; die Beurteilung des Grades der anatomischen Schädigung mit Hilfe der Pyelographie kann hier die Entscheidung oft erleichtern.

Eine Beurteilung der Gesamtfunktion beider Nieren ist bei chirurgischen Erkrankungen hauptsächlich dann notwendig, wenn bei doppelseitig geschädigten Nieren die Frage der Operabilität entschieden werden soll. Praktisch spielt dies bei der Operation der Prostatiker, bei denen durch die chronische Harnstauung die Funktion beider Nieren mehr oder weniger gelitten hat, eine ausschlaggebende Rolle. Jeder irgendwie nennenswerte operative Eingriff bedingt durch den postoperativen Eiweißzerfall eine Mehrbelastung der Nieren, die gesunde Nieren störungslos zu bewältigen imstande sind; anders bei bereits geschädigten Nieren, bei denen jede Mehrbelastung zur vollkommenen Arbeitseinstellung, zur Anurie und damit zur Urämie führen kann. Für Patienten mit doppelseitigen Nierenerkrankungen ist daher jeder operative Eingriff auch außerhalb der Harnorgane ein besonderes Risiko. Bei Operationen wegen chronischer Harnstauung liegen die Verhältnisse noch ungünstiger, weil bei diesen Kranken, durch die Beseitigung des Hindernisses (Prostatektomie, Blasenfistel) außer der postoperativen Erhöhung stickstoffhaltiger Zerfallsprodukte auch die plötzliche Behebung der Harnstauung ungünstig auf die Nierenfunktion einwirken kann (vgl. S. 34).

Im folgenden sind einige funktionelle Untersuchungsmethoden angegeben; für die Auswahl war außer der subjektiven Einstellung ausschlaggebend die Einfachheit der Methoden, die sich im allgemeinen mit ihrer praktischen Brauchbarkeit und ihrer allgemeinen Anwendung und Verbreitung deckt. Die Methoden zur Feststellung einer Funktionsstörung der Nieren lassen sich unter den einfachsten Bedingungen der Praxis durchführen, während der Nachweis, daß die Funktionsstörung bereits zur Insuffizienz bzw. zur Anreicherung harnfähiger Stoffe im Organismus geführt, und welchen Grad die Harnintoxikation erreicht hat, die Arbeitsmöglichkeiten eines Laboratoriums voraussetzt.

## Vergleichsweise Prüfung beider Nieren ohne Harnleiterkatheterismus.

Die Beurteilung der Leistung jeder einzelnen Niere ist, abgesehen von den Fällen von Blasenektopie, wo die Mündungen der Harnleiter frei zutage liegen, sowie den seltenen Fällen von ektopischer Mündung eines Harnleiters außerhalb der Blase, nur unter Anwendung des Cystoskops möglich; wobei ich von den in Deutschland nicht gebräuchlichen und unzuverlässigen Harnseparatoren absehe.

Die Blasenspiegelung orientiert darüber, ob überhaupt zwei Nieren bzw. zwei Harnleiterostien vorhanden sind und läßt auch schon durch den Nachweis der typischen Bewegungen der Harnleitermündungen bei der Ausstoßung des Harns erkennen, ob beide Nieren Harn produzieren. Ganz beweisend im Sinne einer Harnentleerung sind diese Bewegungen der Ostien aber nicht, da sie auch bei verlegtem Harnleiter, z. B. bei Steinverschluß, beobachtet werden (sogenanntes Leergehen). In der Regel verursacht der Austritt des Harns eine Strudelbewegung in der Blasenflüssigkeit; ganz zuverlässig ist aber auch diese Erscheinung nicht, da derartige Strudelbewegungen auch infolge Kontraktionen der Blasenwand, sowie durch den austretenden Harn aus der zweiten Harnleitermündung bedingt sein können. Ob die Niere bzw. beide Nieren arbeiten, läßt sich einwandfrei durch die Chromocystoskopie (vgl. Fig. 51) feststellen, die gleichzeitig auch eine der wichtigsten Nierenfunktionsproben in der Praxis der chirurgischen Nierenerkrankungen darstellt.

Man beobachte bei der Chromcystoskopie die Harnleiterostien nicht aus allzugroßer Nähe, da experimentelle Untersuchungen von Pflaumer, sowie eigene klinische Beobachtungen, es wahrscheinlich machen, daß die Wärmestrahlung, die von der Cystoskoplampe ausgeht, besonders wenn man Kohlefadenlampen benutzt und der Uretermündung mit der Lampe sehr nahe kommt, die Nierensekretion und die Harnleiterperistaltik behindern und eventuell auch zeitweise aufzuheben imstande ist.

Nach Voelcker und Josef wird zur Chromocystoskopie den Kranken Indigkarmin intramuskulär am besten in die Gesäßmuskulatur injiziert. Die im Handel befindlichen Tabletten zu 0,08 g Indigkarmin werden in 20 ccm destillierten Wassers gelöst, aufgekocht und nach dem Abkühlen injiziert. Der Farbstoff wird resorbiert und mit dem Harn, der dabei eine tiefblaue Farbe annimmt, ausgeschieden, so daß bei der cystoskopischen Betrachtung der austretende Nierenharn nicht zu übersehen ist und mit Sicherheit festgestellt werden kann, ob die Niere bzw. beide Nieren arbeiten. Die Beobachtung der Farbstoffausscheidung (Beginn, Intensität, Dauer der Ausscheidung, sowie Art des Harnstrahls) erlaubt ein Urteil über die Tätigkeit der Niere und die Peristaltik des Harnleiters.

Normalerweise wird der Harn, der sich vor dem Harnleiterostium ansammelt, im Strahl ausgestoßen; im Anfang ist der Harnstrahl kräftig, nur gegen Ende der Entleerung wird die Projektion etwas schwächer; der ganze Vorgang spielt sich in wenigen Sekunden ab. Anders bei gestörter Harnleiterperistaltik, z. B. infolge entzündlicher Infiltration der Ostien, bei Harnleitersteinen, Innervationsstörungen, Harnleiterstenosen, Insuffizienz der Ostien usw.; hier geht die kräftige Projektion des Harnstrahls verloren, der Nierenharn verläßt träge fließend die Harnleitermündung, ruft keinen Strudel in der Blasenflüssigkeit hervor und sinkt als eine sich langsam auflösende Farbwolke an der Blasenwand herab.

Für die Beurteilung der Nierenleistung ist vor allem der Beginn und die Intensität der Farbstoffausscheidung zu berücksichtigen. Gesunde Nieren beginnen mit der Elimination des intramuskulär zugeführten Farbstoffes nach 6—7 Minuten. Die anfänglich blaugrünliche Farbe wird normalerweise schon ½ Minute nach Beginn der Ausscheidung durch eine tiefblaue Farbe ersetzt. Verzögerter Beginn der Ausscheidung, geringe Intensität sprechen für eine Störung der Nierenfunktion. Die Fälle, in denen eine Niere den Farbstoff prompt nach 6 Minuten kräftig blau ausscheidet, der Harn der anderen Niere nach 15 Minuten oder noch längerer Zeit gar keinen Farbstoffgehalt erkennen läßt, sind einfach zu beurteilen. Aus geringen Differenzen von 1—2 Minuten ist nur dann auf eine Störung zu schließen, wenn diese Differenz bei wiederholten Untersuchungen festzustellen ist und mit anderen klinischen Erscheinungen und Untersuchungsergebnissen übereinstimmt. Beiderseitige deutliche Verzögerung und Verminderung der Farbstoffausscheidung spricht im allgemeinen für eine doppelseitige Funktionsstörung. Die Verzögerung oder mangelhafte Intensität der Farbstoffausscheidung steht in keinem direkten Verhältnis zur Größe des Parenchymausfalls bzw. der anatomischen Schädigung. Sehr frühzeitig ist die Farbstoffausscheidung bei entzündlichen, eitrigen, hydronephrotischen Nierenerkrankungen beeinträchtigt, da bei ihnen in der Regel das ganze Parenchym in Mitleidenschaft gezogen ist. Während die Farbstoffausscheidung gelegentlich, auch bei extrarenalen Prozessen, z. B. infolge Kompression eines Harnleiters durch abdominelle oder retroperitoneale Tumoren bei an sich gesunder Niere ganz fehlen kann, beobachtet man zuweilen auch eine völlig normale Ausscheidung bei erkrankten Nieren, z. B. bei Nierentumoren, bei denen ein Teil bzw. ein großer Teil des Parenchyms noch völlig intakt ist.

Wenn manche Autoren auf Grund solcher vereinzelten Beobachtungen zu der Auffassung gelangt sind, daß die Indigkarminprobe unzuverlässig sei, da sie bisweilen ein ganz falsches Bild von dem Zustand der Niere erwecke, so liegt dem eine abwegige Auffassung über die Aufgabe der funktionellen Untersuchungsmethoden überhaupt zugrunde. Von den Funktionsproben darf man nicht mehr verlangen, als eben eine Prüfung der Arbeitsleistung im Rahmen der gestellten Aufgabe, hier der Farbstoffausscheidung, aber keine Entscheidung darüber, ob die Niere anatomisch gesund ist, bzw. ob ein Tumor usw. vorhanden ist; das ist Sache diagnostischer Untersuchungsmethoden, wie Palpation, Harnbefund, Röntgenuntersuchung usw. und der klinischen Beobachtung. Wenn eine Niere trotz der Anwesenheit eines malignen Tumors oder einer andersartigen Erkrankung eine befriedigende bzw. gute Farbstoffausscheidung, sowie anderweitig gute Funktionsresultate aufweist, so entspricht das Resultat eben der derzeitigen Leistungsfähigkeit, und nur diese war Gegenstand der Untersuchung, nicht aber der anatomische Zustand der Niere.

Bei starker Diurese, z. B. alimentärer oder nervöser Art, kann der Farbstoff zwar zur rechten Zeit oder noch früher erscheinen, aber von so geringer Intensität sein, daß er anfangs cystoskopisch nicht deutlich zu erkennen ist. Diesem Übelstand kann man abhelfen, wenn man zur Indigkarminprüfung die Harnleiter katheterisiert und die austretenden Harntropfen auf weißes Fließpapier oder Zellstoff auffallen läßt; dabei ist schon ein ganz geringer Farbstoffgehalt an einem anfangs gelblich-grünlichen, später grünlich-bläulichen Ton zu erkennen. Abgesehen von diesem Gesichtspunkt hat die Anwendung des Harnleiterkatheterismus für die Indigkarminprobe aber nur Nachteile. Einmal ist die einfache Chromocystoskopie bequemer, sodann muß man bei eingeführtem Harnleiterkatheter auf die Beurteilung der Art, mit der der Harn aus dem Harnleiter entleert wird, verzichten, und endlich bringt der Harnleiterkatheterismus, und das ist das Wichtigste, weshalb man ihn bei der Indigkarminprobe vermeiden sollte, die Möglichkeit von Fehlerquellen mit sich. Diese Fehlerquellen bestehen darin, daß der Abfluß zeitweise und oft gerade zum wichtigsten Zeitpunkt bei Beginn der Farbstoffausscheidung durch irgendein akzidentelles Ereignis behindert sein kann und daß außerdem durch die Einführung des Harnleiterkatheters die Niere reflektorische Einflüsse in förderndem oder hemmendem Sinne erfährt, wodurch die Harn- und Farbstoffausscheidung in einer nicht vorauszusehenden Weise beeinflußt wird. Dadurch, daß sich diese reflektorischen Einflüsse und akzidentellen Abflußstörungen nur an einer Niere, oder soweit die reflektorische Beeinflussung in Betracht kommt, an beiden Nieren, aber in entgegengesetzter Weise auswirken können, verliert die Indigkarminprobe ebenso wie alle anderen Funktionsproben, die in Verbindung mit dem Harnleiterkatheterismus vorgenommen werden, an Zuverlässigkeit. Aus diesen Gründen sollte man nach Möglichkeit die Indigkarminprobe in Form der einfachen Chromocystoskopie vornehmen, denn gerade in der Vermeidung der genannten Fehlerquellen liegt ihr Hauptvorzug gegenüber anderen Methoden.

Die Indigkarminprobe in Form der einfachen Chromocystoskopie ist die gebräuchlichste Methode für eine vergleichsweise Nierenprüfung und gibt bei kritischer Anwendung auch sehr befriedigende Resultate. Das praktisch Wichtige dieser einfachen Prüfung liegt darin, daß man einer Niere, die den Farbstoff prompt und intensiv ausscheidet, zur Zeit die Harnbereitung bzw. Entgiftung für den ganzen Organismus allein zumuten kann, daß mit anderen Worten unter solchen Umständen die Entfernung der anderen kranken Niere ohne Gefahr der Niereninsuffizienz möglich ist. Es sei nochmals hervorgehoben, daß aus einem einseitigen oder auch doppelseitigen Fehlen der Farbstoffausscheidung nur dann auf eine ungenügende Nierentätigkeit geschlossen werden darf, wenn festzustellen ist, daß überhaupt Harn aus dem Harnleiter entleert wird.

Neuerdings wird das Indigkarmin nach dem Vorschlag von Pflaumer vielfach intravenös zugeführt; bei Männern werden 0,02, bei Frauen 0,01 Indigkarmin, bei Jugendlichen entsprechend weniger, injiziert. Die intravenöse Zufuhr hat den Vorteil, daß dadurch die extrarenalen Fehlerquellen, die durch verzögerte Resorption des Farbstoffes bedingt werden können, ausgeschaltet werden und die Probe abgekürzt wird, da gesunde Nieren mit der Ausscheidung des intravenös zugeführten Farbstoffes bereits nach 2 Minuten beginnen.

### Vergleichsweise Prüfung beider Nieren mit Harnleiterkatheterismus.

Die makroskopische Beurteilung der beiden getrennt aufgefangenen Nierenharne erlaubt häufig schon insofern ein Urteil über die Funktion der Nieren, als der Nachweis eines konzentrierten Harns im allgemeinen gegen eine schwere Erkrankung der betreffenden Niere spricht; andererseits kann ein einseitig auffallend stark diluierter Harn, wenn er nicht einer nervösen Polyurie entspringt, und wenn er sich bei wiederholtem Katheterismus nachweisen läßt, ebenso wie eine einseitige Albuminurie, als Zeichen einer geschädigten Funktion bewertet werden. Wenn man aber versucht hat, auf der chemischen und physikalischen Untersuchung der getrennt aufgefangenen Nierenharne eine exakte vergleichsweise Nierenfunktionsprüfung aufzubauen, so ist das mißlungen. Man hat zu diesem Zweck an den beiden Nierenharnen jeweils das spezifische Gewicht, die in der gleichen Zeit ausgeschiedenen Harnmengen, die molekulare Konzentration (Gefrierpunktsbestimmung, elektrische Leitfähigkeit), den Harnstoff- und Kochsalzgehalt usw. bestimmt und die Werte miteinander verglichen. Ganz abgesehen davon, daß dazu beträchtliche Harnmengen gehören und die Untersuchung entsprechend lange dauert, sind die Resultate nicht genügend zuverlässig. Voraussetzung wäre, daß die beiden Nieren unter sonst gleichen Bedingungen gleich große und gleichartige Harnmengen produzieren. Berücksichtigt man das Nierenprodukt einer großen Zeitspanne, so sind die Unterschiede in der Leistung der beiden Nieren normalerweise allerdings recht gering; in der Praxis kann sich aber die Beurteilung doch nur auf die Untersuchung von Harnmengen stützen, die während eines verhältnismäßig kleinen Zeitabschnittes ausgeschieden werden, und dabei kommen schon bei ganz gesunden und gleich großen Nieren recht erhebliche Schwankungen in der Arbeitsleistung vor.

Außerdem ist darauf hinzuweisen, daß man keine Garantie hat, daß der Harnleiterkatheter beiderseits den gesamten Harn der Niere nach außen abführt und daß nicht ein Teil des einen Nierenharns neben dem Katheter in die Blase gelangt, ganz zu schweigen von den Abflußstörungen, die beim Harnleiterkatheterismus sowohl im Beginn der Untersuchung, als auch besonders bei etwas längerem Liegen auftreten, und die natürlich ein falsches Resultat bedingen müssen. Sodann kann die reflektorische Beeinflussung der

Nierentätigkeit durch den Harnleiterkatheterismus, auf die schon wiederholt hingewiesen wurde, zum wenigsten die Wasserausscheidung, vermutlich aber auch die Elimination anderer harnfähiger Stoffe, einseitig oder auch beiderseitig stark beeinflussen, ohne daß man in der Lage ist, diese Sekretionsstörungen mit Sicherheit als nervös bzw. reflektorisch bedingt zu erkennen, noch die Möglichkeit hat, die Art, in der ein solcher Einfluß sich auswirkt, zahlenmäßig festzulegen.

Die vorgenannten Fehlerquellen haften allen Nierenprüfungen an, bei denen die Anwendung des Harnleiterkatheters erforderlich ist. Unter diesen Methoden hat die Phloridzinprobe (Casper u. Richter) die größte Verbreitung erfahren. Phloridzin bedingt eine Zuckerausscheidung. Zur Nierenprüfung werden dem Kranken, der nicht nüchtern sein soll, 0,01 g Phloridzin in 1%iger wässeriger, körperwarmer Lösung subkutan injiziert. Bei gesunden Nieren beginnt die Zuckerausscheidung nach 10—15 Minuten. Eine Verzögerung bis zu 30 und 40 Minuten entspricht einer schweren Funktionsstörung. Für die vergleichsweise Beurteilung der Nierenfunktion kommt sowohl der Beginn der Zuckerausscheidung, als auch der prozentuale Zuckergehalt der gleichzeitig aufgefangenen Nierenharne in Betracht. Wenn sich diese Methode nicht in dem Maße eingebürgert hat wie die Indigkarminprobe, so liegt das in erster Linie daran, daß sie komplizierter ist, besonders wenn der Zuckergehalt in jedem Nierenharn quantitativ bestimmt werden soll, und weil die Untersuchung bei liegendem Harnleiterkatheter längere Zeit in Anspruch nimmt.

Für die Praxis genügen diese Proben, also in erster Linie die Indigkarminprüfung, vorausgesetzt, daß man sie nicht kritiklos anwendet und auf Fehlerquellen achtet. Bei aller Anerkennung der wissenschaftlichen Bedeutung neuerer physiologisch besser begründeter Methoden und in Anerkennung des Fortschrittes, den diese für das Verständnis der Funktionsvorgänge in der gesunden und kranken Niere darstellen, darf man ruhig sagen, daß sie sich in der heutigen Form für den Praktikter noch nicht recht eignen und daß sie die chirurgische Fragestellung eigentlich nicht mehr klären als die einfache Chromocystoskopie.

### Beurteilung der Gesamtfunktion beider Nieren im Hinblick auf die Operabilität und Prognose.

Schon die Beurteilung der täglichen Harnmenge, durchschnittlich 1500 ccm, sowie des spezifischen Gewichts, das normalerweise bei den einzelnen Harnportionen zwischen 1005 und 1030 schwankt, läßt einen ungefähren Schluß auf die Gesamtleistung der Nieren zu, da in der Harnmenge und dem spezifischen Gewicht, vorausgesetzt, daß der Harn kein Eiweiß und keinen Zucker enthält, die Fähigkeit der Elimination von Wasser und festen Substanzen zum Ausdruck kommt. Je größere Schwankungen das spezifische Gewicht bei den einzelnen Harnportionen aufweist, je größer mit anderen Worten die Funktionsbreite, die Anpassungsfähigkeit der Nieren ist, um so besser ist im allgemeinen die Gesamtfunktion. Andererseits ist eine anhaltende, nicht durch Flüssigkeitsaufnahme zu erklärende Polyurie bei ständig niedrigem spezifischen Gewicht (Hyposthenurie), sowie die Feststellung nur ganz geringer Schwankungen des spezifischen Gewichts (Isosthenurie), ein untrügliches Zeichen einer ungenügenden Nierenfunktion (vgl. S. 32).

Auch die Feststellung der Menge der ausgeschiedenen festen Substanzen läßt einen Schluß auf die Nierenleistung zu. Gesunde Nieren scheiden in 24 Stunden durchschnittlich etwa 60 g feste Stoffe mit dem Harn aus. Schätzungsweise, ohne Anspruch auf Genauigkeit, läßt sich die Menge der festen Stoffe in 1000 ccm Harn durch Multiplikation der beiden letzten Zahlen des spezifischen Gewichts des 24stündlichen Gesamtharns mit 2,33 (Haeserscher Koeffizient) berechnen. Enthält der Harn Eiweiß oder Zucker, so ist die Berechnung wertlos.

Da die Nierentätigkeit eine sehr vielseitige komplexe Funktion darstellt und es zur Zeit keine Methode gibt, die die Summe aller Aufgaben, die die Niere leistet, zu prüfen erlaubt und die einzelnen Methoden immer nur über eine bestimmte Partialfunktion der Nieren Aufschluß geben, so müßte man eigentlich möglichst viele Untersuchungen anstellen, um sich aus der Summe der Partialfunktionen eine einigermaßen richtige Vorstellung von dem Zustand der Niere machen zu können. Diese Forderung ist bei den verschiedenen Formen der Nephritis um so berechtigter, als bekanntlich die einzelnen Funktionen zeitlich und graduell in sehr verschiedener Weise nachlassen und die konservativen Maßnahmen darauf Rücksicht zu nehmen haben. In der Praxis der chirurgischen Nierenerkrankungen beschränkt man sich auf die Untersuchung einiger wichtiger Hauptfunktionen. Im Gegensatz zu der Einstellung bei den diffusen nicht eitrigen Nephritiden und Nephrosen interessiert es bei doppelseitigen chirurgischen Erkrankungen im Hinblick auf eine geplante Operation nicht so sehr, ob diese oder jene Teilfunktion der Niere gelitten hat, sondern ob im allgemeinen, abgesehen von der einen oder anderen Partialfunktion, die gesamte Nierenleistung noch hinlangt, um die postoperative Mehrbelastung zu bewältigen.

Für diese allgemeine Beurteilung eignet sich die Prüfung der Wasserausscheidung und der Konzentrationsfähigkeit nach Volhard weitaus am besten. Solche Nieren, die einerseits imstande sind, das im Überschuß angebotene Wasser durch Produktion eines stark diluierten Harns bald wieder auszuscheiden und andererseits bei Trockendiät die harnpflichtigen Stoffe, dem Flüssigkeitsbedürfnis des Organismus entsprechend, in Form eines stark konzentrierten Urins eliminieren können, geben durch ihre Anpassungsfähigkeit zu erkennen, daß sie auch erhöhten Anforderungen wahrscheinlich genügen werden.

Störungen, die oft schon durch die Kontrolle der täglichen Harnmengen und die Feststellung des spezifischen Gewichts der einzelnen Harnportionen erkennbar sind, treten bei der experimentellen Prüfung der Wasserelimination sowie des Konzentrationsvermögens noch eindrucksvoller zutage, und auch vorläufig noch geringe Einschränkungen der Funktionsbreite, die sonst der klinischen Beobachtung entgehen, kommen dabei zum Ausdruck.

Man kann den Verdünnungs- und Konzentrationsversuch miteinander kombinieren. Der Patient trinkt zu diesem Zweck morgens, nachdem er seine Blase vorher entleert hat, im Verlauf einer Viertelstunde 1½ l dünnen ungezuckerten Tee oder auch warmes Wasser. Die nächsten 24 Stunden bekommt der Kranke dann nichts mehr zu trinken, und bei den Mahlzeiten wird nur Trockenkost verabfolgt. Der Kranke wird aufgefordert, wenigstens alle Stunden die Blase zu entleeren; die Menge der einzelnen bzw. stündlichen Harnportionen wird gemessen und das spezifische Gewicht bestimmt. Bei gesunden Nieren stellt sich bald nach der Flüssigkeitsaufnahme eine kräftige Diurese ein, und innerhalb der ersten 3—4 Stunden ist der größte Teil oder die ganze Menge der zugeführten Flüssigkeit bereits wieder ausgeschieden. Je stärker die Diurese ist, um so niedriger wird das spezifische Gewicht, das erst mit dem Nachlassen der Diurese langsam wieder ansteigt. Schließt sich der Konzentrationsversuch gleich an den Verdünnungsversuch an, so werden unter normalen Verhältnissen die Harnmengen immer kleiner und das spezifische Gewicht steigt kontinuierlich an.

Um sich den Verlauf des Verdünnungs- und Konzentrationsversuches besser zur Vorstellung zu bringen, stellt man das Ergebnis graphisch dar (vgl. Fig. 69). Bei gesunden Nieren geht das spezifische Gewicht während der anfänglichen Diurese bis auf 1001 herunter und steigt beim Dursten im Verlauf des Tages auf 1030 und darüber. Kranke Nieren können das Wasser nicht so schnell eliminieren, die Ausscheidung ist verzögert und kommt zuweilen erst viele Stunden später nicht selten dann als nächtliche Polyurie zum Vorschein. Noch wichtiger ist die Kurve des spezifischen Gewichts. Wenn das spezifische Gewicht bei der Diurese nicht unter 1005 sinkt und später nicht über 1018 steigt, so ist das der Ausdruck einer erheblichen Funktionsstörung. Besonders die Einengung in den Schwankungen des spezifischen Gewichts kommt bei der graphischen Darstellung durch die Gegenüberstellung der

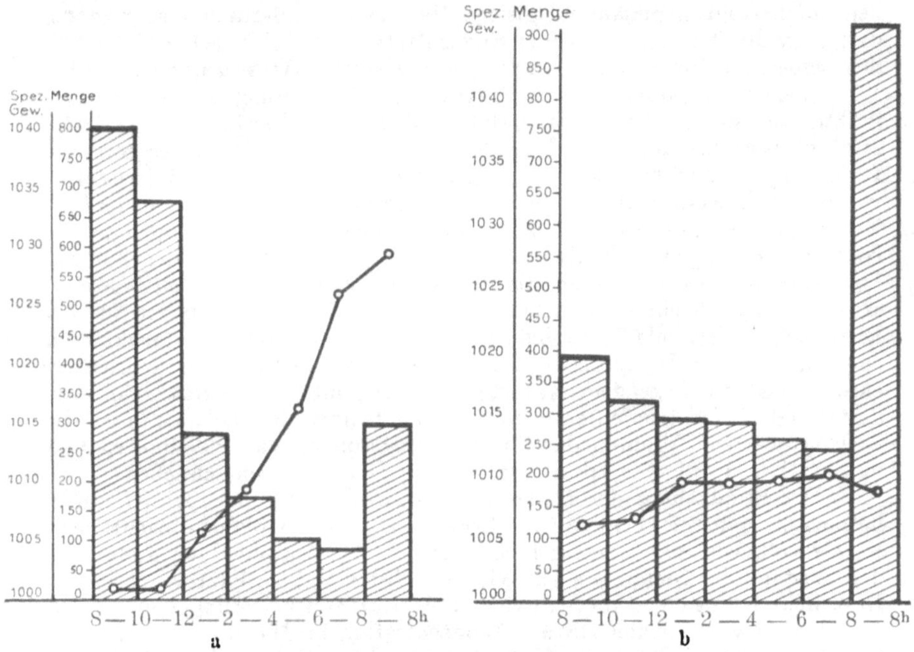


Fig. 69. **Graphische Darstellung des Verdünnungs- und Konzentrationsversuchs; a) bei guter Nierenfunktion; b) bei Niereninsuffizienz.**

einzelnen Harnportionen gut zum Ausdruck. Bei hochgradiger Isosthenurie verläuft die Kurve des spezifischen Gewichts als mehr oder weniger gerade Linie parallel zur Nullinie trotz der wechselnden Harnmengen.

Da die Harnabsonderung, speziell die Wasserausscheidung und mit ihr auch in analoger Weise die molekulare Konzentration des Harns nicht nur von dem Zustand der Nieren selbst, dem Blutdruck und der Stromgeschwindigkeit abhängt, sondern auch von der Blutbeschaffenheit, und diese ihrerseits wieder von dem Flüssigkeitsgehalt der Gewebe abhängt, so ist auf diesen Umstand bei der Bewertung des Verdünnungs- und Konzentrationsversuchs Rücksicht zu nehmen. Besteht ein Flüssigkeitsbedürfnis in den Geweben, so wird das zugeführte Wasser zuerst zur Sättigung der sogenannten Wasserdepots benutzt, und erst, wenn diese erfolgt ist, wird das Wasser ausgeschieden. Daher muß bei voraufgegangenen Durstzuständen insbesondere die Wasserelimination geringer bzw. scheinbar ungenügend sein, im Vergleich mit einem Organismus, der sich im Flüssigkeitsgleichgewicht befindet.

Bei Patienten, die ihre Blase nicht vollständig entleeren können, also in der Hauptsache bei Prostatikern, muß zum Verdünnungs- und Konzentrationsversuch ein Verweilkatheter eingelegt werden, damit man die Gewißheit hat, daß die Blase jeweils auch wirklich ganz entleert wird und die stündlichen Harnmengen, sowie die Schwankungen des spezifischen Gewichts nicht durch die Retention in der Blase verschleiert werden. Man darf bei Patienten mit chronischer Harnverhaltung den Versuch aber nicht gleich nach Anlegung des Verweilkatheters vornehmen wollen, da durch die nach Behebung der Harnstauung in der Regel auftretende Entlastungspolyurie (vgl. S. 32) ein ganz falsches Bild über die wirklichen Verhältnisse entstehen würde. Erst wenn der Kranke mehrere Tage lang bei gleichbleibender Flüssigkeitszufuhr täglich annähernd gleiche Harnmengen auszuscheiden beginnt, darf man den Verdünnungs- und Konzentrationsversuch ansetzen. Kranke mit schlechter Herzfunktion vertragen die starke Wasserzufuhr schlecht.

Gegenüber diesen beiden Proben hat die Prüfung anderer Einzelfunktionen, so die Ausscheidungsfähigkeit für Kochsalz, Jod, Milchzucker usw., für die Beurteilung der Operabilität nur eine untergeordnete Bedeutung. Brauchbar ist die Indigkarmin- und die Phloridzinprobe, von denen die erstere wieder den großen Vorzug der außerordentlichen Einfachheit für sich in Anspruch nehmen kann. Bei doppelseitigen chirurgischen Nierenerkrankungen ist die Gesamtausscheidung des Farbstoffes ungenügend. Zur Prüfung ist es nicht nötig, die Entleerung aus beiden Harnleitern cystoskopisch zu beobachten, man braucht nur festzustellen, wann der aus der Blase sich entleerende Harn blau gefärbt ist. Nach der intramuskulären oder intravenösen Injektion des Farbstoffes wird die Blase durch Katheter entleert und bei liegendem Katheter der Zeitpunkt festgestellt, wann die austretenden Harntropfen eine Blaufärbung zeigen. Normalerweise ist das nach etwa 8—10 Minuten der Fall. Verzögerungen von 20 Minuten und darüber lassen auf eine erhebliche Störung beider Nieren schließen.

Die Ermittelung der Harnstoffausscheidung ist, für sich allein betrachtet, mit Rücksicht auf die Erkennung einer Niereninsuffizienz nicht so wertvoll, wie man annehmen möchte, da die Ausscheidung außer von dem Zustand der Nieren von sehr vielen höchst variablen Faktoren abhängt. Brauchbar ist dagegen die experimentelle Harnstoffbelastung und die Ermittelung der maximalen Harnstoffkonzentration im Harn. Für den Praktiker ist jedoch die quantitative Bestimmung zu umständlich, und überdies vermittelt die Prüfung keinen besseren Aufschluß über die Leistungsfähigkeit der Nieren als der überaus einfache Verdünnungs- und Konzentrationsversuch und die Indigkarminprobe.

Während aus den vorgenannten Untersuchungen im gegebenen Fall zwar zu erkennen ist, ob die Gesamtfunktion der Nieren mehr oder weniger stark gelitten hat, bietet das Ergebnis aber keinen sicheren Anhalt dafür, ob und in welchem Grade die Insuffizienz der Nieren schon zur Retention harnpflichtiger Stoffe, also zur Harnvergiftung geführt hat. So bleibt z. B. trotz ungenügender Konzentrationsfähigkeit die Funktion oft noch lange ausreichend, wenn durch Mehrausscheidung eines diluierten Harns (kompensatorische Polyurie, vgl. S. 31) eine ausreichende Entgiftung des Organismus noch zustande kommt. Bei sehr schlechtem Ausfall der Funktionsproben wird man zwar eine Retention der harnfähigen Stoffe erwarten können, bewiesen wird sie aber erst durch die Untersuchung des Blutes. Dies bedarf jedoch einer Einschränkung, da bereits eine Speicherung harnfähiger Substanzen in den Geweben vorliegen kann, wenn im Blut eine Anreicherung der Harnschlacken noch nicht festzustellen ist; in der Regel tritt die Retention in den Geweben sogar etwas früher auf als die Anreicherung im Blut.

Durch die Vermehrung harnfähiger Stoffe steigt die molekulare Konzentration des Blutes, was in einer Erniedrigung des Gefrierpunkts des Blutes zum Ausdruck kommt. Die Gefrierpunktsbestimmung, die nichts darüber aussagt, welche Stoffe die Steigerung der molekularen Konzentration und damit die Erniedrigung des Gefrierpunkts bedingen, wird in ihrem Wert für die Nierenfunktionsprüfung sehr verschieden beurteilt. Das Ablesen des Gefrierpunkts ist eine subjektive Angelegenheit, und zwei Untersucher werden bei ein und demselben Untersuchungsmaterial in der Regel Gefrierpunktswerte von erheblicher Differenz feststellen. Der Gefrierpunkt des Blutes liegt normalerweise bei $-0{,}56^{\circ}$; Werte unter $-0{,}60^{\circ}$ verraten eine schwere Störung der Nieren, bei der ein operativer Eingriff im allgemeinen ein zu großes Risiko bedeutet. Wenn man die von v. Korànyi eingeführte Kryoskopie des Blutes übt, so soll der dazu meist benutzte Beckmannsche Apparat immer von ein und derselben Person gehandhabt werden, damit die Fehlerquellen, die durch die individuelle Art der Ablesung bedingt werden, sich einigermaßen gleich bleiben.

Von den bei Niereninsuffizienz retinierten Stoffen, die im Blut eine Anreicherung erfahren, ist der Harnstoff weitaus am wichtigsten. Früher hat man auf die Harnstoffvergiftung auch die urämischen Erscheinungen zurückgeführt, es ist aber fraglich, ob der Harnstoff daran bzw. allein daran schuld ist. Da man auch ohne Harnstoffretention „urämische" Zustände beobachtet hat, dürften wohl auch noch andere Stoffe ätiologisch in Frage kommen; nach neueren Untersuchungen (Becher) spielen wahrscheinlich auch die Phenole für das Zustandekommen der „Urämie" eine bedeutende Rolle. Wie sich auch der Harnstoff zur Urämie verhalten mag, fraglos ist die Feststellung einer Anreicherung des Harnstoffgehalts im Blut in der Regel ein Zeichen einer schwer geschädigten Nierenfunktion. Allerdings kann eine Nierenstörung, wenn auch selten stärkeren Grades, gelegentlich vorliegen, ohne daß eine nennenswerte Erhöhung des Harnstoffspiegels im Blute festzustellen ist.

Da der Harnstoff bzw. der Harnstoffstickstoff in einem ziemlich konstanten Verhältnis zum Reststickstoff des Blutes steht (er beträgt durchschnittlich 60—80% des Reststickstoffs), so kann man auch aus der Bestimmung des Reststickstoffs auf die Nierenfunktion schließen. Wie schon gesagt, können die harnpflichtigen Stoffe bereits in den Geweben gespeichert sein, ehe noch ihr Blutwert gestiegen ist; aus diesem Grunde sind normale Blutwerte nicht so eindeutig zu bewerten wie der Nachweis eines vermehrten Harnstoff- bzw. Reststickstoffgehalts im Blut. Bei gesteigertem Eiweißzerfall im Organismus tritt, auch ohne daß eine Nierenerkrankung vorliegt, so z. B. regelmäßig als postoperative Azotämie, eine Harnstoff- bzw. Reststickstoffanreicherung im Blut auf, doch ist die Ursache dieser Vorgänge meist ersichtlich und die Abgrenzung gegen die durch Niereninsuffizienz bedingten Azotämien daher nicht schwer. Während also normale Harnstoff- und Reststickstoffwerte nur mit Einschränkung zu verwerten sind, erweckt eine Anreicherung dieser Stoffe in erster Linie den Verdacht auf eine ungenügende Nierentätigkeit und muß dementsprechend für den betreffenden Fall prognostisch ungünstig bewertet werden.

Normalerweise übersteigt der Harnstoffgehalt 30—40 mg in 100 ccm Blut nicht; bei drohender Urämie finden sich Werte von 80—100 mg und darüber. Der Reststickstoffgehalt des Blutes (nicht an Eiweiß gebundener Stickstoff) beträgt normalerweise im Höchstfall 40—50 mg in 100 ccm Blut; eine Steigerung auf 80 mg und darüber spricht für eine erhebliche Nierenstörung, bei drohender bzw. manifester Urämie kommen Werte von 150 mg und darüber vor.

Die Untersuchung des Reststickstoff- bzw. Harnstoffgehalt des Blutes kann nicht dazu dienen, eine beginnende Niereninsuffizienz aufzudecken, dazu eignet sich der Verdünnungs- und Konzentrationsversuch, sowie die Prüfung der Harnstoff- und Farbstoffausscheidung im Harn viel besser, da sich eine Erhöhung der Reststickstoff- und Harnstoffwerte im Blut doch erst bei schwerer und anhaltender Schädigung der Nieren einstellt. Die Blutuntersuchung gibt aber einen Maßstab für die Schwere der Intoxikation und damit einen Anhalt für die prognostische Bewertung. Bei Ausbruch einer Urämie steigen die schon längere Zeit erhöhten Werte oft noch rapide an, und auch die Xanthoproteinreaktion nach Becher ist deutlich positiv.

Während bei entzündlicher und vaskulärer Nierenschrumpfung die Xanthoproteinreaktion schon sehr frühzeitig erhöht ist, findet man nach meinen Erfahrungen bei chronischer Harnstauung, also in erster Linie bei Prostatikern, erst verhältnismäßig spät erhöhte Werte. Wenn hier die Xanthoproteinreaktion deutlich erhöht ist, so ist das stets ein prognostisch höchst ungünstiges Zeichen und weist auf eine latente Urämie hin. Solchen Patienten sollte man keinen, auch nicht den geringsten operativen

**Eingriff, z. B. Blasenfistel, mehr zumuten, da sie allein schon auf die Entlastung durch den Katheter mit manifesten urämischen Erscheinungen antworten können.**

**Von der Ambardschen Konstante sei nur soviel erwähnt, daß sie auf der Gegenüberstellung des Harnstoffgehaltes des Blutes und der Harnstoffausscheidung im Harn, die bei gesunden Menschen in einem konstanten Verhältnis zueinander stehen, beruht.**

In des Praxis besteht mit Rücksicht auf die therapeutische Stellungnahme begreiflicherweise das Bedürfnis nach möglichst festen Anhaltspunkten hinsichtlich der Nierenleistung, die bei der Absicht einer chirurgischen Intervention in der Frage gipfeln: Ist der Kranke noch operabel, d. h. kann man ihm den zur Gesundung notwendigen Eingriff noch zumuten oder nicht. Dieser verständliche Wunsch nach sicheren Unterlagen, die die Indikation und die persönliche Verantwortung des Arztes so sehr erleichtern würden, schien anfangs durch die Einführung der funktionellen Nierenuntersuchung sich verwirklichen zu sollen. Man stellte für die verschiedenen Funktionsproben Grenzwerte auf, unterhalb deren die Operation im Hinblick auf die gefürchtete Urämie ungefährlich und oberhalb deren eine Operation zu unterlassen sei. In der Tat sind heute dank der allgemeinen Anwendung der funktionellen Nierenuntersuchung in den Statistiken der Chirurgen die Ziffern der im Anschluß an die Operation urämisch zugrunde gegangenen Kranken recht erheblich gesunken, da man Fälle von schwerer Niereninsuffizienz bzw. Harnintoxikation auf diese Weise erkennt und hier infolgedessen von der Operation absteht.

Die funktionelle Nierenuntersuchung erfüllt in der Hauptsache die Aufgabe, durch die Prüfung einiger wichtiger Partialfunktionen der Nieren eine gute oder ungenügende Nierenleistung aufzudecken. Darüber hinaus läßt die Blutuntersuchung erkennen, ob die Nierenschädigung bereits zu einer Vergiftung mit harnpflichtigen Substanzen geführt hat. Ungünstige Funktionsresultate und insbesondere die Feststellung bereits erfolgter Harnvergiftung mahnen bei Nephrektomien, Prostatektomien usw. und überhaupt bei allen operativen Eingriffen zur Vorsicht, im allgemeinen natürlich um so mehr, je schlechter das Resultat ausfällt, ohne daß aber dem rein zahlenmäßigen Ausfall ein absoluter Wert zuerkannt werden kann.

Die Erwartung, durch den zahlenmäßigen Ausfall dieser Untersuchungsmethoden ganz schematisch die Situation durch Teilung in noch operable und nicht mehr operable Fälle klären zu können, hat sich jedoch nicht erfüllt. Persönliche Erfahrung und Beurteilung des Gesamtzustandes des Kranken sind nicht überflüssig geworden, was ja auch nicht weiter Wunder nimmt, da der Organismus keine mathematische, starre Konstruktion, sondern ein Zusammenwirken biologischer, physikalisch-chemischer und seelischer Vorgänge darstellt, dessen Reaktionen so wechselvoll sind, daß aus der zahlenmäßigen Erfassung des einen oder anderen Vorgangs der weitere Ablauf der Lebensvorgänge nicht mit Sicherheit erschlossen werden kann.

## Zur Röntgenuntersuchung der Harnorgane.

Die Bedeutung der Röntgenuntersuchung für die Diagnostik der Erkrankungen der Harnorgane hat von Jahr zu Jahr genommen. Während das Verfahren anfangs fast ausschließlich bei der Steindiagnose Anwendung fand, ist die Methode heute so ausgebaut worden, daß es nur wenige Erkrankungen gibt, für die der Ausfall des Röntgenverfahrens nicht von Bedeutung sein kann. Für die Nieren ist die röntgenologische Untersuchung ganz besonders wichtig und unentbehrlich geworden, weil die Nieren sonst ziemlich unzugänglich sind und speziell die endoskopische Untersuchung, die ja für die unteren Harnwege so überaus bedeutungsvoll geworden ist, nicht in Betracht kommt. In vielen Fällen klärt das Röntgenbild die vorliegende Erkrankungsform eindeutig und gibt nicht nur Kenntnis von dem augenblicklichen Zustand, sondern gewährt häufig, wenn man die Bilder richtig zu deuten versteht, auch Einblicke in die pathogenetischen Vorgänge, wie sie durch keine andere Untersuchungsmethode in ähnlicher Anschaulichkeit zu gewinnen sind.

Im folgenden soll kurz das Wichtigste dieser Untersuchungstechnik und die charakteristischsten röntgenologischen Veränderungen bei den verschiedenen Erkrankungen erörtert und dabei die Leistungsfähigkeit des Verfahrens durch einige Abbildungen erläutert werden.

## Nieren und Harnleiter.

Zur Röntgenuntersuchung läßt man (sofern die Situation nicht dringend ist), den Kranken 2 Tage lang vorher abführen und am Tage vor der Untersuchung in der Hauptsache nur flüssige Kost zu sich nehmen. Am störendsten macht sich, besonders bei Nierenaufnahmen, der Inhalt des Dickdarms bemerkbar. Während man durch Reinigungseinläufe den Darm wohl von seinem festen Inhalt befreien kann, gelingt es häufig nicht, die Darmgase auf diese Weise zu beseitigen, und diese erschweren oder vereiteln eine gute Aufnahme bisweilen noch mehr als der feste Darminhalt. Um die störenden Gasblasen zu beseitigen, bekommen die Kranken zweckmäßig am Tage vor der Aufnahme 1—2 Teelöffel Tierkohle mit etwas Wasser zu trinken, und auch dem Reinigungseinlauf kurz vor der Aufnahme fügt man 2 Eßlöffel Tierkohle hinzu, wodurch die Darmgase adsorbiert werden; aber weder durch Tierkohle noch durch Enzypan und andere Mittel sind die störenden Gase mit Sicherheit zu beseitigen. Die Aufnahmen werden im allgemeinen um so besser, je weniger muskelkräftig die Patienten sind; bei Ascites werden die Bilder ganz besonders schlecht, wogegen bei fettreichen Personen die Organkonturen in der Regel gut zur Darstellung kommen.

Man mache es sich zur Gewohnheit, jede Röntgenuntersuchung der Harnorgane, auch wenn die Erkrankung ganz eindeutig auf diesen oder jenen Abschnitt, rechts oder links, lokalisiert zu sein scheint, stets mit einer Übersichtsaufnahme zu beginnen. Auf diese Weise schützt man sich nach Möglichkeit davor, einen Stein oder eine andere so schon erkennbare Veränderung zu übersehen. Die Durchführung dieser Forderung stieß bis vor kurzem wegen der weniger leistungsfähigen Apparatur auf Schwierigkeiten, da man, um gute Bilder zu bekommen, in der Regel genötigt war, statt einer großen Übersichtsaufnahme mehrere verschiedene Abschnittsbilder mit der Kompressionsblende herzustellen. Was so an Qualität durch mehrere einzelne Bilder erreicht werden konnte, wird heute durch die Anwendung der Potter-Bucky-Blende, auch bei Übersichtsaufnahmen, noch erheblich übertroffen. Hat man die Bucky-Blende nicht zur Verfügung, dann bleibt nichts übrig, als mehrere Aufnahmen mit der Kompressionsblende anzufertigen.

Bei der Einstellung der Nieren ist es zweckmäßig, dort, wo ein großer epigastrischer Winkel es gestattet, den Tubus schräg unter dem Rippenbogen in Richtung auf die Niere anzusetzen; man kann dabei eine bessere Kompression erzielen, als wenn man den Tubus senkrecht aufsetzt und dann den unteren Rippenbogen mit komprimiert. Die geringe Verzeichnung der Niere in der Längsachse, die durch die schräge Tubuseinstellung bedingt wird, ist bedeutungslos.

Da die Nieren bei der Atmung eine oft nicht unerhebliche Verlagerung erfahren, kann man scharfe Konturen nur durch Momentaufnahmen bei Atmungsstillstand erzielen.

Da die Strahlenabsorption der Nieren sich von der ihrer Umgebung nicht wesentlich unterscheidet, so kommen die Nieren auf dem Röntgenbild nicht sehr kontrastreich zur Darstellung. Während es früher nicht, oder doch nur unter günstigen Bedingungen gelang, den unteren Pol einer Niere röntgenologisch darzustellen, muß man heute bei Anwendung moderner Apparate, insbesondere der Bucky-Blende sagen, daß der Patient ganz ungenügend vorbereitet gewesen sein muß, wenn die Konturen des unteren Nierenpols auf dem Röntgenbild nicht zur Darstellung kommen. Von einer guten Nierenaufnahme verlangt man, daß außer den beiden letzten Rippen und der lumbalen Wirbelsäule mit ihren Querfortsätzen auch der schräg von medial oben nach lateral unten ziehende äußere Rand des M. iliopsoas und lateral von ihm, getrennt durch einen schmalen helleren Streifen, die mediale Begrenzung der Niere mit der Hiluseinziehung zu erkennen sind. Auch die Darstellung des oberen Nierenpols gelingt unter besonders günstigen Verhältnissen häufig; der Harnleiter ist unter normalen Bedingungen nicht zu erkennen.

Um den oberen Nierenpol und die ihm aufsitzende Nebenniere deutlich zur Darstellung zu bringen, bedarf es künstlicher Kontraste, mit anderen Worten Unterschiede in den Absorptionsverhältnissen zwischen der Niere und ihrer Umgebung. Diesem Zwecke dient das Pneumoperitoneum (Götze-Rautenberg) und die Pneumoradiographie des Nierenlagers nach Rosenstein.

Zur Anlegung des Pneumoperitoneums führt man nach lokaler Anästhesie eine Punktionskanüle mit kurzer Spitze unterhalb des Nabels durch den linken M. rectus, Fascie und Peritoneum bis in die freie Bauchhöhle vor. Durch die Kanüle wird vermittels eines Gummigebläses oder eines Pneumothoraxapparates etwa 2000 ccm Sauerstoff in die Bauchhöhle eingeblasen und anschließend die Aufnahme in ventrodorsaler oder schräger Strahlenrichtung vorgenommen. Nach der Aufnahme läßt man den Sauerstoff durch einen Troikart wieder entweichen.

Bei der Pneumoradiographie wird das Nierenlager bzw. der retroperitoneale Raum mit Sauerstoff gefüllt und auf diese Weise die Niere mit einem Gasmantel umgeben. Man sticht zu diesem Zweck bei dem auf der Seite liegenden Patienten nach vorheriger lokaler Anästhesie eine kurz abgeschliffene Punktionsnadel in Höhe des 1. Lendenwirbels am äußeren Rande des gut durchfühlbaren M. erector trunci unterhalb der 12. Rippe ein und führt die Nadel 5—6 cm in die Tiefe vor. Man gelangt so auf dem kürzesten Wege in das Nierenlager. Befindet sich die Nadelspitze im perinephritischen Gewebe (Fettkapsel), so bewegt sich das äußere Ende der Kanüle entsprechend den Atembewegungen deutlich auf und ab, ein Zeichen für die richtige Lage der Kanüle. Durch die Kanüle wird dann ohne jede Gewalt Sauerstoff insuffliert; im allgemeinen genügen 200—300 ccm. Nach gelungener Füllung gibt der retroperitoneale Raum deutlich tympanitischen Schall.

Zu diesen beiden Methoden, auf deren Technik ich nicht näher eingehen will, ist zu sagen, daß man mit beiden, besonders mit der Pneumoradiographie, ganz ausgezeichnete Konturbilder der Nieren und auch der Nebennieren bekommen kann. Bleiben die Nierenkonturen trotz gelungener Insufflation unscharf, so spricht das für Verwachsungen bzw. Obliterationen im Nierenlager (Perinephritis). Bei akut entzündlichen Vorgängen und natürlich auch bei paranephritischen Eiterungen ist die Pneumoradiographie nicht gestattet.

Bei aller Anerkennung der Leistungsfähigkeit beider Methoden muß man doch darauf hinweisen, daß beide Verfahren nicht ganz ungefährlich sind; bei beiden Methoden sind schon Todesfälle vorgekommen. Ich halte die Pneumoradiographie in bezug auf die Nierendarstellung für leistungsfähiger als das Pneumoperitoneum, auch für ungefährlicher und weniger belästigend für die Kranken, bin aber, obwohl ich mehrere Hundert Pneumoradiographien vorgenommen habe, ein unbehagliches Gefühl bei der Insufflation nie recht losgeworden. Todesfälle habe ich selbst nicht erlebt, wohl aber zwei recht unliebsame, kollapsartige Zustände, die aber bald wieder vorübergingen. Was man nächst der Bereicherung der Diagnostik in erster Linie von jeder diagnostischen Methode verlangen muß, nämlich ihre völlige Ungefährlichkeit, das kann man mit gutem Gewissen beiden Methoden in ihrer heutigen Form noch nicht nachsagen. Aus diesen Gründen ist ihre Anwendung einer strengen Indikation zu unterwerfen und davon abhängig zu machen, ob man nicht auch ohne diese Methoden auskommen kann. Bei den guten Aufnahmen, wie sie die modernen Apparate, insbesondere in Kombination mit der Bucky-Blende ermöglichen, werden die Konturen der Niere so schon in der Regel sichtbar, und mir scheint daher die Indikation zur Anwendung der Pneumoradiographie und des Pneumoperitoneums nur noch ausnahmsweise gegeben zu sein. Das gilt heute in noch erhöhtem Maße, da inzwischen durch die sogenannte Nephropyelographie (intravenöse Ausscheidungspyelographie siehe S. 192) ein neuer ungefährlicherer Weg gefunden worden ist, die Nieren kontrastreicher zur Darstellung zu bringen. Für berechtigt halte ich die Pneumoradiographie beim Verdacht auf beginnende Geschwulstbildung am oberen Nierenpol sowie der Nebennieren, da einerseits diese Organe vor der Hand mit der einfachen Röntgenaufnahme nicht immer ausreichend deutlich darstellbar sind, andererseits die klinische Frühdiagnose der Tumoren aber sehr im argen liegt und eine Besserung der Operationsresultate bei den malignen Tumoren vor der Hand nur durch eine Förderung der Frühdiagnose zu erwarten ist.

Eine sehr wertvolle Bereicherung hat die Röntgendiagnostik durch die von Völcker und v. Lichtenberg eingeführte Pyelographie erfahren. Bei dieser Methode werden mit Hilfe des Harnleiterkatheterismus Nierenbecken und Harnleiter mit schattengebenden Flüssigkeiten gefüllt und so eine deutliche Wiedergabe des Hohlsystems auf dem Röntgenfilm ermöglicht. Nach anfänglicher Anfeindung hat die Methode heute uneingeschränkte Anerkennung erfahren, und wenn das Röntgenverfahren heute für die Nierendiagnostik so wertvoll geworden ist, so kommt der Pyelographie das Hauptverdienst daran zu, denn es gibt kaum eine chirurgische Nieren- bzw. Harnleiteraffektion, die nicht durch diese Methode in der einen oder anderen Richtung diagnostisch beleuchtet würde. Die Pyelographie fördert nicht nur die anatomische Diagnose, sondern läßt häufig auch ein Urteil über den Funktionszustand der Nieren zu. So kann man sich z. B. bei Prostatikern außer durch die übliche funktionelle Nierenuntersuchung auch durch den pyelographisch nachweisbaren Grad des Nierenschwundes bzw. der Dilatation des Nierenbeckens eine schätzungsweise Vorstellung von der funktionellen Nierenschädigung machen. Bei doppelseitigen Nierenerkrankungen (Steinnieren, Pyonephrosen, Hydronephrosen usw.) unterstützt die Pyelographie die vergleichende funktionelle Nierenuntersuchung besonders bei der Frage, welche Niere am schwersten erkrankt ist und welche unter Umständen zu entfernen ist. Diese funktionelle und prognostische Bedeutung der Pyelographie, die im allgemeinen zu wenig beachtet wurde, ist inzwischen durch die intravenöse „Nephropyelographie“ (siehe S. 192) noch überboten worden.

Um den Transport des Patienten vom cystoskopischen Untersuchungsstuhl auf den Röntgentisch, der bei eingeführtem Cystoskop für die Kranken recht unangenehm ist, zu umgehen, bringt man zweckmäßig am Röntgentisch Beinstützen an, damit die Einführung der Harnleiterkatheter und die Röntgenaufnahme an Ort und Stelle vorgenommen werden kann.

Zur Pyelographie verwende man immer nur Ureterkatheter von höchstens 5 Charrière, damit die instillierte Kontrastflüssigkeit aus dem Nierenbecken leicht neben dem Katheter in die Blase abfließen kann und auf diese Weise einer zu starken Füllung und Dehnung des Nierenbeckens vorgebeugt wird. Besteht eine Harnretention im Nierenbecken, so läßt man den Harn erst ablaufen, damit keine allzustarke Verdünnung des Kontrastmittels erfolgt und der Schatten infolgedessen nicht zu schwach wird. Die Instillation geschieht entweder mit einer 20 ccm-Spitze oder durch kleine Irrigatoren, die man, um den Instillationsdruck nicht zu gering und vor allem nicht zu stark zu gestalten, am besten in Höhe der angezogenen Kniee des Patienten anbringt. Verwendet man Spritzen, so muß der Kolben sich ganz leicht vorschieben lassen; man wähle Spritzen mit möglichst breitem Zylinder und engem Ausfluß bzw. enger Kanüle, weil bei diesen der auf den Stempel ausgeübte Druck sich der ausfließenden Flüssigkeit nicht so unvermittelt mitteilt, wie bei Spritzen mit schmalem Zylinder. Man instilliere stets nur unter ganz geringem Druck und schärfe den Patienten ein, den geringsten Spannungsschmerz in der Nierengegend zu melden; wenn dies der Fall ist, wird die Instillation sofort unterbrochen und die Belichtung vorgenommen. Nie sollte bei narkotisierten Patienten die Pyelographie vorgenommen werden. Bei normalen Nierenbecken beträgt das Fassungsvermögen zuweilen nur 2—3 ccm. Um auch den Harnleiter zu füllen, zieht man den Ureterkatheter langsam heraus und läßt dabei noch etwas Kontrastflüssigkeit einlaufen.

Die Gefahren, die der Pyelographie innewohnen, bzw. die Ursachen der unangenehmen Zufälle, die sich früher ab und zu bei dieser Methode ereigneten, sind zum allergrößten Teil auf eine falsche Technik, ganz besonders auf einen zu hohen Instillationsdruck und weniger auf die Art des Kontrastmittels zurückzuführen. Es steht zu erwarten, daß ein großer Prozentsatz der üblen Zufälle sich auch bei Anwendung von physiologischer Kochsalzlösung statt Kollargol ereignet haben würde. Bei zu hohem Instillationsdruck kann, wie experimentell nachgewiesen ist, die Kontrastlösung in den Harnkanälchen oder den Lymphwegen der Niere aufsteigen und bis in die Nierenrinde und die Blutbahn gelangen. Die „üblen Zufälle" sind weniger auf das Kontrastmittel an sich, als hauptsächlich auf das Eindringen von Bakterien, die auf diese Weise mit der Kontrastlösung aus dem Nierenbecken in die Niere und eventuell in die Blutbahn eingeschwemmt werden können, zu beziehen. In letzter Zeit hat man sich mit dieser Erscheinung des „pelvirenalen Übertritts" (siehe Fig. 113) wiederholt klinisch und experimentell befaßt, dabei hat sich neben manchen pathophysiologisch interessanten Feststellungen ergeben, daß der Austritt des Kontrastmittels aus dem Nierenbecken gelegentlich auch ohne Kunstfehler, d. h. also bei sachgemäßer Instillationstechnik vorkommen kann und daß dies Ereignis meist ohne unangenehme Folgen bleibt.

Das anfänglich benützte Kollargol ist im Laufe der Zeit durch verschiedene andere Kontrastmittel ersetzt worden, von denen bis vor kurzem das 20%ige Natriumbromid und das 20%ige Jodlithium (Umbrenal) am meisten Verwendung fanden, sie geben bei größter Sauberkeit sehr gute Kontraste. Beide Mittel haben aber den Nachteil, die Schleimhaut zu reizen, wodurch unangenehme, krampfhafte Kontraktionen der Nierenbecken- und Uretermuskulatur ausgelöst werden, die zum Abbruch der Untersuchung zwingen können, obwohl die Füllung noch ungenügend ist.

Wenn die Kontrastlösung aus dem Nierenbecken zurückfließt, verursacht sie häufig auch ein recht unangenehmes Brennen in der Blase. Bei Füllung entzündlich erkrankter Blasen treten zuweilen so heftige Blasenkrämpfe auf, daß die Patienten die Kontrastlösung nicht halten können und wieder auspressen müssen. Sehr gute Schatten gibt das 10—20%ige Jodipin, das völlig reizlos ist, dafür aber den Nachteil hat, daß es sich wegen seiner öligen Beschaffenheit nur schwer durch den Ureterkatheter instillieren läßt, nicht in alle Teile eines verzweigten Nierenbeckens eindringt und sich auch nicht mit dem Urin mischt, wodurch unvollständige Bilder entstehen. Aus solchen Nierenbecken, die einen ungenügenden Abfluß haben, entleert sich das dickflüssige Jodipin nur schwer, so daß die Möglichkeit besteht, daß sich um zurückbleibende Reste des Kontrastmittels Harnsalze niederschlagen und auf diese Weise Konkremente entstehen können. Dieses sonst so reizlose und kontrastreiche Mittel eignet sich daher in der Hauptsache nur zur Darstellung der Blase und Harnröhre.

Die Versuche, die Kontrastmittel per os, rektal oder intravenös zuzuführen, um die Ausscheidung des Mittels durch die Nieren zur röntgenologischen Darstellung zu benützen, sind so alt wie die Pyelographie selbst. Die Erfinder der Pyelographie haben bereits derartige Versuche unternommen, die vielfach vergeblich wieder aufgenommen, erst kürzlich in ein klinisch brauchbares Stadium getreten sind (siehe S. 192). Ich habe kurz nach Bekanntwerden dieser Methode darauf hingewiesen, daß die hierbei angewandten Kontrastmittel, das Uroselektan, sowie das Abrodil in entsprechender Verdünnung sich auch in hervorragender Weise für die retrograde Pyelographie usw. eignen, da sie die notwendigen Eigenschaften (dünnflüssig und stärkste Kontrastwirkung) mit absoluter Reizlosigkeit verbinden, was inzwischen von verschiedener Seite bestätigt worden ist. Wir benutzen ausschließlich das Uroselektan für die instrumentelle Pyelographie.

Die Füllung des Nierenbeckens durch den Harnleiterkatheter mit Sauerstoff (v. Lichtenberg und Dietlen) verfolgt ebenfalls den Zweck, durch Schaffung stärkerer Absorptionsunterschiede eine Kontrastdarstellung des Nierenbeckens zu ermöglichen. Die Methode gibt nicht so gute Bilder wie die Pyelographie und ist auch wegen der Möglichkeit einer Gasembolie nicht ganz harmlos. Kleine Nierensteine, die keinen oder nur geringen Schatten geben, können durch die Sauerstoffüllung des Nierenbeckens (Pneumopyelographie), die hier sehr wertvoll ist, deutlich zur Darstellung gebracht werden.

Durch Einführen von schattengebenden Harnleiterkathetern kann man auch ohne Instillation einer Kontrastlösung den Harnleiter darstellen. Dies Verfahren ist berufen, die Richtung des Harnleiters und damit auch die Gegend, in der die Niere liegt, in zweifelhaften Fällen klarzustellen; ferner ist es geeignet zur Charakterisierung etwaiger im Bereich des Harnleiters liegender Schatten als Uretersteine, nicht aber zur Feststellung von abnormen Knickungen und Schleifenbildungen des Harnleiters, da diese durch den relativ steifen Röntgenkatheter ausgeglichen werden, so daß kein wahrheitsgetreues Bild gewonnen wird.

**Ergebnisse.** Die Indikationen der vorstehenden Methoden und die Auswertung der Bilder bei verschiedenen Krankheitszuständen werden im folgenden angedeutet.

Die normale Niere findet sich auf den bei ventro-dorsaler Strahlenrichtung vorgenommenen Aufnahmen zwischen dem 12. Brust- und 3. Lendenwirbel; die rechte Niere steht in der Regel etwas tiefer als die linke. Die Achsen der Nieren sind von lateral unten nach medial oben gegen die Lendenwirbelsäule zu leicht geneigt und verlaufen annähernd parallel zum äußeren Rand des M. psoas. Der Schatten der 12. Rippe überquert den Nierenschatten etwa an der Grenze zwischen oberem und mittlerem Drittel. Der Hilus der Niere ist häufig an einer medialen Einkerbung kenntlich. Der untere Nierenpol steht normalerweise in Höhe des Querfortsatzes des 3. Lendenwirbels. Das Nierenbecken (Pyelographie) liegt in Höhe des 1. und 2. Lendenwirbels; es teilt sich häufiger in zwei, als in drei Hauptkelche, die sich dann wieder in Kelche zweiter Ordnung weiter teilen (Fig. 73 u. 74).

Läßt sich die Anwesenheit einer Niere durch die einfache Röntgenaufnahme, sowie durch andere klinische Methoden nicht feststellen, so ist die Pyelographie zu Hilfe zu ziehen (Fig. 73 u. 74). Der Nachweis eines Nierenbeckens erfordert auch die Gegenwart einer zugehörigen Niere und gibt damit gleichzeitig Aufschluß über ihre Lage. Diese Methode ist auch bei unklaren, mit Sicherheit nicht als Nieren ansprechbaren Organen bzw. Tumoren zur Identifizierung des Organs als Niere sehr wertvoll.

Bei Mißbildungen der Nieren und Harnleiter ist die Pyelographie von ganz überragender Bedeutung und wird in ihrem Wert durch keine andere Methode erreicht. Durch die Pyelographie gelingt mit Sicherheit der Nachweis von Harnleiter- und Nierenbeckenverdoppelungen sowie aller Arten von Anomalien bezüglich des Harnleiterverlaufs und der Nierenlage (Fig. 76, 77, 78, 79, 80).

Bei der klinisch wichtigsten Nierenmißbildung, der Hufeisenniere, ziehen die in der Regel kurzen Harnleiter auffallend nahe der Wirbelsäule zu zwei abnorm tief stehenden und medial gelegenen Nierenbecken, von denen das eine sogar häufig teilweise die Wirbelsäule deckt (Fig. 83). Die verlängerten Nierenbeckenachsen schneiden sich bei der Hufeisenniere nicht wie bei normal gelegenen Nieren kranialwärts, sondern vereinigen sich kaudalwärts (Fig. 81). Unter günstigen Bedingungen kann auch ohne Pyelographie der röntgenologische Nachweis zweier abnorm tief und medial gelegener Nieren gelingen und in Verbindung mit der erwähnten abnormen Achsenstellung den Verdacht auf eine Hufeisenniere lenken. Auch die abnorm mediale Lage eines Nierensteins hat schon gelegentlich die Diagnose auf den richtigen Weg geführt. Klarer kommt die abnorme Lage und Stellung der beiden Nierenschenkel durch die Pyelographie zum Ausdruck.

Tiefstand beider Nieren, mediale Verlagerung und kaudale Konvergenz der Nierenbecken- bzw. Nierenachsen werden auch bei abnorm beweglichen Nieren gar nicht so selten beobachtet (Fig. 82) und sind daher für die Diagnose einer Hufeisenniere nicht absolut beweisend. Außer diesen verdächtigen Momenten zeigt das Pyelogramm nach meinen Erfahrungen bei Hufeisennieren, wie überhaupt bei allen kongenital dystopen Nieren in der Regel noch eine sonst nicht zu beobachtende Anomalie im Verhalten des Harnleiters zum Nierenbecken. Während der Harnleiter normalerweise medial vom Nierenbeckenschatten weg nach abwärts verläuft, geht im Pyelogramm von Hufeisennieren, sowie bei anderen kongenital dystopen Nieren der Harnleiter sehr häufig mitten vom Nierenbeckenschatten oder gar lateral von diesem ab, so daß die Nierenbeckenkelche teilweise oder insgesamt statt nach lateral nach medial gegen die Wirbelsäule zu gerichtet sind (Fig. 78, 79 u. 83). Dieses Profilbild des Nierenbeckens entspricht den anatomischen Verhältnissen bei kongenital verlagerten Nieren. Die Nierenbecken liegen bei diesen Nieren mit großer Regelmäßigkeit nicht am medialen Rande der Niere, sondern infolge unvollständiger Drehung des Organs während seiner Entwicklung auf ihrer ventral gerichteten vorderen Fläche. Die Nierenbecken sind in der Regel recht unregelmäßig gestaltet, und der Harnleiter zieht ventral über die Vorderfläche der Niere nach abwärts; dadurch kommt es, daß im pyelographischen Bild ein Teil der Kelche und gelegentlich auch das ganze Nierenbecken medial vom Harnleiter projiziert wird. Wenn sich solche Veränderungen finden, so spricht das mit viel größerer Sicherheit als alle die anderen vorher genannten röntgenologischen Symptome für eine kongenital dystope Niere, und da unter diesen die Hufeisenniere weitaus am häufigsten ist, auch mit großer Wahrscheinlichkeit für diese Art der Nierenmißbildung.

Die Röntgenuntersuchung ermöglicht im allgemeinen auch ein Urteil über die Größe der Nieren (Hypoplasie usw.). Ein normal großes und normal gestaltetes Nierenbecken (Pyelographie) setzt in der Regel auch eine normal entwickelte Niere voraus (vergl. Fig. 75). Nähere Aufschlüsse darf man von der Pneumoradiographie und der intravenösen Nephropyelographie erwarten.

Bei Cystennieren zeigt das Pyelogramm bei geringen Graden der cystischen Degeneration wenig charakteristische Veränderungen; bei großen Cystennieren ist der Nierenbeckenschatten unregelmäßig verunstaltet, bizarr und stark auseinander gezogen (Fig. 84 u. 85), die Kelche sind oft scheinbar unvollständig gefüllt und zum Teil unterbrochen. Ganz besonders charakteristisch sind flachkonkave Eindellungen des Nierenbeckenschattens infolge Verdrängung des Nierenbeckens durch die prall gefüllten nierenbeckennahen Cysten. Da die Cystenniere nur ausnahmsweise Verwachsungen mit ihrer Umgebung eingeht und auch die Fettkapsel meist auffallend gering entwickelt ist, dürfte es mit Hilfe der Pneumoradiographie gelingen, eine vergrößerte Niere mit zahlreichen glatten und verschieden großen kugeligen Vorwölbungen nachzuweisen.

Bei Wandernieren ist das Röntgenverfahren zur Klärung der Diagnose meist entbehrlich, andererseits läßt die Pyelographie, zuerst am liegenden und dann am aufrecht stehenden Kranken vorgenommen, den Grad der Nierensenkung recht demonstrativ erkennen (Fig. 87). Auch der Harnleiter zeigt bei Wandernieren infolge der Senkung bzw. Lageveränderung der Niere weitgehende Variationen in seinem Verlauf. Man kann dabei zwei Grundtypen unterscheiden. Entweder hat der Harnleiter sich in toto mit der Niere gesenkt und ist in seinem ganzen Verlauf leicht geschlängelt, aber ohne eine deutliche Knickung, oder er ist mehr oder weniger weit oben in seiner Lage fixiert, und es entsteht dann durch die Senkung der Niere eine mehr oder weniger scharfe Knickung im Harnleiterverlauf. Bei dieser zweiten Gruppe findet sich als Zeichen einer zeitweise auftretenden Abflußbehinderung häufig eine Nierenbeckendilatation verschiedenen Grades. Beide Formen des Harnleiterverlaufs finden sich auch miteinander kombiniert.

Auf dem Gebiet der Nierensteindiagnostik hat das Röntgenverfahren seine ersten Triumphe gefeiert. Bei der heutigen Vervollkommnung der Methode ist es eine Seltenheit, wenn ein Konkrement von nennenswerter Größe durch das Röntgenbild nicht nachzuweisen ist. Die Intensität des Steinschattens hängt von der Dichtigkeit des Konkrements und dem Atomgewicht der Steinsubstanz ab; je höher diese ist, um so kräftiger der Schatten. Steine aus oxalsaurem und kohlensaurem Kalk geben den intensivsten Schatten, nächst ihnen folgen an Deutlichkeit die Urat- und Phosphatsteine, während Xanthin- und Zystinsteine, sowie reine Harnsäuresteine nur einen schwachen Schatten geben und daher gelegentlich röntgenologisch, besonders bei starkleibigen Patienten, nicht nachzuweisen sind. Unter günstigen Bedingungen geben auch Eiweiß- oder Fibrinsteine, sowie eingedickte Eitermassen einen schwachen, wolkigen Schatten.

Beeinträchtigt wird die röntgenologische Darstellung eines Steins, wenn der Stein von Eiter, oder auch von Harn umgeben ist, was also in der Hauptsache bei Pyonephrosen und Retentionszuständen vorkommt. Fällt der Steinschatten mit dem Schatten der 12. Rippe oder dem Schatten eines Wirbelkörpers bzw. seines Querfortsatzes zusammen, so hebt er sich natürlich weniger deutlich ab, und kann sich eventuell in dem Knochenschatten ganz verlieren. Bei klinisch begründetem Steinverdacht, aber negativem Röntgenbefund darf man sich nie mit nur einer einzigen Aufnahme begnügen, sondern soll die Aufnahme womöglich bei veränderter Strahlenrichtung wiederholen. Um Steine, die einen schwachen bzw. gar keinen Schatten geben, besser zur Darstellung zu bringen, hat man versucht, sie mit einer schattengebenden Substanz zu imprägnieren. Am besten eignet sich dazu das Kollargol; die Erfolge sind jedoch nicht sehr befriedigend, und es geschieht leicht, daß infolge ungenügender Abflußbedingungen am Nierenbecken die zur Imprägnation benutzten Mittel nicht so bald wieder aus dem Nierenbecken entleert werden und nun ihrerseits auf der erneut vorgenommenen Röntgenaufnahme noch nach vielen Tagen einen Schatten bedingen, der zu Irrtümern Veranlassung geben kann.

Ist auf einem Röntgenbild der Nierengegend ein umschriebener Schatten zu erkennen, so ist damit noch nicht gesagt, daß er von einem Nierenstein herrührt. Um solche Schatten als Steinschatten ansprechen zu können, ist ihr Verhalten zum Nierenschatten bzw. zur mutmaßlichen Lage der Niere zu berücksichtigen, wobei sich auch ergibt, ob der Stein im Nierenbecken, in den Kelchen oder dem Nierenparenchym zu suchen ist, was mit Rücksicht auf einen geplanten Eingriff für das operative Vorgehen ebenso von Bedeutung ist, wie die Feststellung, wie viel Steine vorhanden sind.

In vielen Fällen läßt die Form des Schattens ohne weiteres den Nierenstein erkennen. Nierenbeckensteine nehmen mit der Zeit die Form des Nierenbeckens an und bedingen daher häufig einen dreieckigen Schatten, dessen eine in der Regel länger ausgezogene Ecke nach medial unten schaut. Wachsen diese Steine in die Kelche hinein, so bilden sie pyelogrammähnliche Schatten (Korallensteine Fig. 94), deren Natur nicht zu verkennen ist. Kleine Kelchsteine, die mit Vorliebe im unteren Kelch angetroffen werden, sind entweder rund oder lassen eine flaschen- bzw. backenzahnartige Form erkennen. Als Parenchymsteine sind nur solche Schatten ansprechbar, die am Rand der Nierenkontur gelegen sind, diese aber nicht überragen.

Hat der Steinschatten keine charakteristische Form, und kann der Nierenschatten selbst nicht zur Beurteilung der Lage eines Schattens herangezogen werden, so muß aus dem Verhalten des Schattens zum Skelett (12. Rippe, Lendenwirbelsäule, Querfortsätze usw.) erschlossen werden, ob der fragliche Schatten überhaupt mit der Nierengegend zusammenfällt.

Fehldiagnosen können durch eine ganze Anzahl von schattengebenden Gebilden veranlaßt werden, unter denen wegen ihrer relativen Häufigkeit Gallensteine,

Verkalkungen bei Nierentumoren und Nierentuberkulose, verkalkte Mesenterialdrüsen, umschriebene schwielig sklerosierte Partien der Fettkapsel, schattengebender Darminhalt (Fruchtkerne) usw. die wichtigsten sind. Gallensteine finden sich praktisch nur auf der rechten Seite und zeichnen sich als solche durch ihre zentrale Aufhellung (sog. Ringform Fig. 94) aus; Verwechselungen sind daher in der Regel nur dann möglich, wenn Gallensteine einen gleichmäßigen Schatten geben. Ab und an lassen auch Harnsteine, wenn sie im Gegensatz zu ihren äußeren Schichten einen strahlendurchlässigen Kern (z. B. reine Harnsäure) besitzen, eine zentrale Aufhellung erkennen. Die Schatten, die durch Verkalkung von Mesenterialdrüsen bedingt sind, finden sich meist zu mehreren beieinander und liegen in der Regel für einen Nierenstein auffallend weit medial (vgl. Fig. 103). Die Fehlerquellen, die durch abnormen oder eingedickten Darminhalt bedingt werden, lassen sich am sichersten durch eine gründliche Vorbereitung und Darmreinigung vermeiden. Im übrigen gibt der eingedickte Darminhalt keinen sehr intensiven Schatten, er tritt in der Regel nur dann scharf begrenzt als Schatten in Erscheinung, wenn er von einem Gasmantel hofartig umgeben ist, wodurch er auch gleichzeitig seine Natur verrät. Am schwierigsten dürfte die Entscheidung bei Verkalkungen im Innern eines Nierentumors (Dermoide, Teratome) oder einer tuberkulösen Niere sein, da diese Gebilde häufig einen intensiven umschriebenen Schatten bilden, der im Bereich der Niere liegt. Auch die Tumorbildung spricht nicht gegen einen Stein, da Steine auch bei Nierentumoren vorkommen und andererseits die Steinniere durch die skleröse Veränderung der Fettkapsel palpatorisch und auch röntgenologisch als Tumor imponieren kann.

Bei allen unklaren Schatten ist die Aufnahme in verschiedener Ebene zu wiederholen, insbesondere auch bei seitlicher Strahlenrichtung (Sgalitzer). Schattengebilde innerhalb einer normal gelegenen Niere werden bei seitlicher Strahlenrichtung auf die Wirbelkörper von D XII—L III, extrarenale Schattengebilde ventral vor die Wirbelkörper projiziert (vgl. Fig. 97 u. 98).

Eine weitere Klärung fraglicher Schattenflecke wird durch die Einführung eines schattengebenden Harnleiterkatheters ermöglicht, der, wenn der Schatten durch einen Nierenbeckenstein bedingt ist, auf diesen zustrebt, bzw. den Schatten mit seiner Spitze berührt. Schatten, die medial von dem Katheter oder der Katheterspitze projiziert werden, haben, außer bei mißbildeten Nieren (z. B. Hufeisennieren), im allgemeinen nichts mit der Niere zu tun.

Auch die Pyelographie kann man mit Vorteil für die Nierensteindiagnose heranziehen, doch muß stets eine einfache Röntgenaufnahme der Pyelographie vorangehen, da es sonst ungewiß bleibt, ob später nachzuweisende Schatten durch Steine oder durch Reste des nicht vollständig entleerten Kontrastmittels bedingt sind. Wird ein fraglicher Schatten durch das Pyelogramm überlagert, bzw. fällt sein Schatten in den Schatten des kontrastgefüllten Nierenbeckens, so spricht das mit einiger Wahrscheinlichkeit, wenn auch nicht mit Sicherheit für einen Nierenstein. Steine, die keinen oder doch nur einen geringen Schatten geben, kommen bei der Pyelographie zuweilen dadurch zur Darstellung, daß an der Stelle, wo der Stein liegt, das Pyelogramm eine Aufhellung bzw. eine deutliche Aussparung aufweist (vgl. Fig. 96). Die gleiche Erscheinung kann aber auch durch Blutgerinnsel im Nierenbecken und zuweilen auch ohne pathologische Grundlage bei mäßiger Füllung des Nierenbeckens zustande kommen. Das Pyelogramm gibt auch Aufschlüsse über die Lage des Steins in der Niere, auch wenn der Nierenschatten selbst nicht erkennbar ist. Zu diesem Zweck sind zwei Aufnahmen anzufertigen, bei denen der Patient seine Lage nicht verändern darf; zuerst wird eine einfache Aufnahme gemacht und dann ein Pyelogramm angefertigt. Durch Vergleich beider Bilder miteinander wird sich erkennen lassen, ob der Stein dem oberen, mittleren oder unteren Kelch entspricht, ob er im Nierenbecken liegt oder im Parenchym, eine Entscheidung, die für die Wahl des operativen Vorgehens von Bedeutung ist.

Bei strahlendurchlässigen Steinen ist, wie bereits gesagt, auch die Luftfüllung (Pneumopyelographie) sehr wertvoll (vgl. Fig. 95).

Endlich sei noch daran erinnert, daß man auch die wegen Steinverdacht freigelegte Niere, wenn der Stein nicht gefunden wird, isoliert nochmals röntgen kann; das soll natürlich nur im Notfalle vorkommen, ist aber besser, als die Niere unnötig durch Nephrotomieschnitte zu zerlegen.

Für den röntgenologischen Nachweis von Nierenbeckendilatationen, Hydronephrosen und Pyonephrosen kommt ausschließlich die Pyelographie in Betracht. Die Pyelographie gibt bei diesen Zuständen nicht nur Aufschlüsse über den Grad der Dilatation bzw. den Grad der eitrigen Einschmelzung, sondern erlaubt häufig auch ein Urteil über die Ätiologie der Erkrankung und über die Frage, ob die Harnstauung oder die Infektion das Primäre gewesen ist.

Die reine Stauungsdilatation beginnt im eigentlichen Becken (Ampulle), das bei anhaltender Abflußstörung ständig an Ausdehnung zunimmt, während die Kelche und die Kelchhöhlen längere Zeit unverändert bleiben und sich erst allmählich erweitern, bis dann zuletzt auch diese stark und in der Regel gleichmäßig dilatiert werden und die ganze Niere sich in einen großen Harnsack verwandelt (Fig. 88—92). Bei der primären Infektion bewahren Ampulle und Kelche anfangs ihre anatomische Form, und nur die Kelchhöhlen erweitern sich infolge eitriger Einschmelzung des Nierengewebes (Fig. 105 u. 106). Häufig tritt in solchen Fällen sekundär eine Harnstauung hinzu, wodurch Ampulle und Kelche ebenfalls erweitert werden, so daß dadurch der reine Charakter der eitrigen Erkrankung verloren geht. Infolge der Stauung können daher auch diese primär infizierten Nieren sich sackartig erweitern (Fig. 107), ebenso wie andererseits eine primäre Dilatationsniere (Hydronephrose) sich sekundär infizieren kann, so daß die Endstadien beider Erkrankungsformen sich sehr ähnlich sehen können. Im allgemeinen aber kann man sagen, daß die ganz großen Sacknieren, auch wenn sie vereitert sind, meist auf eine primäre Dilatation zurückgehen, weil bei primärer Infektion, auch in Verbindung mit sekundärer Harnstauung, ganz große Nierensäcke nicht entstehen, da das entzündlich veränderte Nierengewebe dem Stauungsdruck kräftigeren Widerstand entgegensetzt, als das nicht entzündlich veränderte Nierenparenchym, und weil infolge der eitrigen Infiltration die Nierenfunktion und damit die Harnproduktion, das wesentlichste Moment für die chronische Druckerhöhung, viel früher nachläßt.

Bei der Nierentuberkulose läßt die einfache Röntgenaufnahme zuweilen streifen- oder fleckförmige, meist nicht sehr intensive, unscharf begrenzte Schatten im Bereich der Niere erkennen (vgl. Fig. 109); diese Schatten sind durch den mörteligen, kittartigen Inhalt, wie er sich häufig in tuberkulösen Nieren (sog. Kittniere) findet, oder durch Verkalkung alter Herde bedingt. Bei der Pyelographie, die übrigens für die Diagnose der Nierentuberkulose an sich in der Regel entbehrlich sein dürfte, sieht man in nicht mehr ganz frischen Fällen eine Erweiterung der Kelchhöhlen. Im Gegensatz zu den Veränderungen bei andersartigen Pyonephrosen, wo die erweiterten Kelchhöhlen eine glatte Begrenzung aufweisen, findet sich bei der Tuberkulose sehr häufig eine zernagte, aufgefaserte, zackige Kontur des Pyelogramms (vgl. Fig. 108). Solche Veränderungen sind für die tuberkulöse Einschmelzung der Niere äußerst charakteristisch, wenn sie jedoch fehlen, so spricht das nicht unbedingt gegen die tuberkulöse Natur der Niereninfektion.

Bei Nierentumoren wird die Diagnose durch die einfache Röntgenuntersuchung in der Regel nicht mehr gefördert, als durch die Palpation. Dagegen gelingt es häufig durch Anwendung der Pneumoradiographie oder des Pneumoperitoneums die Zugehörigkeit eines seiner Natur nach noch unklaren palpablen Tumors zur Niere klarzustellen (Fig. 110), oder neben dem Tumorschatten den Schatten einer normal geformten Niere nachzuweisen. Besonders wertvoll dürfte die Pneumoradiographie für die Frühdiagnose der Nebennierentumoren, sowie jener Nierentumoren sein, die sich am oberen Pol der Niere entwickeln und sich infolge ihrer Kleinheit und versteckten Lage dem palpatorischen Nachweis vorerst noch entziehen. Das Pyelogramm kann bei Nierentumoren ganz normal sein; wenn die Tumoren jedoch das Nierenbecken komprimieren oder in das Nierenbecken eingebrochen sind, so kommen dadurch zuweilen ganz absonderliche pyelographische Bilder zustande. Verlagerungen, Füllungsdefekte, Fehlen eines Kelches, sowie spaltförmig komprimierte Nierenbecken mit unregelmäßiger Konturierung dürfen, wenn andere klinische Symptome damit übereinstimmen, als tumorverdächtig gelten. Ist das Nierenbecken und eventuell auch noch ein Teil des Harnleiters von Tumormassen ausgefüllt, so wird dadurch die Füllung des Nierenbeckens unmöglich; das gleiche kann der Fall sein, wenn der Tumor den Harnleiter komprimiert und aus diesem Grunde die Kontrastlösung nicht ins Nierenbecken gelangen kann. Eine Kompression des Harnleiters kommt bisweilen auch bei extrarenalen Tumoren vor. Durch die Tumorzapfen, die in den Harnleiter hineinwachsen, kann es auch im Bereich des Harnleiterschattens zu abnormen Bildern und zu Füllungsdefekten kommen (vgl. Fig. 111). Nierenbeckentumoren (vgl. Fig. 112) verraten sich unter günstigen Bedingungen zuweilen auch durch Aussparungen im Pyelogramm; in den Fällen, wo der Tumor den freien Abfluß aus dem Nierenbecken behindert und eine Harnstauung verursacht, wird durch das Pyelogramm eventuell nur eine für Tumor an sich nichts beweisende Dilatation des Nierenbeckens zur Darstellung gebracht.

Perinephritische Verwachsungen darf man in der Regel dann vermuten, wenn trotz sorgfältiger Vorbereitung und an sich gut gelungener Aufnahme die Konturen der Niere unscharf bleiben. Instruktiv ist in solchen Fällen der Vergleich mit einer Aufnahme der anderen Niere, vorausgesetzt, daß hier perinephritische Veränderungen fehlen. In solchen Fällen gelingt es auch durch die Pneumoradiographie meist nicht, die Nierenkonturen besser darzustellen. Infolge der Obliteration des Nierenlagers kann der insufflierte Sauerstoff keinen zusammenhängenden Gasmantel um die Niere bilden; die Niere erscheint daher auf der Röntgenaufnahme nicht von einem hellen Hof umgeben, man sieht vielmehr nur hier und da unzusammenhängende Gasdepots, während der Nierenschatten sonst diffus in den Weichteilschatten der Umgebung übergeht.

In dem Versagen der Pneumoradiographie liegt daher ein wichtiger Hinweis für das Vorhandensein perinephritischer Veränderungen.

Die Bedeutung der Kontrastdarstellung für die Harnleiterpathologie wurde eingangs schon mit Bezug auf die kongenitalen und erworbenen topographischen Anomalien hervorgehoben. Auch die Diagnose der seltenen Harnleitertumoren. Harnleiterdivertikel und der häufigeren Stenosen, Knickungen und atonischen Zustände wird durch die Röntgenaufnahme des kontrastgefüllten Harnleiters wesentlich gefördert.

Häufig werden röntgenologisch Harnleiterstenosen diagnostiziert, wo es sich nur um einen vorübergehenden Spasmus des Ureters handelt. Bei spastischen Unterbrechungen ist der Kontrastschatten beiderseits stumpf und glatt abgesetzt, und das Lumen des Harnleiters ist ober- wie unterhalb der spastischen, in der Regel nur schmalen Unterbrechung gleich weit. Anders bei organischen Stenosen bzw. Strikturen, hier läuft die Kontrastflüssigkeit wenigstens auf einer Seite spitz und unregelmäßig begrenzt gegen die unterbrochene Partie aus, und in der Regel ist auch der eine, meist der zentral der Verengerung gelegene Ureterabschnitt deutlich erweitert. Einen abnormen Verlauf des Harnleiters beobachtet man nicht nur bei Wandernieren, Hufeisennieren usw. (siehe dort), sondern auch bei Nierentumoren, die bei ihrem Wachstum die Niere nach abwärts verlagern, so daß der Harnleiter zu lang wird und sich schlängelt. Extrarenale Tumoren, die den Harnleiter zur Seite drängen, zwingen ihm zuweilen einen abnormen, meist bogenförmigen Verlauf auf.

Von ganz besonderem Wert ist das Röntgenverfahren für die Erkennung von Harnleitersteinen. Um verdächtige Schattenflecke in der Harnleitergegend als Harnleitersteine ansprechen zu können, muß ihr Verhalten zum Harnleiter klargestellt werden. Da der Harnleiter an sich nicht zur Darstellung kommt, so macht man seinen Verlauf durch einen schattengebenden Ureterkatheter oder durch Kontrastfüllung kenntlich. Bei Steinen, die im Harnleiter stecken, stehn die Schatten der Kontrastsonde und der des Steins in inniger Berührung miteinander (Fig. 99); bei Kontrastfüllung des Ureters wird der Uretersteinschatten von der Kontrastfüllung erreicht (Fig. 100 u. 101), verdeckt bzw. umspült. Strahlendurchlässige Steine können sich auch hier durch eine entsprechende Aussparung verraten (vgl. Fig. 102).

Da auch außerhalb des Harnleiters liegende Schattengebilde zufällig auf den Harnleiter projiziert werden können, so ist bei Anwendung der Kontrastsonde zur Sicherheit eine zweite Aufnahme bei veränderter Strahlenrichtung bzw. eine stereoskopische Aufnahme erforderlich, um zu sehen, ob auch jetzt wieder der verdächtige Schatten mit dem Harnleiter in Kontakt bleibt. Bei solchen Steinen, die in Ausstülpungen bzw. Divertikeln der Harnleiterwand liegen, sowie dort, wo extraureterale Schattengebilde, wie es bisweilen bei verkalkten Mesenterialdrüsen der Fall ist, mit dem Harnleiter verwachsen sind, können trotz allem diagnostische Irrtümer unterlaufen. Im allgemeinen ist die Kontrastfüllung für die Uretersteindiagnose wesentlich zuverlässiger (Fig. 100 u. 101) als die Anwendung schattengebender Ureterkatheter.

Die Zahl der Fehlerquellen ist mit steigender Erfahrung recht erheblich geworden. Zum größten Teil handelt es sich dabei aber um Raritäten, von denen viele nur einmal zu Irrtümern Anlaß gegeben haben. Von diesen seltenen Fehlerquellen seien genannt: Verkalkungsherde in der Appendix, im Eierstock, in den Vasa deferentia, Verknöcherungen und Zahnbildungen in Dermoiden, ossifizierende Entartung der Spina ischiadica, am Steißbein (Fig. 124), Verknöcherungen in den Bändern des Beckens, Schleimbeutelsteine, Pigmentmäler und Warzen in der Haut usw. Auch Platten- bzw. Filmfehler können die Ursache von Irrtümern sein.

Praktisch am wichtigsten und schwierigsten ist die Differenzierung zwischen verkalkten Drüsen (vgl. Fig. 103 u. 104) und Harnleitersteinen, da verkalkte Drüsen sehr häufig vorkommen und durch Stenosierung des Harnleiters auch ein ganz ähnliches Krankheitsbild mit Koliken und Blutungen verursachen können. In der Regel erlaubt die Röntgenaufnahme bei eingeführter schattengebender Harnleitersonde bereits eine Klärung; wenn aber die Verkalkungsherde dicht am Harnleiter liegen, oder mit ihm verwachsen sind, kann die Entscheidung Schwierigkeiten bereiten. Meist handelt es sich bei den Drüsen nicht um einen einzelnen umschriebenen Verkalkungsherd, sondern um mehrere in Gruppen beisammen liegende maulbeerförmige Schatten, so daß dadurch, sowie durch die Ausdehnung der Schattengebilde ihre Zugehörigkeit zum Harnleiter unwahrscheinlich wird, da sie in der Regel seinen Bereich nach beiden Seiten weit überschreiten.

Im Bereich des Beckens kommen außer den bereits genannten Ossifikationsherden hauptsächlich die Phlebolithen in der V. haemorrhoidalis, V. pudenda und vor allem im Plexus prostaticus und recto-vesicalis differentialdiagnostisch in Betracht (Fig. 123). Diese Schatten sind von runder oder ovaler Form, von Punkt- bis Bohnengröße und heben sich, wenn sie nicht mit dem Schatten der Beckenknochen zusammenfallen, scharf von ihrer Umgebung ab; größere Exemplare weisen häufig im Zentrum einen tieferen Schatten als in den Randpartien auf. Die Lage und die Zahl der Phlebolithen hat nichts Charakteristisches, sie finden sich in der Gegend der Spina ischii, auf und neben dem Steißbein, entsprechend dem Verlauf des juxtavesikalen Harnleiterabschnittes, mit Vorliebe aber in den seitlichen Teilen des Beckens, teils über dem horizontalen Schambeinast, teils mit seinem Schatten sich deckend. Diese Schatten sind häufig zu kleinen Gruppen oder in Ketten angeordnet und sind dann leicht als Phlebolithen zu erkennen, man sieht sie aber auch einzeln, und bei einer dem Harnleiterverlauf entsprechenden Lage ist gerade in diesen Fällen die Frage Phlebolith oder Ureterstein zuweilen schwer zu entscheiden. Die Differenzierung wird auch hier durch Einführung eines schattengebenden Harnleiterkatheters erleichtert; bei einem Ureterstein muß der Schatten bei wechselnder Strahlenrichtung immer mit dem Schatten der Sonde zusammenfallen, oder diese doch wenigstens berühren.

Bei intramuralen Harnleitersteinen, das sind solche, die in dem die Blase durchsetzenden untersten Ureterabschnitt stecken, ist der Vorschlag von Ziegler, zweimal hintereinander ohne die Platte bzw. den Röntgenfilm zu wechseln, erst bei voller und anschließend bei leerer Blase zu belichten, sehr nützlich. Vorausgesetzt, daß der Patient während der zweimaligen Belichtung seine Lage nicht verändert hat, werden die Phlebolithen dabei nur einmal, intramurale Harnleitersteine dagegen zweimal zur Darstellung gebracht, da die Blasenwand, in der der Stein steckt, ihre Lage wechselt, je nachdem die Blase leer oder gefüllt ist.

## Blase.

Die röntgenologische Untersuchung spielt an der Blase nicht die Rolle wie an den Nieren, da sehr viele Erkrankungen der Blase durch die endoskopische Untersuchung hinreichend geklärt werden können. Andererseits sind aber die Aufschlüsse, die die Röntgenuntersuchung ermöglicht, doch häufig auch hier sehr wertvoll, besonders dort, wo die Cystoskopie versagt, oder nicht durchführbar ist.

Zur Blasenaufnahme kann man die Kompressionsblende bei dem auf dem Rücken liegenden Patienten so ansetzen, daß sie nach unten den unteren Rand der Symphyse noch etwas überragt. Bei dieser Aufnahmerichtung stört aber der Symphysenschatten recht unangenehm, da er gerade mit der Gegend des Blasenausganges und der Prostata, auf die es häufig besonders ankommt, zusammenfällt. Um diesen Mißstand nach Möglichkeit zu umgehen, bringt man die Patienten in eine halbsitzende Stellung, so daß das Becken gegen die Unterlage gekantet ist, und stellt den Tubus schräg von oben so ein, daß die Blase so weit wie möglich in die Beckenausgangsöffnung projiziert wird und der Symphysenschatten unterhalb des Blasenschattens zu liegen kommt. Diese ventro-dorsale, schräg-kraniale Einstellung gibt die besten Aufnahmen; seitliche Aufnahmen erfordern eine außerordentlich leistungsfähige Apparatur und es ist kennzeichnend, daß bei Besprechung solcher seitlichen Aufnahmen, bei denen die Blase durch gleichzeitige Kontrastfüllung zur Darstellung gebracht wurde, an Stelle der Originalaufnahmen fast ausnahmslos Skizzen reproduziert werden. Als Vorbereitung zur Blasenaufnahme genügt ein Reinigungseinlauf kurz vor der Aufnahme.

Bei der einfachen Röntgenaufnahme hebt sich die leere Blase nicht als gesonderter Schatten ab, während die Konturen der uringefüllten Blase auf gut gelungenen Aufnahmen hin und wieder zu erkennen sind. Streng genommen, handelt es sich hier bereits um eine künstliche Kontrastdarstellung, da dabei nicht das Organ an sich, als vielmehr der Schatten des die Blase füllenden Harns zur Darstellung kommt. Erfahrungsgemäß handelt es sich in solchen Fällen stets um hochgestellten Urin. Die einfache Röntgen aufnahme eignet sich nur zum Nachweis von Steinen und Fremdkörpern in der Blase.

Weitere praktische Auswertung hat die Röntgenuntersuchung der Blase erst durch die Einführung der Kontrastmethode erfahren. Zur Kontrastdarstellung füllt man die Blase durch einen Katheter mit Luft bzw.

Sauerstoff oder mit schattengebenden Flüssigkeiten. Die Füllung mit Luft oder Sauerstoff (Burckhardt und Polano) ist besonders zur deutlichen Wiedergabe von Steinen geeignet. Da aber bei dieser Methode die Gefahr der Luftembolie besteht, so ist Vorsicht geboten und vor allem eine allzu gewaltsame Spannung der Blase zu vermeiden. Auch bei normaler Kapazität sollten nicht über 200 ccm Luft oder Sauerstoff eingefüllt werden, denn man muß berücksichtigen, daß das Gas in der Blase durch die Erwärmung an Volumen zunimmt und auf diese Weise nachträglich noch eine unbeabsichtigt hohe Spannung entstehen kann. Nach der Aufnahme ist das Gas durch den Katheter wieder abzulassen.

Die von Völcker und v. Lichtenberg eingeführte Kontrastdarstellung der Blase mit schattengebenden Flüssigkeiten ist ungefährlich und findet viel Anwendung. Da die bisherigen Kontrastmittel wie das Natriumbromid, Jodkali, Jodlithium (Umbrenal) usw. gelegentlich und besonders bei entzündlichen Blasen stark reizen, so gebe ich für die Kontrastdarstellung der Blase auch hier dem entsprechend verdünnten Uroselektan den Vorzug. Da hier viel größere Flüssigkeitsmengen zur Verwendung kommen als bei der Darstellung der Nierenbecken, so ist zur Erzielung einer intensiven Schattenwirkung bei der sogenannten Cystographie keine so starke Konzentration des Kontrastmittels erforderlich wie zur Pyelographie.

Ähnlich wie zur Darstellung der Nieren hat Rosenstein auch für die Blase die Insufflation von Sauerstoff angegeben. Man führt zu diesem Zweck unter Knochenfühlung eine Punktionsnadel dicht hinter der Symphyse extra- bzw. subperitoneal in den Retziusschen Raum und läßt hier den Sauerstoff, der sich dann von selbst subperitoneal in die peri- und paravesikalen, lockeren, fettreichen Zellgewebsräume verteilt, einströmen. Dadurch gelingt es, bei gleichzeitiger Kontrastfüllung der Blase, die Blasenwand auf dem Querschnitt darzustellen (vgl. Fig. 126). Im allgemeinen ist das Bedürfnis nach dieser Methode nicht groß.

Die Cystographie hat außer zur Feststellung der Lage, Größe und Form der Blase, auch für das Studium der Blasenbewegungen (Füllungsvorgang und Miktion) gute Dienste geleistet; zum besseren Verständnis der Blasenbewegungen empfiehlt es sich, dieselben vor dem Röntgenschirm zu verfolgen. Diese Modifikation der Cystographie gestattet, jede Phase der Blasenbewegung zu verfolgen und gibt über eine Reihe von physiologisch-anatomischen Fragen besser Aufschluß als eine Reihe einzelner Aufnahmen. Die Blase wird bei der Durchleuchtung vor dem Röntgenschirm langsam durch einen dünnen Katheter bis zur Grenze ihrer physiologischen Kapazität gefüllt; beim Auftreten von Harndrang entfernt man den Katheter, fordert den Patienten auf zu urinieren, und beobachtet den Entleerungsvorgang.

**Ergebnisse.** Bei geringer Füllung gleicht die Form der gesunden Blase einer flachen Schüssel mit großem transversalen und kleinem vertikalen Durchmesser. Die flache Form kommt dadurch zustande, daß im leeren Zustand das Blasendach dem Blasenboden aufliegt. Wenn mit zunehmender Füllung das Blasendach sich mehr und mehr vom Blasenboden entfernt, so nimmt damit natürlich der vertikale Durchmesser zu, doch bleibt der transversale Durchmesser, der ebenfalls noch etwas zunimmt, immer größer, wenn auch das Mißverhältnis zwischen beiden Dimensionen zusehends geringer wird. Der Moment, in dem Harndrang auftritt, und anschließend die Blasenkontraktion einsetzt, ist cystoradioskopisch mit einem deutlichen Gestaltswechsel verbunden. Die Formveränderung besteht vornehmlich in einer unvermittelten Zunahme des vertikalen Durchmessers, was teilweise durch Tiefertreten des Blasenbodens zustande kommt. Gleichzeitig verkürzt sich der transversale Durchmesser, und der Blasenschatten nähert sich auf diese Weise der Kreisform; diese runde Form behält der Blasenschatten bei ventro-dorsaler Betrachtung, während der weiteren Entleerung sich ständig verkleinernd, bis zum Ende der Miktion bei.

Diese Füllungs- und Miktionsbilder (Fig. 118) setzen eine gesunde und im Becken frei bewegliche Blase voraus. Alle Prozesse, die den verfügbaren Raum im Becken in Anspruch nehmen, wie Schwangerschaft, Myome, Adnextumoren usw. sind in der Lage, die Blasenform und ihre Bewegungen mehr oder weniger stark zu beeinflussen. Während diese genannten Veränderungen in der Hauptsache die Blase verdrängen, sind andere pathologische Zustände, wie Prolapse der Vagina, Cystocelen, große Hernien (Blasenhernien) usw. imstande, die Blase aus ihrer normalen Lage zu verziehen und ihre Gestalt zu verändern.

Der Blasenausgang ist normalerweise sowohl bei geringer als auch bei starker Füllung gegen die Harnröhre zu scharf abgesetzt. Auf die Lage des Blasenbodens und des Blasenausganges können verschiedene Umstände Einfluß gewinnen; so drängt z. B. das gefüllte Rektum den Blasenboden empor, während infolge Erschlaffung des Beckenbodens im Alter die Blase tiefer tritt.

Der diagnostische Wert der Blasenaufnahmen bei Verdacht auf Steine und Fremdkörper liegt auf der Hand, ganz besonders dort, wo aus irgendwelchen Gründen die Cystoskopie nicht möglich ist, oder wo die Fremdkörper und Steine in Divertikeln bzw. in Aussackungen hinter der vergrößerten Prostata liegen und mit dem Blasenspiegel nicht nachzuweisen sind. Die Darstellbarkeit der Blasensteine richtet sich wie bei den Nierensteinen (siehe dort) nach ihrer Zusammensetzung; der Prozentsatz, in dem vorhandene Steine durch die einfache Röntgenaufnahme nicht nachzuweisen sind, ist bei Blasensteinen größer als bei Nierensteinen; vor der Aufnahme ist die Blase zu entleeren, da die Steine bei gefüllter Blase schlechter zur Darstellung kommen. Für solche Steine, die keinen oder nur einen geringen Schatten geben, empfiehlt sich die Luftfüllung des Rektums, sowie besonders die Sauerstoff- oder Luftfüllung der Blase, wodurch auch Steine, die die Röntgenstrahlen nur wenig absorbieren, in dem hellen Hof hervortreten.

Die Möglichkeiten, auf Grund andersartiger Gebilde in der Blasengegend irrtümlicherweise einen Blasenstein zu diagnostizieren, sind sehr zahlreich, haben aber differentialdiagnostisch nicht die Bedeutung wie die Fehlerquellen bei Nieren- und Harnleitersteinen, da durch die cystoskopische Untersuchung in der Regel eine eindeutige Klärung erfolgen kann. Eine Anzahl dieser röntgenologischen Fehlerquellen sind Raritäten, während die Kenntnis einiger anderer wegen ihrer relativen Häufigkeit praktischen Wert hat. Bei unklaren, insbesondere bei unregelmäßigen Schatten sei an die Möglichkeit der Kalkimprägnierung der Blasenwand bei ulzerösen Prozessen, sowie bei Bilharziakranken erinnert; Prozesse, bei denen man auch cystoskopisch Täuschungen erliegen kann, ebenso wie zuweilen bei Blasentumoren, wenn diese nekrotisch werden und sich infolgedessen an ihrer Oberfläche Inkrustationen bilden. Ein Irrtum ist hier besonders peinlich, wenn die Absicht besteht, den „Stein“ zu zertrümmern. Von anderen Fehlerquellen seien, abgesehen von den Phlebolithen und den Harnleitersteinen, von denen oben schon die Rede war, noch Prostata- und Samenblasenkonkremente, Extrauteringraviditäten, Verkalkungen in Ovarien (Fig. 125) und Myomen, Reste von Wismutbrei im Darm (nach voraufgegangener Magen- und Darmuntersuchung), eingedickter Darminhalt, arteriosklerotisch veränderte Gefäße (siehe Fig. 128) usw. genannt. Von diesen Möglichkeiten kommen viele schon durch die unscharfe, unregelmäßige Art und Form der Schattenbildung, andere durch ihre abnorme Lage ernstlich nicht in Betracht. Wo die Entscheidung zweifelhaft ist, fülle man die Blase mit Luft und mache Aufnahmen in verschiedener Beckenstellung. Ein Blasenstein, wenn er nicht gerade in einem Divertikel liegt, wird dabei seine Lage wechseln, während die in den Geweben fixierten Schattenbilder ihre Lage beibehalten. Im ganzen spielen, wie gesagt, diese Fehlerquellen praktisch keine allzu große Rolle, da die Cystoskopie in zweifelhaften Fällen den Ausschlag gibt.

Von großem Nutzen ist die Cystographie bei Blasendivertikeln (Fig. 119 u. 120). Bei Blasendivertikeln orientiert die Cystoskopie nur über Lage, Form und Größe des Divertikeleingangs, während die Cystographie über Größe und Lage des Divertikelsackes selbst Aufschluß gibt und unter Berücksichtigung des cystoskopischen Befundes beurteilen läßt, von wo die operative Entfernung des Divertikels am zweckmäßigsten vorzunehmen ist. Je nach der Lage des Divertikels ist die Aufnahme statt bei ventrodorsaler bei schräger Strahlenrichtung vorteilhafter bzw. aufschlußreicher.

Den Divertikeln äußerlich nicht ganz unähnliche Röntgenbilder erhält man bei der sogenannten Vorblase (vgl. Fig. 129 u. 130). Dieser der Blase distal vorgelagerte Hohlraum entsteht in der Regel, wie in dem Fig. 129 u. 130 wiedergegebenen Fall, durch mehr oder weniger vollständige eitrige Einschmelzung der Prostata (Abszeßbildung). Die Einschnürung, die die Vorblase gegen die eigentliche Blase abgrenzt, entspricht dem in diesen Fällen meist insuffizienten Sphincter internus; den Abschluß der Vorblase gegen die Harnröhre bildet der Sphincter externus. Derartige Patienten sind häufig mehr oder weniger inkontinent.

Ob ein Blasentumor mit Hilfe des Röntgenverfahrens diagnostiziert werden kann, hängt sehr von seiner Lage und Größe ab. Tumoren am Scheitel, Boden oder den Seiten der Blase geben sich, wenn sie nicht zu klein sind, bei der üblichen ventrodorsalen Aufnahmetechnik durch eine entsprechende Aussparung am Schatten der kontrastgefüllten Blase zu erkennen (Fig. 121). Tumoren der Vorder- und Hinterwand der Blase können dabei dem Nachweis entgehen. Die Cystographie bei Verdacht auf Blasentumoren ist besonders in jenen Fällen wertvoll, wo infolge zu starker Blutung oder aus anderen Gründen eine Cystoskopie nicht möglich ist.

Selbst für die Diagnose der Nierentuberkulose hat die Cystographie neuerdings Bedeutung gewonnen. Infolge der entzündlichen Infiltration der betreffenden Harnleitergegend verliert die Blase mit der Zeit auf der Seite, die der tuberkulösen Niere entspricht, ihre Elastizität und Dehnungsfähigkeit, wodurch der Schatten der kontrastgefüllten Blase auf dieser Seite abgeflacht erscheint (Freudenberg, vgl. Fig. 122). Diese Feststellung dürfte für jene Fälle praktische Bedeutung erlangen, in denen eine cystoskopische Untersuchung unmöglich ist, und wo dieses Merkmal dann darauf hinweisen kann, von welcher Niere der tuberkulöse Prozeß ausgeht.

Ganz ausgezeichnete Dienste leistet die Cystographie für den Nachweis einer Insuffizienz der Harnleiterostien, die, wie man auf diese Weise erfahren hat, viel häufiger ist, als es cystoskopisch den Anschein hat. Man füllt zu diesem Zweck die Blase mit einer Kontrastlösung und fordert den Patienten auf, zu pressen, aber ohne die Blase zu entleeren. Ist ein Harnleiterostium insuffizient, so steigt die Kontrastflüssigkeit in dem betreffenden Harnleiter unter Umständen bis ins Nierenbecken empor und bringt die oberen Harnwege auf diese Weise zur Darstellung (Fig. 116 u. 117).

## Prostata.

Die Technik der Prostataaufnahmen ist die gleiche wie die der Blasenaufnahmen.

Für den Konkrementnachweis in der Prostata bildet die Röntgenaufnahme eine wichtige Ergänzung des rektalen Palpationsbefundes. Vorhandene Konkremente treten deutlicher hervor, wenn vor der Aufnahme das Rektum und eventuell auch die Blase mit Luft gefüllt werden. Die Prostatasteine sind in der Regel unregelmäßig konturiert und liegen meist zu mehreren beieinander (Fig. 127); einzelne größere Prostatakonkremente sind selten.

Die radiographische Darstellung der normalen Prostata mißlingt in der Regel; mit großer Regelmäßigkeit läßt sich dagegen die sogenannte Prostatahypertrophie röntgenologisch nachweisen. Die obere Begrenzung der hypertrophischen Prostata gegen die Blase wird besonders deutlich bei gleichzeitiger Kontrastfüllung der Blase. Je größer die hypertrophische Prostata wird, um so mehr wird der Blasenboden nach oben gedrängt bzw. eingestülpt, so daß die untere Blasenkontur zusehends flacher, unregelmäßiger und bei stärkeren Graden der Hypertrophie direkt konkav wird. Diese Bilder vervollständigen in anschaulicher Weise den rektalen und cystoskopischen Befund. Besonders schöne Bilder erhält man, wenn die Blase mit Sauerstoff oder Luft gefüllt wird, da dann der Schatten der hypertrophischen Prostata in dem hellen Lichthof erstaunlich deutlich hervortritt (vgl. Fig. 126).

## Samenblasen.

Die Röntgendiagnostik spielt für die Diagnose der Samenblasenerkrankungen bislang in Deutschland nur eine untergeordnete Rolle.

Die Fälle von Konkrementbildungen oder Verkalkungen der Samenblasenwand sind äußerst selten. Um das Lumen der Samenblasen durch Kontrastfüllung darzustellen (vgl. Fig. 131 u. 133), muß man das Vas deferens unterhalb des äußeren Leistenrings aufsuchen, freilegen, eine Kanüle in das Lumen einführen, um auf diese Weise einige Kubikzentimeter einer Kontrastlösung zu instillieren. Von dem Versuch, das Vas deferens perkutan zu punktieren, um so die Instillation vorzunehmen, ist dringend abzuraten. Eine andere Möglichkeit zur Kontrastfüllung bietet die Sondierung der Ductus ejaculatorii auf urethroskopischem Wege. Die Sondierung ist heute bei Verwendung besonderer Spezialinstrumente an sich nicht mehr schwierig, mißlingt aber bei entzündeter Harnröhre sehr oft, weil die Mündungen der Ductus ejaculatorii nicht aufzufinden sind. Die in Fig. 132 wiedergegebene, durch rektale Palpation erkannte Cyste wurde vom Damm aus punktiert und danach mit Umbrenal gefüllt; bei der angeschlossenen Röntgenaufnahme stellte es sich heraus, daß die Cyste mit der linken Samenblase in Verbindung stand, da diese sich gleichzeitig gefüllt hatte und dadurch zur Darstellung gebracht worden war.

## Harnröhre.

Die Röntgenuntersuchung der Harnröhre hat in letzter Zeit neben der Inspektion, Palpation, Sondierung und Endoskopie an Bedeutung gewonnen.

In letzter Zeit wurde mehrfach über die Ergebnisse der röntgenologischen Kontrastdarstellung der erkrankten Harnröhre berichtet. In der Hauptsache handelt es sich um den Nachweis von Veränderungen des Lumens, die man wie bei anderen Hohlorganen bzw. Muskelschläuchen durch Füllung mit flüssigen Kontrastmitteln (Jodipin eignet sich dazu wegen seiner öligen Konsistenz ganz besonders gut) zur Darstellung bringt. Auf diese Weise können Divertikel, Strikturen und Fisteln der Harnröhre nachgewiesen werden. Man muß sagen, daß man auf diese Weise häufig Aufschlüsse gewinnt, die durch die anderen Untersuchungsmethoden nicht zu erlangen gewesen wären. Ganz besonders gilt dies für die Fisteln, bei denen es durch Kontrastfüllung des Fistelganges gelingt, eine sonst nicht aufdeckbare, abnorme Verlaufsrichtung, oder den auf andere Weise nicht nachweisbaren Ursprung der Fistel zu erkennen. Für den Nachweis von Steinen und Fremdkörpern spielt das Röntgenverfahren keine große Rolle.

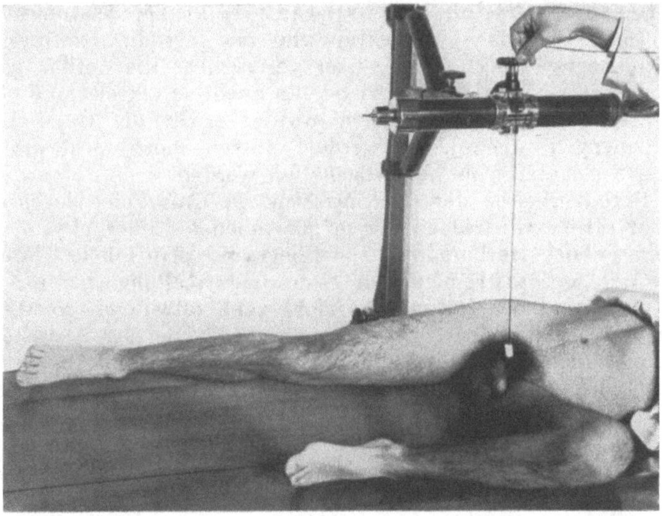

Fig. 70. Lagerungstechnik zur Röntgenaufnahme der hinteren Harnröhre.

Über die Aufnahmetechnik der Pars anterior ist nichts zu sagen; die Aufnahme der Pars posterior wird einerseits durch die umgebenden Weichteil- und Knochenschatten erschwert, und andererseits bedarf es einer besondern Lagerung des Patienten, um den ganzen Verlauf der Urethra posterior ohne Projektionsverkürzung darstellen zu können. Dies gelingt am besten, wenn der Patient mit der linken bzw. rechten Seite auf dem Röntgenfilm liegt, das untere Bein im Hüftgelenk maximal beugt und das obere Bein im Hüftgelenk maximal überstreckt (Fig. 70). Zur Aufnahme der hinteren Harnröhre wird der Zentralstrahl auf die Peniswurzel eingestellt; auf diese Weise gelingt es, die Pars posterior im Profil zur Darstellung zu bringen. Nachdem man die Harnröhre mit der Kontrastlösung unter sanftem Druck gefüllt hat, hält man sie, um das Auslaufen der Kontrastlösung zu verhindern, für die Dauer der Aufnahme an ihrer äußeren Öffnung zu und gibt der Pars pendula eine gestreckte Verlaufsrichtung. Da die Kontrastlösung jenseits des Sphincter externus die Neigung hat, in die Blase abzufließen, so ist die Pars posterior normalerweise leer und kommt daher bei der Aufnahme gar nicht, oder nur in Form eines ganz dünnen, teilweise unterbrochenen Kontrastfadens zur Darstellung.

Bei Strikturen, Divertikeln (vgl. Fig. 134), Fisteln usw. geben die so gewonnenen Bilder ein anschauliches Bild von den jeweiligen pathologischen Veränderungen, ihrem Sitz und ihrer Ausdehnung und vermitteln so, wie bereits gesagt, wertvolle Hinweise für die Behandlung. Legt man besonderen Wert auf Klärung funktioneller Momente, so füllt man die Blase zuerst mit einem Kontrastmittel (Uroselektan, Abrodil usw.) und nimmt die Röntgenaufnahme oder Durchleuchtung der Harnröhre während der Blasenentleerung vor.

### Die intravenöse Röntgenkontrastdarstellung der Harnwege.

Die langjährigen Bestrebungen, auf dem Wege der Ausscheidung von kontrastgebenden Substanzen eine Röntgendarstellung der Harnwege zu erreichen, sind in den letzten Jahren in ein praktisch brauchbares Stadium getreten (Roseno, Swick, v. Lichtenberg). Die leistungsfähigsten Mittel sind zur Zeit das Uroselektan und das Abrodil, letzteres ist bei gleicher Kontrastwirkung etwas besser verträglich; die Zufuhr geschieht in erster Linie intravenös, doch sind bereits auch bei rektaler und peroraler Zufuhr brauchbare Bilder gewonnen worden. Vor der Hand sind die Flüssigkeitsmengen, die injiziert werden müssen, noch recht groß, doch dürfte diesem Nachteil wohl bald abgeholfen werden.

Die Besonderheiten der sog. intravenösen Urographie liegen auf der Hand. Vor allem entsprechen die so gewonnenen Bilder physiologischen Füllungsphasen der Harnorgane; darin liegt der prinzipielle Unterschied gegenüber der sog. instrumentellen Kontrastdarstellung, bei der infolge der passiven retrograden Füllung oft nicht ganz zutreffende Vorstellungen von Form und Gestalt der Harnwege entstehen. Bei der Ausscheidungspyelographie kommen alle Momente, die die Harnentleerung in dieser oder jener Hinsicht beeinflussen so, wie sie sich wirklich auswirken, zur Darstellung, was bei der Füllung „von unten" nicht, oder doch nicht immer in wahrheitsgetreuer Weise der Fall ist. Ferner kommt auch die Niere selbst sehr deutlich zur Darstellung, da das mit dem Kontrastmittel getränkte Nierenparenchym einen stärkeren Schatten gibt als sonst und sich daher besser abhebt. Endlich, aber nicht zuletzt, ist die intravenöse Kontrastdarstellung auch dort möglich, wo die instrumentelle Füllung wegen Harnröhrenstrikturen, intravesikal stark entwickelter Prostatahypertrophie, Steinverschluß usw. technisch undurchführbar wird. Das sind die wesentlichsten Vorzüge der Ausscheidungspyelographie, die damit einen ganz gewaltigen Fortschritt darstellt.

Die instrumentelle Pyelographie ist durch die Ausscheidungspyelographie aber keineswegs weniger wichtig, geschweige denn überholt worden. Die Frage ist nicht: instrumentelle oder intravenöse Kontrastdarstellung, denn das hieße das Problem völlig verkennen. Die intravenöse Pyelographie mit ihren oben kurz erwähnten Möglichkeiten ergänzt die instrumentelle Kontrastdarstellung der Harnwege in denkbar günstiger Weise, ist aber, wenigstens in ihrer heutigen Form, nicht in der Lage, diese zu ersetzen. Das liegt daran, daß die durch die intravenöse Methode gewonnenen Bilder keineswegs an die Kontrasttiefe und insbesondere Konturschärfe der durch retrograde Füllung gewonnenen Bilder heranreichen. Die Kontrastschärfe dürfte auch bei noch weiterer Verbesserung der Kontrastmittel nicht den Grad der bei der instrumentellen Pyelographie gewohnten bzw. möglichen erreichen, da bei der intravenösen Methode immer nur eine physiologische Füllung zustande kommen wird. In der über das physiologische Maß hinaus gehenden Füllung liegt aber gerade der Vorteil der instrumentellen gegenüber der intravenösen Kontrastdarstellung. Die Klärung anatomischer Veränderungen (z. B. Aussparungen bei Tumoren, Konturveränderungen bei Tuberkulose usw.) gelingt besser mit der instrumentellen Pyelographie, während funktionelle Momente (Entleerungsstörungen usw.) weitaus zutreffender durch die Ausscheidungsmethode zur Darstellung gebracht werden.

Ich bin sicher, daß, wenn die Entwicklung umgekehrt erfolgt wäre, und man zuerst die intravenöse Pyelographie gekannt hätte und dann erst die instrumentelle gelungen wäre, man letztere als einen ebensolchen gewaltigen Fortschritt gegenüber der intravenösen preisen würde, wie man es jetzt mit der Ausscheidungsmethode tut. Die Brauchbarkeit der gewonnenen Röntgenbilder hängt bei der Ausscheidungspyelographie natürlich von der Nierenfunktion ab, und die Bilder sind im allgemeinen um so besser, d. h. um so kontrastreicher, je größer der Grad der Harnstauung bei noch erhaltener ausreichender Nierenfunktion ist. Bei künstlicher Kompression der unteren Harnleiterabschnitte werden die Bilder infolge der so bedingten Stauung zwar kontrastreicher, man darf sich aber nicht darüber täuschen, daß man damit schon wieder unphysiologische Verhältnisse schafft und sich so eines wichtigen Vorteils der Ausscheidungsmethode begibt. Bei ungenügender Nierenfunktion sind die Bilder unbrauchbar. So wertvoll auf der einen Seite die Feststellung darniederliegender Funktion der einen oder beider Nieren auch ist, so wenig werden dadurch die näheren anatomischen Veränderungen an Nierenbecken und Ureter geklärt. Die Unterschiedlichkeit und beinahe Gegensätzlichkeit der beiden Methoden soll hier nicht weiter ausgeführt werden, da sonst das ganze Gebiet der Nieren- und Ureterpathologie, soweit es überhaupt röntgenologischer Untersuchung zugänglich ist, erörtert werden müßte. Die Ausscheidungspyelographie ist auch noch zu jung, als daß man bereits auf allen Gebieten der Nierenpathologie das Für und Wider der beiden Verfahren kritisch erörtern könnte.

Der Fortschritt, den die Ausscheidungspyelographie gebracht hat, ist ganz enorm, nicht nur auf klinisch diagnostischem Gebiet, sondern aller Voraussicht nach auch im Hinblick auf die Klärung noch unbeantworteter, bzw. unter unphysiologischen Bedingungen untersuchter Probleme der Nieren-, Nierenbecken-, Ureter- und Blasenphysiologie.

Ein nicht zu unterschätzender Nachteil, der der intravenösen Methode in ihrer derzeitigen Form anhaftet, liegt in der Kostenfrage. Da die Zeit der stärksten Ausscheidung je nach der Nierenleistung wechselt, und daher in jedem Falle unbekannt ist, sind, um möglichst klare Bilder zu bekommen, in der Regel mehrere, bis zu drei und mehr Übersichtsaufnahmen notwendig, aber selbst dann ist man nicht sicher, in anatomischer Hinsicht den Fall ganz klar zu sehen. Bei gesunden Nieren bekommt man bereits 10—15 Minuten nach beendigter Injektion gute Bilder.

Bei urämischen und suburämischen Zuständen ist wegen der Gefahr einer letalen Verschlimmerung der Harnvergiftung die intravenöse Pyelographie zu unterlassen. Diese Einschränkung ist mißlich, da man diese Zustände nicht immer genau erkennen bzw. ihrer Gefahr nach zu bewerten imstande ist, und man andererseits gerade in solchen Fällen, deren anatomische Verhältnisse man durch die instrumentelle Pyelographie hinreichend geklärt hat, einen sichtbaren Maßstab für die noch vorhandene Nierenleistung gewinnen möchte.

Man kann — das sollen die kurzen Ausführungen zeigen — die beiden Methoden nicht als Konkurrenzverfahren einander gegenüberstellen, da jede für sich Vorzüge und Nachteile besitzt, die der anderen Methode nicht in dem gleichen Maße eigen sind. Von besonderen Fällen abgesehen, führe ich zunächst immer die retrograde Pyelographie aus, weil sie in ihrem anatomischen Ergebnis zuverlässiger ist und dadurch meist auch schneller und billiger zum Ziel führt. Man muß auch bedenken, daß die meisten Fälle einer cystoskopischen Kontrolle und des Ureterenkatheterismus zur mikroskopischen und cytologischen Untersuchung der getrennt aufgefangenen Nierenharne bedürfen; wenn man aber schon mal so weit ist, wird man auf die retrograde Kontrastfüllung nicht verzichten wollen.

Wenn man die intravenöse Pyelographie anwendet, kann man sie auch gleich als Nierenfunktionsprüfung auswerten. Das mit dem Harn ausgeschiedene Uroselektan bedingt eine erhebliche Steigerung des spezifischen Gewichts des Harns, und es ist daher möglich, die Kontrolle des spezifischen Gewichts zur Beurteilung der Nierenleistung heranzuziehen. Man kann dabei die Höhe des spezifischen Gewichts fortlaufend kontrollieren und in Form einer Kurve graphisch zur Darstellung bringen, oder man berechnet unter Zugrundelegung der innerhalb der ersten Stunde nach der Injektion entleerten Urinmenge und des spezifischen Gewichts dieser Urinmenge eine sogenannte Leistungszahl, die in einfacher und sehr schneller Weise ein annäherndes Urteil über die Nierenfunktion, ob „gut" oder „schlecht" gestattet. Selbstverständlich muß, wie beim Verdünnungs- und Konzentrationsversuch, der Kranke vorher durch gleichartige Ernährung auf sein Flüssigkeitsgleichgewicht eingestellt, und die Untersuchung auch immer zur gleichen Zeit, am besten morgens nach dem Frühstück, vorgenommen werden. Beispiel: Unmittelbar vor der Infusion wird die Blase durch Katheter entleert; 1 Stunde nach der Infusion wird die Blase wiederum entleert und die inzwischen produzierte Urinmenge mit 250 ccm festgestellt. Das spezifische Gewicht dieser einstündigen Harnmenge sei 1038. Es ergibt sich nun durch Multiplikation der Urinmenge in Kubikzentimetern (250) mit den beiden letzten Zahlen des spezifischen Gewichts (38) die sogenannte Leistungszahl (9500). Die Leistungszahl berücksichtigt also die Menge und die Qualität der Nierenleistung in der Zeiteinheit (1 Stunde). Auf Grund zahlreicher Untersuchungen an gesunden und kranken Nieren ist man berechtigt, bei Leistungswerten von 8000—8500 an aufwärts eine gute Nierenfunktion anzunehmen; bei schwer geschädigten Nieren finden sich niedrigere Werte, bis zu 3000 und darunter.

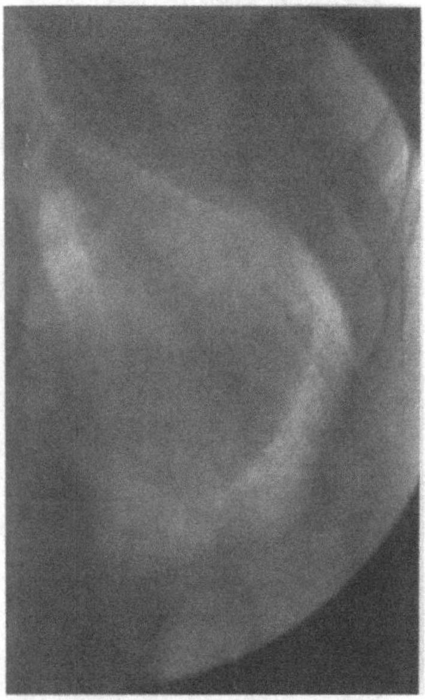

Fig. 71. Nieren- und Leberschatten (normal). Pneumoradiographie.

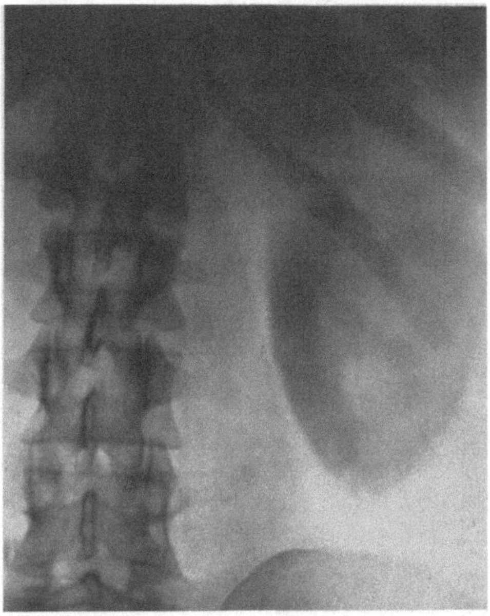

Fig. 72. Vikariierende Hypertrophie der Niere nach Exstirpation der anderen Niere.

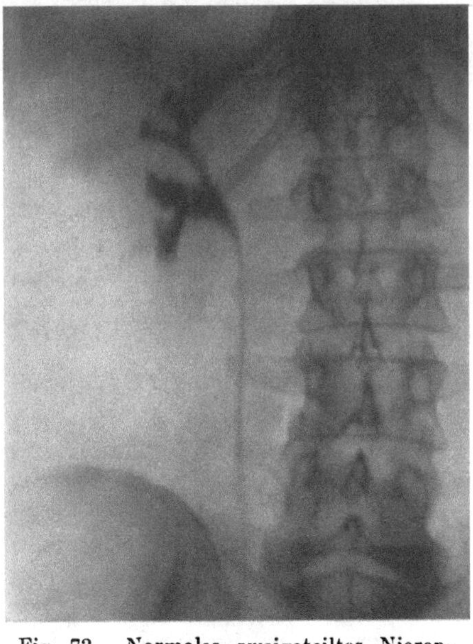

Fig. 73. Normales zweigeteiltes Nierenbecken.

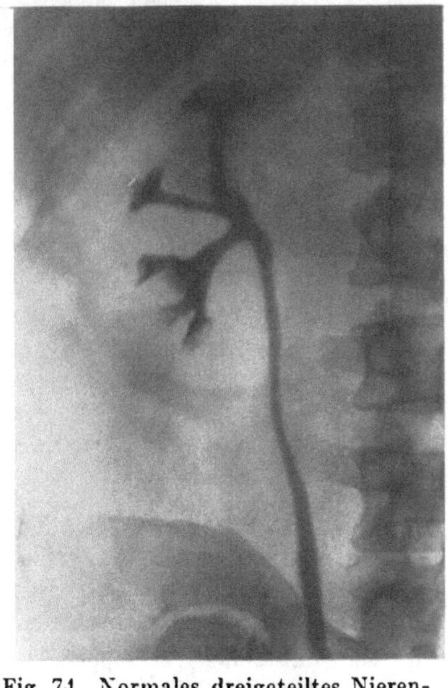

Fig. 74. Normales dreigeteiltes Nierenbecken.

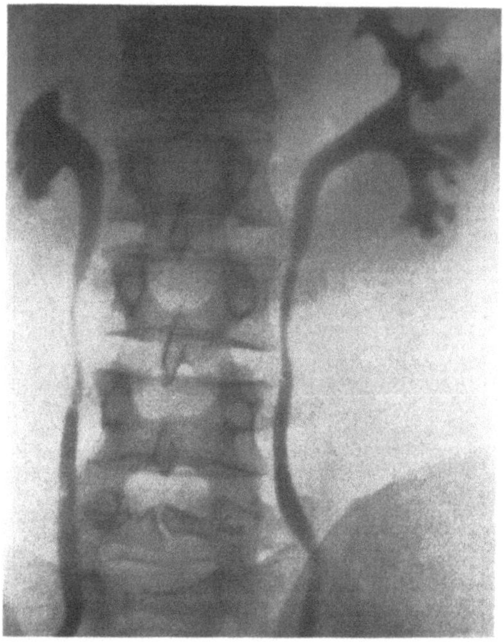

Fig. 75. Angeborene Hypoplasie der rechten Niere (siehe Text S. 182).

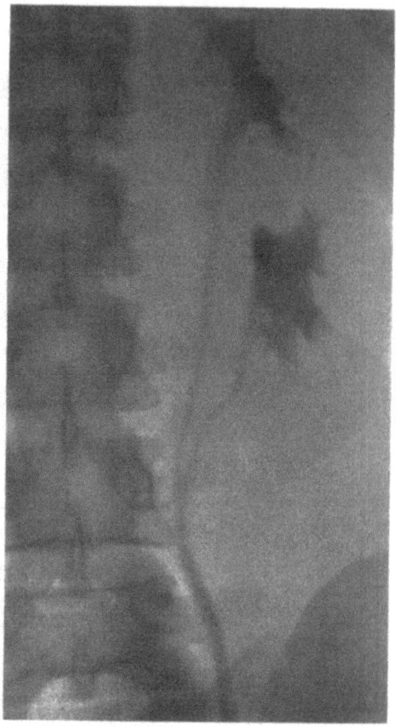

Fig. 76. Ureter fissus.

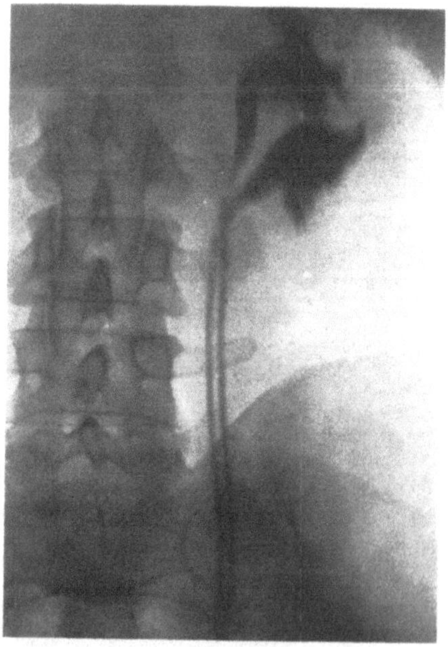

Fig. 77. Vollständige Verdoppelung von Nierenbecken und Harnleiter.

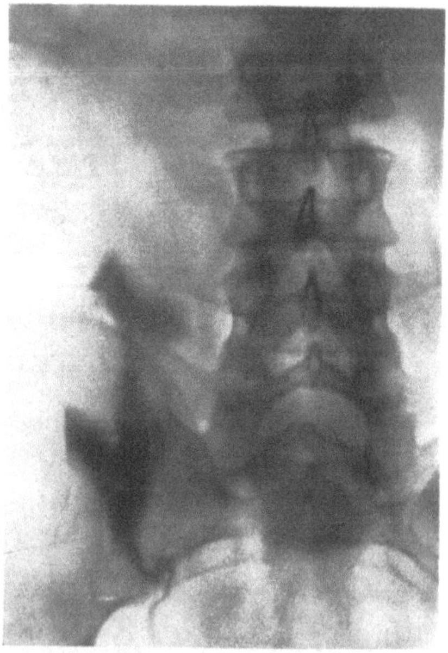

Fig. 78. Pyelogramm einer kongenital dystopen Niere (Beckenniere); charakteristisch für die kongenitale Natur der Dystopie sind die teilweise medial gerichteten Kelche des Nierenbeckens.

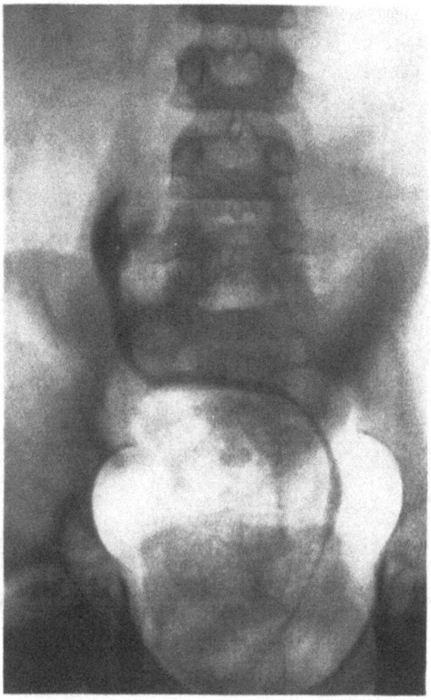

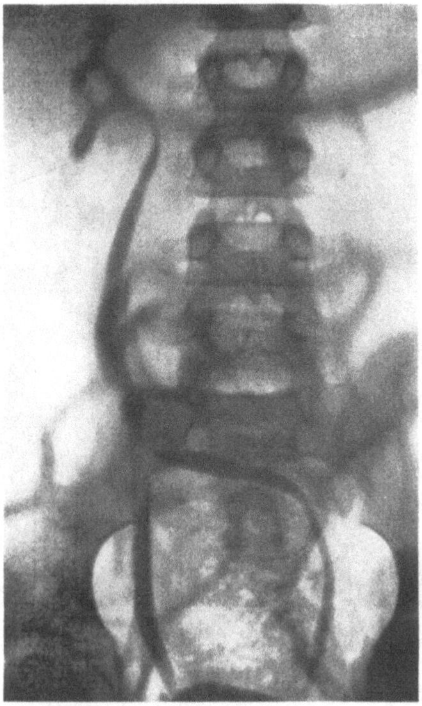

Fig. 79 und 80. Gekreuzte Nierendystopie (8 Jahre alt).

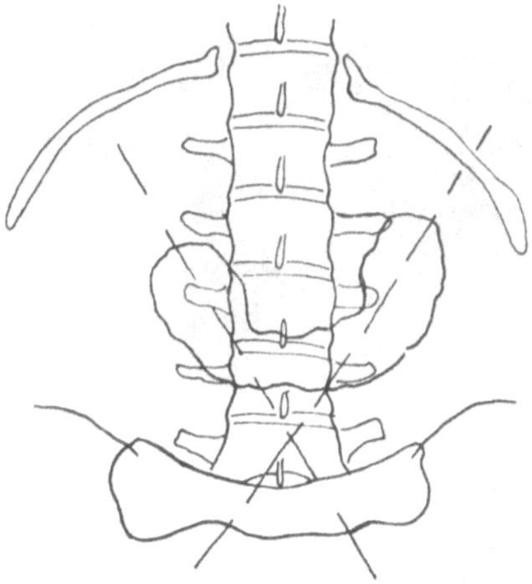

Fig. 81. Schematische Darstellung der kaudalen Konvergenz der Achsen der Nierenschenkel bei der Hufeisenniere.

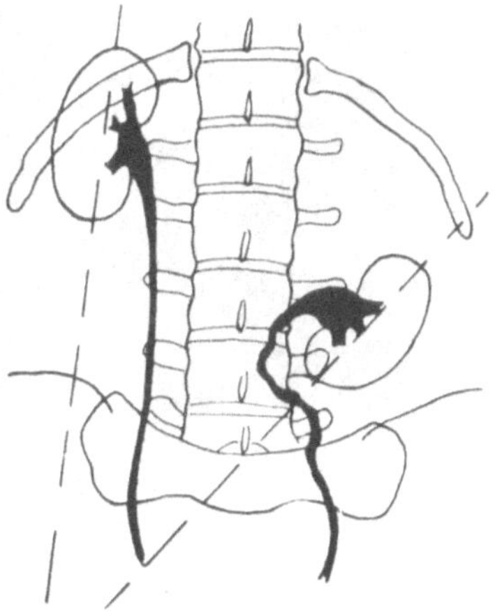

Fig. 82. Auch bei erworbener Nierendystopie (Senkniere) können sich die verlängerten Nierenachsen kaudalwärts schneiden.

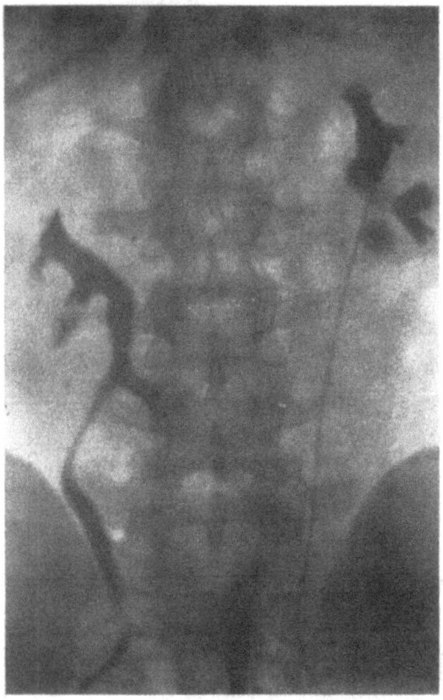

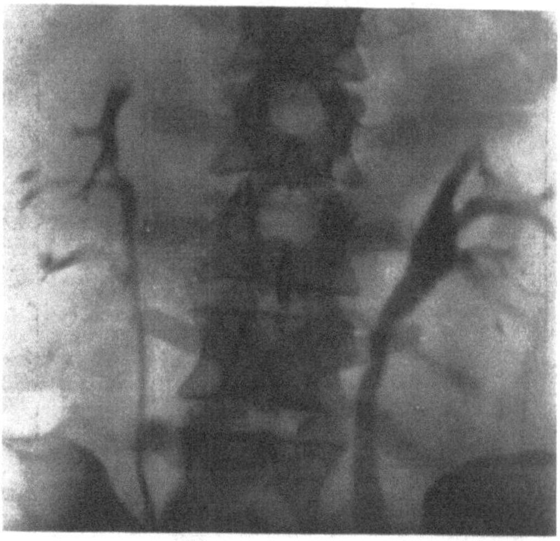

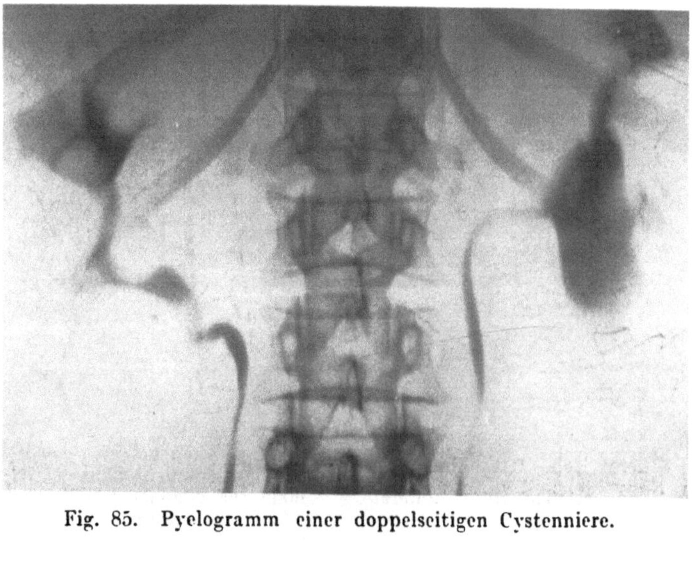

Fig. 85. Pyelogramm einer doppelseitigen Cystenniere.

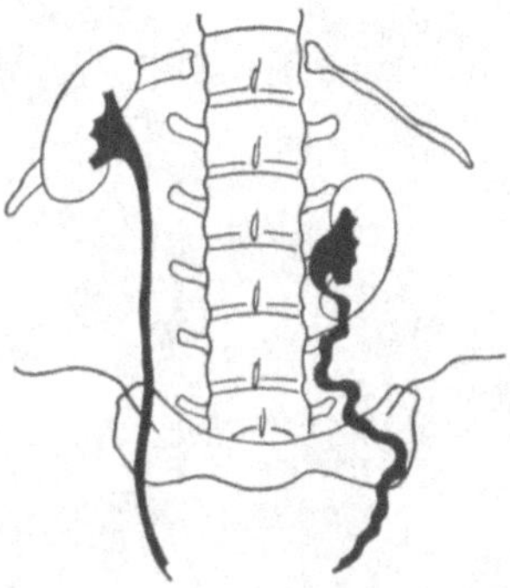

a

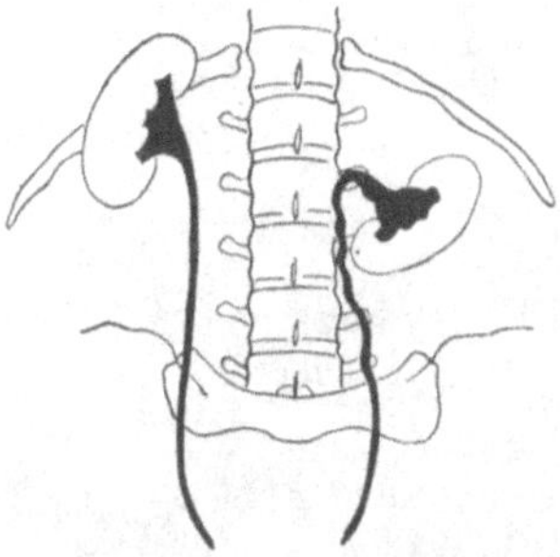

b

Fig. 86a und b. Schematische Darstellung der beiden Typen des Harnleiterverlaufs bei Senknieren; a Ureter in toto mit der Niere gelockert, b Harnleiter in seinem oberen Anteil fixiert.

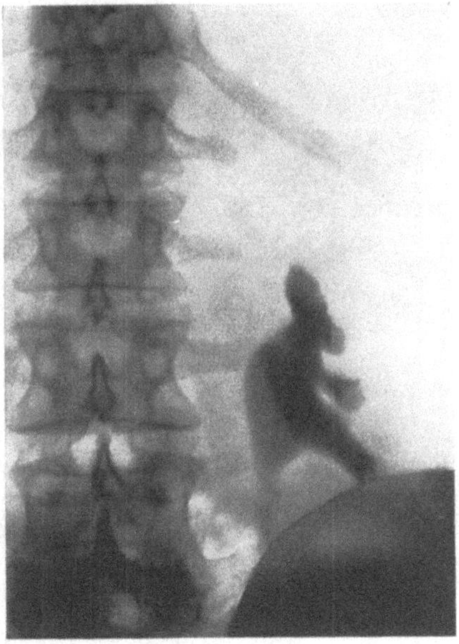

Fig. 87. Pyelogramm einer Senkniere im Stehen aufgenommen.

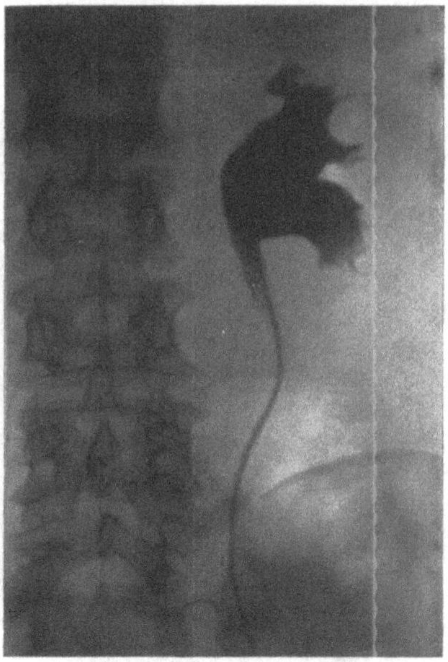

Fig. 88. Nierenbeckenerweiterung mäßigen Grades.

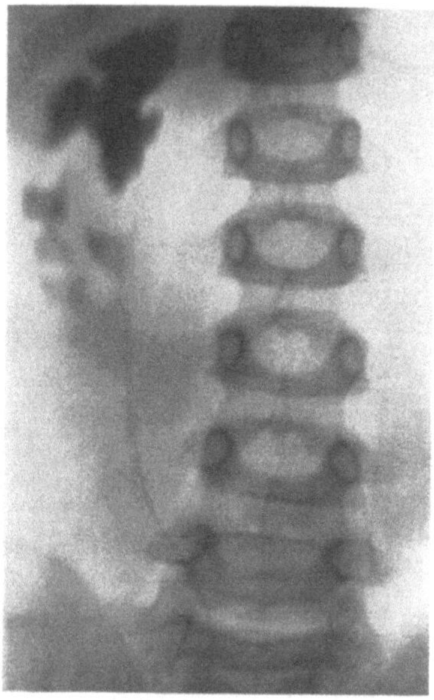

Fig. 89. Vielkammerige Hydronephrose (6 Jahre altes Mädchen).

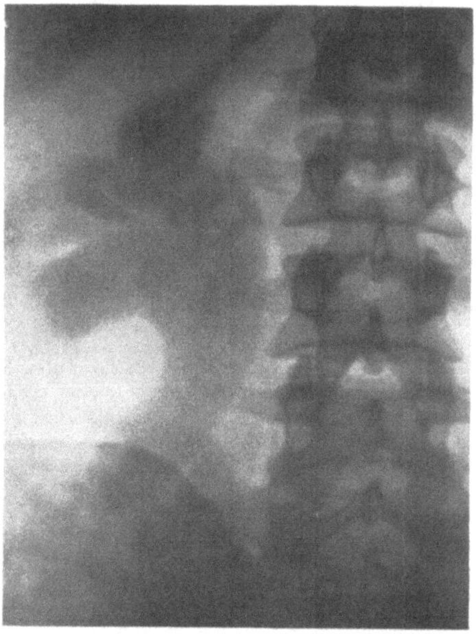

Fig. 90. Starker Grad von Harnstauung infolge Ureterstein: Kontrastdarstellung durch intravenöse Zufuhr von Uroselektan.

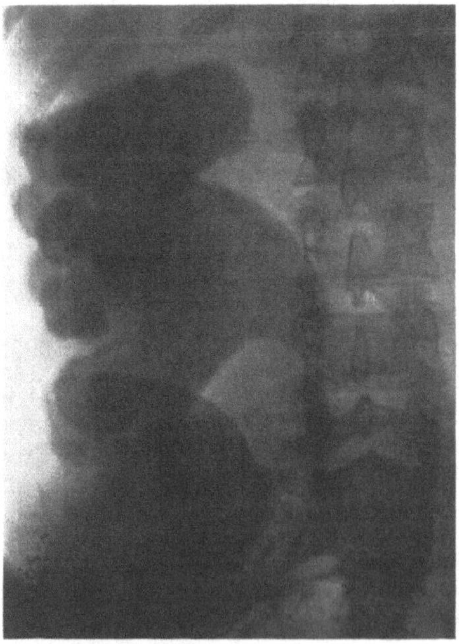

Fig. 91. Hochgradige Harnstauungsniere.

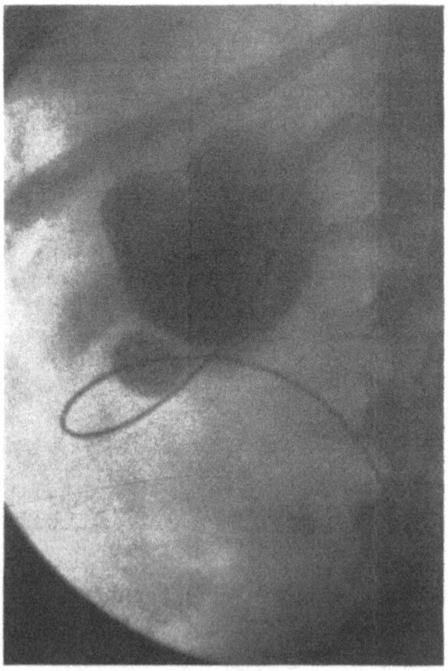

Fig. 92. Hydronephrotische Sackniere.

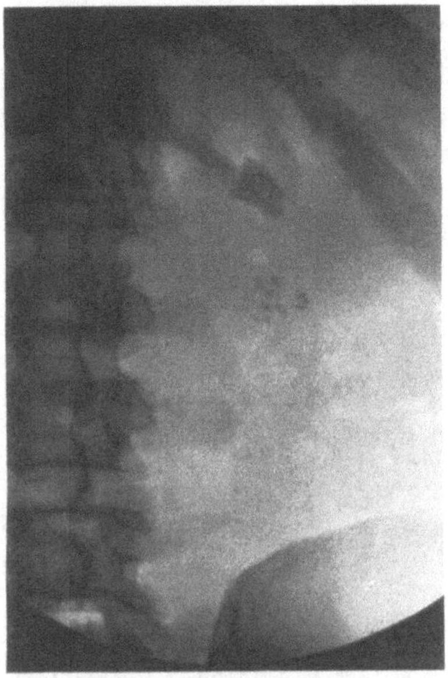

Fig. 93. Nierenbeckenstein und sogenanntes Steinnest im unteren Nierenpol.

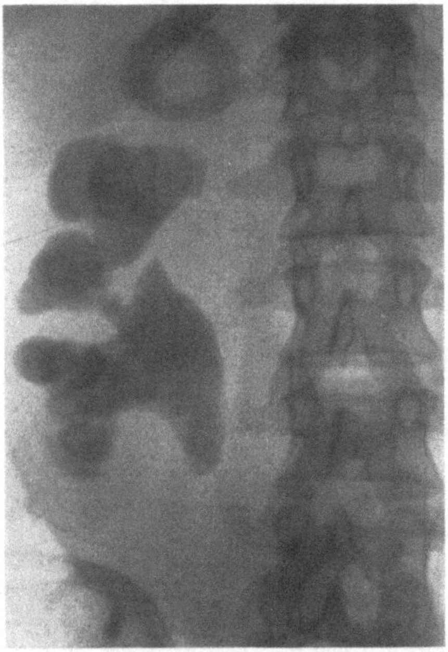

Fig. 94. Großer korallenförmiger Nierenstein, darüber großer Gallenblasenstein mit zentraler Aufhellung (Siegelringschatten).

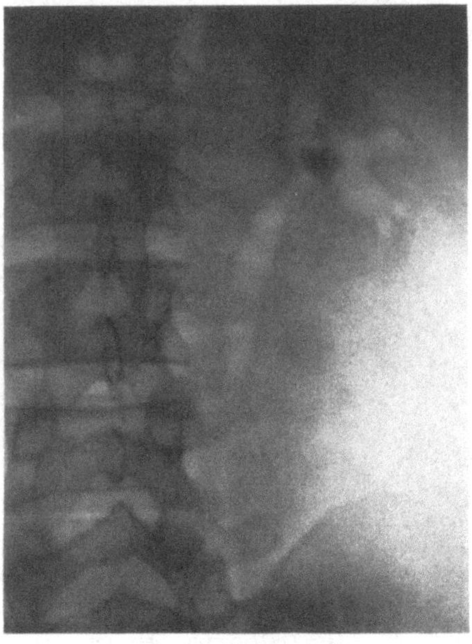

Fig. 95. Nierenbeckenstein bei Luftfüllung von Ureter und Nierenbecken (Pneumopyelographie).

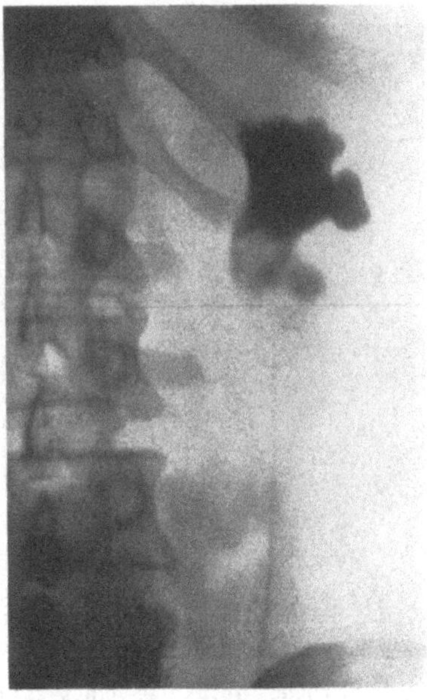

Fig. 96. Darstellung eines strahlendurchlässigen Nierensteins durch Aussparung im Pyelogrammschatten.

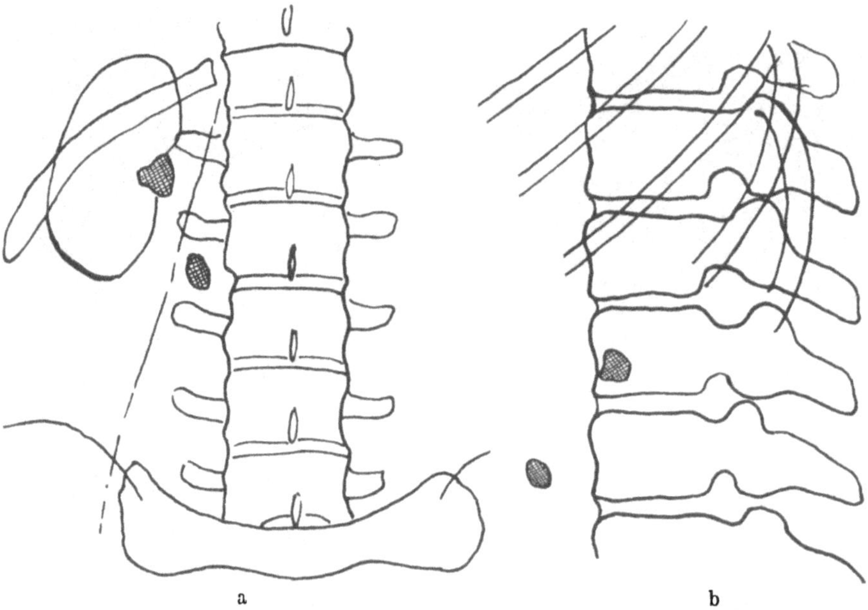

Fig. 97a und b. Illustration der Bedeutung der seitlichen Aufnahmen (Sgalitzer) zur Differenzierung intrarenaler und extrarenaler Schattengebilde. Intrarenale Schattengebilde (Nierensteine) werden bei genau seitlicher Aufnahme der Wirbelsäule auf die Wirbelkörper (D XII – L III), extrarenale Schattengebilde ventral vor die Wirbelsäule projiziert; eine Ausnahme machen Steine in Hufeisennieren, da deren Schatten bei seitlicher Projektion ebenfalls vor die Wirbelsäule zu liegen kommen.

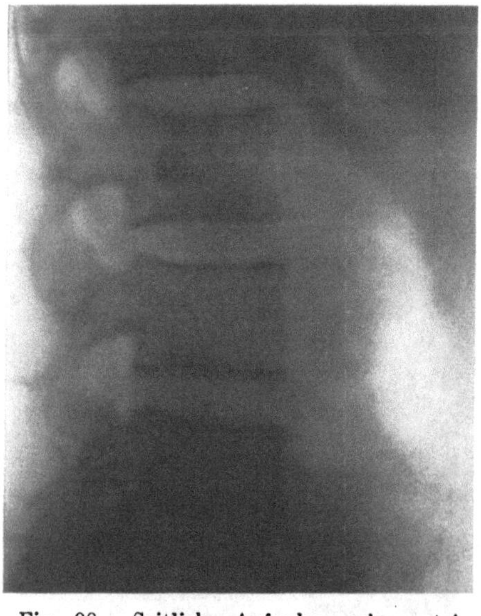

Fig. 98. Seitliche Aufnahme eines steinverdächtigen Schattens. Durch die Projektion des Schattens auf den Wirbelkörper wird seine Identität als Nierenstein sichergestellt.

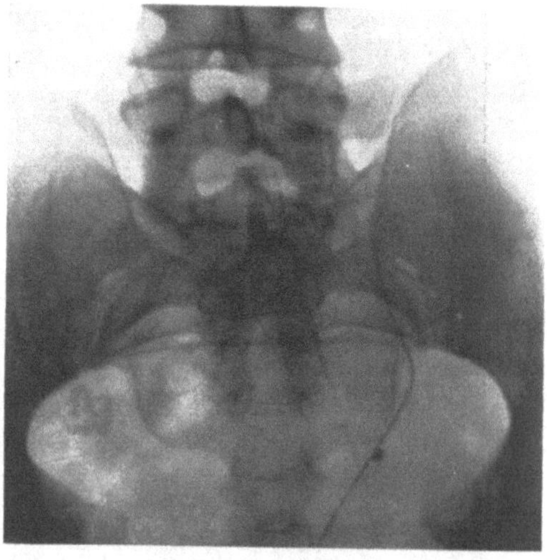

Fig. 99. Ureterstein im pelvinen Harnleiterabschnitt im Kontakt mit der eingeführten Kontrastsonde.

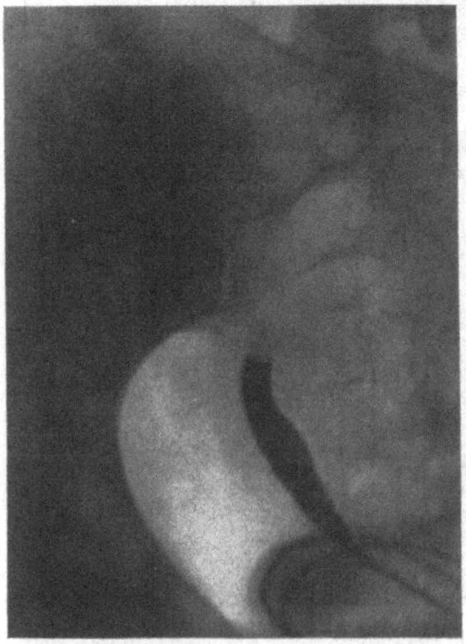

Fig. 100. Strahlendurchlässiger Harnleiterstein, nachgewiesen und lokalisiert durch Kontrastfüllung des Ureters. Nach dem Röntgenbild zu urteilen sind in diesem Falle die Aussichten für den Spontanabgang gut.

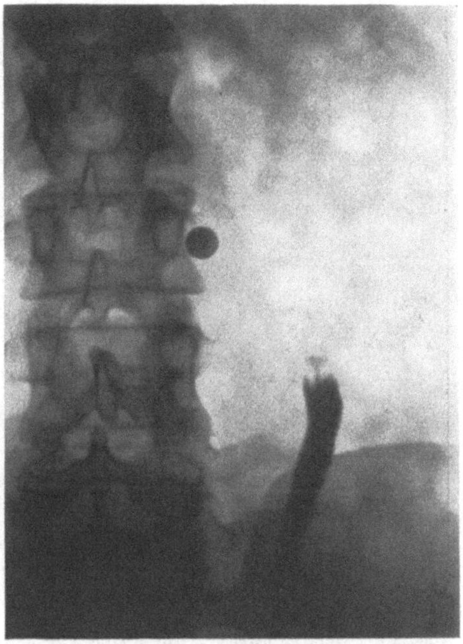

Fig. 101. Zackiger Stein im lumbalen Harnleiterabschnitt. In diesem Falle sind die Aussichten für den Spontanabgang nicht sehr groß.

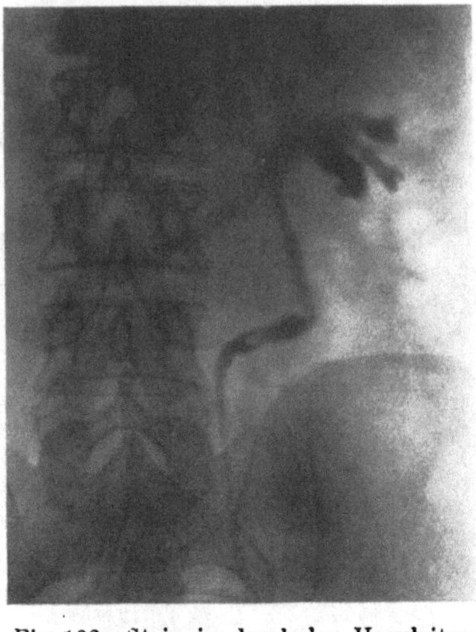

Fig. 102. Stein im lumbalen Harnleiterabschnitt, dargestellt durch die Aussparung, die er bei Kontrastfüllung bedingt.

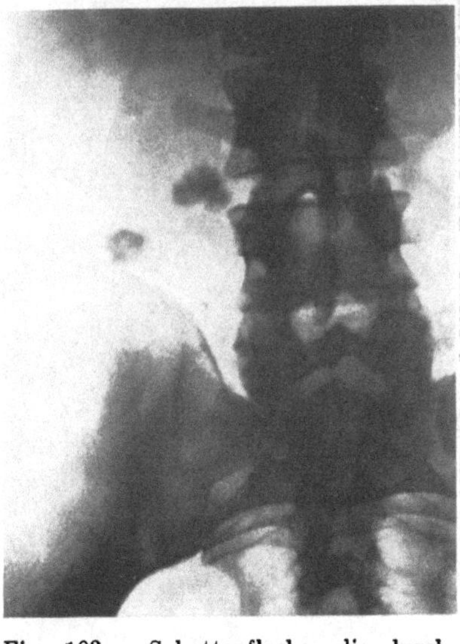

Fig. 103. Schattenflecke, die durch verkalkte tuberkulöse Drüsen bedingt sind.

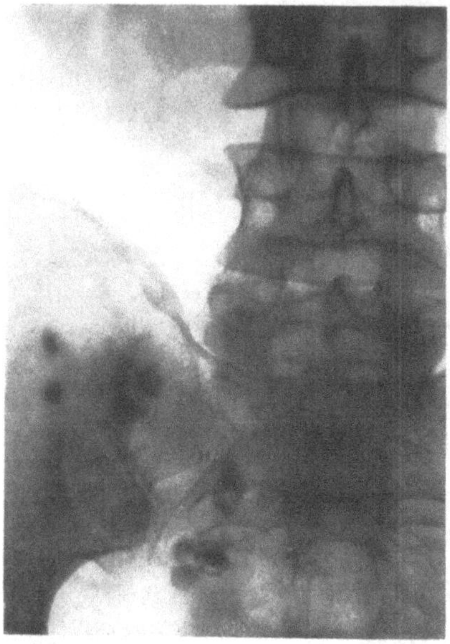

Fig. 104. Schattenflecke, die durch verkalkte tuberkulöse Drüsen bedingt sind.

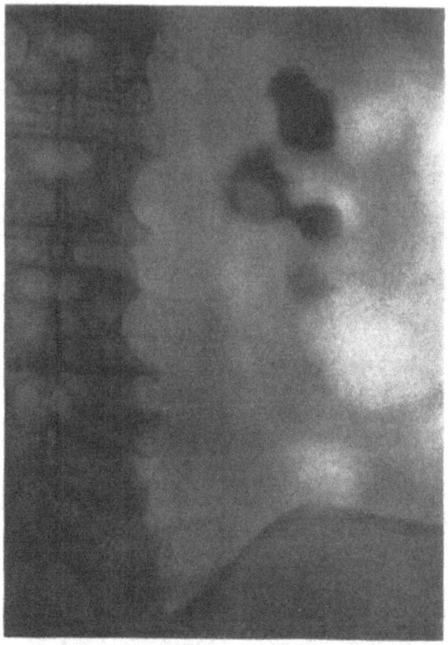

Fig. 105. Pyonephritische Steinniere; der Stein entspricht der Stelle der Aufhellung.

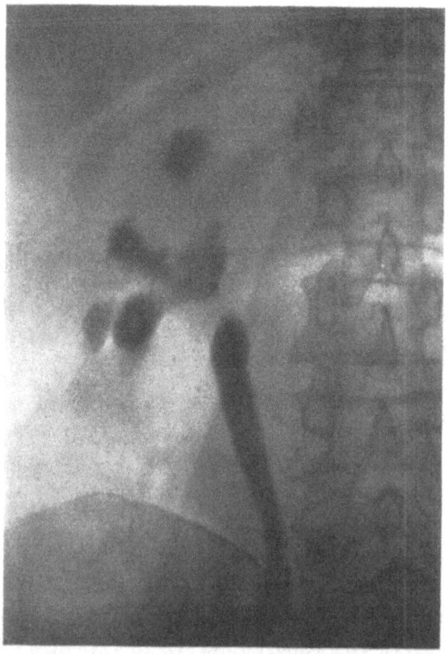

Fig. 106. Pyonephrose mit Stenose am Nierenbeckenausgang.

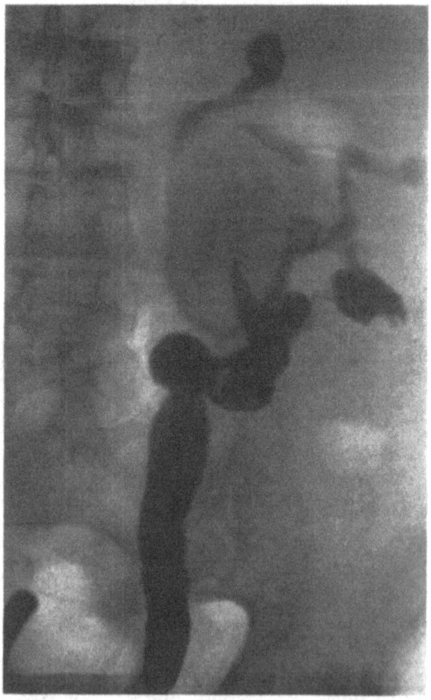

Fig. 107. Pyonephritische Sackniere.

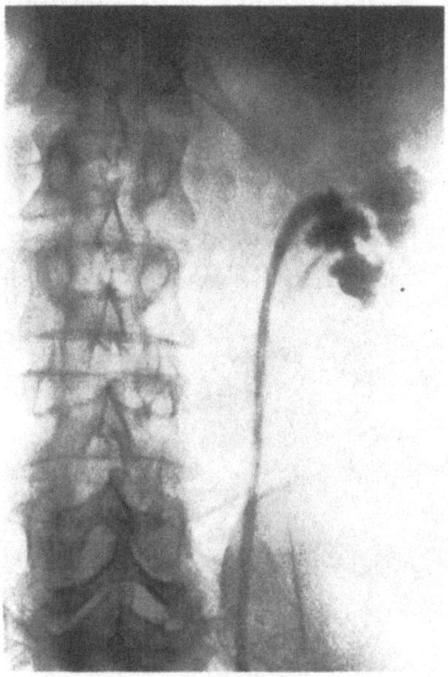

Fig. 108. Pyelogramm einer tuberkulösen Niere. Charakteristisch für die tuberkulöse Erkrankung sind die zerfranzten, wie angenagt aussehenden Konturen der Kelche.

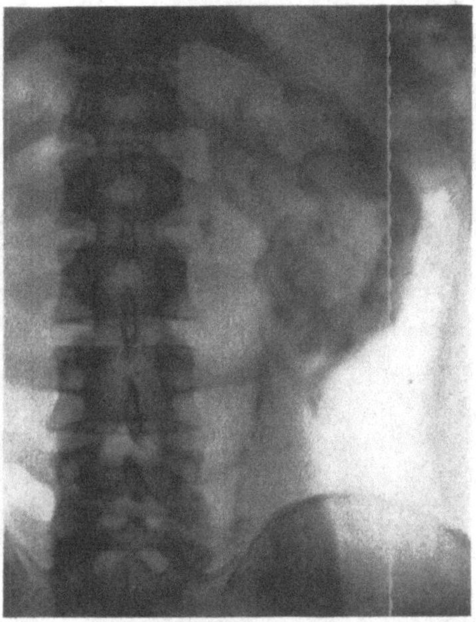

Fig. 109. Diffuse Verkalkungsherde in der Niere und am Harnleiter bei Tuberkulose.

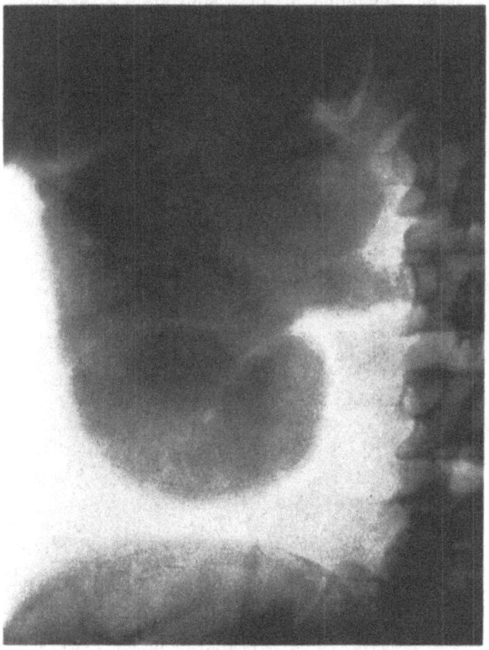

Fig. 110. Nierentumor (Hypernephrom) mit Geschwulstfortsatz in der Vena renalis.

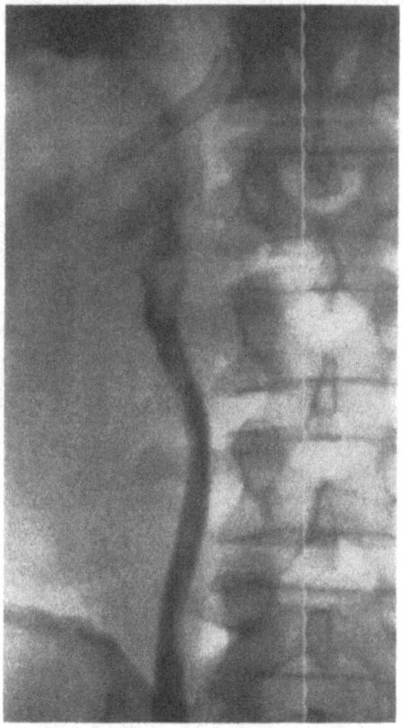

Fig. 111. Nierentumor (Hypernephrom); die Geschwulst ist in das Nierenbecken eingebrochen und von hier in den oberen Abschnitt des Harnleiters hineingewachsen.

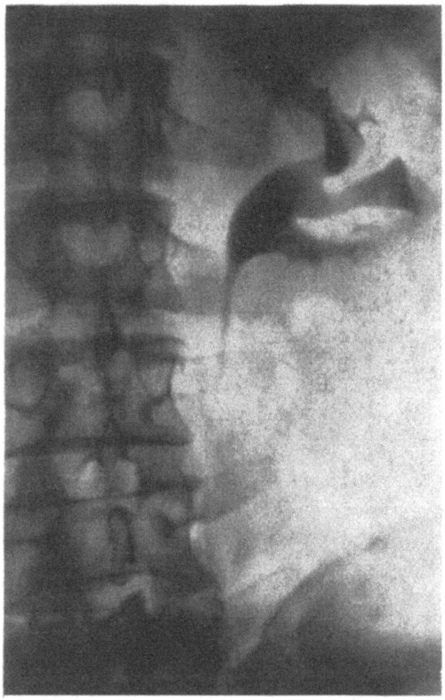

Fig. 112. Nierenbeckenpapillom, erkannt durch Aussparung des unteren Kelches des kontrastgefüllten Nierenbeckens.

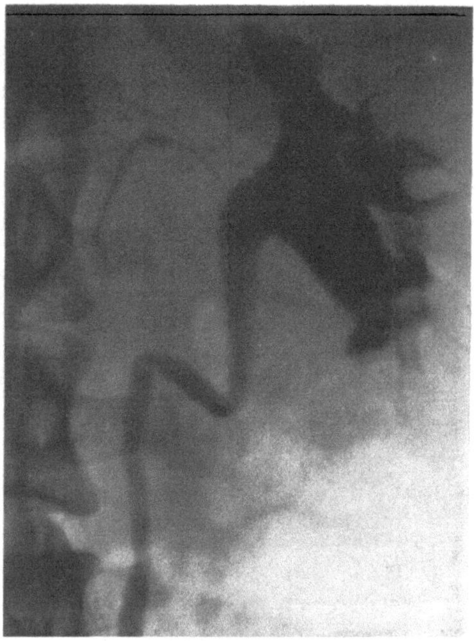

Fig. 113. Sogenannter pelvirenaler Rückfluß (Übertritt des Kontrastmittels aus dem Nierenbecken in das Nierenparenchym; vgl. auch S. 180). Die vom Nierenbecken zur Wirbelsäule ziehenden Stränge sind aller Wahrscheinlichkeit nach kontrastgefüllte Lymphbahnen.

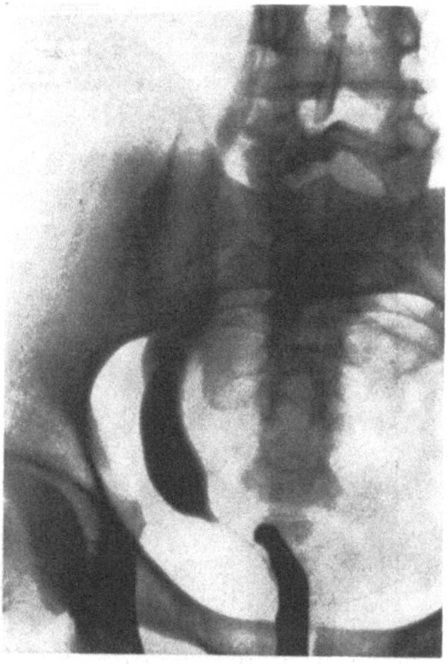

Fig. 114. Erweiterung des unteren Harnleiterabschnitts infolge Stenosierung der vesikalen Harnleitermündung.

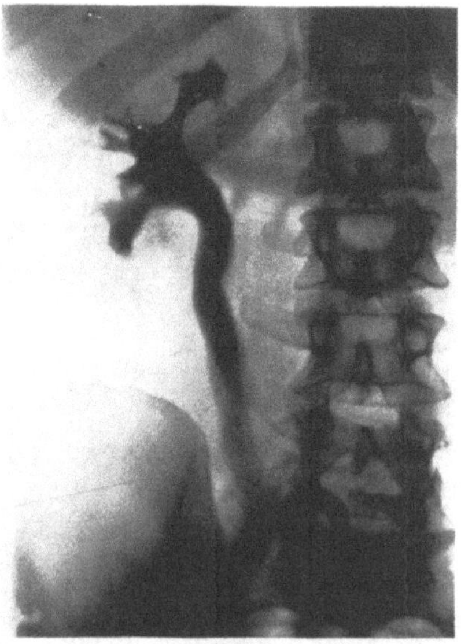

Fig. 115. Harnleiterdilatation bei erworbener Insuffizienz des Harnleiterostiums.

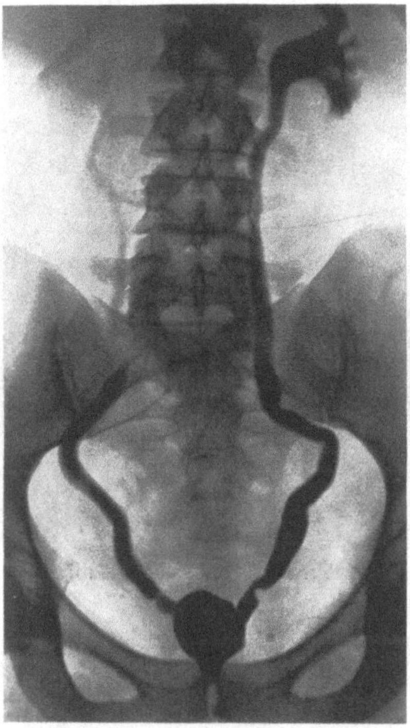

Fig. 116. Tuberkulöse Schrumpfblase mit Insuffizienz beider Harnleiterostien. Die in die Blase instillierte Kontrastlösung ist spontan in beide Harnleiter (rechts bis zum Nierenbecken) vorgedrungen.

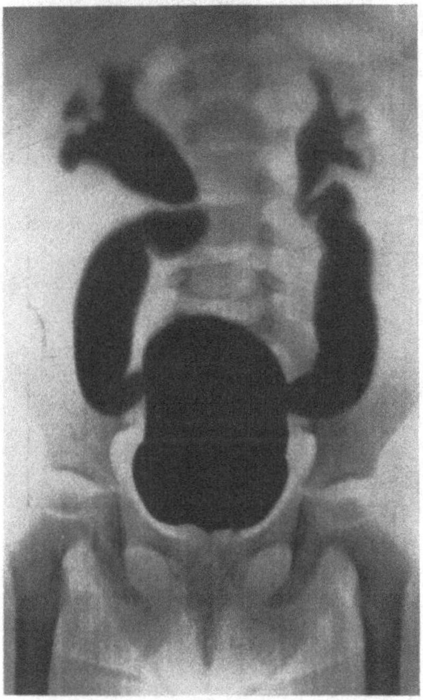

Fig. 117. Kongenitale Dilatation der Harnblase, Insuffizienz beider Ureterostien und Ureteratonie mit hochgradiger Dilatation ($2^{1}/_{2}$ Jahre alter Knabe).

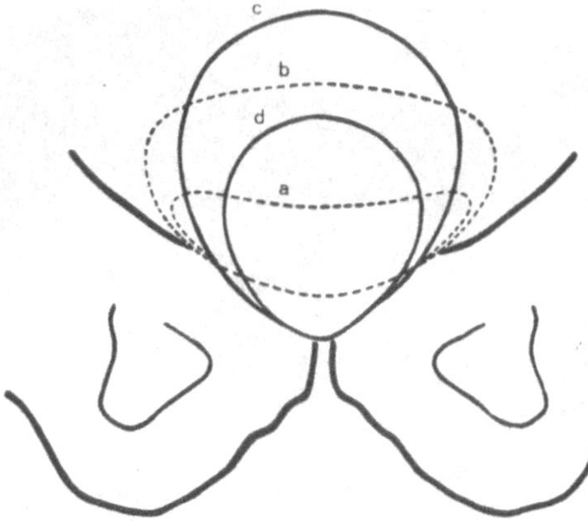


Fig. 118. Schematische Darstellung der Blasenform bei Füllung und aktiver Entleerung (Miktion); a und b bei erschlafftem, c und d bei kontrahiertem Detrusor (Betrachtung in ventro-dorsaler Richtung).

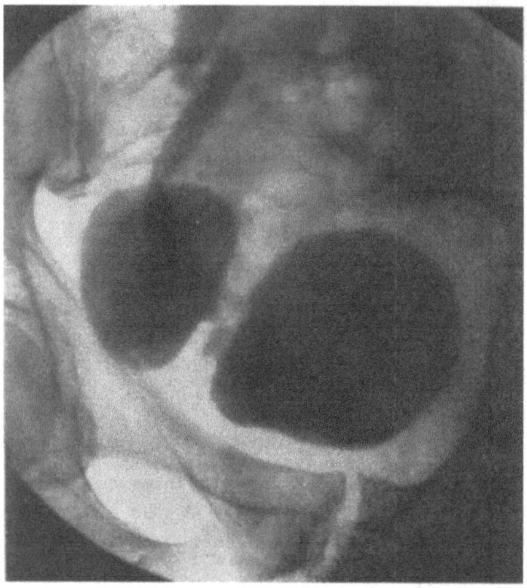

Fig. 119. Großes Blasendivertikel (sogenanntes Harnleitermündungsdivertikel) mit Insuffizienz der Harnleitermündung.

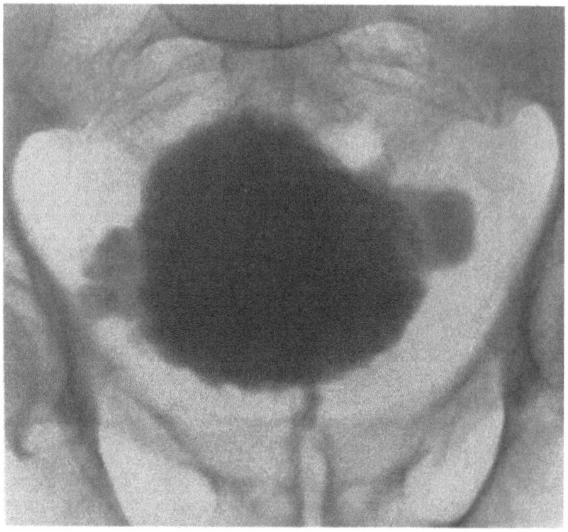

Fig. 120. Trabekel- oder Traubenblase des Prostatikers.

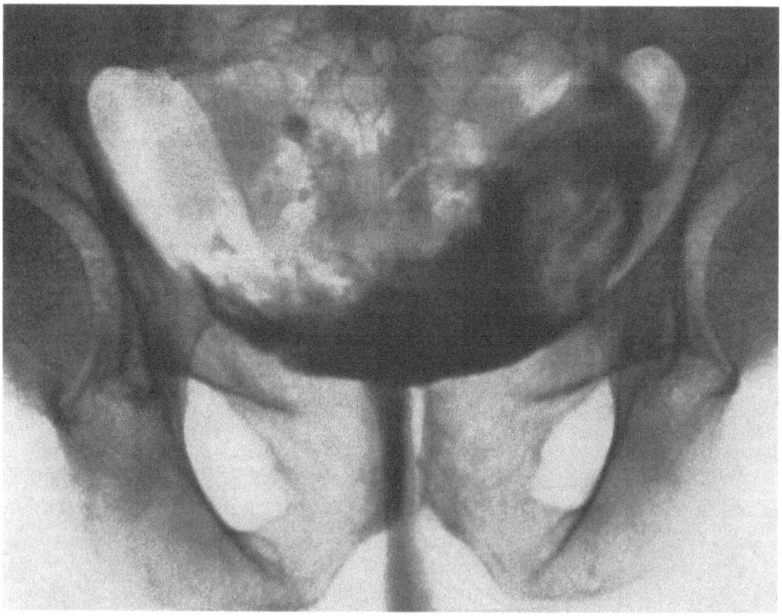

Fig. 121. Großer, fast die ganze Blase ausfüllender papillomatöser Tumor, dargestellt durch die Aussparung im cystographischen Bilde.

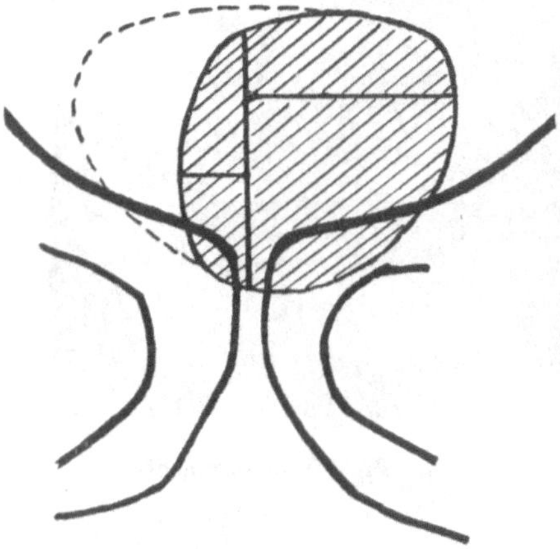

Fig. 122. Schematische Darstellung der asymmetrischen Form der kontrastgefüllten Blase infolge einseitiger Rigidität der Blasenwand bei Tuberkulose der gleichseitigen Niere.

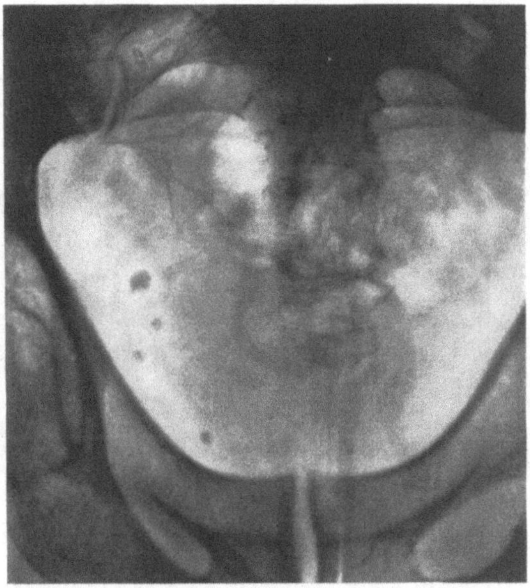

Fig. 123. Phlebolithen (sogenannte Beckenflecken).

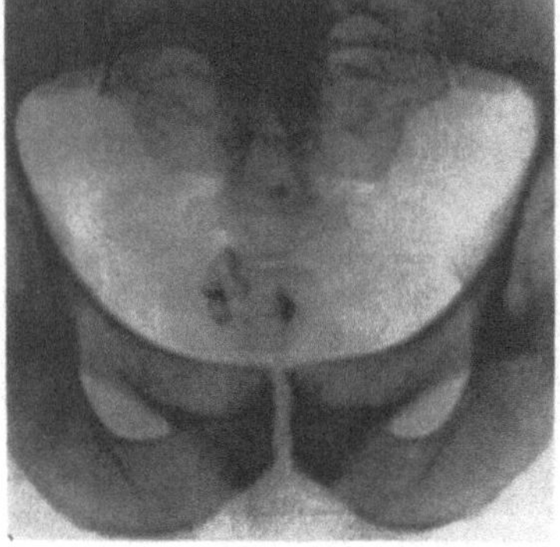

Fig. 124. Ossifikationsherde am Steißbein.

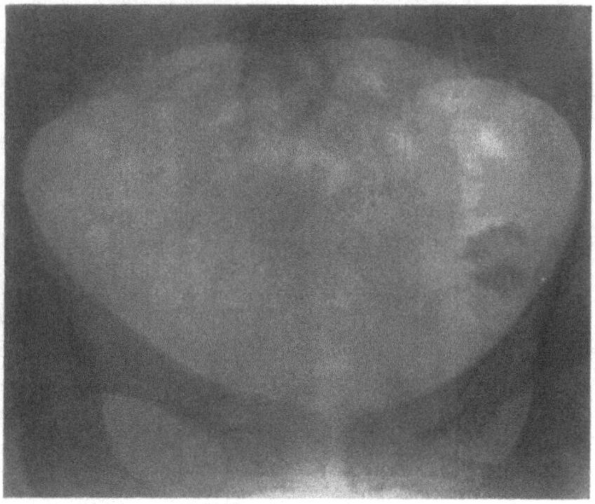

Fig. 125. Verkalktes Ovar.

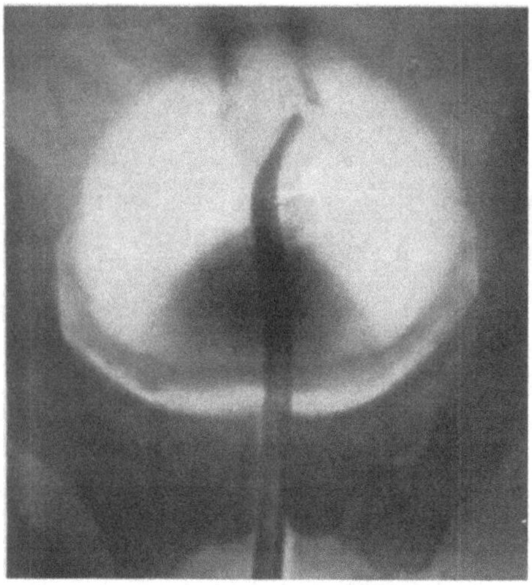

Fig. 126. Prostatahypertrophie, aufgenommen bei Luftfüllung der Blase und Sauerstoffinsufflation in den perivesikalen Raum.

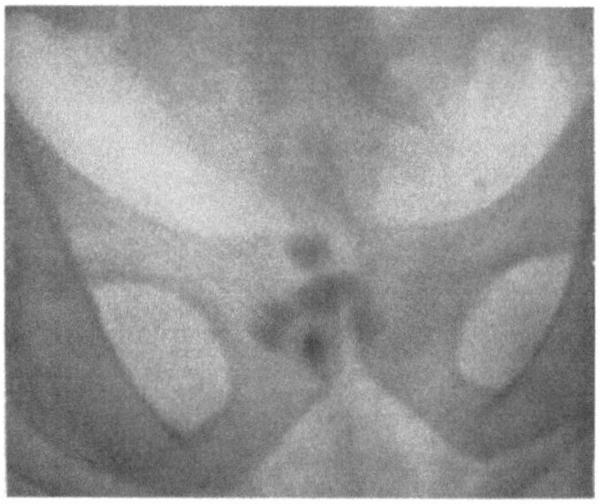

Fig. 127. Prostatakonkremente.

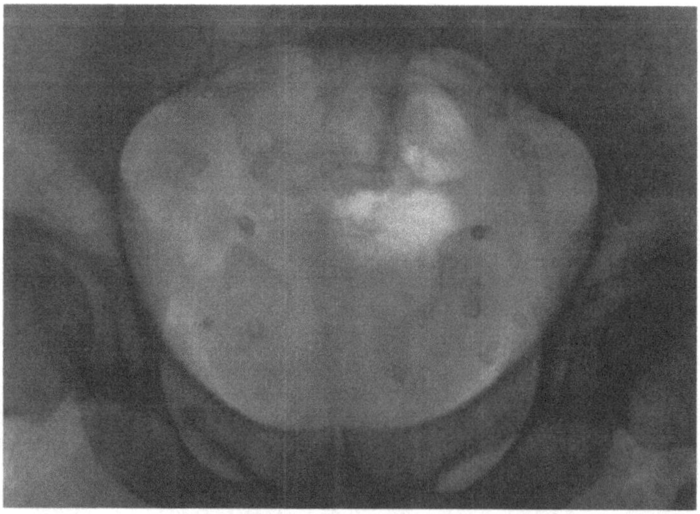

Fig. 128. Verkalkte Beckengefäße (Arteriosklerose).

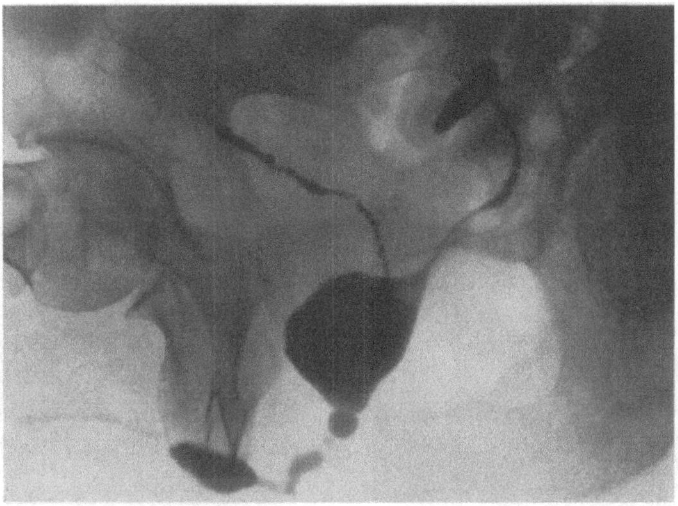

Fig. 129.

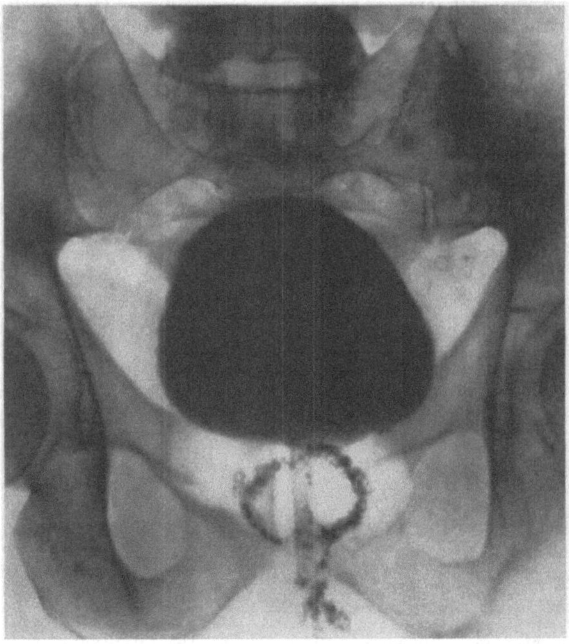

Fig. 130.

Fig. 129 und 130. Sogenannte Vorblase infolge tuberkulöser Einschmelzung der Prostata. Fig. 129 Füllung der Vorblase von der Harnröhre aus, dabei füllen sich infolge Insuffizienz der Ductus ejaculatorii beide Vasa deferentia. Fig. 130 der gleiche Fall wie Fig. 129 nach Entleerung der Vorblase und Kontrastfüllung der eigentlichen Harnblase. Diese Aufnahme zeigt, daß der Kranke trotz völliger eitriger tuberkulöser Einschmelzung der Prostata kontinent war.

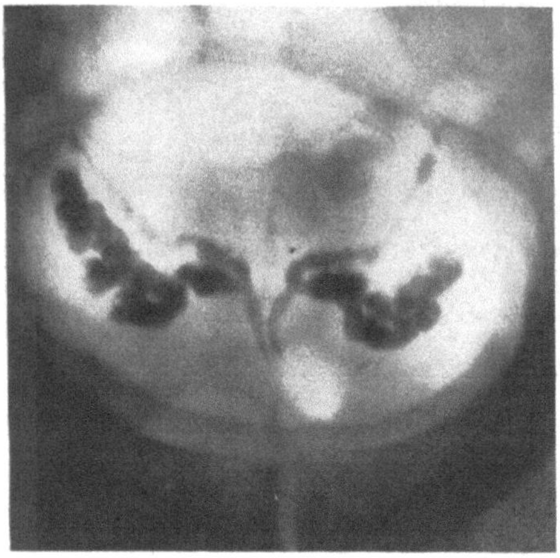

Fig. 131. Kontrastdarstellung der Samenblasen, der Ductus ejaculatorii und der peripheren Abschnitte der Vasa deferentia; Luftfüllung der Blase (gesunde Organe).

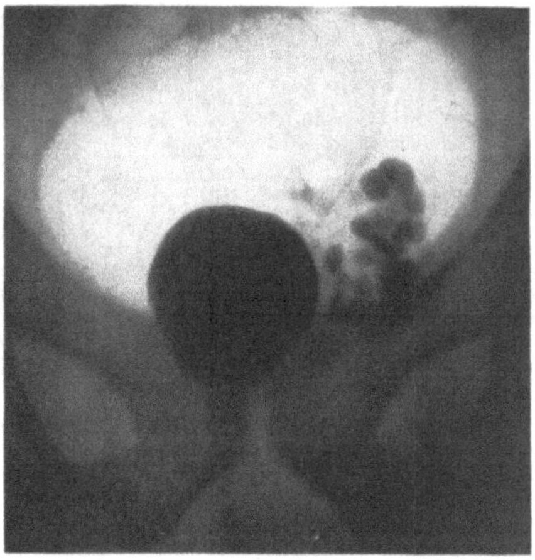

Fig. 132. Cyste im Zusammenhang mit der rechten Samenblase, dargestellt durch Punktion und nachträgliche Kontrastfüllung der Cyste vom Damm (Text siehe S. 190).

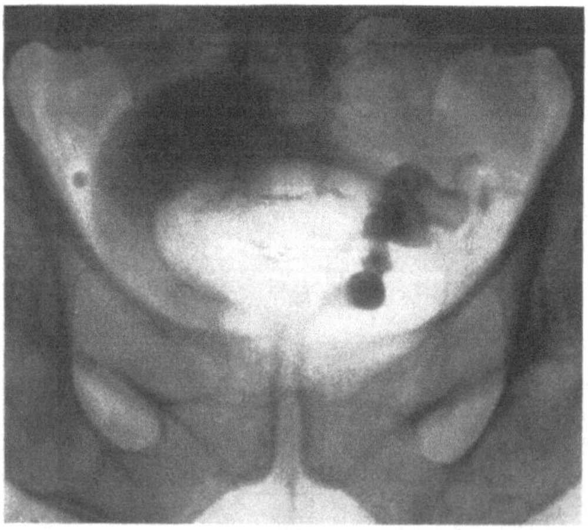

Fig. 133. Durch Eiterretention dilatierte tuberkulöse Samenblase.

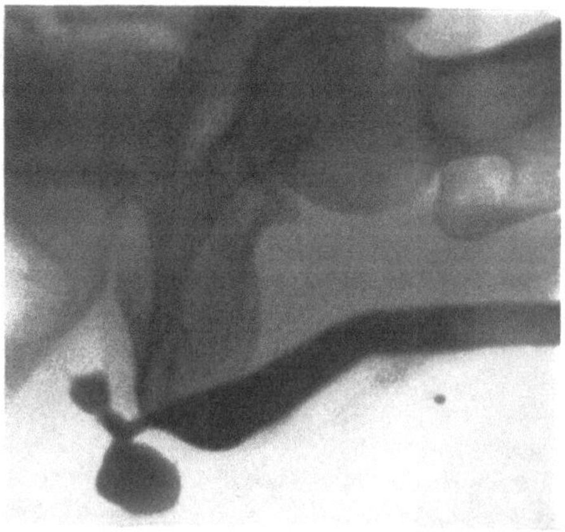

Fig. 134. Pseudodivertikel der Harnröhre infolge Erweiterung und eitriger Einschmelzung des periurethralen Gewebes hinter der Strikturstelle.

# C. Therapeutischer Teil.

## Dringliche Fälle.

Es gibt bei urologischen Erkrankungen nur verhältnismäßig wenige Zustände, die einen sofortigen Eingriff erheischen. Dazu gehört so gut wie nie die Hämaturie, die selbst, wenn sie noch so heftig ist, doch kaum je eine unmittelbare Lebensgefahr durch Verbluten bedingt. Derartige starke Blutverluste, die zum sofortigen Eingriff drängen, kommen gelegentlich bei Blutungen in das Nierenlager vor. Solange es sich hierbei um Blutungen aus dem Nierenparenchym handelt (Nephritis, Tumor usw.), sind auch diese Blutungen meist nicht lebensgefährlich; anders wenn sie, wie z. B. bei Aneurysmen, Verletzungen usw. direkt aus einem Gefäß des Nierenstieles stammen. Wie im Abschnitt über die Hämaturie erörtert wurde, ist nicht der Grad der Hämaturie, sondern die Schnelligkeit, mit der sich das perirenale Hämatom (Schwellung in der Flanke) entwickelt, sowie die Blässe der Gesichtsfarbe, das Verhalten des Pulses usw. maßgebend für die Stärke dieser Blutungen, da die Hämaturie trotz stärksten Blutverlustes gering sein und eventuell sogar ganz fehlen kann.

**Nierenverletzungen.** Bei allen sicheren (gedeckten und offenen) Nierenverletzungen, sowie dort, wo eine Nierenverletzung höchstwahrscheinlich ist, kann man mit Recht prinzipiell den Standpunkt vertreten, in jedem Falle die Niere sofort freizulegen; man wird dabei keine unangenehmen Überraschungen erleben und sich jedenfalls keinen Vorwurf zu machen brauchen. Wenn man hierbei auch des öfteren unnötig operiert, so kann dieser Umstand nicht in die Wagschale fallen, gegen einen Fall, bei dem durch zu konservatives Verhalten die Möglichkeit der operativen Blutstillung zu spät kommt. Ein operatives Vorgehen ist dringend geboten, wenn der Verdacht besteht, daß gleichzeitig eine Verletzung des Bauchfells, bzw. intraperitonealer Organe (Darm) stattgefunden hat, was besonders bei Stich- und Schußverletzungen meist der Fall zu sein pflegt. Für diese Fälle empfiehlt sich der transperitoneale Zugang, sonst ist der retroperitoneale Weg vorzuziehen. Von dem Befund der freigelegten Niere hängt es ab, ob die Blutstillung durch Naht und Muskeltamponade möglich ist, ob man mit anderen Worten die verletzte Niere erhalten kann oder nicht. In jedem Falle ist wegen der Möglichkeit der Nachblutung, insbesondere aber bei Verletzungen, bei denen das Nierenbecken eröffnet war, wegen der Gefahr der Urininfiltration das Operationsgebiet nach außen zu drainieren.

Ob man nun prinzipiell auf dem Standpunkt der sofortigen Freilegung bei Nierenverletzungen steht oder nicht, in jedem Falle sind Nierenverletzte in klinische Aufsicht zu nehmen, um wenigstens im Falle einer Verschlechterung des Zustandes sofort ohne weiteren kostbaren Zeitverlust die Niere freilegen zu können. Glaubt man, vorerst eine abwartende Haltung einnehmen zu dürfen, so ist strikteste Bettruhe zu verlangen, die Patienten dürfen das Bett erst verlassen, wenn der Harn, wenigstens eine Woche lang, blut- und eiweißfrei ist. Bei bereits geschwächtem Kreislauf infolge größeren Blutverlustes ist es falsch, zur Besserung des Kreislaufes Kampfer, Koffein usw. zu geben, da durch diese Mittel die Blutung nur noch angeregt wird; Zweckmäßiger ist es unter diesen Umständen noch während der operativen Blutstillung eine Bluttransfusion vorzunehmen. Wo man ohne Operation auszukommen glaubt, wird man neben strengster Bettruhe und Eispackungen um die verletzte Seite, die Wirkung blutstillender Mittel nicht unversucht lassen (Extr. Secal. cornut. fluid. 20,0 3mal täglich 15—20 Tropfen usw.; 10%ige Kalzium- oder Kochsalzlösungen, steril, intravenös 10 ccm; Clauden in Ampullen zu 2,5—10 ccm per os, subkutan und intravenös (nicht mehr als 30 ccm pro die); Gelatine per os und als intramuskuläre Injektion (sterile Ampullen Merck), Eigenblut- und Seruminjektion, Röntgenbestrahlung der Milz usw. Man erwarte aber von diesen Mitteln nur einen Erfolg bei parenchymatösen, nicht dagegen bei Blutungen aus größeren Gefäßen. Um der Infektion eines perirenalen Hämatoms nach Möglichkeit vorzubeugen, läßt man Harndesinfizientien, wie Urotropin 0,5 (1 Tablette) täglich 3—5mal oder Salol 0,5 täglich 3—4 Pulver nehmen und sorgt für regelmäßigen Stuhlgang.

Während man bis vor kurzem im allgemeinen die Pyelographie zur Klärung zweifelhafter Fälle von Nierenverletzungen ablehnte, hat sich hier inzwischen ein Wandel der Anschauungen vollzogen, insofern manche Autoren die Anwendung der Pyelographie als nicht nennenswert gefährlich und daher in besonderen Fällen als erlaubt betrachten. Jedenfalls ist die Pyelographie in der Lage nachzuweisen, ob das Hohlsystem der Niere (Nierenbecken) mit eröffnet ist, da in diesen Fällen die Kontrastflüssigkeit aus dem Nierenbecken in das Parenchym bzw. in die Umgebung der Niere austreten wird, was röntgenologisch gut zu erkennen ist. Die Pyelographie ist, unter diesen Gesichtspunkten betrachtet, ein nicht zu unterschätzendes Hilfsmittel für die Beurteilung der Prognose und damit auch für die operative Indikationsstellung, insofern gerade bei jenen Nierenverletzungen, bei denen das Nierenbecken eröffnet worden ist, eine Operation meist erforderlich ist. Da die Pyelographie bei entsprechender Beherrschung der Technik und sorgfältiger Wahrung der Asepsis kaum eine Gefahr in sich birgt, so erkenne ich in bestimmten Fällen von Nierenverletzungen die Pyelographie als ein berechtigtes und wertvolles diagnostisches Hilfsmittel an.

**Harnleiterverletzungen.** Verletzungen der Harnleiter sind meist mit Nierenverletzungen verbunden. Bei isolierten Harnleiterverletzungen kann die Erkennung der Verletzung eine Zeitlang Schwierigkeiten machen und der Zustand leicht mit einer intraperitonealen Verletzung verwechselt werden, da die Ansammlung von Urin im Retroperitonealraum, ähnlich wie ein retroperitoneales Hämatom, abdominelle Erscheinungen (Darmlähmung, Meteorismus usw.) auslöst. Die Verwechselung mit einer intraperitonealen Verletzung liegt besonders dann nahe, wenn, wie es bei isolierten Ureterverletzungen nicht selten der Fall ist, eine Hämaturie fehlt.

Auch für die Fälle von isolierter, totaler, sowie partieller Zerreißung des Harnleiters ist die cystoskopische Kontrastfüllung des Ureters mit anschließender Röntgenaufnahme von außerordentlich großem diagnostischem Wert, da durch diese Untersuchung die Situation eindeutig geklärt und damit auch die Frage der notwendigen Therapie eindeutig beantwortet wird. Bei Ureterverletzungen kann man nach retroperitonealer Freilegung versuchen, den zerrissenen Harnleiter End zu End oder auch End zu Seit wieder zu vereinigen. Der anfangs gute Erfolg solcher Operationen wird leider häufig durch sekundäre Verengerung an der Nahtstelle (Strikturbildung) getrübt. Bei tiefem Abriß bzw. Verletzung des Ureters ist daher, wenn technisch die Möglichkeit besteht, die Implantation des zentralen Ureterstumpfes in die Blase vorzuziehen. Wo nach Lage des Falles weder die Nahtvereinigung noch die Implantation in die Blase möglich ist, ist es das Beste — die Funktionstüchtigkeit der zweiten Niere vorausgesetzt — die zugehörige Niere zu entfernen oder durch Ureterknotung auszuschalten, was, weil sehr viel schonender, bei schlechtem Allgemeinzustand vorzuziehen ist. Die gleichen Überlegungen gelten auch für die Harnleiterverletzungen, die gelegentlich intra operationem, so z. B. bei der radikalen Operation des Uteruskarzinoms, immer wieder einmal vorkommen.

**Blasenverletzungen.** Unbedingt erforderlich ist die sofortige operative Versorgung bei Blasenverletzungen, wie sie am häufigsten im Anschluß an Beckenfrakturen, Schuß- und Stichverletzungen, sowie auch bei Fall und Tritt gegen die gefüllte Blase (besonders häufig im betrunkenen Zustand), dann bei Paralytikern und endlich auch bei instrumentellen Eingriffen (Lithotrypsie) gelegentlich einmal vorkommen. Hier ist es weniger der Blutverlust, der zum Eingriff drängt, als vielmehr die drohende Gefahr der Harninfiltration und bei intraperitonealer Zerreißung der Blasenwand die der Peritonitis. Diese Folgen sind so gefährlich und treten mit so großer Regelmäßigkeit und Schnelligkeit auf, daß man berechtigt ist, auch wenn die Diagnose „Blasenverletzung" nicht ganz sicher ist, lieber einmal zu viel, als zu wenig die Blase freizulegen.

Die Frage, ob eine cystoskopische Untersuchung zur Klärung der Situation in zweifelhaften Fällen erlaubt sei, wird sehr verschieden beantwortet. Bis vor kurzer Zeit wurde die cystoskopische Kontrolle bei Blasenverletzungen von fast allen abgelehnt. Es ist aber keine Frage, daß man die Gefahren der Cystoskopie, vor allem beim Vergleich zum Nutzen, den diese Untersuchung im gegebenen Falle bringen kann, überschätzt hat. Ist die Blase nicht zerrissen, so schadet die cystoskopische Kontrolle auch nichts, hat die Blase aber einen Riß, so ist entweder die Cystoskopie von vornherein unmöglich, weil die Blase nicht gefüllt werden kann, oder aber die Blase läßt sich so weit füllen, daß eine cystoskopische Orientierung und Feststellung der Rupturstelle möglich ist. Natürlich ist das Auslaufen der Spülflüssigkeit in den prävesikalen bzw. auch in den Bauchraum nicht gerade günstig, wenn man aber berücksichtigt, daß vorher schon aus der zerrissenen Blase Blut und vor allem Urin in den prävesikalen Raum bzw. in den Bauchraum eingedrungen ist, so wird durch die Cystoskopie die Situation sicherlich nicht nennenswert verschlechtert. Andererseits aber ist der Gewinn, der durch die Klärung der Verhältnisse eintritt, recht erheblich, insofern in manchen Fällen eine Operation als überflüssig, in anderen durch den Nachweis einer Blasenruptur als unumgänglich notwendig erkannt wird.

Eine vielleicht noch ungefährlichere Klärung der Situation ermöglicht die Luftfüllung der Blase, insofern bei nicht zerrissener Blase die perkutorisch nachweisbare Blasendämpfung der normalen Form der Blase entspricht. Bei extraperitonealer Blasenruptur ist nach kurzer Zeit dicht oberhalb der Symphyse eine Zone mit tympanitischem Klopfschall erkennbar, die seitwärts sich verbreiternd eine nach oben horizontale bzw. konkave Begrenzung hat; nach einiger Zeit ist auch ein subkutanes Emphysem oberhalb der Schoßbeinfuge nachweisbar. Bei intraperitonealen Blasenverletzungen dringt die Luft von der Blase in den Bauchraum und sammelt sich je nach der Lage des Verletzten an der höchsten Stelle, bei Rückenlage unter der vorderen Bauchwand in der Gegend zwischen Nabel und Leber. Diese unterschiedliche Luftansammlung (intraabdominell oder prä- bzw. paravesikal) ist nicht nur perkutorisch, sondern insbesondere auch röntgenologisch nachweisbar. Durch die vorgenannte Methode der Luftfüllung konnte ich in einigen unklaren Fällen die Frage, ob intra- oder extraperitoneale Blasenverletzung, schnell in eindeutiger Weise entscheiden. Damit soll nun nicht gesagt sein, daß Cystoskopie und Luftfüllung der Blase mit anschließender Röntgenuntersuchung in allen Fällen von Blasenverletzungen stattfinden sollen, vielmehr sind diese Untersuchungsmethoden natürlich nur auf jene Fälle zu beschränken, bei denen die Verhältnisse sonst nicht zu klären sind.

Nach der operativen Versorgung der Blasenwunde muß die Blase zur Sicherung der Naht während einiger Tage durch Verweilkatheter ruhiggestellt werden. Bei sehr schweren, multiplen Blasenzerreißungen, wo eventuelle auch noch die Harnröhre mit verletzt wurde, ist es besser, nach der Blasenversorgung die Ableitung des Urins vorerst durch eine suprapubische Blasenfistel sicherzustellen; bei extraperitonealen Blasenverletzungen muß außerdem auch der prävesikale Raum zur Verhütung einer Harninfiltration drainiert werden.

**Harnröhrenverletzungen.** Auch die Versorgung der Harnröhrenverletzungen ist eine dringliche Angelegenheit, insbesondere in den Fällen, bei denen die Verletzten den Harn nicht spontan entleeren können. Bei diesen totalen oder auch partiellen Harnröhrenzerreißungen, die häufig in Verbindung mit einem Beckenbruch oder auch isoliert bei Sturz rittlings auf den Damm oder infolge anderer Gewalteinwirkung bzw. Tritt gegen den Damm zustande kommen, ist es fast immer die Pars perinealis bzw. die Pars fixa der Harnröhre, die verletzt ist.

Gegen eine Harnröhrenblutung, wie sie gelegentlich bei Kavernomen und einigen anderen selteneren Erkrankungen der Harnröhre beobachtet wird, wirkt häufig schon der komprimierende Einfluß eines eingeführten starken Gummikatheters günstig. Sofern die Blutung aus der vorderen Harnröhre stammt, läßt sich die Kompression durch leichte Umwickelung des Penis von außen wirksam unterstützen. Diese Maßnahmen genügen in der Regel einstweilen, bis der Fall einer näheren urethroskopischen Klärung und Behandlung zugeführt werden kann.

Bei traumatischen Harnröhrenverletzungen ist die Blutung nur selten bedrohlich, sehr ernst ist dagegen die Gefahr der Harninfiltration, da beim Urinieren der Harn an der rupturierten Stelle in das offene periurethrale Gewebe eindringt; da die Urethra stets Bakterien enthält, so wird aus der Harninfiltration sehr schnell eine Harnphlegmone. Gelingt es, einen Katheter (auch bei Harnröhrenverletzungen ist der Tiemann-Katheter dem Nélaton-Katheter vorzuziehen, vgl. S. 144) an der verletzten Harnröhrenstelle vorbei in die Blase einzuführen, so kann man ihn eine Zeitlang zur Urinableitung liegen und die Harnröhrenwunde der Selbstheilung überlassen. Die Gefahr ist damit aber nicht ganz behoben, da sich trotzdem am Orte der Verletzung eine Abszedierung bzw. Harnphlegmone oder eine eitrige Cavernitis entwickeln kann, von der aus, wenn der Zustand nicht frühzeitig erkannt und entsprechend behandelt wird, eine letal endigende Urosepsis ihren Ausgang nehmen kann. Es ist daher in jedem Falle vorsichtiger, auch beim Gelingen des Katheterismus, die Stelle der Harnröhrenverletzung von außen freizulegen, um den sich hier ansammelnden entzündlichen bzw. urinös-eitrigen Sekreten von vornherein freien Abfluß zu verschaffen.

Mißlingt der Katheterismus, so ist die operative Freilegung der verletzten Harnröhrenpartie vom Damm aus in jedem Falle sobald als möglich vorzunehmen, um von hier einen Katheter oder auch ein einfaches Drainrohr in das zentrale Ende der abgerissenen Harnröhre bis in die Blase einzuführen und so die notwendige Ableitung des Harns sicherzustellen. Schon wenige Tage später ist die Gefahr der Urininfiltration durch die abschließenden Granulationen im Bereich der Verletzungsstelle behoben, und man kann dann entweder einen Verweilkatheter einlegen, oder aber auch die Blase durch regelmäßigen Katheterismus entleeren, dabei schließt sich dann die Dammwunde bzw. die künstliche Harnröhrenfistel in der Regel von selbst. Bei ganz frischen subkutanen Harnröhrenverletzungen darf man auch die Harnröhre primär über einen Katheter nähen, doch muß die Dammwunde im übrigen offen bleiben, weil sonst die Gefahren der Harninfiltration drohen, die oben angedeutet wurden. Bei allen traumatischen Harnröhrenverletzungen ist die Harnröhre nach der Wundheilung längere Zeit zu bougieren. um das Auftreten von narbigen Strikturen nach Möglichkeit zu verhindern (siehe S. 241).

**Harninfiltration bzw. -phlegmone.** Das Auftreten einer Harninfektion bzw. Harnphlegmone, von dem bereits die Rede war, stellt einen höchst gefährlichen Zustand dar. Diese Phlegmonen breiten sich mit ganz außerordentlicher Schnelligkeit aus und führen infolge Resorption von toxischen septischen Stoffen oft ganz erschreckend schnell zum Exitus. Nur rücksichtslose Inzisionen bis weit in das gesunde Gewebe hinein können dem Fortschreiten der Phlegmone Einhalt tun. Bei jeder Urinphlegmone, gleichgültig, ob sie sich am Damm, am Penis oder in der Umgebung der Blase entwickelt, muß nicht nur dem in das Gebiet der Infiltration bereits eingedrungenen Urin um jeden Preis Abfluß verschafft werden, sondern auch durch eine entsprechende U r i n a b l e i t u n g ein weiteres Eindringen des Harns in das phlegmonöse Gebiet verhindert werden. Sobald dieser Forderung durch breite Inzisionen im Bereich der Infiltration und durch Anlegung einer suprapubischen Blasenfistel Rechnung getragen ist, kommt der Prozeß zum Stillstand.

**Komplette Harnverhaltung.** Zu den dringlichen Fällen gehören auch alle Zustände von kompletter, entweder akut auftretender oder chronisch eingeleiteter Harnverhaltung. Die Dringlichkeit der Behandlung ergibt sich hier in erster Linie wegen der meist äußerst heftigen, anhaltenden Schmerzen, deren Beseitigung von dem Kranken gebieterisch gefordert wird. Praktisch kommen als Ursache für die komplette Harnverhaltung in der Hauptsache nur fünf Möglichkeiten in Betracht. Das ist: 1. der angeborene Verschluß der Harnröhre bei Neugeborenen (vgl. S. 224); 2. die komplette Harnverhaltung bei akut entzündlichen Prozessen am Blasenausgang, insbesondere bei akuter (gonorrhoischer) Urethritis, sowie beim Prostataabszeß; 3. die komplette Harnsperre, die sich auf dem Boden einer chronischen inkompletten Harnretention (hauptsächlich bei Prostatikern und Strikturkranken) einstellt; 4. die Fälle, bei denen ein Stein in der Harnröhre oder von außen eingeführte Gegenstände die Harnentfernung unmöglich machen, und endlich 5. Harnverhaltungen auf neurologischer Grundlage.

Hinsichtlich der angeborenen Entleerungsstörungen siehe S. 224.

Alle Arten entzündlicher Vorgänge in der hinteren Harnröhre, im Bereich des Blasenhalses bzw. der Prostata können gelegentlich zu einer akut einsetzenden kompletten Harnsperre führen. Solche Zustände akuter Harnsperre sind äußerst schmerzhaft, und die Kranken fordern vom Arzt daher deren sofortige Beseitigung. Bisweilen kommt die spontane Miktion im warmen Sitzbad ohne weitere ärztliche Maßnahmen noch in Gang.

Die Einführung eines Katheters zur Entleerung der Blase kann man bei diesen Zuständen nicht gerade als sehr zweckmäßig bezeichnen. Zwar wird es in der Regel gelingen, die Blase mit dem Katheter zu entleeren, und so den schmerzhaften Zustand vorerst einmal zu beseitigen, doch stellt der Katheterismus, abgesehen von der unvermeidbaren Infizierung einer bis dahin eventuell noch aseptischen Harnblase, selbst wieder eine traumatische Läsion der hochentzündlich geschwollenen Schleimhaut der hinteren Harnröhre und des Blasenausganges dar, so daß dadurch die ursächlichen Momente, die den Eintritt der kompletten Harnsperre bedingten, noch unterstützt werden. Gar nicht so selten mißlingt der Katheterismus auch, besonders dann, wenn die Einführung des Katheters nicht schonend vorgenommen wird, da durch den entstehenden Reiz der Krampf des Blasenschließmuskels nur noch gesteigert wird und so der spastische Verschluß unter Umständen, wenigstens für weiche Katheter, zu einem unüberwindlichen Hindernis wird.

Es ist ein häufig zu beobachtender Kunstfehler, daß unter solchen Umständen nun versucht wird, an Stelle der weichen Gummikatheter halbstarre bzw. Metallkatheter einzuführen. Entsteht obendrein noch unter dem Eindruck des Hindernisses die Vorstellung einer wirklichen organischen Verengerung, und werden nun dünne, spitze Katheter gewählt, dann kommt es leider nur zu häufig zu Verletzungen der hinteren Harnröhre, die einerseits zu heftigen Blutungen führen und andererseits zu schweren, lebensgefährlichen periurethralen Infiltraten und Phlegmonen Veranlassung geben können. Wenn man schon bei solchen akut entzündlichen Zuständen mit kompletter Harnretention zum Zwecke der augenblicklichen Blasenentleerung katheterisieren will, so sind hierfür starre Instrumente von dünnem Kaliber unbedingt zu vermeiden. Je dünner der starre Katheter, um so leichter kommt es zur Reizung und Verletzung der geschwollenen Harnröhrenwand, wodurch die spastische Kontraktion der Harnröhre bzw. der Blasenausgangsmuskulatur immer wieder verstärkt wird.

Viel schonender als der Katheterismus ist die kapillare suprapubische Blasenpunktion. Die suprapubische Entleerung der Blase durch einen Troikar wird heute allgemein abgelehnt, da bei diesem Verfahren doch zu grobe Läsionen möglich sind. Dagegen kann die kapilläre Blasenpunktion als ganz ungefährlich bezeichnet werden. Man bringt zu diesem Zweck den Patienten in horizontale Lage, eventuell sogar mit leichter Beckenhochlagerung und tastet sich nach Entfernung der Schamhaare den oberen Symphysenrand ab, jodet die für die Punktion vorgesehene Hautstelle und sticht nach lokaler Betäubung senkrecht zum liegenden Patienten eine Kanüle von der bei der Lokalanästhesie üblichen Stärke in die Blase.

Bei fetten Patienten darf die Kanüle nicht zu kurz sein, da der Weg durch das subkutane Fettpolster, die Muskulatur und den prävesikalen Raum recht lang sein kann. Es empfiehlt sich, in der Mittellinie einzugehen und sich dicht an die Symphyse zu halten, da auch bei hochgradig gefüllter Harnblase der vom Peritoneum freiwerdende Abschnitt der vorderen Blasenwand bisweilen nur 3—1 cm hoch ist, während das Peritoneum zu beiden Seiten noch tiefer herabzureichen pflegt, was ganz besonders dann der Fall ist, wenn Leistenbrüche vorhanden sind. Wird die Kanüle dicht oberhalb der Symphyse senkrecht eingestochen, so ist eine Verletzung des Peritoneums nicht zu befürchten, sticht man dagegen, wie man es häufig angegeben findet, schräg nach unten, also parallel zur hinteren Symphysenwand ein, so kann es passieren, daß man nicht in die Blase gelangt, und mit der Kanüle entweder im prävesikalen Fettgewebe oder in der hypertrophischen Prostata landet.

Nachdem die Blase erreicht ist, wird die Kanüle mit einem Gummischlauch armiert und nun der Urin entweder mit einer Spritze abgesaugt oder der Blasenmuskulatur selbst die Austreibung überlassen. Die Entleerung braucht, da man nur dünne Kanülen verwendet, eine gewisse Zeit. Die Punktion der Blase in der beschriebenen Weise kann man, wie gesagt, als harmlos bezeichnen, da die netzartig ineinander greifende Muskulatur der Blase den dünnen Punktionskanal sofort wieder verschließt und dadurch einen Übertritt des Blaseninhaltes in den prävesikalen Raum verhindert. Selbst wenn man die dünne Kanüle durch die Umschlagsfalte des Peritoneums hindurchstechen würde, so wäre das auch nicht gefährlich, wichtig ist nur, daß man beim Herausziehen der Kanüle nicht mehr ansaugt, damit für den Fall, daß der Harn infiziert ist, sich keine prävesikale Eiterung bzw. Peritonitis entwickeln kann. Die Punktion einer chronisch dilatierten Harnblase (z. B. beim Prostatiker) ist nicht in der gleichen Weise als harmlos zu bezeichnen, da die chronisch distendierte atonische, muskelschwache, stellenweise nur papierdünne Blasenwand den Stichkanal nicht so dicht verschließen kann wie eine muskelkräftige Blase, so daß damit gerechnet werden muß, daß eventuell hinterher der Urin aus der Punktionsöffnung heraussickert.

Während man bei akuter, entzündlich bedingter Harnsperre die Blase ohne Gefahr vollständig entleeren kann, darf bei kompletter Harnsperre, der ein längeres Stadium inkompletter Retention (z. B. beim Prostatiker und Strikturkranken) voraufgegangen ist, die Blase nie auf einmal völlig entleert werden. Auf die Gefahren, die bei plötzlicher vollständiger Entleerung einer chronisch erweiterten Harnblase drohen, wird bei der Behandlung der chronischen Harnretention noch eingegangen (vgl. S. 233).

**Fremdkörper in der Harnröhre.** Wo Fremdkörper in der Harnröhre (abgebrochene Katheterstücke, Harnröhrensteine oder zu masturbatorischen Zwecken eingeführte Gegenstände) die Urinentleerung behindern, kann man, wenn diese Fremdkörper in der hinteren Harnröhre stecken, versuchen, sie mit einem Katheter in die Blase zu schieben. Gelingt das, so ist, wenigstens für den Augenblick, dem schmerzhaften Zustand der Einklemmung und der Harnsperre abgeholfen und man hat dann in Ruhe Zeit zu untersuchen (Cystoskopie), ob die Art des Fremdkörpers eine Entfernung auf endovesikalem Wege mit Hilfe von Fremdkörperinstrumenten zuläßt, oder eine Sectio alta notwendig ist. Mißlingt der Versuch, den Fremdkörper in die Blase zu schieben, so ist zunächst durch Punktion der Blase der quälende Harndrang zu beheben und dann der Fremdkörper durch operative Eröffnung der Harnröhre von außen zu entfernen. Das gleiche gilt auch für die in der vorderen Harnröhre eingeklemmten Fremdkörper, soweit sie nicht mit Leichtigkeit durch eine Harnröhrenfaßzange herausgezogen werden können. Das ist in der Regel nur bei abgebrochenen Katheterstücken und ähnlich günstigen glatten Fremdkörpern der Fall. Bei allen spitzen und zackigen Fremdkörpern, die sich in der Harnröhre verfangen haben, sollte man mit diesen Versuchen der Extraktion auch im Bereich der vorderen Harnröhre äußerst zurückhaltend sein, da bei der Extraktion scharfkantiger Gegenstände die Harnröhre meist außerordentlich schwer verletzt wird. Die Entfernung der Fremdkörper aus der Harnröhre ist im übrigen stets bald vorzunehmen, da sonst Druckgeschwüre entstehen, von denen aus sich dann Urinphlegmonen bzw. Eiterungen der Corpora cavernosa entwickeln können.

**Anurische Zustände.** Bei anurischen Zuständen darf man begreiflicherweise auch nicht lange untätig zusehen. In erster Linie ist festzustellen, ob es sich wirklich um eine Anurie handelt, also um einen Zustand, bei dem kein Harn produziert wird, oder um eine irgendwie geartete Entleerungshemmung. Zunächst wird man daher katheterisieren müssen und, wenn sich dabei ergibt, daß die Blase leer ist, ohne weiteren Zeitverlust gleich durch weitere Untersuchung (Ureterenkatheterismus, Röntgenuntersuchung, Pyelographie) feststellen, ob innerhalb der oberen Harnwege ein Entleerungshindernis nachweisbar ist. Bei sorgfältiger Beobachtung anamnestischer Angaben wird man zwar in vielen Fällen in der Lage sein, zwischen einer wirklichen Sekretionshemmung der Nieren und einer mechanischen Entleerungsstörung zu unterscheiden, mit Sicherheit sind diese Verhältnisse aber nur durch die vorgenannten Untersuchungsmethoden zu klären. Diese Klärung muß ohne Aufschub erfolgen, da sich alle anderen weiteren Maßnahmen darnach richten. Soweit es sich um Steinverschluß oder sonstige mechanische Behinderung innerhalb der oberen Harnwege handelt, kommen die bei der kalkulösen bzw. reflektorischen Anurie besprochenen Maßnahmen in Betracht. Frühzeitig erkannt, sind diese Zustände nicht hoffnungslos. Wo es sich um eine renal, bzw. prärenal bedingte Sekretionshemmung, also um eine echte Form der Anurie handelt, wie sie unter anderem bei der akuten Nephritis, bei toxischen Nierenschädigungen (Sublimat) und letzten Endes auch im Endstadium aller chronischen Schrumpfnieren, gleich welcher Genese, auftreten, ist die Prognose wesentlich ungünstiger. Während man bei der Anurie der chronischen Schrumpfniere praktisch eigentlich machtlos ist, gelingt es bei drohender Anurie im Stadium der akuten Nephritis durch internistische Maßnahmen und, in Fällen wo auch diese versagen, eventuell durch Röntgenbestrahlung sowie durch Dekapsulation der Nieren manche Kranke noch zu retten.

**Nieren- und Harnleiterkoliken.** Nieren- und Harnleiterkoliken pflegen in der Regel so schmerzhaft zu sein, daß die Kranken vom Arzt vor der Hand weniger ein Urteil über die Ursache ihrer starken Schmerzen wünschen, als vielmehr eine möglichst baldige Linderung des Zustandes. Günstig wirken in der Regel schon warme feuchte Packungen und Bettruhe. Vielfach wird man aber ohne Betäubungsmittel nicht auskommen. Die häufig in diesen Fällen verordnete Morphiuminjektion ist nicht sehr zweckmäßig. Wenn der Kolik, wie ja häufig, ein Krampfzustand im Nierenbecken oder im Ureter (Steineinklemmung usw.) zugrunde liegt, so wird durch den tonisierenden Einfluß, den das Morphium auf die glatte Muskulatur ausübt, der Krampfzustand nur noch verstärkt, wenn natürlich auch die Schmerzen zeitweise gelindert werden. Besteht begründeter Verdacht, daß eine derartige Ursache der Nierenkolik zugrunde liegt, so empfiehlt es sich, statt des Morphiums Atropin, oder Morphium (2 cg) zugleich mit Atropin (0,001) zu verordnen, um durch das Atropin den ungünstigen Einfluß des Morphiums auszugleichen. Eine zuverlässige Schmerzstillung erreicht man bei Nieren- bzw. Ureterkoliken auch durch intravenöse Injektion von 2 ccm Novalgin.

**Katheterfieber.** Unter den dringlichen Fällen sei endlich noch das sogenannte Katheterfieber, das zuweilen auch im Anschluß an ganz harmlose und kunstgerecht ausgeführte instrumentelle Eingriffe (z. B. Katheterismus usw.) auftritt, erwähnt. Die dem Katheterfieber zugrunde liegende akute Bakteriämie und Intoxikation bedingt, wenn auch meist nach wenigen Stunden von selbst zurückgehend, doch in der Regel ein so schweres Krankheitsbild (siehe S. 16), daß der höchst beunruhigte Kranke mitsamt den aufgeregten Angehörigen begreiflicherweise sofortige Aufklärung und

Maßnahmen erwartet. Die Versicherung, daß der Zustand bestimmt bald abklingen werde, daß sich Frostgefühl einstellen, und der Schüttelfrost einem starken Hitzegefühl mit Schweißausbruch Platz machen werde, und daß damit der Anfall vorüber sei, diese bestimmte Zusicherung und die Beruhigung, die der Patient und die Umgebung dadurch erhält, daß die Voraussage bald eintritt, ist das Wesentlichste, was der Arzt im Augenblick tun kann, denn gegen das einmal ausgebrochene Katheterfieber ist man ziemlich machtlos. Man verordnet reichlich heiße Getränke, Tees, auch Alkohol und gibt dazu Antipyretica (Salipyrin, Pyramidon 0,3), um das Fieber herabzudrücken; eine kausale Therapie ist das natürlich nicht. Wenn man den bereits ausgebrochenen Zustand des Katheterfiebers wirksam bekämpfen wollte, so müßte man schon zur intravenösen, antitoxischen oder antibakteriellen Behandlung greifen. Mir ist nicht bekannt, ob und mit welchem Erfolg dies hier bereits versucht worden ist. Im übrigen erscheinen solche Maßnahmen auch in der Regel nicht nötig, da, wie gesagt, der Zustand bald von selbst wieder abklingt, und es durchweg mit einem Anfall sein Bewenden hat. Bei stärkerer Herz- und Kreislaufschwäche gibt man Cardiazol (intramuskulär 2 ccm, bei bedrohlichen Zuständen 1 ccm intravenös). Wiederholen sich die Anfälle, ohne daß neuerlich Instrumente in die Harnröhre eingeführt wurden, so darf man daraus mit großer Sicherheit auf besondere lokale Veränderungen in der Harnröhre (Verletzungen, falsche Wege, periurethrale Infiltrate usw.) schließen.

## Mißbildungen.

**Cystische Nierendegeneration.** Die Prognose dieser kongenitalen Nierenmißbildung ist im ganzen als ungünstig zu bezeichnen, da, abgesehen von ganz verschwindenden Ausnahmen, die cystische Degeneration immer in beiden Nieren auftritt, und der Prozeß durch ständige, im einen Falle langsamere, im anderen Falle schnellere Entwicklung mit Sicherheit zum Untergang des Nierenparenchyms und somit zur Niereninsuffizienz führt. Die zeitliche P r o g n o s e im einzelnen Falle hängt daher ganz von dem Funktionszustand der Niere ab. Häufig ist es so, daß der Prozeß in beiden Nieren verschieden weit entwickelt ist, so daß klinisch die eine Niere bereits als geschädigt (palpatorische Vergrößerung und Funktionsausfall) erkannt werden kann, die andere aber noch völlig gesund zu sein scheint. Mit Rücksicht auf den Umstand, daß die Erkrankung praktisch so gut wie immer beide Nieren betrifft, kommt eine Nephrektomie im allgemeinen nicht in Frage. Man darf jedoch vereinzelt von diesem konservativen Standpunkt in den Fällen abweichen, wo die eine Niere allem Anschein nach äußerlich unverändert und insbesondere ganz funktionstüchtig erscheint, die andere dagegen sehr stark vergrößert ist und durch Vereiterung oder Blutungen eine momentane Gefahr für den Träger bietet.

Abgesehen von diesen seltenen Fällen muß man sich auf k o n s e r v a t i v e E i n g r i f f e beschränken, die vorwiegend in einer Verkleinerung des Tumors durch Eröffnung möglichst vieler Cysten bestehen. Patienten mit cystischer Degeneration der Nieren befinden sich immer in einem gefährdeten Zustand. Ihre Nieren verfügen über keine Reservekraft, und es besteht daher immer die Gefahr, daß im Anschluß an eine Narkose bzw. eine Operation irgendwelcher Art, durch die damit verbundene Mehrbelastung der Nieren, ein bis dahin latenter Zustand von Niereninsuffizienz manifest wird.

**Nierendystopien.** Unter den angeborenen Nierendystopien und Verschmelzungsnieren kommt der H u f e i s e n n i e r e eine besondere Bedeutung zu, einmal, weil sie die häufigste Form der Verschmelzungsnieren ist, und dann, weil die Hufeisenniere auch ohne eigentliche Erkrankung (Pyo-Hydronephrose, Stein, Tuberkulose, Tumor usw.) allein durch die Tatsache ihrer anatomischen Mißbildung Beschwerden verursachen kann (vgl. S. 7). Diese Beschwerden bestehen in unbestimmten, für andere Erkrankungen nicht charakteristischen ziehenden, drückenden, selten auch anfallsweise auftretenden Schmerzen, die quer über den Leib in Höhe des Nabels oder auch etwas darüber lokalisiert werden. Von vielen werden diese Beschwerden durch den Druck erklärt, den die parenchymatöse bzw. fibröse Verbindungsbrücke zwischen den beiden unteren Polen der Nieren auf die darunter liegenden Gefäße und prävertebralen Nerven und Gangliengeflechte ausübt. Die Durchtrennung der Brücke hat in allen bisher bekannt gewordenen Fällen eine, wenn auch nicht immer anhaltende Besserung der Beschwerden gebracht.

Den kongenitalen Nierendystopien kommt ganz allgemein deswegen ein erhöhtes Interesse zu, weil diese dystopischen Organe allem Anschein nach häufiger erkranken, als normal gelegene Nieren. Wenn der Zustand der anderen Niere es gestattet, ist im allgemeinen die Nephrektomie am Platze, das gilt sowohl für den Fall, daß diese dystopen Nieren erkrankt sind, als auch für die Fälle, wo die Beschwerden lediglich aus der Tatsache ihrer Dystopie entspringen. Da diese Nieren in der Regel mehr nach der Mittellinie zu liegen, als gesunde Nieren und ferner der Gefäßstiel in der Regel sehr kurz und die Gefäßversorgung obendrein meist ganz atypisch zu sein pflegt, empfiehlt es sich, diese dystopen Nieren transperitoneal anzugehen, da hierbei die notwendige Übersicht besser ist.

**Nierenbecken- und Ureterenverdoppelungen.** Die Feststellung einer Nierenbecken- und Ureterenverdoppelung bedingt an sich keine Behandlungsbedürftigkeit, diese erwächst erst durch Hinzutreten einer Infektion, Harnstauung usw., für die dann die gleichen Überlegungen und Maßnahmen Geltung haben wie bei nicht mißbildeten Nieren.

**Blasenmißbildungen.** Die Persistenz des Urachus, die sich entweder in Form der Urachusfistel oder eines Urachusdivertikels äußert, kann sich bei leichten Graden im Laufe des ersten Jahres weitgehend, unter besonders günstigen Umständen auch vollständig zurückbilden, weshalb man mit der operativen Behandlung, und nur eine solche kommt ja in Frage, so lange warten soll. Alle Versuche, durch Ätzungen, Spaltungen, Auskratzung usw. eine Urachusfistel zu beheben, sind nicht ganz ungefährlich und vor allen Dingen zwecklos, da sie in der Regel ohne Erfolg bleiben. Nur eine planvolle, sorgfältige Freilegung und Exstirpation des Ganges mitsamt dem zipfelförmig ausgezogenen Blasenscheitel verspricht Erfolg. Mit diesem Eingriff wartet man am besten, bis die Kinder etwas älter und widerstandsfähiger geworden sind.

Es ist für die Behandlung bzw. den Erfolg dieser Eingriffe wichtig, darauf hinzuweisen, daß relativ oft beim Persistieren des Urachus ein Entleerungshindernis am Blasenausgang bzw. in der Harnröhre vorhanden ist, und es kann, falls das Entleerungshindernis weiter fortbesteht, nicht verwundern, wenn nach dem Eingriff von neuem wieder eine Fistel am Blasenscheitel auftritt. Man muß sich daher, um den Erfolg des Eingriffes von vornherein nicht in Frage zu stellen, vorher oder intra operationem davon überzeugen, ob ein Entleerungshindernis in der Harnröhre bzw. am Blasenhals besteht und dies vorher, bzw. während der Operation mit beseitigen.

Die Ektopie der Blase, die beim männlichen Geschlecht öfter vorkommt als beim weiblichen, ist häufig noch mit einer Reihe anderer Genitalmißbildungen verbunden (z. B. Epispadie verschiedensten Grades, Hodenretentionen usw.). Die Behandlung kann natürlich nur eine chirurgische sein, wobei als Ideal die Wiederherstellung eines Blasenlumens mitsamt der Kontinenz zu betrachten ist; das wird aber nur in wenigen Fällen erreicht, meist muß man sich in dieser oder jener Form mit einem Teilerfolg begnügen. Die Operationen zur Beseitigung der Blasenektopie sind sehr eingreifend und haben eine große Mortalität. Man kann sich ihnen aber nur schwer entziehen, da diese Kranken unbehandelt ein jämmerliches und gesellschaftsunfähiges Dasein fristen und auch meist an ihrem Leiden bald zugrunde gehen. Über kurz oder lang kommt es zur aufsteigenden Infektion der Nieren und zur pyelonephritischen Schrumpfniere und damit zur Urosepsis. Außer der Kenntnis dieser meist unausbleiblichen Gefahr, drängt auch sonst der lokale Zustand zu einer Abhilfe. Die prolabierte Schleimhaut der hinteren Blasenwand trocknet aus, ulzeriert und bei jeder Berührung (Kleidung usw.) entstehen Schmerzen; der dauernde Urinfluß ist die Ursache, daß Hautekzeme an der Innenseite der Oberschenkel und der Leistenbeuge nie zur Abheilung kommen, und daß eine fortgesetzte Wartung der Kranken notwendig ist.

Der aus all diesen Mißständen erwachsende ärztliche Rat zur baldigen Behebung des Zustandes durch eine, wenn auch eingreifende Operation, stößt im allgemeinen auf kein Hindernis von seiten der Angehörigen, da ihnen selbst eine Änderung des auch für sie unerträglichen Zustandes um jeden Preis erwünscht ist. Im allgemeinen ist man heute davon abgekommen, durch direkte Vereinigung der Blasenränder bzw. unter Zuhilfenahme von Haut oder anderweitigem Material ein Blasenlumen zu schaffen. Die Versuche, die Blase so zu rekonstruieren, scheitern im allgemeinen daran, daß man über der Blase keinen festen Bauchdeckenverschluß schaffen kann, da infolge des mehr oder weniger starken Klaffens der Symphyse (Beckenspalte) die Bauchmuskulatur weit nach lateral verlagert ist. Aber selbst wenn es auf diese Weise gelingt, einen mehr oder weniger großen Blasenhohlraum zu schaffen, so ist damit noch nicht die Inkontinenz, vielleicht die unangenehmste Komponente der Erkrankung, behoben.

Im allgemeinen bevorzugt man heute die Einpflanzung der Ureteren in den Darm, wobei entweder die Ureteren gemeinsam im Zusammenhang mit dem Trigonum oder aber auch allein für sich in den Darm eingepflanzt werden. Diese Methoden haben den großen Vorteil, daß die Kranken kontinent werden. Um die Gefahr einer aszendierenden Infektion aus dem Darm zu verringern bzw. auszuschalten, hat man verschiedene technische Modifikationen angegeben. Am empfehlenswertesten scheint mir jenes Verfahren, bei dem ein Anus praeter naturalis angelegt wird (I. Akt) und dann nach mehreren Wochen die Ureteren in den ausgeschalteten unteren und vorher gründlich gesäuberten Mastdarm bzw. das Sigmoid eingepflanzt werden (II. Akt). Man hat so die Gefahr der aszendierenden Niereninfektion auf ein Minimum herabgesetzt und eine Kontinenz für den Urin erreicht. Wenn man für diesen Vorteil einen Anus praeter naturalis hinnehmen muß, so scheint mir das nicht zu teuer erkauft zu sein, da ein Anus praeter naturalis bei entsprechender Pflege und Stuhlregelung eine viel geringere Belästigung darstellt und den Träger längst nicht in dem Maße gesellschaftsunfähig macht, als eine dauernde Harninkontinenz mit ihrem stechenden ammoniakalischen Geruch und den ständig behandlungsbedürftigen Ekzemen. Je länger man mit dem Eingriff wartet, um so größer ist die Wahrscheinlichkeit, daß bereits eine Infektion der oberen Harnwege eingetreten ist, andererseits ist zu bedenken, daß eine so eingreifende Operation von Kindern im ersten Lebensjahr schlechter vertragen wird, als später, ganz abgesehen davon, daß später auch die technischen Schwierigkeiten geringer sind.

**Mißbildungen des Penis und der Harnröhre.** Praktisch am wichtigsten ist der angeborene Verschluß der Harnröhre, in Form der totalen oder partiellen Obliteration. Diese Mißbildungen der Harnröhre sind recht häufig vergesellschaftet mit Mißbildungen anderer Organe, insbesondere der Atresia ani (gemeinsamer Sinus urogenitalis bzw. Kommunikation zwischen Blase und Rektum). Wenn der Urin nicht auf irgendeine andere Weise (Urachusfistel bzw. Blasenspalte) Abfluß findet, sind diese Früchte nur kurze Zeit lebensfähig, häufig sogar intrauterin bereits abgestorben. Die wesentlichste ärztliche Aufgabe besteht darin, bei Neugeborenen diesen Zustand überhaupt zu erkennen; bei normal entwickeltem Penis werden totale und partielle Obliterationen der Harnröhre besonders dann leicht übersehen, wenn an der Glans eine der äußeren Harnröhrenöffnung entsprechende grübchenförmige Einziehung besteht. Diese Kinder, bei denen Harnblase und Harnleiter einschließlich der Nierenbecken stark erweitert sind, gehen an Harnintoxikation zugrunde, wenn der Zustand nicht bald durch künstliche Ableitung des Urins behoben wird.

Soweit es sich nur um einen Verschluß der äußeren Harnröhrenöffnung handelt, genügt die einfache Perforation der abschließenden, mehr oder weniger derben, bisweilen auch nur ganz dünnen Abschlußmembran. In der Regel findet sich außen an der Glans penis eine kleine Grube, die den Weg weist, auf dem man vorzudringen hat. Man bedenke aber, daß während die äußere Harnröhrenöffnung auf der Mitte der Glans penis liegt, die Harnröhre selbst normalerweise auf der Beugeseite des Penis dicht unter der Haut zu verlaufen pflegt. Ist nur die äußere Harnröhrenöffnung bzw. der Abschnitt innerhalb der Glans penis verschlossen, so kann man die Harnröhre, vorausgesetzt, daß sie überhaupt vorhanden ist, meist auf der Beugeseite des Penis palpieren. Ist man nicht sicher, das blinde Ende der Harnröhre von der Glans aus erreichen zu können, oder handelt es sich um einen der Fälle von partieller Obliteration in tieferen Abschnitten der Harnröhre (Pars membranacea oder prostatica), dann ist es das zweckmäßigste, vorerst eine suprapubische Blasenfistel anzulegen, um so dem dringlichen Zustand abzuhelfen, und alle anderen Versuche der Wegbarmachung der Harnröhre bzw. ihres plastischen Aufbaues auf einen späteren Termin zu verschieben.

Recht ungünstig ist die Prognose der angeborenen Harnröhrenverengerungen, insbesondere jener klappenförmigen Formen, die mit Vorliebe am Blasenausgang bzw. in der Pars prostatica sitzen. Die Prognose dieser kongenitalen Stenosen wird dadurch getrübt, daß diese Veränderungen nur selten frühzeitig genug genau erkannt werden, daß sie ferner sehr schwierig zu behandeln sind, und daß vor allen Dingen diese Kinder in jeder Beziehung nur wenig vertragen, da sie sich infolge der chronischen Harnstauung in einem Zustand latenter, mehr oder weniger ausgeprägter Harnintoxikation befinden. Auch hier ist es in jedem Falle das Schonendste, zuerst eine Blasenfistel anzulegen, um auf diese Weise die Harnwege zu entlasten, und an die Beseitigung des Hindernisses erst dann heranzugehen, wenn die Nieren unter der entlastenden Wirkung der Blasenfistel sich hinreichend erholt haben, und der Allgemeinzustand der Kinder sich gekräftigt hat.

Hypospadien und Epispadien sind bekannt dafür, daß sie, je nach dem Grad der Mißbildung große Anforderungen an das Geschick, aber auch an die Ausdauer, nicht nur des Chirurgen, sondern auch des Patienten stellen.

Nur selten gelingt es in einem einzigen Akt diese Mißbildung in befriedigender fistelfreier Weise zu beseitigen. Leichte Fälle (Hypo- und Epispadia glandis) bedürfen eigentlich keiner Behandlung, sie sind lediglich Schönheitsfehler, behindern aber weder die Zeugungsfähigkeit, noch stören sie die Urinentleerung. Bei schweren Formen erwächst die Behandlungsbedürftigkeit aus dem Umstand, daß die Träger sich meist beim Urinieren die Kleider einnässen und dadurch ständig an Ekzemen leiden, einen unerträglichen Geruch von Urin um sich verbreiten, und weil diese Mißbildungen bei männlichen Individuen in ihren schwereren Formen auch Zeugungsunfähigkeit bedingen.

Bei der operativen Behandlung der schweren Formen von Hypospadie und Epispadie ist in der Regel mit einem ziemlich langen Krankenhausaufenthalt zu rechnen, da, wie gesagt, die Eingriffe meist nur schrittweise zu dem gewünschten Erfolg führen und häufig Nachoperationen notwendig sind. In allen diesen Fällen empfiehlt es sich, vor Vornahme der Harnröhren- bzw. Penisplastik eine temporäre Blasenfistel zur Ableitung des Urins für die Dauer der Eingriffe vorauszuschicken. Bei kaum einer anderen Operation muß man in jedem Falle so individuell vorgehen, als bei der Beseitigung von Hypo- und Epispadien, da eigentlich in jedem Falle die besonderen Verhältnisse ein anderes Vorgehen rechtfertigen bzw. besonders zweckmäßig erscheinen lassen. Bei totaler Epispadie besteht gleichzeitig eine partielle oder totale Blasenspalte (vgl. S. 222) und diese Kranken sind daher auch inkontinent.

Paraurethrale Gänge erfordern an und für sich keine Behandlung, sie sind aber nicht selten die Ursache, daß eine einmal aufgetretene Entzündung der Harnröhre (Gonorrhoe) nicht ausheilt, bzw. immer wieder rezidiviert. In solchen Fällen ist dann ihre Beseitigung eine Notwendigkeit.

Kleine Gänge, die im Bereich der Glans penis liegen, können durch Kauterisation, durch Elektrokoagulation, sowie auch durch Injektion ätzender Lösungen zur Verödung gebracht werden. Bei größeren Gängen gelingt dies meist nicht, sie müssen exstirpiert werden. Der Eingriff hat aber nur dann Erfolg, wenn wirklich der ganze Gang bis an die Stelle seiner Einmündung in die Harnröhre bzw. bis an sein blindes Ende entfernt wird. Geschieht das nicht, so bilden sich von dem zentralen Stumpf aus immer wieder kleine, durch Retention entzündlicher Produkte wachsende Abszeßchen, die dann nach außen, oder auch nach der Harnröhre zu durchbrechen. Es empfiehlt sich zur Exstirpation dieser meist an der Beugeseite des Penis gelegenen Gänge vorher ein filiformes Bougie einzuführen und dann nach Umschneidung der äußeren Mündung den Schleimhautkanal unter sorgfältigster Präparation (zweckmäßig unter Zuhilfenahme einer Lupe) aus seiner Umgebung unter Leitung des eingeführten Bougies zu exzidieren. Ein filiformes Bougie hat gegenüber einer starren spitzen Sonde den Vorteil, daß man damit den Gang nicht an irgendeiner Stelle perforiert und so bei der Operation irregeleitet wird. Führt man kein Leitbougie ein, so durchschneidet man sehr leicht, eigentlich mit Sicherheit, den oft gewundenen Gang und ist dann in der Regel nicht mehr imstande, das zentrale Ende wieder aufzufinden. Läßt die Enge des Ganges die Einführung eines filiformen Bougies nicht zu, so erleichtert die Injektion einer Farbstofflösung die Operation. Die Injektion einer Kontrastlösung (Umbrenal, Uroselektan usw.) zum Zwecke der Röntgendarstellung ist sehr vorteilhaft, da sie bei solchen Gängen, die nicht sondiert werden können, in anschaulicher Weise über Verlauf und Ausdehnung des Ganges orientiert.

Die Exstirpation tiefliegender Gänge kann infolge der Beziehung zu den Corpora cavernosa eine sehr subtile Operation werden, da eine Verletzung der Corpora cavernosa bei mangelhafter Vorsicht und Technik zu einer die Übersicht des Operationsfeldes stark beeinträchtigenden Blutung führt. Das Resultat ist dann in der Regel ein Rezidiv. Dort, wo der paraurethrale bzw. akzessorische Gang in die Harnröhre mündet, wird die Harnröhrenmündung durch einige quere, das paraurethrale Gewebe fassende Katgutnähte so exakt geschlossen, daß keine blindsackartige Ausstülpung der Harnröhrenwand (Gefahr der Divertikelbildung) entsteht. Der übrige Wundkanal wird durch feinste Katgutnähte gerafft und die Haut mit einigen Seidennähten darüber geschlossen.

Auf das Vorhandensein einer angeborenen Phimose sollte bei jedem männlichen Neugeborenen von der Hebamme bzw. dem Arzt geachtet werden, da Phimosen stärkeren Grades häufig Entleerungsstörungen machen und sich so in ähnlich ungünstiger Weise auswirken, wie Harnröhrenstrikturen und andere Entleerungshindernisse, nur mit dem Unterschied, daß der ungünstige Einfluß der angeborenen Phimose sich an den zarten Organen des Säuglings wesentlich schneller und intensiver auswirkt als beim Erwachsenen.

Die Phimose des Neugeborenen ist so gut wie immer durch unblutige Dehnung zu beheben, während in späteren Jahren eine blutige Erweiterung der Vorhautöffnung oft nicht mehr zu umgehen ist. Zur unblutigen Dehnung genügt es im allgemeinen, die Vorhaut über die Eichel zurückzuziehen; wenn dabei kleine Einrisse eintreten, so ist deswegen die Dehnbehandlung, die eine Zeitlang täglich vorgenommen werden muß, nicht auszusetzen. Bei etwas älteren Kindern bis herauf zum 4.—5. Lebensjahr gelingt die notwendige Erweiterung der Vorhautsacköffnung meist auch noch unblutig. Man führt zur diesem Zweck eine Gefäßklemme oder ein ähnliches Instrument in geschlossenem Zustand in den Vorhautsack ein, öffnet nun das Instrument und dehnt so allmählich die Phimose. Diese Dilatation muß in Abständen von 2—3 Tagen einige Male wiederholt werden, und die Mutter bzw. die Pflegerin wird angewiesen, außerdem die Vorhaut täglich mehrere Male über die Eichel zurückzuziehen; dabei muß man insofern auf eine verständige Mutter bzw. Pflegerin rechnen können, als gelegentlich einmal die zurückgezogene Vorhaut nicht wieder vorzubringen ist, und so ein Zustand von Paraphimose hervorgerufen wird, der dann möglichst schnell Beseitigung erheischt.

Diese Art der Paraphimose, aber auch die der Erwachsenen, die meist entzündlich bedingt ist, läßt sich in der Regel bei genügend langer Kompression der durch den einschnürenden Ring geschwollenen, gestauten und ödemisierten Eichel auch unblutig beheben. Das wesentliche ist die Beseitigung des Stauungsödems an dem abgeschnürten Penisteil, was man im allgemeinen manuell, sonst aber auch durch kurzfristige (5 Minuten) Einwickelung mit einer schmalen Gummibinde erreicht. Es gelingt dann in der Regel, die Eichel wieder durch den schnürenden Ring zu reponieren und so die Vorhaut nach vorn zu bringen. Kommt man so nicht zum Ziel, so bleibt nur die Möglichkeit, die Reposition der Vorhaut nach vorheriger Inzision des einschnürenden Ringes zu bewerkstelligen. Unnachgiebige derbe Phimosen bedürfen ebenfalls der operativen Behandlung, am besten der Circumcision oder einer ihrer Modifikationen.

**Lageanomalien der Hoden.** Unter der außerordentlich großen Zahl der Lageanomalien der Hoden spielt der unvollständige Descensus der Hoden in seinen verschiedenen Abstufungen (Bauchhoden, Leistenhoden) praktisch die größte Rolle.

Der Bauchhoden macht in der Regel keine Beschwerden, außer bei entzündlichen Vorgängen und maligner Entartung, wo die Exstirpation des Hodens zu erfolgen hat; sonst bedarf der Bauchhoden im allgemeinen an sich keiner Behandlung. Die so oft erörterte Gefahr der malignen Entartung spielt beim Bauchhoden eine untergeordnete Rolle, und da eine operative Verlagerung des Bauchhodens in den Hodensack in der Regel technisch nicht möglich ist, so ist es das beste, den Bauchhoden dort zu lassen, wo er ist.

Beim Leistenhoden liegen die Verhältnisse wesentlich anders. Einmal ist der Leistenhoden häufig verbunden mit einer Hernie, so daß schon dieserhalb eine Operation erforderlich ist, sodann besteht hier in der Tat die Gefahr einer malignen Entartung, vielleicht infolge der dauernden Traumen, denen der Leistenhoden ausgesetzt ist. Die Indikation einer Lageveränderung ist daher hier sehr viel mehr vorhanden, als beim Bauchhoden, zumal hier auch fast immer die technische Möglichkeit besteht, den Hoden in das Skrotum herunter zu holen. Ob man die Verlagerung möglichst früh vornehmen soll oder erst, wenn die Kinder etwas älter geworden sind, wird verschieden beurteilt. Dabei ist zu berücksichtigen, daß Leistenhoden, wenigstens noch im Laufe des ersten Jahres, spontan weiter herunter steigen können und daß man diesen Prozeß, soweit der Hoden von außen greifbar ist, durch manuelle Traktionen unterstützen kann. Andererseits nimmt man aber auch an, daß der Hoden, in das Skrotum heruntergeholt, sich hier anatomisch und funktionell besser entwickelt als im Leistenkanal. Absolut bewiesen ist diese Anschauung nicht, da man im gegebenen Falle ja nie die Entwicklung des unbehandelten Leistenhodens zum Vergleich heranziehen kann. Persönlich glaube ich, daß man sich hinsichtlich der funktionellen Entwicklung auch bei operativer Lagekorrektur keine großen Hoffnungen machen darf, aber schon der psychische Effekt der vollzogenen Korrektur rechtfertigt den Eingriff.

Es empfiehlt sich im allgemeinen, mit dem Eingriff bis zum 3., 4. Jahre zu warten. Ob es sich im gegebenen Falle lohnt, den Leistenhoden in seine normale Lage zu bringen, ist häufig erst nach Freilegung des Hodens zu entscheiden; bei hochgradiger Atrophie, die keine Hoffnung auf Weiterentwicklung und insbesondere Funktion (sekretorische, sowie innersekretorische) erwarten läßt, kann man sich fragen, ob es nicht richtiger ist, das rudimentäre, zwecklose Organ zu exstirpieren, vorausgesetzt, daß auf der anderen Seite ein wenigstens äußerlich normaler Hoden vorhanden ist. Eine Exstirpation des Leistenhodens kommt unter diesen Umständen besonders dann in Betracht, wenn der Versuch der Orchidopexie sich als technisch undurchführbar erweist. Es ist dann sicher richtiger, den hypoplastischen Hoden zu exstirpieren, als ihn in die Bauchhöhle zurückzuverlagern. Von dieser Möglichkeit sollte man im allgemeinen nur dann Gebrauch machen, wenn es sich um einen doppelseitigen Leistenhoden handelt und die Orchidopexie auf beiden Seiten mißlingt.

Bei Zurückverlagerung eines Leistenhodens in den Bauchraum ist es ratsam, das Vas deferens unter Schonung der den Hoden ernährenden Gefäße zu durchtrennen, bzw. ein Stück zu resezieren, um so einer späteren entzündlichen Erkrankung (z. B. im Anschluß an eine Gonorrhoe) vorzubeugen. Die so bedingte einseitige Sterilisierung fällt nicht ins Gewicht, da bei derartigen Hoden eine Spermatogenese praktisch sowieso nicht in Frage kommt und die innersekretorische Komponente der Hodenfunktion, soweit überhaupt vorhanden, nicht geschädigt wird. Auf eine sorgfältige Schonung der Gefäße ist aber mit Rücksicht auf den sonst bestimmt eintretenden Ausfall auch der inneren Hodensekretion zu achten.

Von den operativen Verfahren zum Zwecke der Orchidopexie sind jene zu bevorzugen, die nach Mobilisation des Hodens den Hoden durch die Skrotalhaut hindurch für einige Zeit am Oberschenkel fixieren.

## Störungen der Harnentleerung (Ursachen und Folgezustände).

### Entleerungsstörungen in den oberen Harnwegen.

Bei chronischen Entleerungshindernissen in den oberen Harnwegen (Nierenbecken und Ureter), die in ihren schwersten Graden zur Hydronephrose und so zum völligen Untergang der Nierenfunktion führen, kann man die notwendige und zweckmäßige Behandlung nur von Fall zu Fall entscheiden. Eine sorgfältige Klärung der Harnstauungsursache ist Vorbedingung für eine erfolgreiche konservative oder operative Behandlung. Je nach den Umständen besteht die kausale Therapie in Entfernung eines den Abfluß verlegenden Uretersteines, in der Beseitigung einer Ureterstriktur, Ureterkompression, oder Knickung, sei es infolge akzessorischer Gefäße, sei es durch periureterale Verwachsungen in Verbindung mit Nierensenkung usw. Es sollen hier nicht alle zur Harnstauung in den oberen Harnwegen gelegentlich Veranlassung gebenden Momente angeführt werden (vgl. S. 35), nur sei auch hier darauf hingewiesen, daß es hochgradige Nierenbecken- und Harnleiterdilatationen gibt, bei denen ein mechanisches Abflußhindernis nicht nachgewiesen werden kann, und wo die Harnstauung Folge einer dynamischen Entleerungsstörung (Atonie des Harnleiters usw.) ist. In der Bewertung mechanischer Momente als ursächlicher Faktoren der Harnstauung muß man sehr vorsichtig sein, das gilt insbesondere beim Vorhandensein akzessorischer Gefäße (vgl. S. 41) und bei Wander- bzw. Senknieren (vgl. S. 40). Sicherlich sind derartige Veränderungen häufig nicht die primäre Ursache, so daß auch mit Beseitigung dieser Veränderungen eine Besserung der Harnentleerung nicht eintritt.

An konservativen Behandlungsmitteln ist die Sondierung der Harnleiter bzw. der Ureterenkatheterismus zu nennen. In allen Fällen, in denen es gelingt, den Katheter an dem Hindernis vorbei bis in den Bereich der Harnstauung vorzuführen, kann man vorübergehend den Zustand beheben. Es ist recht zweckmäßig, den Ureterenkatheter in solchen Fällen einige Zeit liegen zu lassen, man verschafft auf diese Weise der Niere die Möglichkeit, sich temporär wieder zu erholen. Einen Dauererfolg kann man begreiflicherweise durch diese Behandlung nicht erzielen, außer dort, wo Strikturen des Harnleiters die Ursache der Harnstauung sind. Diese Fälle sind häufig, ähnlich wie die Harnröhrenstrikturen, durch allmähliche Erweiterung mit Ureterenkathetern bzw. Sonden von steigender Dicke so zu dehnen, daß der Harnabfluß für längere Zeit oder auch für dauernd ungestört vonstatten geht. Diese Behandlung der Harnleiterstrikturen durch allmähliche Dilatation bzw. Einlegen eines Verweilkatheters ist aber auch nur in jenen Fällen möglich, wo es gelingt, einen, wenn auch noch so dünnen Katheter an dem Hindernis vorbeizuführen. Alle Versuche, andere Methoden, wie sie bei der Behandlung der Harnröhrenstrikturen (Elektrolyse, Diathermie, Urethrotomia interna usw.) möglich sind, auch bei den Harnleiterstrikturen anzuwenden, sind wegen der Gefährlichkeit dieser unkontrollierbaren Eingriffe zu verwerfen.

Die operativen konservativen Behandlungsmöglichkeiten bestehen, abgesehen von einigen Besonderheiten (Durchtrennung eines akzessorischen Gefäßes, Nephropexie bei Senknieren mit ausgesprochener Ureterknickung, Beseitigung einer cystischen Erweiterung der vesikalen Harnleitermündung auf endovesikalem oder transvesikalem Wege usw.), im wesentlichen in plastischen Operationen am Nierenbecken, Nierenbeckenausgang oder Ureter (Raffung des Nierenbeckens, Neueinpflanzung des Harnleiters am tiefsten Punkt des Nierenbeckens, Anastomose zwischen dem erweiterten Nierenbecken und Harnleiter, Längsspaltung einer stenosierenden Harnleiterpartie mit querer Vernähung, Resektion einer Ureterstriktur mit zirkulärer Nahtvereinigung der Stümpfe usw.). Diese Eingriffe müssen alle extraperitoneal ausgeführt werden, da man der Ureter- bzw. Nierenbeckennaht nie absolut trauen kann, und weil beim Undichtwerden der Naht die Gefahr der Urinentleerung in die Bauchhöhle und der sich daran anschließenden Intoxikation und Peritonitis besteht.

Auf die Technik dieser plastischen Operationen, die im übrigen nur bei aseptischen Harnwegen in Frage kommen, soll nicht eingegangen werden. Im allgemeinen kommt bei diesen Operationen, soweit sie sich am Ureter selbst abspielen, nicht sehr viel heraus, da sich häufig an der Stelle der Operation sekundär eine narbige Striktur entwickelt, die nun ihrerseits zum Entleerungshindernis wird, ganz abgesehen davon, daß eventuell auch die peristaltischen Kräfte an der Stelle der Operation (Resektionsstelle) haltmachen, so daß dann ein dynamisches Entleerungshindernis besteht.

Bei Hindernissen im untersten Harnleiterabschnitt ist es im allgemeinen zweckmäßiger, statt einer plastischen Operation den Ureter möglichst dicht oberhalb des Hindernisses zu durchtrennen und neu in die Blase einzupflanzen. Bei sehr starker Erweiterung des Nierenbeckens und tiefstehender Niere hat man gelegentlich auch schon einmal mit Erfolg das Nierenbecken direkt mit der Harnblase anastomosiert. Begreiflicherweise wird man derartige Operationen, die im übrigen an sich technisch keine besonderen Schwierigkeiten bieten, überhaupt nur ausführen, wenn eine Nephrektomie im gegebenen Falle entweder nicht berechtigt oder aber nicht möglich ist (doppelseitige Erkrankung, Solitärniere). Gelegentlich wird man in besonders ernsten Fällen der in Aussicht genommenen plastischen Operation die Anlegung einer Nierenfistel vorausschicken, ein Behelf, auf den man sich bei doppelseitiger Erkrankung sowie bei hydronephrotischer Entartung einer Solitärniere eventuell beschränken muß.

Wenn man im allgemeinen auch bestrebt sein wird, mit konservativen, die Entleerungsverhältnisse bessernden Eingriffen auszukommen und nach Möglichkeit versuchen wird, die Niere zu erhalten, so darf man in dieser Forderung aber auch nicht zu weit gehen. Ob die Erhaltung der Niere noch möglich ist, bzw. Zweck hat, hängt begreiflicherweise von ihrem Funktionszustand ab. Außer den bekannten üblichen Funktionsprüfungen (Chromocystoskopie, Ureterenkatheterismus usw., vgl. S. 166) sind wir heute durch die Methode der intravenösen Urographie (S. 192) in der Lage, die Funktion jeder einzelnen Niere und gleichzeitig die besonderen anatomischen Verhältnisse (Dilatation, Grad der Entleerungsstörungen usw.) in physiologisch wahrheitsgetreuer Weise beurteilen zu können. Ist die Nierenfunktion auf Grund dieser Prüfungen als minderwertig zu betrachten, so braucht deshalb die Entfernung der Niere doch noch nicht indiziert zu sein, da man die Erfahrung gemacht hat, daß sich die Nierenfunktion, wenn das Abflußhindernis beseitigt worden ist, weitgehend wieder erholen kann. Daß bei großen Nierensäcken eine konservative Behandlung zwecklos ist, versteht sich andererseits von selbst.

Fast noch wichtiger für die Entscheidung: konservative Behandlung oder Nephrektomie ist die Frage, ob nach Beseitigung des Entleerungshindernisses der Harnabfluß tatsächlich besser wird. Dabei ist zu bedenken, daß, wenn eine Harnstauung infolge irgendwelcher mechanischer Ursachen längere Zeit bestanden und zu einer erheblichen Dilatation von Harnleiter und Nierenbecken geführt hat, selbst bei Behebung der mechanischen Hindernisse (z. B. Entfernung eines Steines bzw. einer Striktur usw.) die Entleerungsverhältnisse doch nicht wesentlich besser werden, weil nun dynamische Entleerungsstörungen (Schädigung der austreibenden Kräfte infolge der hochgradigen Dehnung) fortbestehen, und daß infolgedessen auch die Entwicklung der hydronephrotischen Nierendegeneration oft nicht aufgehalten wird. Die Entscheidung, ob im gegebenen Falle die Harnleiter- und Nierenbeckendilatation einer Rückbildung fähig ist, mit anderen Worten, ob die dynamischen Entleerungskräfte sich in ausreichendem Maße wieder einstellen werden, ist oft sehr schwer zu treffen. Wenn neben der Harnstauung auch eine Infektion mitspielt, so sind die Aussichten für eine Wiederherstellung sowohl der Nierenfunktion, als auch der Ureter- und Nierenbeckenperistaltik sehr viel ungünstiger, so daß die Anwesenheit einer Infektion im allgemeinen ein radikaleres Vorgehen rechtfertigt.

Wo der Grad der bereits eingetretenen Nierenschädigung, sowie die offensichtliche Aussichtslosigkeit, die Entleerungsstörungen durch einen konservativen Eingriff ausreichend wiederherzustellen, die Entfernung der Niere als erlaubt bzw. notwendig erscheinen lassen, ist die Nephrektomie, vorausgesetzt, daß der Zustand der zweiten Niere diesen Eingriff gestattet, das kürzeste und schonendste Verfahren für den Kranken. Beruht die Entleerungsstörung in der Hauptsache auf einer Harnleiteratonie, so soll man besonders in den Fällen, in denen gleichzeitig eine Infektion bestand, außer der Niere auch den Ureter möglichst weit blasenwärts mit entfernen, da erfahrungsgemäß in solchen atonischen Harnleiterstümpfen die Infektion häufig nicht zur Ausheilung kommt, und dann unter Umständen später infolge eines Harnleiterstumpfempyems eine nochmalige Operation erforderlich werden kann.

Der Entwicklung ein- oder doppelseitiger Hydronephrosen, denen eine Insuffizienz der vesikalen Harnleiterostien zugrunde liegt, steht man recht machtlos gegenüber. Gegen die ständige Rückstauung des Harns in die Ureteren und Nierenbecken hilft nur die Anlegung einer Blasenfistel, wodurch eine dauernde Entlastung der Harnwege ermöglicht und vor allem die ungünstige, bei der spontanen Miktion auftretende intravesikale Drucksteigerung ausgeschaltet wird. Da die vesikale Harnleitermündung keinen eigenen muskulären Verschlußapparat besitzt, der Abschluß des Harnleiters vielmehr normalerweise durch die Blasenmuskulatur erfolgt, so kommt in Fällen von vesico-renalem Reflux (als Ausdruck einer Insuffizienz der Blasenmuskulatur in der Gegend der Uretermündung) eventuell auch die Neueinpflanzung des Ureters an eine andere Stelle der Blase in Frage.

## Entleerungsstörungen in der Blase bzw. am Blasenausgang.

Die chronische Harnretention in der Blase ist ein Krankheitssymptom, dem sehr verschiedene Ursachen zugrunde liegen können. Die häufigsten Ursachen sind Prostatahypertrophie, Sklerose des Blasenhalses (Prostatismus), Blasendivertikel oder neurologische Störungen der Blasenfunktion usw. (vgl. S. 36). Der Grad der Harnstauung wird im allgemeinen durch Katheterismus der Blase festzustellen sein; es ist selbstverständlich, daß man nur die Harnmengen als Restmengen ansprechen darf, die in der Blase gefunden werden, wenn der Kranke unmittelbar vorher uriniert hat. Neuerdings ist man durch die Einführung der intravenösen Kontrastdarstellung der Harnwege in der Lage, auch ohne Katheterismus, wenigstens schätzungsweise, ein Urteil über den Grad der Entleerungsbehinderung bzw. die Restharnmengen zu gewinnen, wenn man die kontrastgefüllte Blase einmal vor der Miktion röntgt und dann eine zweite Aufnahme unmittelbar nach der spontanen Entleerung anfertigt. Diese Möglichkeit, röntgenologisch den Grad der Entleerungsstörung der Blase beurteilen zu können, ist nicht zu unterschätzen; praktisch kommt sie vor allem dann in Betracht, wenn der Katheterismus der Blase wegen Harnröhrenstrikturen usw. nicht möglich ist und ferner bei aseptischen Retentionen, wo jeder Katheterismus die Gefahr der artefiziellen Infektion und damit der Verschlechterung des Zustandes in sich birgt. Bei Wiederholung der Untersuchung in bestimmten Abständen kann man sich durch Vergleich der Bilder ein Urteil über eine eventuell eingetretene Besserung oder Verschlechterung der Harnretention bilden.

Für eine erfolgreiche Behandlung der chronischen Harnstauung ist natürlich eine genaue Feststellung der vorliegenden Ursache Voraussetzung. Da man der chronischen Retention bei der sogenannten Prostatahypertrophie weitaus am häufigsten begegnet, so sei auf die Behandlung dieses Leidens etwas näher eingegangen.

Vor allem ist zu berücksichtigen, daß die Erkrankung und damit der Grad der Harnstauung einen ständig progressiven Charakter besitzt, wobei die Schnelligkeit, mit der die Restmengen zunehmen, in den einzelnen Fällen allerdings sehr verschieden ist. Abgesehen von dem, im Laufe der Zeit, häufigen Eintritt einer kompletten Harnverhaltung, wird das Krankheitsbild oft auch noch durch Stein- bzw. Divertikelbildung und vor allen Dingen durch das Hinzutreten einer Harninfektion kompliziert. Die Infektion ist als besonders ungünstig zu bewerten, da sie die Gefahr der an sich schon durch die Harnstauung drohenden Niereninsuffizienz wesentlich vermehrt. Die Mehrzahl der nicht, bzw. nicht frühzeitig genug behandelten Prostatiker geht an Urämie bzw. Urosepsis zugrunde.

Es ist keine Frage, daß eine große Zahl der Prostatiker bei kunstgerechter Katheterbehandlung lange Jahre ohne besondere Beschwerden leben kann. Diese Patienten befinden sich aber immer in einem gewissen Gefahrzustand, und man darf auch nicht verkennen, daß die Katheterbehandlung einmal sehr langwierig ist, den Patienten ständig an den Arzt fesselt, und daß eine kunstgerechte Katheterbehandlung auch nicht von jedem Praktiker durchgeführt werden kann. Ein einmal gemachter therapeutischer Fehler ist meist nicht wieder gut zu machen und entscheidet nur zu oft das Schicksal der Kranken in ungünstigem Sinne.

Wenn auch nicht verkannt werden soll, daß einzelne Fälle bei rein konservativer Behandlung einen günstigen Weiterverlauf nehmen, so bleibt die Katheterbehandlung doch immer nur eine symptomatische, durch die jedenfalls keine definitive Heilung zu erzielen ist. Bei der Beratung derartiger Kranken im Frühstadium der Prostatahypertrophie ist auch zu berücksichtigen, daß sich in den meisten Fällen während der, bzw. durch die Katheterbehandlung über kurz oder lang eine Harninfektion einstellt, und daß die Katheterbehandlung gar nicht so selten durch Auftreten von Blutungen, heftigen Schmerzen und Schüttelfrösten im Anschluß an den Katheterismus auf die Dauer undurchführbar wird, so daß man sich dann doch genötigt sieht, auf andere Behandlungsmöglichkeiten zurückzugreifen.

Eine wirkliche Heilung des Leidens ist nur auf operativem Wege (Enukleation der hypertrophischen periurethralen Adenome) möglich. Alle anderen Behandlungmethoden, so die Röntgenbestrahlung, die Unterbindung der Vasa deferentia und endlich auch die neuerdings empfohlene Injektionsbehandlung der Prostatahypertrophie können gelegentlich (in den ersten Stadien des Leidens) die Weiterentwicklung der Entleerungsstörung eine zeitlang aufhalten, auch einmal vorübergehend bessern, ein Dauererfolg ist damit jedoch nicht zu erzielen. Von der Massage der hypertrophischen Prostata ist gar nichts zu erwarten, man sieht sogar gelegentlich, daß sich im Anschluß an die Massage die Blasenentleerung auffällig verschlechtert. Die Beratung eines Prostatikers im Frühstadium sollte im allgemeinen darauf hinauslaufen, dem Patienten die Operation zu empfehlen, vorausgesetzt, daß der Allgemeinzustand des Kranken diesen Eingriff gestattet.

Die Indikation zu einem möglichst frühzeitigen Eingriff ergibt sich schon aus dem Umstand, daß die Retention mit ihren Schädigungen für Blase, Nieren und Gesamtorganismus ständig zunimmt, und daß natürlich im gleichen Maße das Risiko des Eingriffes wächst. Es ist daher nur folgerichtig und im Interesse der Kranken, möglichst früh zur Operation zu raten, und nicht erst zu warten, bis Blase und Nieren unter der chronischen Harnstauung wesentlich in ihrer Funktion gelitten haben, oder bis eines Tages eine komplette Harnsperre oder sonstige Komplikationen das Nutzlose der bisherigen Maßnahmen erweisen. Je jünger die Kranken mit prostatischen Störungen sind, um so energischer soll man für die Operation eintreten.

Die Empfehlung der Frühoperation, die neben dem Vorzug geringer Mortalität natürlich auch die besten Dauererfolge aufzuweisen hat, findet begreiflicherweise bei den Kranken meist wenig Verständnis, da diese die Notwendigkeit einer Operation in diesen Frühstadien, wo sie subjektiv noch wenig Beschwerden haben, nicht leicht anerkennen können. Man mache sich aber klar, daß, wenn man die günstige Zeit für die Operation verpaßt, das Indikationsproblem dann später nicht mehr lautet: Soll man operieren?, sondern: Kann man noch operieren? Es ist natürlich unsinnig, einem Patienten erst dann zur Operation zu raten, wenn infolge weitgehender Schädigung des Gesamtorganismus durch die chronische Harnstauung und Infektion der Ausgang des Eingriffes zweifelhaft ist, und wo, auch wenn die Operation an sich überstanden wird, das funktionelle Resultat infolge allzu ausgedehnter anatomischer Veränderungen an Blase, Nierenbecken und Nieren unbefriedigend bleiben muß.

Ob man die Enukleation der hypertrophischen Adenome transvesikal, perineal, ischiorektal oder durch eine der Modifikationen dieser Zugangswege vornimmt, ist im allgemeinen von untergeordneter Bedeutung. Durchweg ist es so, daß die Methode, die der betreffende Operateur beherrscht, ausschlaggebend ist. Man sollte meiner Meinung nach aber doch einen Unterschied machen, je nachdem es sich im gegebenen Falle um eine subvesikale oder endovesikale Form der Prostatahypertrophie handelt. Bei der subvesikalen Form halte ich den Weg von unten, insbesondere den ischiorektalen, für den zweckmäßigeren, bei ausgesprochen endovesikaler Form ist der transvesikale Weg vorzuziehen. Jeder Prostatektomie sollte eine cystoskopische Kontrolle der Blase vorausgehen, damit Komplikationen, wie Blasensteine, Divertikel der Blase usw. vorher erkannt werden; bei diesen Komplikationen ist der transvesikale Weg ebenfalls zu bevorzugen.

Wird die vorgeschlagene Operation vom Kranken abgelehnt, oder kann der Eingriff dem Patienten nicht mehr zugemutet werden (vgl. die Ausführung über die funktionelle Nierenuntersuchung), so kommt als symptomatische Therapie in erster Linie die Katheterbehandlung in Betracht, um durch eine regelmäßige Entleerung und Spülung der Blase der sonst nicht ausbleibenden Niereninsuffizienz nach Möglichkeit vorzubeugen. Für diese Fälle ist es sehr zu empfehlen, die Vasa deferentia beiderseits zu unterbinden bzw. zu resezieren, weniger deshalb, weil dieser Eingriff gelegentlich, besonders in Frühfällen, einen nicht zu verkennenden, wenn auch nur vorübergehenden günstigen Einfluß auf die Harnentleerung ausübt, sondern hauptsächlich, um auf diese Weise von vornherein der bei einer längeren Katheterbehandlung meist nicht ausbleibenden, bisweilen rezidivierend auftretenden Nebenhodenentzündung vorzubeugen.

Ein großer Teil jener Kranken, die bei Übernahme der Behandlung infolge bereits eingetretener latenter Niereninsuffizienz in diesem Zustand nicht mehr operationsfähig sind, können durch eine regelmäßige Katheterbehandlung (eventuell Dauerkatheter) besser noch durch Anlegen einer temporären suprapubischen Blasenfistel wieder in einen operationsfähigen Zustand gebracht werden (siehe weiter unten).

Handelt es sich um eine aseptische Retention, so ist beim Katheterismus ganz besondere Vorsicht hinsichtlich der Asepsis am Platze, da Harnblasen, die sich nicht vollständig entleeren, besonders leicht infiziert werden. Wie oft man katheterisieren muß, richtet sich nach der Menge des Restharns. Bei aseptischen Retentionen von etwa 50—80 ccm genügt ein 2—3-maliger Katheterismus im Monat. Bei größeren aseptischen Restmengen von etwa 150—200 ccm wird, wenn die Blase mit der Zeit nicht überlastet werden soll, die Katheterentleerung schon 3—4mal in der Woche erforderlich, darüber hinaus ist täglicher, eventuell täglich mehrmaliger Katheterismus erforderlich. Bei infiziertem Restharn ist, auch wenn es sich nur um Mengen von 50—100 ccm handelt, bereits ein täglicher Katheterismus mit anschließender Blasenspülung notwendig. Nimmt der infizierte Restharn weiter zu, so ist auch hier täglich eine mehrmalige Entleerung und Spülung der Blase, eventuell auch für einige Zeit ein Verweilkatheter am Platze. Intelligenten Patienten oder deren Angehörigen, die der Technik des Katheterismus und der Bedeutung der Asepsis (Sterilisation und Aufbewahrung der Katheter) Verständnis entgegenbringen, kann man den Katheterismus und die anschließende Blasenspülung nach entsprechender Anleitung selbst überlassen.

Von der Behandlung der kompletten Harnverhaltung war schon bei der Erörterung der dringlichen Fälle die Rede (vgl. S. 217). Die weitere Behandlung dieser Kranken hängt davon ab, ob sie nach dem Katheterismus bzw. der Blasenpunktion wieder imstande sind, spontan zu urinieren und wie groß der bleibende Restharn ist. Ging der kompletten Harnverhaltung, wie es bei der Prostatahypertrophie ja regelmäßig der Fall ist, ein längeres Stadium chronischer Retention voraus, so beträgt der Restharn, auch wenn die Entleerung bis zu einem gewissen Grade spontan wieder in Gang kommt, meist mehrere 100 ccm. Eine sofortige völlige, insbesondere plötzliche Entleerung der Blase ist, worauf schon bei der Besprechung der dringlichen Fälle hingewiesen wurde, unter diesen Umständen sehr gefährlich (Blasenblutungen, akuter Kollaps, Anurie); solche stark überdehnten Blasen dürfen nur ganz allmählich entlastet werden, indem man Tag für Tag etwas mehr ablaufen läßt, bis man auf diese Weise, je nach der Menge des Restharns, vielleicht erst nach 8—10 Tagen dazu gelangt, eine anfangs 5 und mehr Liter fassende Blase ganz zu entleeren. Schonend und einfach ist die Entleerung, wenn man einen Verweilkatheter einlegt und diesen durch eine Klemmschraube soweit drosselt, daß der Abfluß in mäßig schneller

Tropfenfolge vor sich geht. Hatte die Nierenfunktion durch die chronische Harnstauung bereits erheblich gelitten (vgl. Nierenfunktionsprüfung), so empfiehlt es sich nun, nachdem man die Blase schrittweise entleert hat, für einige Zeit einen Verweilkatheter einzulegen. Durch die Ausschaltung der Blase gibt man der Blasenmuskulatur und den Nieren Gelegenheit, sich von der durch die chronische Harnstauung erlittenen Schädigung nach Möglichkeit wieder zu erholen.

Als Verweilkatheter sollte immer nur ein Gummikatheter Verwendung finden. Um die richtige Lage des Katheters zu ermitteln, läßt man den Harn aus der Blase auslaufen und zieht, wenn nichts mehr abtropft, den Katheter zentimeterweise wieder heraus, bis auch bei diesem Manöver das Tropfen aufhört, oder bis sich einige Luftblasen entleeren, was ein sicheres Zeichen dafür ist, daß die Blase, soweit das überhaupt durch einen Katheter möglich ist, entleert wurde, und daß der in dieser Lage befestigte Katheter eine möglichst vollständige Entleerung der Blase gewährleistet. Zum Verschluß der äußeren Katheteröffnung dienen Kautschukstöpsel, die der Patient durchschnittlich etwa alle 2 Stunden abnehmen soll, um den Harn, der sich inzwischen in der Blase angesammelt hat, zu entleeren. Auch bei zu Bett liegenden Kranken sollte der Verweilkatheter immer zugestöpselt sein, weil sonst durch den Luftzutritt eine Alkalisierung und Zersetzung des Urins in der Blase eintritt, die schnell zur Inkrustation des Katheters führt. Anfangs soll man Patienten mit Verweilkatheter einige Tage im Bett liegen lassen; wenn der Verweilkatheter längere Zeit getragen werden muß, dürfen sie nach einiger Zeit aufstehen, sollten aber auch dann nicht viel herum laufen oder sich bewegen, da sonst der Katheter schlecht vertragen wird.

Manche Kranke vertragen den Verweilkatheter anfangs sehr schlecht und klagen über heftige krampfhafte Reizzustände im Bereich der hinteren Harnröhre oder in der Damm- und Mastdarmgegend. In der Regel gehen diese Beschwerden nach einiger Zeit von selbst zurück, wenn erforderlich, kann man sie durch Mastdarmzäpfchen (Opii pulv. 0,02—0,05; Ol. cacao 2,0; M. f. suppos. D. tal. Dos. Nr. VI) mildern. Bei liegendem Verweilkatheter ist die Blase täglich mindestens zweimal zu spülen. Dabei hat man sich immer zu überzeugen, ob der Katheter gut durchgängig ist und die Spülflüssigkeit wieder ganz abläuft; ein verstopfter oder schlecht liegender Verweilkatheter nützt nicht nur nichts, sondern schadet nur. Im Laufe der Zeit inkrustiert der Verweilkatheter und wird dann immer undurchgängiger, das gleiche gilt auch für den Fistelschlauch bei suprapubischer Blasenfistel. Durch den ständigen Luftzutritt zur Blase wird, wie schon gesagt, der in der Blase befindliche Harn alkalisch, wodurch die Inkrustation des Katheters begünstigt wird. Es ist daher sehr zweckmäßig, bei Patienten mit Verweilkatheter bzw. Blasenfisteln, die Blase statt mit den üblichen Harndesinfizientien mit verdünnten Salzsäurelösungen zu spülen und gleichzeitig durch entsprechende Diät und Medikation (siehe S. 254) für eine saure Reaktion des Harns zu sorgen. Der Verweilkatheter muß in der Regel nach 8—10 Tagen wegen der sogenannten Katheterurethritis, die er verursacht, gewechselt werden. Bevor man einen neuen Katheter einlegt, ist die Harnröhre mit einer leicht desinfizierenden Lösung (Kalii hypermang. 0,05 : 100, Rivanol $^1/_2{}^0/_{00}$ ig usw.) zu spülen.

Wurde die Blase durch Verweilkatheter eine Zeitlang ausgeschaltet, so erholt sich die Blasenmuskulatur in der Regel wieder, und man probiert daher nach einiger Zeit (2—4 Wochen), ob die spontane Miktion nun wieder möglich ist. Ist das der Fall, so kann man dem Patienten den Verweilkatheter ersparen, muß aber, je nach dem Grad des zurückbleibenden Restharns, regelmäßig katheterisieren. Wird der Verweilkatheter aus irgendeinem Grunde gar nicht vertragen, und kann der Kranke spontan nicht mehr urinieren, so hat man zwischen zwei Möglichkeiten zu wählen, entweder täglicher 3—4maliger Katheterismus mit anschließender Blasenspülung oder Anlegen einer suprapubischen Blasenfistel mit Verschluß durch eine sogenannte Fistelbandage.

Die Blasenfistel ist ernsthaft zu erwägen, wenn der Katheterismus jedesmal Schwierigkeiten macht, wenn es leicht blutet, die Prozedur dem Patienten erhebliche Schmerzen verursacht, oder wenn der Arzt nur schwer zu erreichen ist. Die Blasenfistel ist sowohl hinsichtlich der Entlastung der Harnwege als auch zur Besserung der Harninfektion wirksamer und zuverlässiger als der Verweilkatheter. Durch die Blasenfistel werden noch eine ganze Reihe von anfänglich inoperablen Patienten im Laufe kürzerer oder längerer Zeit in einen Zustand gebracht, in dem die Prostatektomie kein nennenswertes Risiko mehr bedeutet. Die Besserung des Allgemeinbefindens, insbesondere der Niereninsuffizienz durch die temporäre Blasenfistel geht manchmal schnell, manchmal auch nur langsam vonstatten. Im allgemeinen kann man annehmen, daß nach Ablauf von mehreren Monaten eine wesentliche Besserung der Nierenleistung und Hand in Hand damit eine Hebung des Allgemeinzustandes eingetreten ist; ist die Besserung selbst nach ½ Jahr noch nicht ausreichend für eine Operation, so muß die Blasenfistel als Dauerzustand betrachtet werden.

Für die Fälle, wo unter dem entlastenden Einfluß des Verweilkatheters keine Besserung der Nierenfunktion und des Allgemeinzustandes eintritt, und bei denen auch die Anlegung einer Blasenfistel vielleicht schon ein zu großes Risiko bedeutet, eignen sich die endovesikalen Eingriffe, deren Technik, besonders in letzter Zeit, wesentlich vervollkommnet wurde, und die darauf hinauslaufen, durch Ausstanzen bzw. Exzision oder Tunnelierung der den Blasenausgang einengenden Prostataadenome den Harnabfluß zu bessern. Die Vervollkommnung dieser endovesikalen Eingriffe ist sehr zu begrüßen, man sollte diese Methode aber auch nur auf die vorgenannten Fälle beschränken, und nicht auf die noch operablen Prostatiker ausdehnen, da diese Methoden nur eine vorübergehende Besserung und keine definitive Heilung bringen können.

Gegenüber dieser mechanischen Entlastungstherapie haben alle anderen Verordnungen und Ratschläge, die man den Prostatikern in der Regel zu geben pflegt, nur die Aufgabe, einer Kongestion der Prostata bzw. des Blasenausganges und damit einer weiteren Erschwerung der Miktion, insbesondere einer akuten kompletten Harnverhaltung vorzubeugen. Aus diesem Gesichtspunkt heraus ist Mäßigkeit im Essen und Trinken angezeigt. Man verordnet leicht verdauliche, reizlose Kost (wenig Fleisch und Eier), sorgt für breiigen, regelmäßigen Stuhlgang und für körperliche Bewegung (Spaziergänge). Vor Erkältungen, sexuellen Exzessen, längerem Sitzen, Alkohol in jeder Form, sowie vor längerem willkürlichen Zurückhalten des Harns beim Auftreten von Harndrang muß jeder Prostatiker gewarnt werden, da durch diese Faktoren erfahrungsgemäß eine stärkere Hyperämie bzw. Blutstase in den Beckenorganen bedingt wird, wodurch die vorhandenen Entleerungsschwierigkeiten bis zur kompletten Verhaltung gesteigert werden können. Günstig, d. h. die Miktion erleichternd, wirken vor allem mäßige körperliche Bewegungen und warme Sitzbäder. Trinkkuren sind in keinem Stadium des Leidens angebracht, der Abfluß des Harns ist ja ohnedies schon erschwert bzw. ungünstig, wozu also die Harnwege noch mehr als nötig belasten. Alle diese Verordnungen haben in der Hauptsache nur eine prophylaktische Bedeutung und können die Entlastung der Blase durch Katheter oder andere Weise auf die Dauer nicht entbehrlich machen, da nur so die chronische Harnstauung und die allmählich aber sicher auftretende Insuffizienz der Nieren verhütet werden kann.

Als Prostatismus bezeichnet man ein Krankheitsbild, das klinisch ganz dem der Prostatahypertrophie gleicht, bei dem aber die Harnretention mit all ihren möglichen Komplikationen und Gefahren nicht durch eine vergrößerte Prostata bedingt wird. Diesem Krankheitsbild können pathologisch anatomisch sehr verschiedene Dinge zugrunde liegen, die als Blasenhalskontraktur, Starre des Blasenausganges, Blasenhalsklappen, Hypertrophie des Torus interuretericus (Barrière), sklerotische Induration der Prostata, Maladie du col usw. beschrieben worden sind; auch rein funktionelle Störungen in Form von Dauerspasmen der Blasenausgangsmuskulatur kommen als ursächliches Moment in Betracht.

Die Behandlung dieser verschiedenen Veränderungen, die sich aber in ihrer Auswirkung durchaus gleichen, kann endovesikal oder auch operativ auf dem Wege der Sectio alta durchgeführt werden. Sie laufen darauf hinaus, die organisch und funktionell bedingte Blasenhalsstarre bzw. das vorhandene Hindernis durch Inzision, Keilexzision, bzw. Exstirpation zu beseitigen. Die naheliegende Vermutung, durch allmähliche oder auch brüske Dehnung des Blasenausganges, z. B. mit Hilfe eines Harnröhrendilatators, die Entleerungstörungen beheben zu können, hat sich als irrig erwiesen. Im Gegenteil, man hat feststellen müssen, daß diese Versuche allmählicher oder gewaltsamer Dehnung nicht nur keinen, sondern des öfteren einen geradezu nachteiligen, das Leiden verschlimmernden Einfluß haben.

Da die Natur der Erkrankung durch die Cystoskopie nicht in allen Fällen mit absoluter Sicherheit erkannt werden kann, und da andererseits doch nicht so ganz selten kleine, durch die rektale Palpation und die cystoskopische Untersuchung nicht nachweisbare periurethrale Adenome (beginnende Prostatahypertrophie) als Ursache gefunden wurden, halte ich es für richtig, den bei dem Krankheitsbild des Prostatismus notwendigen Eingriff am Blasenhals im allgemeinen auf dem Wege der Sectio alta vorzunehmen, da man so besser die Möglichkeit hat, die vorliegenden Veränderungen ihrem Wesen nach zu beurteilen, als bei endovesikalem Vorgehen. Je mehr die Resistenz der Kranken gelitten hat, um so mehr treten die endovesikalen, palliativen Methoden in ihr Recht.

Die Divertikel der Blase sind meines Erachtens der Mehrzahl nach erworbene Veränderungen, wobei allerdings zu sagen ist, daß in vielen Fällen eine angeborene Blasenwandschwäche (meist in der Umgebung des Trigonums bzw. der Ureterenmündungen) die Ausbildung eines Divertikels begünstigt. Zur Ausbildung eines Divertikels ist es nach dieser, auch für die therapeutischen Konsequenzen maßgeblichen Auffassung notwendig, daß zu der angeborenen Disposition ein auslösender Faktor in Form einer Entleerungsstörung hinzukommt. Diese Kombination von angeborener und erworbener Ätiologie dürfte für die Mehrzahl aller Divertikel zutreffen, wenn auch nicht in Abrede gestellt werden kann, daß es einige wenige, ganz sicher festgestellte, angeborene Blasendivertikel gibt.

Über die Notwendigkeit einer Behandlung der Blasendivertikel gehen die Ansichten auseinander. Solange das Blasendivertikel keine Entleerungsstörungen macht und die Blase nicht infiziert ist, besteht keine zwingende Veranlassung zur Behandlung, zumal in diesen Fällen völliger Symptomlosigkeit die Erkrankung ja auch nur selten diagnostiziert wird. Andererseits ist zu berücksichtigen, daß die Anwesenheit eines Divertikels immer eine latente Gefahr für den Träger bedeutet, da Entleerungsstörungen und Infektion auf die Dauer fast nie ausbleiben, und sich in den Divertikeln überdies auch Steine und gelegentlich Tumoren entwickeln können. Wird eine Divertikelblase irgendwann einmal infiziert, so ist das Divertikel, in dem immer eine gewisse Menge Harn zurückbleibt, die Ursache, derentwegen die Infektion trotz entsprechender medikamentöser und lokaler Behandlung nie völlig zur Abheilung kommt. Die Gefahren der Harnstauung in Verbindung mit der Infektion lassen eine Beseitigung des Divertikels unter solchen Umständen als dringend notwendig erscheinen.

Früher hat man in solchen Fällen in der Regel allein das Divertikel operativ beseitigt, es hat sich aber gezeigt, daß die Krankheitserscheinungen, insbesondere die Entleerungsstörung, in sehr vielen Fällen auch nach Entfernung des Divertikels noch fortbestanden. Gerade durch diese Erfahrung ist man zu der Überzeugung gekommen, daß die Entleerungsstörung nicht, oder doch nur teilweise durch das Divertikel bedingt wird, und daß daneben noch eine andere, primäre Entleerungsstörung vorhanden sein muß. Für diese Auffassung spricht auch die Seltenheit der Blasendivertikel bei der Frau, da hier Entleerungsstörungen außerordentlich viel seltener sind als beim Manne. In der Tat findet sich denn auch bei näherer Untersuchung sehr häufig eine Prostatahypertrophie oder eine andersartige Entleerungsbehinderung am Blasenausgang. Diesem Gesichtspunkt trägt man heute im allgemeinen insofern Rechnung, als man entweder gleichzeitig mit der Divertikeloperation das vorhandene Entleerungshindernis am Blasenausgang (Prostatahypertrophie usw.) beseitigt, oder aber die beiden Operationen in zwei Akte teilt, wobei man zweckmäßig zuerst das Entleerungshindernis am Blasenausgang in Angriff nimmt und dann das Divertikel.

Wenn derartige Entleerungshindernisse am Blasenausgang fehlen, bzw. beseitigt sind und die Exstirpation des Divertikelsackes voraussichtlich sehr schwierig ist, kann man sich eventuell darauf beschränken, die Öffnung zwischen Blase und Divertikelsack durch Inzision bzw. Exzision zu erweitern, um so den selbständigen Verschluß des Divertikels durch Kontraktion der Blasenmuskulatur (Divertikelsphinkter) auszuschalten. Diese Operation, die man cystoskopisch, besser aber von der eröffneten Blase aus vornimmt, hat nicht in allen Fällen den gewünschten Erfolg. Zuverlässiger ist jedenfalls die Exstirpation des Divertikels. Die Divertikel lassen sich manchmal sehr leicht aus ihrer Nachbarschaft lösen, stielen und abtragen, bisweilen ist die Exstirpation aber auch ganz außerordentlich schwierig. Die Schwierigkeiten hängen nicht, wie man glauben sollte, in erster Linie vom Sitz des Divertikels ab. Selbstverständlich sind am Blasenboden mündende Divertikel technisch nicht so leicht zu entfernen, als solche, die an besser zugänglichen Stellen sitzen; die größten Schwierigkeiten hat man bei Divertikeln, die seit langem infiziert waren und wo infolgedessen mehr oder weniger derbe Verwachsungen mit der Umgebung bestehen, die auf stumpfe Weise zu lösen oft unmöglich ist. Die restlose Entfernung des Divertikels in solchen Fällen um jeden Preis zu erzwingen, ist durchaus unrichtig. Man beschränkt sich besser darauf, das Divertikel von der Blase abzutrennen, die Blase zu verschließen, und entfernt nur die Blasenschleimhaut aus dem Divertikelsack, was oft leicht, bisweilen sogar stumpf, manchmal aber auch nur auf dem Wege der Auskratzung gelingt. Der zurückgelassene Muskelsack verkleinert sich in der Regel schnell. Um der Gefahr einer Eiterretention in der Tiefe dieser von der Blase abgetrennten und nicht entfernten entzündlichen Divertikelsäcke vorzubeugen, müssen sie längere Zeit, am besten nach dem

Damm zu, durch die Fossa ischiorectalis nach außen drainiert und gespült werden. Die Operation kann dadurch kompliziert werden, daß ein Ureter in das Divertikel einmündet (sogenanntes Uretermündungsdivertikel, vgl. Fig. 119). In solchen Fällen muß der Ureter dicht oberhalb der Einmündungsstelle abgetragen und in die eigentliche Blase reimplantiert werden; ist das technisch nicht möglich, so ist das zentrale Ende des durchtrennten Ureters zu knoten und so die zugehörige Niere auszuschalten.

Bei Entleerungsstörungen, die sich nicht durch eine mechanische Behinderung befriedigend erklären lassen, muß man sich erinnern, daß auch bei vielen neurologischen Erkrankungen vorübergehende oder auch dauernde Harnverhaltungen vorkommen. Am häufigsten ist die neurologisch bedingte Harnretention vielleicht bei der Tabes. Fehlen die Pupillen- und Patellarreflexe, sind Sensibilitätsstörungen vorhanden, oder ist die Wa-Reaktion positiv, so wird man bei Fehlen mechanischer Veränderungen mit der Annahme einer tabischen Retention kaum fehlgehen und eventuell von einer antiluetischen Behandlung Erfolg erwarten dürfen. In anderen Fällen nervöser Ätiologie, wo eine kausale Behandlung der Harnretention nicht möglich ist, bleibt im allgemeinen keine andere Wahl als die Katheterbehandlung. Bei der Tabes ist in renitenten Fällen auch die Sphinkterdehnung, besser noch die Keilexzision aus dem Sphinkter in Betracht zu ziehen.

Die Katheterbehandlung hat bei Harnverhaltungen, die auf Lähmungen (Wirbelfrakturen, Querschnittsmyelitis usw.) beruhen, besondere Gefahren. Die Infektion der Harnwege ist hier eigentlich unvermeidbar, und diese Kranken gehen daher auch infolge der chronischen Harnstauung und Harninfektion mit großer Regelmäßigkeit uroseptisch zugrunde. Der Vorschlag, den Gefahren der Harnstauung und Harninfektion in solchen Fällen von vornherein durch Anlegen einer suprapubischen Blasenfistel vorzubeugen, ist sehr beherzigenswert, jedenfalls ist es sicher, daß man das Leben dieser Kranken auf diese Weise wesentlich verlängern kann. Erhalten diese Kranken eine entsprechende gutsitzende Fistelbandage, so ist die Entleerung und Spülung der Blase leicht, eventuell auch durch den Kranken selbst durchzuführen, und die ganze Pflege und Reinhaltung ist wesentlich vereinfacht.

Wenn man sich nicht zur Blasenfistel entschließen kann, oder wenn diese von den Kranken bzw. den Angehörigen abgelehnt wird, so muß man eben zum Katheter greifen; der Verweilkatheter ist im allgemeinen einem täglichen mehrmaligen Katheterismus vorzuziehen. Je nach der Höhe der Querschnittslähmung besteht bei manchen Gelähmten, wenn auch nicht gleich zu Anfang, so doch nach einiger Zeit, ein Zustand von „ausdrückbarer Blase", d. h. man kann durch Druck von außen auf die Blase diese mehr oder weniger vollständig entleeren. Von dieser Möglichkeit, den Katheterismus zu umgehen, sollte man weitgehendst Gebrauch machen.

Auch Frischoperierte können häufig in der ersten Zeit nach dem Eingriff nicht spontan urinieren (sogenannte postoperative Harnverhaltung). Ob die Eingriffe in Allgemeinnarkose oder lokaler Betäubung vorgenommen wurden, spielt keine Rolle, relativ häufig tritt die Harnverhaltung nach Eingriffen in Lumbalanästhesie auf. Die Art des Eingriffes ist ebenfalls nicht von ausschlaggebender Bedeutung, wenn die postoperative Harnverhaltung auch nach Operationen am Becken (insbesondere nach gynäkologischen Eingriffen, sowie Mastdarm- und Hernienoperationen) am häufigsten ist.

Kann ein Operierter nach dem Eingriff nicht urinieren, so muß nicht gleich etwas besonderes los sein, denn sehr viele Menschen können eben im-

Liegen nicht urinieren, und es ist daher das Nächstliegendste, die Operierten, wenn die Art des Eingriffes es gestattet, in eine sitzende, bzw. halbsitzende Stellung (Herausrücken an den Bettrand, Beine herunterhängen und Oberkörper anheben) zu bringen, dann kommt in sehr vielen Fällen die spontane Miktion in Gang. An der postoperativen Harnverhaltung (innerhalb der ersten 12 Stunden) ist zweifellos auch das durch die Anästhesierung herabgesetzte Empfindungsvermögen mit schuld; ganz besonders spielt dabei die übliche Morphiuminjektion usw. vor und eventuell bald nach der Operation beim Auftreten der Wundschmerzen eine Rolle.

Darüber hinaus gibt es aber auch postoperative Harnverhaltungen, die sehr hartnäckig sind, Tage, ja Wochen anhalten, die sich auch durch die vorgenannten Momente allein nicht befriedigend erklären lassen, und bei denen die spontane Miktion weder durch lokale Wärme, noch durch Aufrichten usw. in Gang kommt. Diese Fälle sind aber nicht so häufig, wie es dem besonders in den letzten Jahren reichlichen Schrifttum über diesen Gegenstand nach zu urteilen, der Fall sein müßte.

Ganz fraglos sieht der eine häufig, der andere wieder nur ganz selten postoperative Harnverhaltungen. Das hängt meiner Beobachtung nach weitgehend von der Art des Krankenmaterials ab, insofern die postoperative Harnverhaltung bei sensiblen und insbesondere bei psychisch labilen Menschen sehr viel häufiger und hartnäckiger auftritt, als bei robustem, insbesondere ländlichen Bevölkerungsschichten entwachsendem Krankenmaterial. Oft kann man schon aus dem äußeren Habitus der Patienten voraus sagen, daß bei diesem oder jenem die Harnentleerung nach der Operation Schwierigkeiten bereiten wird.

Wenn spätestens 12 Stunden nach der Operation die Harnentleerung spontan nicht eingetreten ist, ist man berechtigt, Kunsthilfe anzuwenden. Das Einfachste und vor allem Sicherste ist der Katheterismus; das gilt besonders für weibliche Patienten. Die Möglichkeit einer artefiziellen Infektion wird sicher übertrieben, wenn sie natürlich auch besteht und nicht mit Sicherheit im gegebenen Falle zu vermeiden ist. Dieser Umstand rechtfertigt daher auch das Bestreben, den Katheterismus bei der postoperativen Harnverhaltung zu umgehen.

Die Instillation von Borglyzerin in die volle Blase ist ein wenig glücklicher Vorschlag; gewiß wird dadurch die Kontraktion der Blase meist angeregt, aber die Prozedur des Katheterismus fällt ja dabei nicht fort, und wenn man schon einmal einen Katheter eingeführt hat, ist es doch das Nächstliegendste, die Blase zu entleeren und eventuell prophylaktisch gegen die mögliche Gefahr einer Infektion eine Instillation irgendeines Antiseptikums anzuschließen, statt sich unverrichteter Sache wieder zurückzuziehen und die Entleerung der nicht ganz sicheren Wirkung des Borglyzerins zu überlassen. Demgegenüber bedeuten die Bestrebungen, durch pharmakologische Mittel die Miktion in Gang zu bringen, einen wesentlichen Fortschritt.

Verschiedene Mittel sind zu diesem Zweck versucht worden: Cylotropin intravenös, Hypophysin und Pilokarpin, subkutan oder intravenös, Ammonium chlorat. per os oder rektal, Liqu. Kal. acetic. 10%ig eßlöffelweise, Magn. sulf. 25%ig subkutan 1,5—2 ccm usw. Von diesen Mitteln ist das Kal. acet. theoretisch wohl am besten begründet, während praktisch die meisten Erfolge die intravenöse Injektion von 1 ccm Pilokarpin. hydrochlor. in 1%iger Lösung = 0,01 g aufzuweisen hat, doch ist die Injektion nicht ganz frei von unangenehmen Begleiterscheinungen.

Für die Versuche der pharmakologischen Beeinflussung der Miktion ist die Vorstellung maßgebend, daß der postoperativen Harnverhaltung eine Störung zwischen der sympathischen und parasympathischen Innervation der Blase zugrunde liegt, da nur bei harmonisch abgestimmter Reizstärke dieser Antagonisten die spontane Miktion vor sich gehen kann. Vielleicht liegt aber die Störung bei der postoperativen Harnentleerung auch weiter zentral an der Verbindungsstelle zwischen spinaler und vegetativer Organinnervation, dafür spricht wenigstens die außerordentliche Seltenheit der postoperativen Harnverhaltung bei Kindern (siehe auch S. 25).

## Entleerungsstörungen in der Harnröhre (Strikturen usw.).

Bei jeder Harnröhrenstriktur (angeborene Strikturen siehe S. 224), sei sie traumatisch oder entzündlich bedingt, darf man in prognostischer und therapeutischer Hinsicht nicht verkennen, daß es sich dabei nicht nur um eine lokales Leiden der Harnröhre, also um eine Verengerung des Harnröhrenlumens, sondern darüber hinaus um eine Erkrankung handelt, die in ihrer weiteren Auswirkung durch Erschwerung der Harnentleerung das ganze zentral davon gelegene Harnsystem und mit ihm den gesamten Organismus in Mitleidenschaft zieht. Die Prognose einer Striktur richtet sich nach dem Grad der durch sie bedingten Funktionsstörung (Restharn in der Blase, Harnstauung in den Ureteren und Nieren), die ihrerseits zwar in der Hauptsache, aber nicht nur, von dem Grad der Verengerung und der Dauer der Funktionsstörung, sondern insofern auch von dem Sitz der Striktur abhängig ist, als alle Folgeerscheinungen an Blase und Nieren sich im allgemeinen um so schneller und stärker auswirken, je näher der Blase die Harnröhrenstriktur liegt. Durch das Hinzutreten einer Infektion wird die Prognose in jedem Falle ganz wesentlich verschlechtert.

Die therapeutischen Maßnahmen sind naturgemäß mechanischer Art und richten sich in erster Linie gegen die Striktur selbst. Man kann die Behandlung der Strikturen nicht schematisieren, da, abgesehen von den Besonderheiten der Striktur selbst, auch die sozialen Verhältnisse des Patienten (Arbeitsunterbrechung usw.) zu berücksichtigen sind. Es ist keine Frage, daß man bei sachgemäßer Behandlung und Beherrschung der Methode auf verschiedene Weise und verschieden schnell zum Ziele kommen kann. Bevor auf diese Methoden und ihr Indikationsgebiet eingegangen wird, sei die Behandlung der akuten kompletten Harnverhaltung im Gefolge einer Striktur vorweggenommen.

Da sich die vollständige Harnsperre durchaus nicht immer bei den engsten Strikturen ereignet, so gelingt es in der Regel, wenn auch erst nach wiederholten Versuchen, mit einem Katheter dünnsten Kalibers (eventuell Ureterenkatheter oder Le Fort) die Striktur zu passieren und die Blase zu entleeren. Von der Vorstellung ausgehend, daß die akute Harnverhaltung durch eine Hyperämie und entzündliche Verschwellung der verengerten Harnröhrenpartie bedingt werde, ist ein Versuch, durch Injektion von 1%igem Novokain in die Harnröhre die Schwellung zu beheben, empfehlenswert und oft auch erfolgreich. Führen diese Versuche, unterstützt durch ein warmes Sitzbad, nicht bald zur Entleerung der Blase, so bleibt als einfachster und ungefährlichster Ausweg die suprapubische Blasenpunktion. Ist die Blase entleert, so hat man sich unter Berücksichtigung des lokalen Befundes (Striktur), sowie des Allgemeinzustandes (Schüttelfröste, Urämie usw.) für eines der konservativen oder operativen Verfahren zu entscheiden (siehe weiter unten).

Bisweilen besteht eine abnorme Enge der äußeren Harnröhrenöffnung, die, abgesehen von der durch sie bedingten Entleerungsstörung, eine eventuell notwendige instrumentelle Untersuchung und Behandlung der Harnorgane unmöglich macht. Bevor man ein abnorm enges Orificium annimmt, muß man sich davon überzeugen, daß die übrige Harnröhre eine normale, dem Alter und der sonstigen Entwicklung des Kranken entsprechende Weite besitzt. Im allgemeinen ist die äußere Harnröhrenmündung sehr elastisch und dehnungsfähig, so daß auch scheinbar abnorm enge Harnröhrenmündungen Instrumente üblichen Kalibers ohne weiteres einzuführen gestatten. Bisweilen aber ist die Öffnung nicht nur abnorm eng, sondern auch gleichzeitig so rigide, daß sie nicht nachgibt und allen Dehnungsversuchen energischen Widerstand entgegensetzt. Es sind das jene Fälle, bei denen durch den Versuch einer unblutigen Erweiterung mittels Dilatationsstiften oft nicht nur nichts erreicht, sondern die Neigung zur Induration und Verengerung der Mündung noch verstärkt wird. Die Ursache dieser Starre bzw. Sklerose des Meatus ist manchmal auf frühere entzündliche Vorgänge zurückzuführen.

Hat man sich davon überzeugt, daß eine abnorme Enge und Unnachgiebigkeit der äußeren Öffnung bei sonst normaler Harnröhrenlichtung vorliegt, so ist es für den Patienten das schonendste, die äußere Harnröhrenöffnung zu spalten (Meatotomie). Zum Zwecke der Schmerzstillung infiltriert man die ventrale Kommissur der äußeren Harnröhrenöffnung mit einigen Tropfen eines Lokalanästhetikums, bis diese Stelle durch die Infiltration ein weißliches Aussehen annimmt. Dann spaltet man die Harnröhrenöffnung in der Richtung auf das Frenulum zu, am einfachsten mit einer geknöpften geraden Schere. Den geknöpften Schenkel der kleinen Schere führt man in die Harnröhre ein und spaltet die Mündung in der gewünschten Ausdehnung, wobei man sich, um eine Blutung zu vermeiden, genau in der Mittellinie zu halten hat. Zur Verhütung einer nachträglichen Schrumpfung der so erweiterten Öffnung wird die Schleimhaut der Harnröhre beiderseits durch einige Knopfnähte an die Haut heraus genäht; ein nachträgliches Bougieren erübrigt sich dann in der Regel.

Der weitaus größte Teil der in nicht zu vernachlässigtem Zustand in Behandlung kommenden Strikturen eignet sich für die allmähliche Dilatationsbehandlung. Entzündlich bedingte Strikturen verhalten sich prognostisch viel günstiger als traumatische, die sehr viel resistenter sind und im allgemeinen auch schneller wieder rezidivieren.

Die Dilatationsbehandlung setzt voraus, daß die Striktur für Instrumente, wenn auch noch so geringen Kalibers, durchgängig ist. Verengerungen, die vollkommen undurchgängig sind (Obliteration) und die aus diesem Grunde die Harnentleerung unmöglich machen, gibt es (von kurzfristigen Zuständen akuter Harnverhaltung abgesehen), nur äußerst selten, und fast jede Striktur, durch die der Harn, wenn auch nur tropfenweise, abgeht, ist bei entsprechender Geduld und Geschicklichkeit auch bougierbar. Man versucht die Sondierung zuerst mit mittelstarken elastischen Instrumenten und geht dann herunter bis zu den filiformen Bougies. Sehr brauchbar sind die elastischen Seidengespinstfabrikate mit olivenförmigem Ansatz; auch die filiformen Größen müssen derartig enden, da sich sonst ihre Spitze allzu leicht schon in den Falten einer normalen Urethra verfängt.

Um eine sehr enge Striktur zu passieren, kann man sich einer Reihe von Kunsthilfen bedienen. Man führt z. B. ein ganzes Bündel feinster elastischer Sonden gleichzeitig in die Harnröhre ein, in der Absicht, so alle Richtungsmöglichkeiten gleichzeitig zu versuchen, um durch Verlegung aller falschen Richtungen für eines dieser filiformen Bougies nur den richtigen Weg durch die Striktur übrig zu lassen. Um die Harnröhre möglichst schlüpfrig zu machen, eignet sich am besten sterilisiertes Olivenöl, das man auch vor den Bougierungsversuchen mit leichtem Druck in die Harnröhre instillieren kann. Zuweilen hat auch die schon eingangs erwähnte Injektion von Novokain infolge der Anämisierung und Abschwellung der Schleimhaut einen günstigen Einfluß. Im allgemeinen ist sonst die Anästhesierung der Harnröhre bei Sondierung von Harnröhrenstrikturen nicht gerade zu empfehlen, man begibt sich durch Betäubung der Harnröhre eines großen Vorteils, insbesondere bei Strikturen, die man zum erstenmal zu sondieren hat, denn die Patienten können im allgemeinen mit großer Präzision angeben, ob die Sonde den richtigen Weg nimmt oder nicht.

Kommt man so trotz wiederholter Versuche nicht zum Ziel, dann liegt das in der Regel weniger an der hochgradigen Enge, als an der exzentrisch gelegenen Öffnung und dem gewundenen Verlauf der Striktur. Hier gelingt es dann mit entsprechend abgebogenen Sonden oder auch mit Hilfe urethroskopischer Kontrolle häufig doch noch, den Eingang in die Striktur zu finden. Oft sind mehrere Sitzungen nötig, bis es glückt, eine solch schwierige Striktur zu überwinden. Ist es erst einmal gelungen, mit einem, wenn auch noch so feinen Bougie die Verengerung zu passieren, so hat man so gut wie gewonnen, da die Einführung stärkerer Bougies dann nicht mehr so mühevoll ist. Das zuerst durchgeführte filiforme Bougie läßt man am besten einige Zeit, eventuell auch über Nacht, liegen und befestigt es außen an der Harnröhrenöffnung; die Urinentleerung ist trotz liegendem Bougie in der Regel möglich. Durch den Kontakt zwischen Bougie und Striktur wird diese erweicht, so daß bei der nächstfolgenden Behandlung meist schon eine Reihe stärkerer Sonden passieren können. Diese Behandlung mit liegenbleibendem Bougie bzw. Katheter sollte man nur bei klinischer Kontrolle vornehmen, da es dabei gelegentlich auch mal zu Schüttelfrösten, Entleerungsstörungen, sowie anderweitigen unangenehmen Reizerscheinungen kommen kann.

In jeder weiteren Sitzung, deren Abstände sich ganz nach der Zuträglichkeit der Sondierung richten, wird die zuletzt erreichte Sondenstärke und dann erst die nächst stärkere Nummer (Einteilung nach Charrière) eingeführt, die für durchschnittlich 15 Minuten liegen bleibt. Besonders zu Anfang der Behandlung sollten die Sitzungen nicht zu schnell aufeinander folgen, immer sollte die Reaktion der letzten Sondierung, die sich bei zu schneller Folge der Behandlung auch einmal bis zur kompletten Resention steigern kann, wieder abgeklungen sein, denn das Wesen dieser allmählichen Dilatation besteht nicht in einer brüsken mechanischen Erweiterung, sondern vielmehr in der durch den innigen Kontakt der Striktur mit der Sonde bedingten Erweichung und Resorption des infiltrierten Gewebes, was natürlich Zeit braucht.

Für die Erweiterung enger Strikturen sind Seidengespinstbougies wegen ihrer Schmiegsamkeit und Ungefährlichkeit den Metallsonden unbedingt vorzuziehen; dünne Metallbougies sollten ganz abgeschafft werden, da sie allzu leicht Verletzungen machen (falsche Wege). Mit den elastischen Bougies betreibe man die allmähliche Dehnung der Striktur mindestens bis zu einer Lichtung von 15 Charrière, die weitere Dehnung gestaltet sich dann mit Metallsonden (mittlere Krümmung) leichter. Die Metallsonden müssen schwer sein (Bleifüllung), ihr Eigengewicht erleichtert die Einführung, indem das hineingleitende Instrument sich von selbst vorwärts führt und die Hand des Operateurs eigentlich nur zum Halten und Dirigieren und nicht zum Drücken und Schieben dient.

Ob man beim Sondieren der Harnröhre rechts oder links vom Patient oder zwischen seinen Beinen steht, ist bei den elastischen Instrumenten im Grunde genommen gleich; alle starren, gebogenen Instrumente führen sich, links vom Patienten stehend, bequemer ein. In der beschriebenen Weise ist die Striktur je nach dem individuellen Kaliber, das die Harnröhre normalerweise besitzt, allmählich bis zu 20—25 Charrière und mehr zu erweitern und gleichzeitig eine vorhandene Infektion und Harnstauung durch Katheterismus, Spülung usw. in der üblichen Weise zu behandeln. Um das Resultat der Dehnung zu sichern und auch anatomisch die Harnröhrenwand ihrem normalen elastischen Zustand nahe zu bringen, kann man die alte Strikturstelle mit besonderen Harnröhrendilatatoren nachbehandeln. Unter diesen Dilatatoren sind diejenigen, die sich beim Aufschrauben ihrer ganzen Länge nach erweitern, unzweckmäßig; beabsichtigt ist ja nur eine Dehnung der Strikturstelle bzw. der benachbarten Harnröhrenpartien, während eine gleichzeitige Dehnung der übrigen Harnröhre weder beabsichtigt noch erwünscht ist. Man muß auch berücksichtigen, daß die Dehnungsfähigkeit der einzelnen Harnröhrenabschnitte untereinander eine sehr unterschiedliche ist, und es sind daher nur solche Dehner zweckmäßig, bei denen die Dilatation sich auf einen kleinen Abschnitt erstreckt. Nach beendigter Behandlung sind die Kranken noch längere Zeit, anfangs in kurzen (3—4 Wochen), später in längeren (¼—½jährigen) Abständen nachzukontrollieren.

Daß in der Nachgiebigkeit der Verengerungen Unterschiede bestehen, liegt auf der Hand; von dem Einfluß der Ätiologie (traumatisch-entzündlich) in dieser Beziehung war schon die Rede. Sonst lehrt die Erfahrung, daß eine Striktur um so hartnäckiger ist und um so schneller auch wieder rezidiviert, je näher sie der äußeren Harnröhrenmündung gelegen ist.

Fieber (Schüttelfröste), Epididymitiden, immer wiederkehrende heftige Blutungen, sowie unerträgliche Schmerzen im Anschluß an die Sondierung können eine zeitweilige Unterbrechung, eventuell auch die Aufgabe der Dilatationsbehandlung veranlassen. Gegen die Schüttelfröste (Urethralfieber [vgl. S. 220]) gibt man Chinin 0,5 oder das besser schmeckende Euchinin vor oder nach der Bougierung; wiederholen sich die Schüttelfröste ohne weitere lokale instrumentelle Behandlung, so verordnet man Chinin oder Euchinin längere Zeit 3mal täglich in Dosen von 0,25 g. Bei derartigen Zuständen ist eine dauernde Kontrolle des Patienten notwendig, da rezidivierende Schüttelfröste darauf hinweisen, daß eine entzündliche bzw. eitrige Beteiligung der Schwellkörper bzw. des periurethralen Gewebes im Anzuge ist (Gefahr der Harnphlegmone, Sepsis). Blutungen und Schmerzen sind, abgesehen von den seltenen Fällen maligner Neubildung, in der Regel Zeichen von falschen Wegen, ein Vorkommnis, dem häufig auch ein Schüttelfrost folgt. Beim Sondieren macht sich der eingeschlagene falsche Weg an dem Abweichen des Instruments von der Mittellinie bemerkbar, und bei der Palpation vom Rektum her fühlt man dann oft die Sondenspitze dicht unter der Mastdarmschleimhaut. Hat der Fall Zeit, so läßt man am besten die Harnröhre für 8—10 Tage ganz in Ruhe und führt beim nächsten Versuch die dickste der in Frage kommenden Sonden, sich mit der Sondenspitze dabei dicht an der vorderen Harnröhrenwand haltend, ein, während die linke Hand vom Damm oder Rektum her die Richtung der Sonde kontrolliert bzw. leitet. Ist die spontane Miktion in der Zeit solcher Komplikationen nicht möglich bzw. ungenügend, so ist die Blase regelmäßig durch Katheterismus, eventuell durch Blasenpunktionen, zu entleeren.

Die allmähliche Dehnung der Strikturen hat den Vorteil, daß sie bei erforderlicher Übung und Geschicklichkeit schonend und ungefährlich ist und in der Mehrzahl aller Strikturen einen befriedigenden lokalen und funktionellen Erfolg erzielt. Die Dauerresultate lassen zu wünschen übrig; Rezidive sind häufig, da es eben doch nur in den allerwenigsten Fällen gelingt, den entzündlich infiltrierenden bzw. narbigen Prozeß zum völligen Rückgang oder Stillstand zu bringen, und so sind denn sehr viele Strikturträger genötigt, in mehr oder weniger großen Abständen ihr ganzes Leben lang in ärztlicher Behandlung bzw. Kontrolle zu bleiben. Die allmähliche Dilatationsbehandlung ist nicht angezeigt bei Strikturkranken mit hohem Fieber, uroseptischen Zuständen, Harninfiltrationen bzw. Harnabszessen und Fisteln am Damm, ferner bei klappenartigen Ventilverschlüssen und endlich bei Strikturen nach ausgedehnten traumatischen Defekten.

Die gewaltsame Erweiterung einer Harnröhrenverengerung in einer Sitzung durch schnell aufeinander folgende, immer stärkere Sonden oder auch mit eigens zu diesem Zweck konstruierten Instrumenten wird heute nicht mehr gern geübt. Die gewaltsame Sprengung der Striktur ist ein ganz unkontrollierbares Vorgehen. Die unelastische Harnröhrenpartie reißt dabei nach allen Richtungen ein, gelegentlich kommt es zu heftigen Blutungen, zum Wiederaufflackern der Entzündung und zur Entwicklung von Phlegmonen.

Zwischen der allmählichen Dehnung und der gewaltsamen Spreizung steht die kontinuierliche Dilatation der Striktur, sie findet dann Anwendung, wenn man aus irgendeinem Grunde schnell zum Ziele kommen muß. Das Verfahren, das nur in klinischer Behandlung durchgeführt werden sollte, besteht darin, daß, soweit der anfängliche Zustand es gestattet, Katheter zur Bougierung benutzt werden und der jeweils gerade noch passierende Katheter (Seidengespinstfabrikate) 24 Stunden liegen bleibt. Am nächsten Tage verfährt man in der gleichen Weise, worauf dann in der Regel bereits Katheter von wesentlich stärkerem Kaliber eingeführt werden können. Auf diese Art gelingt es, durch den tagelangen Reiz der liegenden Katheter die Striktur so schnell zu erweichen, daß man bereits nach einer Woche, selbst bei anfänglich sehr engen Strikturen, eine Erweiterung bis zu 20 Charrière und darüber erreicht hat. Daß durch den Verweilkatheter bei entzündlichen Strikturen eine bis dahin aseptische Blase stets infiziert wird, ist nicht von so großer Bedeutung, da ja für dauernde Drainage des Harns gesorgt ist und täglich die Blase mehrmals gespült werden kann. Die Nachbehandlung nach einer solchen kontinuierlichen Dilatation ist die gleiche wie bei der allmählichen Dilatation. Die Behandlung hat den Nachteil, daß sie nur im Krankenhaus durchgeführt werden kann, daß sie auch nur bei relativ weichen, also insbesondere bei entzündlich bedingten Strikturen den gewünschten schnellen Erfolg bringt und auch eine gewisse anfängliche Durchgängigkeit der Striktur zur Voraussetzung hat.

Um bei sehr engen Strikturen, die nur ein filiformes Bougie passieren lassen, schnelle Abhilfe zu schaffen, eignet sich ganz besonders das Vorgehen nach Le Fort. Dabei wird ein filiformes Bougie eingelegt, das, wenn einem der Fall nur etwas Zeit läßt, am besten zunächst 24 Stunden liegen bleibt. Auf dieses Bougie wird dann, wenn notwendig aber auch gleich nach der Einführung, ein Metallkatheter aufgeschraubt, der sich, an seinem abschraubbaren Ende ganz allmählich verjüngend, dem Kaliber der filiformen Sonde genau anpaßt. Bei der Einführung des Metallkatheters wird dieses von dem sich in der Blase aufrollenden filiformen Bougie zwangsläufig auf dem richtigen Weg durch die Striktur geleitet, so daß man also bei diesem Instrument schon einige Gewalt anwenden darf, ohne befürchten zu müssen, auf falsche Wege zu geraten. Dies Verfahren ist sehr empfehlenswert für dringliche Fälle. Die Nachbehandlung der Striktur ist die gleiche wie sonst.

Die Frage, wann eine Striktur der Harnröhre eine chirurgische Behandlung erfordert, kann man ganz allgemein dahin beantworten, daß hierfür jene Fälle in Betracht kommen, bei denen die konservativen Methoden, also insbesondere die Bougiebehandlung, versagen. Die Erfolglosigkeit kommt darin zum Ausdruck, daß trotz sachgemäßer Behandlung die Erweiterung der Striktur von Sitzung zu Sitzung keine Fortschritte macht, bzw. beim Aussetzen der Behandlung sofort wieder zurückgeht. Auch jene Fälle sind einer operativen Behandlung zuzuführen, bei denen jeder Versuch einer unblutigen Dilatation von schweren örtlichen und allgemeinen Reaktionen, heftigen Schmerzen, Blutungen, lokalen entzündlichen Erscheinungen, sowie Schüttelfrösten usw. gefolgt ist. Ferner erfordern alle mit Fisteln und retrostrikturaler Konkrement- oder Abszeßbildung komplizierten Formen eine chirurgische Behandlung und endlich auch jene Fälle, bei denen eine erhebliche Erhöhung des Blutdrucks und der Reststickstoffwerte im Blut, in Verbindung mit schlechtem Ausfall der Nierenfunktionsprüfungen (Verdünnungs- und Konzentrationsversuch, Indigokarminausscheidung usw.) eine schwere Schädigung des Gesamtorganismus anzeigen, die sich erfahrungsgemäß bei konservativer Strikturbehandlung nicht in wünschenswerter Weise beheben läßt.

Wenn man von den endoskopischen Methoden (Elektrolyse, Ätzung, Elektrokoagulation usw.), die nur eine untergeordnete Rolle spielen, absieht, so stehen an operativen Methoden die Urethrotomia interna, die Urethrotomia externa und endlich die Resektion der Striktur zur Verfügung. Bei der Bedeutung der operativen Strikturbehandlung sei auf die Beurteilung dieser Methoden etwas näher eingegangen.

Die Urethrotomia interna, die sich besonders im Ausland einer gewissen Beliebtheit erfreute, hat unter den deutschen Chirurgen relativ wenig Anhänger. Die im allgemeinen ablehnende Haltung ist vom chirurgischen Standpunkt aus verständlich, da es sich dabei um einen Eingriff handelt, dessen Ausmaße und Wirkungen sich der unmittelbaren Kontrolle entziehen. Das Wesen der Operation besteht darin, daß die strikturierte Harnröhrenpartie vom Lumen der Harnröhre aus schnittartig durchtrennt wird. Das Prinzip der Instrumente, die hierfür erdacht wurden, besteht darin, das Messer (Urethrotom) gedeckt in die Harnröhre einzuführen und erst im Bereich der Striktur zur Wirkung zu bringen, dabei kann die Striktur sowohl von vorn nach hinten, als auch in umgekehrter Richtung durchschnitten werden.

Die Erwartung, mit der Urethrotomia interna Radikalheilungen oder wenigstens doch Dauerheilungen in funktionellem Sinne erzielen zu können, ist nicht in Erfüllung gegangen. Rezidive stellen sich sehr schnell wieder ein, was ja auch gar nicht wunder nehmen kann, und eine längere Sonden- und Dilatationsbehandlung ist unbedingt erforderlich, um die operative Erweiterung der Striktur aufrecht zu erhalten; die Urethrotomia interna ist also nur als ein vorbereitender Akt für die eigentliche Dilatationsbehandlung zu betrachten. Das Verfahren ist auch nicht so harmlos und unbedenklich, wie es den Anschein haben mag. Der Nachteil des Verfahrens liegt darin, daß man keine Kontrolle über die Ausdehnung des Schnittes hat und nicht weiß, was durchtrennt wird. Wenn der Schnitt, wie beabsichtigt, immer nur die Striktur, also die narbig veränderte Harnröhrenpartie durchtrennen würde, so wäre eine stärkere Blutung aus dem kallösen gefäßarmen Gewebe kaum denkbar. Eine weitere Gefahr besteht darin, daß sich im Anschluß an die endourethrale Strikturspaltung eine Harninfiltration bzw. ein Harnabszeß im Bereich des Schnittes entwickeln kann. Diese bedenklichen, durch Blutung und Infektion bedingten Komplikationen, die man auszuschalten bzw. vorauszusehen nicht in der Lage ist, haben auch bei den Anhängern der Urethrotomia interna zu einer Einschränkung der Indikationsstellung geführt.

Der äußere Harnröhrenschnitt (Sectio mediana) ist eine der ältesten Operationen, die die Chirurgie überhaupt kennt. Der Eingriff, der in Steinschnittlage vorgenommen wird, besteht in der Eröffnung der Harnröhre an ihrer unteren Seite, entsprechend dem Sitz der Striktur. Der Eingriff beabsichtigt, durch Spaltung des Narbenkallus die Einführung eines Katheters in die Blase zu ermöglichen. Je nachdem, wie die Wundverhältnisse es gestatten, werden die Weichteile und die Haut über dem Katheter teilweise vernäht; bei Fisteln und Eiterungen unterbleibt die Naht stets. Manche Autoren verwerfen den Dauerkatheter, sie drainieren die Blase bei infiziertem Harn von der Urethrotomiewunde aus und lassen die vordere Harnröhre vorerst ganz in Ruhe. Wie man auch verfährt, immer muß man für freien Harnabfluß sorgen und frühzeitig mit einer Dilatationsbehandlung beginnen, um das operative Resultat zu erhalten bzw. zu verbessern. Wenn keine Eiterung vorhanden und der urethrale Weg für den Harn frei ist, schließt sich unter der Sondenbehandlung die operative Harnröhrenöffnung oft in kurzer Zeit von selbst. Die Erweiterung der Striktur bei der Urethrotomia externa geht so vor sich, daß in dem durch das Auseinanderweichen der Schnittränder entstandenen Raum sich ein Granulationsgewebe einschiebt. Die anschließende Sondenbehandlung hat die Aufgabe, eine neuerliche Verengerung durch sekundäre Narbenschrumpfung zu verhindern. Bei jeder Bougierung wird das schrumpfende Granulationsgewebe immer wieder oberflächlich eingerissen, und der neue Riß heilt dann in der gleichen Weise durch das Dazwischentreten neuer Granulationskeile; dieser Vorgang wiederholt sich so lange, bis der Kanal bei ausreichender Weite allseitig von Schleimhaut bekleidet ist.

Indiziert ist die Operation insbesondere bei impermeablen Strikturen in Verbindung mit falschen Wegen, Urinphlegmonen, schwerer Infektion und Harnstauung der oberen Harnwege. Die Urethrotomia externa gibt für den Augenblick insofern günstige Resultate, als sie bei schweren uroseptischen Zuständen, wo die Kranken keinen größeren Eingriff vertragen können, direkt lebensrettend wirken kann. Die Dauerergebnisse befriedigen aber nicht, und wenn die Dilatationsbehandlung nicht ständig fortgesetzt wird, tritt über kurz oder lang ein Rezidiv auf, da ja der entzündliche, narbig strukturierende kallöse Prozeß nicht beseitigt wurde.

Die Einsicht, daß, solange man das entzündlich-schwielige Narbengewebe zurückläßt, Rezidive zu erwarten sind, führte notgedrungen zur Resektion der Striktur. Die Entwicklung der operativen Strikturbehandlung von der Urethrotomia externa zur Resektion des strikturierten Harnröhrenabschnittes mit primärer Nahtvereinigung der Urethralstümpfe ist nicht denkbar ohne eine grundsätzliche Änderung des Operationszieles. Mit anderen Worten, die Resektion mit primärer Vereinigung der Harnröhre rechnet nicht mehr mit einer Wegbarmachung der zurückgelassenen Narbenmassen, sondern sucht von vornherein einen Zustand zu schaffen, der den normalen anatomischen und funktionellen Verhältnissen gleichkommt. Die Erreichung dieses Zieles bietet die Gewähr für gute Dauerresultate.

Wenn auch nach Resektion der Striktur durch ausgiebige Mobilisierung der beiden Harnröhrenstümpfe in der Regel eine direkte Vereinigung durch zirkuläre Naht möglich ist, so gibt es doch auch so ausgedehnte narbige strikturierende Prozesse, daß nach ihrer radikalen Exzision eine Vereinigung der Urethralstümpfe technisch unmöglich ist. Für solche Fälle stehen verschiedene Operationsverfahren zum plastischen Ersatz des Harnröhrendefektes zur Verfügung, von denen im allgemeinen die gestielten Plastiken den Vorzug verdienen. Auf Einzelheiten der Harnröhrenplastik soll hier nicht näher eingegangen werden.

Eine notwendige, nicht immer genügend bewertete Voraussetzung für das Gelingen einer primären Nahtvereinigung der Harnröhrenstümpfe nach Resektionen sowie bei plastischen Ersatzoperationen der verschiedensten Form ist die primäre Wundheilung. Entzündliche Vorgänge im Bereich der Harnröhre müssen also abgeklungen sein, bevor man operiert, zumal schon an und für sich die strenge Durchführung der Asepsis in diesem Operationsgebiet Schwierigkeiten bereitet. Sind die Bedingungen einer primären Wundheilung nicht gegeben, so vereitern die Nähte, geben nach, und gelegentlich einer Erektion usw. weichen die beiden Harnröhrenenden auseinander. Der so entstehende Defekt wird allmählich durch ein entzündliches Granulationsgewebe ausgefüllt, und das endgültige Resultat kann dann schlechter werden als der Zustand vor der Operation.

Die Aussichten für die Wiederherstellung normaler Verhältnisse werden durch jede fehlgeschlagene Operation infolge des Materialverlustes und der weiter greifenden Entzündung ungünstiger. Gute Resultate hängen also in erster Linie von einer reaktionslosen Wundheilung ab; diese ist, abgesehen von der eventuell entzündlichen Natur des Prozesses, auch noch durch die Rolle, die der Urethra bei der Harnentleerung zukommt, in Frage gestellt. Schon rein mechanisch werden die Harnröhrennähte durch die Dehnung, die der Urethralkanal bei der Miktion erfährt, belastet; noch gefährlicher ist das Eindringen von infiziertem Harn in die Nahtlücken. Durch die urinöse Durchtränkung werden die Nähte frühzeitig gelockert, und die Harnröhrenstümpfe weichen auseinander; Harnröhrenfisteln und neuerliche Verengerungen sind dann unvermeidlich.

Um diesen Mißständen zu begegnen, und zugleich die Harnröhre für die Dauer der Heilung ruhig zu stellen, muß der Harn künstlich abgeleitet werden. Von allen Möglichkeiten, die dafür zu Gebote stehen (regelmäßiger Katheterismus der Blase während der ersten 8—10 Tage, Einlegen eines Verweilkatheters usw.), hat sich die temporäre Ableitung des Harns durch eine Blasenfistel am besten bewährt und ist daher unbedingt vorzuziehen.

Es ist interessant, zu verfolgen, wie es bis vor noch nicht langer Zeit geradezu als Kunstfehler galt, nach einer Harnröhrenresektion bzw.- Plastik keinen Verweilkatheter einzulegen, wie erst ganz allmählich Zweifel an der Zweckmäßigkeit des Verweilkatheters aufkamen, während man heute gerade in dem Dauerkatheter eine der Ursachen der gelegentlichen Mißerfolge erblickt. Der Verweilkatheter wird als Fremdkörper empfunden und ruft bereits nach kurzer Zeit, auch in einer gesunden Harnröhre, eine in ihrer Intensität wechselnde Urethritis hervor, die sich entlang dem Katheter in der ganzen Harnröhre abspielt und die an der Stelle der Harnröhrennaht begreiflicherweise den besten Boden zur Entwicklung findet, da sie hier in die Tiefe dringen kann. Infolge von Verklebungen an der äußeren Harnröhrenmündung vermag das Harnröhrensekret nicht frei nach außen abzufließen, es kommt daher zur Sekretstauung, wodurch die Sicherheit der Harnröhrennaht noch weiter gefährdet wird. Nach allem ist es wohl richtig, daß der Verweilkatheter die Infektion des Operationsgebietes eher begünstigt als verhütet.

Ein weiteres ungünstiges Moment liegt in der mangelhaften Trockenlegung der Blase durch den Katheter, da besonders beim liegenden Patienten in der Blase in dem sogenannten Cavum subcathetericum eine gewisse Restharnmenge zurückbleibt, die in der Regel schon nach kurzer Zeit durch die Katheterurethritis infiziert wird. Durch den dauernden Reiz, den der Verweilkatheter besonders bei fehlerhafter Lage auf die hintere Harnröhre und den Sphincter int. ausübt, treten gelegentlich plötzliche krampfartige Blasenkontraktionen auf, wobei der infizierte Harn außer in den Katheter auch neben diesem in die Urethra gepreßt wird, was sich besonders dann leicht ereignet, wenn der Katheter undurchgängig geworden ist. Alle diese Momente führen dazu, den Verweilkatheter abzulehnen, und den Harn zur Sicherung des Operationserfolges auf andere, zuverlässigere Weise abzuleiten.

Gegenüber dem Verweilkatheter sind die Vorteile der suprapubischen Blasenfistel sehr überzeugend. Die Blasenfistel ist in allen Fällen anwendbar und schließt sich nach Entfernung des Fistelschlauches bei freier Harnröhrenpassage ohne jede weiteren Maßnahmen von selbst; der dauernde Reiz eines im Sphinkter der Blase liegenden Katheters fällt fort, und auch eine Durchnässung des Operationsgebietes läßt sich so mit Sicherheit vermeiden. Endlich spricht zugunsten der Blasenfistel auch die Möglichkeit, auf diese Weise bei impermeablen Strikturen mit Hilfe des retrograden Katheterismus das zentrale Ende der Striktur aufzufinden, wenn dies bei der Freilegung der Striktur vom Damm her Schwierigkeiten macht.

Abgesehen von dem Nutzen der künstlichen Harnableitung für den glatten Heilverlauf ist, wie besonders die Erfahrungen bei Prostatikern gelehrt haben, der Effekt der Blasenfistel bei bestehender Harnstauung und Infektion größer als beim Verweilkatheter, so daß besonders in schweren, vernachlässigten Fällen von Harnröhrenstrikturen mit ausgeprägten Zeichen chronischer Harnstauung und Infektion der Harnwege die Blasenfistel schon aus diesem Grunde allein dringend geboten erscheint. Hier, sowie bei ausgedehnten entzündlichen Begleiterscheinungen am Damm (Harninfiltration, Fisteln usw.) muß unbedingt zweizeitig vorgegangen werden, d. h. zuerst wird die Blasenfistel angelegt und erst nach dem Abklingen der lokalen entzündlichen Erscheinungen und nach Besserung der urämischen und uroseptischen Symptome folgt die eigentliche Strikturoperation.

## Harninkontinenz.

Die Harninkontinenz ist ein Zustand, unter dem die Kranken seelisch außerordentlich leiden, da sie durch die fortwährende Benässung der Wäsche und Kleider und den unerträglich stechenden urinösen Geruch gesellschaftsunfähig sind und sich und ihrer näheren Umgebung das Dasein verleiden. Die Ursachen der Inkontinenz sind außerordentlich mannigfaltig, und eine erfolgreiche Therapie hat daher eine genaue Erforschung der Ursache zur Voraussetzung.

Bei der häufigen Sphinkterschwäche älterer Frauen (relative Inkontinenz), die beim Husten, Pressen, Reiten usw. durch den unwillkürlichen Abgang kleiner oder größerer Harnportionen in Erscheinung tritt, hilft bei leichten Graden häufig eine aktive Übungstherapie, die darin besteht, daß man diese Frauen anhält, den (quergestreiften) Analsphinkter, sowie die Beckenbodenmuskulatur möglichst oft willkürlich zu kontrahieren; in ähnlichem Sinne wirkt auch die Faradisation des Blasenausganges bzw. der Beckenbodenmuskulatur günstig. Von diesen Maßnahmen kann man aber natürlich nur dort eine Besserung der Inkontinenz erwarten, wo es sich wirklich ausschließlich um eine muskuläre Schwäche und nicht um einen Defekt oder eine Lähmung des Sphinkters handelt. Für diese leichten, vielleicht auch mittelschweren Fälle von relativer Inkontinenz eignet sich auch die endovesikale Elektrokoagulationsbehandlung. Dabei werden 3—4 längsgerichtete Koagulationsschorfe in der Umgebung des Blasenschließmuskels angelegt, die bis in den Blasenausgang hinein reichen. Bisweilen genügt bereits eine einzige derartige Behandlung, manchmal tritt ein sichtbarer Erfolg auch erst nach 2—3 Sitzungen, manchmal auch gar nicht ein. Wie man sich die Wirkung der Elektrokoagulation vorzustellen hat, ist nicht ganz klar. Es könnte sich um eine narbige Schrumpfung im Bereich der Blasenausgangsmuskulatur handeln, wodurch die Wirkung der Operation etwa auf das Gleiche hinaus liefe, was man auch durch blutige Raffung des Blasenausganges erzielen kann; diese Erklärung paßt nicht zu der Tatsache, daß der Effekt der Behandlung bisweilen gleich eintritt, die schrumpfende Wirkung aber erst nach einiger Zeit zur Geltung kommen kann. Die oft sofortige Wirkung könnte auf einer Tonisierung des ganzen muskulären Apparates am Blasenausgang beruhen; vielleicht wirken beide Momente mit, indem das eine das andere ablöst. Die anfangs günstige Wirkung hält, wie ich mich in einigen Fällen überzeugen konnte, leider nicht immer an.

Bei leichtem Grade von Inkontinenz, für die sich keine befriedigende Ursache nachweisen läßt, und die vielleicht auf einer nervösen Blasenschwäche, bzw. einer gestörten Zusammenarbeit zwischen der sympathischen und parasympathischen Innervation der Blase beruht, kann man die Wirkung des intravenös zugeführten Cylotropins versuchen. Das Cylotropin hat sich erfahrungsgemäß in solchen unklaren und leichten Fällen als wirksam erwiesen, ohne daß man aber über den Wirkungsmechanismus befriedigenden Aufschluß geben kann. Man glaubt, daß das Cylotropin die Schleimhaut der Blase und die in ihr liegenden Nervenendigungen reizt, und daß durch die so bedingte Sensibilisierung der Blase die Inkontinenz günstig beeinflußt wird, es ist das aber eine sehr vage, rein theoretische Vorstellung. Auch das Pilokarpin hat gelegentlich ähnlich wie das Cylotropin oder Urotropin einmal eine derartige günstige Wirkung.

Gegen starke Grade von Sphinkterschwäche, sowie gegen komplette Inkontinenz, wie sie z. B. bei Blasenspalten (vgl. S. 222), sowie nach weitgehender Zerstörung der Sphinktermuskulatur (operativ, intra partum usw.) bestehen, hilft, wenn man sich nicht auf die Verordnung eines Urinals beschränken will, nur eine operative Therapie. Je nach der vorliegenden Form bzw. Ursache und dem Grad der Inkontinenz kann man auch hier zwischen einfachen Eingriffen, z. B. vaginaler Raffung des Sphinkters, Wiedervereinigung der zerrissenen Blasenausgangsmuskulatur und besonderen plastischen Operationen (Interposition des Uterus, Faszienplastik usw.) wählen. Wenn auch bei der operativen Behandlung ein voller Erfolg nicht sicher garantiert werden kann, so sollte man den Inkontinenten doch immer dazu raten, bevor man ihnen ein Urinal verordnet und sie ihrem Schicksal überläßt.

Bei Gelähmten (Rückenmarksleiden, Wirbelsäulenfrakturen) kommen operative Eingriffe der oben genannten Art nicht in Betracht. Urinale müssen sehr sorgfältig angemessen und angepaßt werden, da von ihnen oft weitgehend die Erwerbs- bzw. Berufstätigkeit der Kranken abhängt. Bei Männern kann man versuchen, das lästige Urinal durch eine federnde Harnröhrenklemme zu umgehen. Es genügt nicht, einfach eine Klemme zu verordnen, und den Kranken zum Bandagisten zu schicken, sondern man muß sich von Fall zu Fall überzeugen, daß sie einerseits den Harn zurückhält, andererseits aber auch nicht zu stark klemmt. Um Zirkulationsstörungen zu vermeiden, läßt man die Klemme nachts am besten fort; über Tag ist die Klemme zur Urinentleerung alle 2 Stunden, eventuell auch häufiger zu öffnen. Die Konstruktion solcher Klemmen ist eine Aufgabe, deren Lösung noch nicht in wünschenswerter Weise gelungen ist.

Hier sei auch auf die Behandlung der Enuresis eingegangen, obwohl sie eigentlich keine Inkontinenz im engeren Sinne darstellt, sondern als eine plötzliche, unerwartete, durch Harndranggefühl nicht, oder nur ungenügend vorbereitete Blasenentleerung aufzufassen ist (Blasendurchbruch). Der Arzt wird meist erst in Anspruch genommen, nachdem die mehr oder weniger drakonischen und pädagogischen Maßnahmen der Eltern und Erzieher fehlgeschlagen sind. Nachdem man durch eine entsprechende Untersuchung organische und neurologische Störungen (Bedeutung des Schrammschen Zeichens, vgl. S. 162), sowie eine Epilepsie, bei der nicht selten anläßlich nächtlicher Anfälle eine Miktion stattfindet, ausgeschlossen hat, gibt man den Eltern etwa folgende Ratschläge:

Um einer Überfüllung der Blase während der Nacht vorzubeugen, sollen die Kinder von 5 Uhr nachmittags an keine Flüssigkeit mehr zu sich nehmen und zum Abend nur trockene Kost erhalten. Zu der Zeit, zu der sonst das Einnässen erfahrungsgemäß erfolgt, sind die Kinder zu wecken, nicht brüsk, sondern rücksichtsvoll. Man muß aber darauf dringen, daß sie ganz wach werden, das Nachtgeschirr aufsuchen und die Blase wirklich entleeren. Mit der Angabe des Kindes, daß es das Urinieren jetzt nicht nötig habe, darf man sich nicht zufrieden geben. Die häufig verordneten Medikamente, wie Tinct. strychni (3mal täglich 3—5 Tropfen — nicht bei Kindern unter 5 Jahren) oder Tinct. amar. (3mal täglich 10 Tropfen) usw. sind in der Regel wirkungslos. Die Erfolge all der anderen, zum Teil heroischen Maßnahmen, wie Faradisation der Blasengegend, Einführung eines Metallbougies, Beseitigung von Verwachsungen am Präputium, epidurale Injektion von Kochsalz usw. beruhen lediglich darauf, daß die Kinder durch diese sinnfälligen, zum größten Teil schmerzhaften Eingriffe bzw. Manipulationen auf die Blasengegend bewußt aufmerksam gemacht werden und dann auch im Schlaf das Harndranggefühl genügend intensiv wahrnehmen, um davon aufzuwachen (vgl. S. 28). Jeder Arzt hat auf diesem Gebiet sein therapeutisches Steckenpferd, mit dem er „ganz überraschend gute" Resultate erzielt hat. Hat man Grund, einen abnormen Reizzustand der Blase als Ursache für den unerwartet plötzlich auftretenden Blasendurchbruch anzusehen, so kann man die Wirkung von Atropin (0,01 : 10,0, 3mal täglich 3—15 Tropfen) versuchen; die gleiche Überlegung liegt auch der Behandlung mit Kalkpräparaten zugrunde.

Die Enuresis ist oft leicht mit einmaliger Anwendung irgendeiner harmlosen Maßnahme erfolgreich zu bekämpfen, und zwar so, daß damit das Leiden, das sich übrigens im Laufe der Jahre meist auch von selbst verliert, dauernd behoben ist. Die Enuresis kann aber auch sehr hartnäckig sein und allen Behandlungsmethoden trotzen. In diesen Fällen sollte man die Möglichkeiten der Psychoanalyse nicht ganz aus dem Auge lassen, da vereinzelt die plötzliche krampfhafte, im Schlaf eintretende Blasenentleerung auch die Antwort auf einen irgendwann erlittenen psychischen Insult darstellen, bzw. sonst psychisch bedingt sein kann.

Eine besondere Gruppe stellen die Fälle dar, bei denen die Inkontinenz durch eine Harnfistel bedingt ist. Diese Harnfisteln (Nieren-, Harnleiter-, Blasenfisteln) sind, wenn man von einigen Fällen angeborener Mißbildung (Blasenektopie, ektopische Harnleitermündung, z. B. in der

Vagina usw.) absieht, hauptsächlich Verletzungs- bzw. Operationsfolgen. Alle konservativen Versuche, wie Auskratzungen, Einführung von ätzenden Lösungen bzw. Stiften, Elektrokoagulation des Fistelkanals usw. haben nur außerordentlich selten Erfolg und wohl nur in den Fällen, in denen auch ohne diese Maßnahmen über kurz oder lang ein spontaner Verschluß der Fistel eingetreten wäre.

Tritt nach Operationen oder Harnleiterverletzungen eine Harnleiterfistel auf, so darf man nicht so bald die Geduld verlieren und zu einer neuen Operation drängen, da diese Fisteln sich nicht so selten spontan wieder schließen, jedenfalls warte man bis zu ½ Jahr, ehe man an die operative Beseitigung der Fistel geht. Wenn die Harnleiterfistel spontan nicht versiegt und auf eine Änderung des Zustandes gedrängt wird, soll man sich vor der Operation am Harnleiter sorgfältig sowohl über den Zustand der zugehörigen Niere (Pyelographie, Funktionsprüfungen usw.), als auch über die Durchgängigkeit des peripheren Ureterstumpfes unterrichten. Ist der Harnabfluß im unteren Ureterabschnitt irgendwie behindert, so wird auch nach der zweiten Operation wieder eine Fistel auftreten. Falls die Niere inzwischen in ihrer Funktion wesentlich gelitten hat (durch Infektion oder Harnstauung usw.), so ist die Beseitigung der Fistel zwecklos und statt dessen die Niere zu entfernen, immer natürlich vorausgesetzt, daß der Zustand der zweiten Niere eine Nephrektomie gestattet (vgl. auch S. 214).

In neuerer Zeit hat man einige Male mit Erfolg Nieren- bzw. Harnleiterfisteln durch Röntgenbestrahlung der zugehörigen Niere zur Heilung gebracht. Durch eine entsprechend dosierte Bestrahlung kann man die Funktion der Niere, also die Urinsekretion, temporär stillegen, wodurch die Bedingungen für die Heilung der Fistel natürlich sehr viel besser werden. Diese Behandlung ist zweifellos der operativen Therapie überlegen, wenn sich herausstellt, daß durch die Röntgenausschaltung der Nieren diese tatsächlich nur temporär ausgeschaltet werden und die Funktion nach Ablauf einer entsprechenden Zeit wieder die frühere Intensität und Qualität erreicht. Darüber liegen aber noch keine sicheren Angaben und Beobachtungen vor.

Bei Blasenfisteln ist die Ableitung im allgemeinen durch einen Verweilkatheter sicherzustellen, und wenn die Fistel nicht allzu lange bestanden hat und die Verbindung zwischen der Blase und den äußeren Bauchdecken nicht völlig epithelisiert ist, so schließen sich unter der Behandlung mit dem Verweilkatheter die Fisteln meist auch ohne weitere Maßnahmen von selbst; nur selten ist es daher notwendig, den Fistelkanal zu exzidieren und die Blase zu nähen.

Bei den Fisteln am Penis ist zwischen einfachen Eiterfisteln und Urinfisteln zu unterscheiden. Beide Fistelarten sitzen fast ausschließlich an der Beugeseite des Penis, sie bedingen zwar keine Inkontinenz, sollen aber hier im Zusammenhang erörtert werden. Rein eitrige Fisteln, die infolge Durchbruchs vereiterter Drüsen entstanden sind, heilen häufig über kurz oder lang spontan aus; anderenfalls ist der Fistelgang zu spalten und, um vor Rezidiven sicher zu sein, das zugehörige vereiterte Drüsengebiet (z. B. Cowpersche Drüsen) zu exstirpieren. Bei den eigentlichen Fisteln der Harnröhre, wie sie z. B. auf dem Boden einer periurethralen Entzündung mit Durchbruch nach innen und außen entstehen, sind die Aussichten einer Spontanheilung recht gering.

Diese Fisteln haben in der Regel einen kurzen, bisweilen aber auch einen sehr langen und komplizierten Verlauf mit Ausmündung am Skrotum, am Gesäß, Oberschenkel, in der Leisten- und Lendengegend usw. Die Stelle der Einmündung in die Harnröhre und der Verlauf des Fistelganges entzieht sich häufig der äußeren Beurteilung. Durch Sondierung ist bei langen, gewundenen, nicht selten auch mehrarmigen Fistelgängen in der Regel kein Aufschluß zu gewinnen, und auch die Urethroskopie gibt bestenfalls nur Auskunft über die Stelle der Fistelmündung in der Harnröhre. Bei der Wichtigkeit, die der genauen Kenntnis der topographischen Verhältnisse im Hinblick auf eine geplante Operation zukommt, ist die röntgenologische Darstellung des Fistelganges durch Füllung der Harnröhre mit schattengebenden Lösungen von nicht zu unterschätzendem Wert (siehe S. 191).

Im allgemeinen ist es nicht ratsam, entzündlich entstandene Harnfisteln allzu eilig operativ anzugreifen, einmal mit Rücksicht auf die, wenn auch geringe Möglichkeit einer Spontanheilung, dann aber auch, um genügend Zeit zum Abklingen der entzündlichen Erscheinungen verstreichen zu lassen. Ist die Fistel klein, so kann man nach Umschneidung der Fistelöffnung und Exstirpation des Fistelganges durch einfache Vernähung der Harnröhrenschleimhaut und des periurethralen Gewebes Erfolg haben. Ergeben sich nach Exstirpation des Fistelganges etwas größere Defekte in der Harnröhrenwand, so verzichtet man besser auf eine direkte Nahtvereinigung der Harnröhrenöffnung und deckt den Defekt durch Bildung zweier seitlich gestielter Lappen aus der Haut des Penis. Der eine Lappen dient zur Bildung der inneren Epithelauskleidung nach der Harnröhre zu, der zweite zur Hautdeckung nach außen. Nach derartigen Operationen empfiehlt es sich, den Urin für die ersten Tage durch schonenden Katheterismus oder wiederholte Blasenpunktionen zu entleeren, um auf diese Weise eine Beanspruchung der Naht, wie sie beim Durchtritt des Harns durch die Urethra bedingt wird, zu vermeiden.

Bei allen durch entzündliche Prozesse komplizierten Verhältnissen und bei allen etwas größeren Defekten und Fisteln wird man mit dieser einfachen Technik häufig nicht zum Ziele kommen, hauptsächlich, weil die primäre Wundheilung ausbleibt. Es sind dann oft viele kleine Nachoperationen notwendig, ehe ein dichter Verschluß der Harnröhre erzielt wird, und oft wird dieser letzten Endes gar nicht erreicht, da Patient und Arzt die Geduld verlieren. Angesichts solcher Erfahrungen kann es nicht verwundern, wenn man prinzipiell die Forderung aufstellt, bei allen etwas größeren und komplizierteren Harnröhrenfisteln zuerst eine Blasenfistel anzulegen. Die Erfahrung hat gezeigt, daß die Anlegung einer Blasenfistel, zu der die Patienten zwar meist nur ungern ihre Einwilligung geben, sich lohnt, da jetzt in der Regel mit einer einzigen exakten Operation (Plastik) die Harnröhrenfistel beseitigt werden kann.

Je nach der Lage des Abszesses und der Richtung, in der der Durchbruch erfolgt, treten bisweilen auch innere (urethrorektale und urethrovaginale usw.) Fisteln auf. Mit der Empfehlung der Operation sei man hier ebenfalls nicht zu eilig, da ein reaktionsloser Zustand des Fistelgebietes eine notwendige Voraussetzung für den Erfolg ist, und weil auch nach längerer Zeit noch Spontanheilung eintreten kann. Ein allgemeines Operationsschema läßt sich für diese Fälle nicht aufstellen, da jede Fistel in topographischer Hinsicht andere Verhältnisse bietet und dementsprechend angegangen werden muß; in jedem Falle sollte man auch hier keinesfalls auf die Vorteile, die die künstliche Ableitung des Harns durch eine temporäre Blasenfistel bietet, verzichten.

Derartige Operationen stellen bisweilen hohe Anforderungen an die technische Geschicklichkeit des Operateurs und setzen gute anatomische Kenntnisse voraus. Im wesentlichen handelt es sich bei Fisteln zwischen zwei Hohlorganen darum, die beiden Hohlorgane zu trennen, an beiden nach erfolgter

Anfrischung die Öffnung durch exakte Naht isoliert zu verschließen und womöglich dafür zu sorgen, daß die Verschlußnähte der beiden Organe nicht aufeinander zu liegen kommen. Bei rektourethralen Fisteln läßt sich dieses Prinzip am besten durch Mobilisierung des Rektums nach Art der Witheadschen Operation verwirklichen. Auch durch Einschlagen eines gestielten Hautlappens (aus dem Damm bzw. Skrotum) läßt sich nach Trennung von Mastdarm und Harnröhre in der Regel mit ziemlicher Sicherheit ein Verschluß solcher Fisteln erzielen. Selbst dort, wo infolge vorausgegangener fehlgeschlagener Operationen die anatomischen Verhältnisse für einen plastischen Verschluß ganz besonders ungünstig liegen, gelingt nach temporärer Ausschaltung von Mastdarm und Blase (durch Anus praeternaturalis und Blasenfistel) die Beseitigung der Fistel in der Regel doch noch.

## Entzündliche Erkrankungen der Urogenitalorgane.

Bei der Bewertung der konservativen Behandlungsmethoden darf man, um kritisch zu bleiben, nicht verkennen, daß in vielen, ja praktisch den meisten Fällen eine Spontanheilung der Harninfektion (Cystitis, Pyelitis), wenigstens im klinischen Sinne, auch ohne ärztliches Dazutun zustande kommt, und daß es für den „Erfolg" der therapeutischen Maßnahmen sehr darauf ankommt, ob sie im rechten Augenblick unternommen werden. Das gilt besonders von dem Übergang einer akut fieberhaften Harninfektion in ein subakutes oder chronisches, fieberloses und subjektiv beschwerdefreies Stadium. Dieser Übergang vollzieht sich in der Regel auch ohne besondere ärztliche Maßnahmen in Form einer auffälligen klinischen Besserung; es ist jedoch gut zu verstehen, wenn man geneigt ist, diesen Wechsel im Krankheitsbild der angewandten Behandlungsmethode zugute zu schreiben. Nun soll damit nicht gesagt werden, daß Therapie nichts und die Selbstheilung im Organismus alles bedeutet, es soll vielmehr nur von vornherein vor einer Überschätzung, insbesondere einzelner interner Medikamente, gewarnt werden. Wo örtliche Momente für den schweren oder chronischen Verlauf maßgebend sind, und wo z. B. im Anschluß an die Behebung von Abflußhindernissen usw. eine deutliche Besserung oder Heilung eintritt, liegt der ursächliche Zusammenhang zwischen Therapie und Erfolg viel klarer.

Im akuten Stadium soll die Therapie vorwiegend konservativ, also diätetisch-medikamentöser Art sein; eine lokale Behandlung der Harnwege ist in diesem Stadium möglichst zu vermeiden. Im Gegensatz dazu sind im chronischen Stadium medikamentöse und diätetische Mittel weniger angebracht als lokale Behandlungsmethoden. Es ist nicht möglich, ein allgemein gültiges Behandlungsschema aufzustellen, zumal eine kausale Therapie neben der örtlichen (Harnretention, Steine, Schwangerschaft usw.) und individuellen Disposition auch andere ursächliche Faktoren, wie Prostatitis, Enteritis, Appendizitis, Cholecystitis, Adnexitis, kariöse Zähne, entzündete Tonsillen usw. zu berücksichtigen hat. Das Ziel der Behandlung ist nicht nur die klinische, sondern auch die Heilung im bakteriologischen Sinne. Man muß aber offen zugeben, daß man sich fast stets mit einer klinischen Heilung zufrieden geben muß. Eine bakterielle Heilung kommt meines Erachtens nur außerordentlich selten zustande. Bei jeder „Pyurie" ist man berechtigt, eine kurze Zeitlang, insbesondere im akuten Stadium, ohne genaue Diagnose eine konservative diätetisch-medikamentöse Behandlung durchzuführen, wenn aber nach einiger Zeit eine Heilung nicht erfolgt, dann ist es ein Kunstfehler, wenn man auch weiterhin versäumt, Ursache und Ort der Eiterung mit allen zu Gebote stehenden Mitteln festzustellen.

### Diätetische und innerlich-medikamentöse Behandlung.

Im akut fieberhaften Beginn einer Harninfektion, desgleichen bei fieberhaften Rückfällen gehören die Kranken entsprechend dem häufig stark beeinträchtigten Allgemeinbefinden so lange ins Bett, bis eine völlige Entfieberung eingetreten ist. Gegen die Schmerzen in der Nieren- oder Blasengegend verordnet man Wärme in jeder Form, am besten als feuchtwarme Packung. Bei sehr heftigen Schmerzen sind Narkotika nicht zu entbehren; bei spastischen Zuständen gibt man Papav. muriat. 2—3mal täglich 0,04 als intramuskuläre Injektion. Durch reizlose Kost und Sorge für regelmäßige Stuhlentleerung, Bettruhe usw. wird im allgemeinen der Übergang in ein subakutes, beschwerdefreies Stadium der Pyurie gefördert. Eine überaus wichtige Rolle für den Rückgang der entzündlichen Erscheinungen (Fieber und Schmerzen) spielt der ungestörte Abfluß des infizierten Harns.

Um die Durchspülung der Harnwege künstlich zu steigern, gibt man den Kranken recht viel zu trinken, was um so angenehmer empfunden wird, als die Patienten im fieberhaften Stadium vielfach über starken Durst klagen. Die Steigerung der Diurese hat dabei in erster Linie eine mechanische Aufgabe zu erfüllen, und es ist wegen der dabei zustande kommenden starken Verdünnung des Harns ziemlich zwecklos, gleichzeitig Harndesinfizientien (siehe weiter unten) zu geben.

Man lasse die Kranken etwa alle 2—3 Stunden eine Tasse Tee von Bärentraubenblättern oder Lindenblüten (1 Eßlöffel auf eine Tasse, 3—4 Minuten kochen, 5 Minuten ziehen lassen) abwechselnd mit Milch, Limonaden usw. trinken; es ist das ratsamer, als große Flüssigkeitsmengen nach Art eines Wasserstoßes auf einmal zu geben. Bei Herz- und Gefäßkranken verbietet sich überdies eine plötzliche Belastung des Kreislaufs an und für sich schon, und die großen einmaligen Flüssigkeitsmengen werden auch sonst häufig von Magen und Darm schlecht vertragen. Voraussetzung für die günstige Wirkung der künstlich gesteigerten Diurese ist der unbehinderte Abfluß des Harns aus allen Teilen des Harnsystems; bei behinderter Entleerung (z. B. bei Prostatikern, Strikturkranken usw.) nützt die Flüssigkeitszufuhr nicht nur nichts, sondern verschlimmert vielmehr den Zustand. Ist eine reichliche Flüssigkeitsaufnahme per os aus irgendeinem Grunde nicht durchführbar, so kann man die Diurese durch subkutane Injektionen von physiologischer Kochsalzlösung oder auch durch Tropfeinläufe anregen.

Angesichts der meist bakteriellen Ätiologie der Pyurien wird man versuchen, durch eine antibakterielle Behandlung den Heilungsprozeß zu fördern. Da die saure bzw. alkalische Reaktion des Harns erfahrungsgemäß das Wachstum der Bakterien je nach ihrer Art zu fördern oder zu hemmen vermag, sucht man diese Tatsache durch willkürliche Änderung der Reaktion auszunützen. Zur Ansäuerung des Harns verordnet man Acid. phosphor. 1,0 : 20,0, 3mal täglich 20 Tropfen, oder Acid. phosphor. 5,0, Sir. Rub. Idaei 50,0, Aq. dest. ad. 1000,0, davon 300—400 ccm auf den Tag verteilt, oder Ammon. chlorat. 10,0 : 200,0, 4mal täglich 1 Eßlöffel usw. Unter den Nahrungsmitteln bewirken Reis, Hafer, Haferflocken, Fleisch, Fisch, Eier, Speck, Schwarzbrot, Preißelbeeren, Nüsse usw. eine Säuerung des Harns.

Bei den Koliinfektionen spielt die saure Reaktion nicht die Rolle wie bei den Staphylo- und Streptokokkeninfektionen, und auch experimentell hat man nicht generell entscheiden können, ob alkalischer oder saurer Harn einen günstigeren Nährboden für die Kolibakterien darstellt. Das Wachstumsoptimum der Kolibakterien liegt zwischen $P_H$ 6,8—8,2; im Versuch gelingt die Abtötung der Kolikeime erst bei einem Säuregrad von $P_H$ 4,6, und bei einem Alkaleszenzgrad von $P_H$ 9,4. Die im menschlichen Harn erreichbaren Säuregrade hemmen zwar das Wachstum mancher Kolistämme, doch erreicht man ebenso häufig eine intensive Schädigung durch Alkalisierung des Harns.

Zur Alkalisierung des Harns verordnet man täglich 10—20 g Natr. bicarb., das man in 1—2 l Wasser gelöst in kleinen Portionen trinken läßt. Besonders wirksam ist die intravenöse Injektion (50 ccm einer 4%igen Lösung von Natr. bicarb.), die nicht vor Ablauf von 3 Tagen wiederholt werden soll. Eine sofortige Alkalisierung des Harns soll man mit Uricedin-Stroschein (2stündlich 1 Teelöffel auf ein Glas Wasser) erzielen. Die Alkalität soll zwischen $P_H$ 7,4—8,0 liegen und sich bei 2stündlichen Gaben auf dieser Höhe halten. Unter den Nahrungsmitteln wirken alkalisierend Milch (sehr stark), Kartoffeln, Makkaroni, Nudeln, Rüben, Karotten, Bohnen, Erbsen, Spargel, Bananen, Melonen, Äpfel, Apfelsinen usw. Während manche die Wirkung der Alkalien auf eine direkte Hemmung des Bakterienwachstums zurück führen, glauben andere, daß der günstige Einfluß hauptsächlich auf der Bindung saurer Bakterientoxine beruhe.

Sehr zweckmäßig ist es, mit der Reaktion des Harns in kurzen Intervallen zu wechseln, da es sich gezeigt hat, daß die Bakterien sich auf die sauere oder alkalische Reaktion des Harns nach kurzer Zeit einzustellen vermögen. Nach 2—3 Tage anhaltender starker Alkalisierung wird die Alkalizufuhr am Abend abgesetzt und vom nächsten Tage an reichlich Säure zugeführt, bis nach weiteren 2 Tagen die Alkalisierung wieder beginnt. Es kommt hierbei auf den schroffen Wechsel zwischen saurer und alkalischer Reaktion an.

Um die erwünschte Reaktion besonders wirksam zu gestalten, empfiehlt es sich, an den Tagen, an denen gesäuert werden soll, die Flüssigkeitszufuhr zu beschränken. Die Kombination von Dursttagen und Ansäuerung des Harns ist unter dem Namen der Meyer-Betz-Haasschen Kur bekannt. Um eine möglichst hohe Konzentration und gleichzeitig dabei Säuerung des Harns zu erreichen, läßt man die Kranken außerdem noch schwitzen. Die Flüssigkeitszufuhr wird auf 600 ccm inkl. der 300 ccm einer Phosphorsäurelimonade (Acid. phosph. 25%, 50,0, Syrup Rub. Idaei 50,0, Aqua dest. ad. 1000,0) eingeschränkt; dazu werden 3 g Urotropin und 4 g Aspirin verordnet. Diese Medikation erstreckt sich über 3—4 Tage, wobei heiße Bäder von 20—25 Minuten Dauer die Konzentration des Harns wirksam unterstützen können.

An der günstigen antibakteriellen Wirkung konzentrierter Harne kann vielleicht auch die hohe Harnstoffkonzentration beteiligt sein, da der Harnstoff in genügender Konzentration die Bakterien durch Lösung und Aufquellung abzutöten vermag; nur Tuberkelbazillen und andere säurefeste Bakterien erwiesen sich auch im Experiment als resistent gegen Harnstoff.

Von allen innerlichen Harndesinfizientien steht das Urotropin (Hexamethylentetramin), dessen desinfizierende Wirkung auf der Formaldehydkomponente, die im Harn auftritt, beruht, an erster Stelle. Das Urotropin wirkt nur in saurem Urin, da nur in saurem Milieu die Abspaltung des Formaldehyds vor sich geht. Diese Feststellung ist praktisch insofern wichtig, als man infolgedessen vom Urotropin bei alkalischer Harnreaktion keine desinfizierende Wirkung erwarten darf und in solchen Fällen den Harn künstlich erst ansäuern muß. Die Wirkung des Urotropins als Harndesinfizienz ist nicht unbestritten anerkannt; wie es sogar Autoren gibt, die überhaupt alle Harnantiseptika für wirkungslos halten; daß ihr Wert stark überschätzt wird, ist auch meine Meinung. Man hat unter anderem speziell mit Rücksicht auf das Urotropin festgestellt, daß, wenn genügend Formaldehyd im Harn abgespalten werden soll, um bakterizid wirken zu können, Urotropin in so großen Dosen gegeben werden müßte, daß in Verbindung mit der sauren Reaktion des Harns eine Schädigung der Nieren unausbleiblich sein würde. Daß durch Urotropin in hohen Dosen, ebenso wie durch fortgesetzte Zufuhr kleinerer Mengen, Nierenschädigungen (Hämaturien) und Blasenstörungen (Tenesmen) ausgelöst werden können, ist ja bekannt, und es ist daher notwendig, mit der Urotropinbehandlung bei erkrankten Nieren vorsichtig zu sein und das Mittel nicht wahllos bei jeder mit Pyurie einhergehenden Erkrankung zu verordnen, zumal es allem Anschein nach manche Menschen gibt, die gegen Urotropin eine abnorme Überempfindlichkeit besitzen. Die Urotropindosis, von der an aufwärts man eine antibakterielle Wirkung erwarten darf, beträgt bei peroraler Verabreichung 3mal täglich 1 g.

Von der großen Zahl der dem Urotropin nahestehenden Präparate seien noch genannt: Amphotropin (kamphersaures Urotropin) 3mal täglich 0,5—1,0 g; Myrmalid (Verbindung von Urotropin mit ameisensaurem Natrium) 2—4mal täglich 0,5—1,0 g; Borovertin (Hexamethylentetramintriborat) 3mal täglich 0,5—1,0 g; Hexal (sulfosalyzilsaures Urotropin) 3mal täglich 1 g; Helmithol (Verbindung von Anhydromethylenzitronensäure mit Urotropin) 3mal täglich 1,0—1,5 g; Cystopurin (Doppelsalz von Urotropin und Natriumazetat) 3mal täglich 1—2 g. Alle diese Medikamente sind der besseren Verträglichkeit halber nie auf leeren Magen, sondern stets nach der Mahlzeit zu nehmen.

Ähnlich wie die Bakterien sich auf die Reaktion des Harns einzustellen vermögen, kommt es allem Anschein nach bei längerer Darreichung des gleichen Mittels durch Mutation des betreffenden Bakterienstammes auch zu einer Steigerung der Resistenz gegen das betreffende Mittel, und man tut daher gut, wie mit der Reaktion, auch mit den Harndesinfizientien von Zeit zu Zeit zu wechseln.

Von anderen Medikamenten, die man mit Erfolg innerlich bei Harnwegsinfektionen verordnet, seien das Salol (Phenylum salicylicum) 2—4mal täglich 1 g; Methylenblau 3mal täglich 0,2 (in Pillen), das besonders bei Staphylokokkeninfektionen wirksam ist, genannt. Gute Erfolge sieht man bisweilen auch von der peroralen Kollargoltherapie, insbesondere bei fieberhaften Pyelonephritiden. Man gibt das Kollargol entweder in Pillen oder löffelweise in Form einer 2%igen Lösung. Die günstige Wirkung des innerlich gegebenen Kollargols bei fieberhafter Harnwegsinfektion beruht vermutlich in der Hauptsache auf einer Beeinflussung bzw. Hemmung der Bakterienflora im Darm, es ist infolgedessen besonders dort erfolgreich, wo im Darm die Quelle der Infektion zu suchen ist (Kolitis, chronische Obstipation usw.). Die peroralen Kollargolgaben haben wahrscheinlich in der Hauptsache die gleiche Wirkung wie Kollargoleinläufe und wie darmreinigende und desinfizierende Einläufe überhaupt, die gleichfalls bei Harnwegsinfektionen, speziell bei Pyelitiden, eine oft überraschend gute Wirkung haben. Da das intravenös zugeführte Kollargol auch in den Darm ausgeschieden wird, so kommt vielleicht auch für die intravenöse Kollargoltherapie die genannte Wirkungsweise in Betracht, wenngleich bei der intravenösen Applikation auch andere Wirkungsmöglichkeiten nicht bestritten werden sollen.

Um eine besonders prompte und schnelle Wirkung zu erzielen, kann man die Mittel, von denen man sich eine desinfizierende Wirkung in den Nieren oder Harnwegen verspricht, auch intravenös zuführen. Beim Urotropin benutzt man dazu eine 40%ige Lösung oder das Cylotropin (5 ccm Cylotropin enthalten 2,0 Urotropin, 0,8 Natrium salicylium, 0,2 Coffein natrium bez.). Es sei auch hier darauf hingewiesen, daß hochprozentige Urotropingaben nierenschädigend wirken können; sie werden darum auch von manchen abgelehnt und statt dessen häufigere intravenöse Injektionen von kleinen Mengen (täglich 0,015 g) befürwortet. Gern benutzt man auch kolloidale Silberpräparate, die besonders bei schweren septischen Pyelitiden und Pyelonephritiden häufig wirksam sind. Man nimmt an, daß die Wirkung dieser Präparate teils auf einer bakteriziden Eigenschaft, teils indirekt auf einer unspezifischen Protoplasmaaktivierung beruht, durch die Antikörperbildung und Entgiftungsfähigkeit des Organismus gesteigert wird.

Ein besonders wirksames Mittel, mit dem man oft in ganz hartnäckigen Fällen noch Erfolg hat, ist das Neosalvarsan. Man hat die Wirkung des Neosalvarsans mit der Abspaltung der Formaldehydkomponente in den Nieren in Zusammenhang gebracht, da schon einige Minuten nach der Injektion die Amidogruppe des arsenhaltigen Teils, sowie Formalin im Harn nachgewiesen werden konnten; ob die Wirkung tatsächlich darauf beruht, sei dahingestellt. Durchweg wird über sehr gute Erfolge mit dieser Behandlung berichtet, sowohl bei akuten als auch bei chronischen Harninfektionen (Pyelitiden). Die Wirkung des Neosalvarsans scheint von der Art der Erreger weitgehend unabhängig zu sein, sie versagt, wenn die Nieren in nachweisbarem Grade beteiligt sind, sowie bei Stauungszuständen und bei Anwesenheit von Steinen usw. im Nierenbecken oder in der Blase; besonders eindrucksvoll ist diese Behandlung in Fällen von postgonorrhoischer Pyelitis sowie bei Staphylokokkeninfektionen, doch ist bei den letzteren die Wirkung oft nur von vorübergehender Dauer. Am wenigsten scheinen die Koliinfektionen auf das Neosalvarsan anzusprechen, was man damit zu erklären versucht, daß bei den chronischen Kolipyelitiden usw. meist Stauungszustände vorhanden sind. Die bei der Pyelitis übliche Dosis beträgt mehrmals, im Abstand von etwa 3—4 Tagen, 0,15 g Neosalvarsan. Wenn das Neosalvarsan überhaupt wirksam ist, so tritt eine deutliche Besserung meist schon nach 1—2 Injektionen ein, bleibt sie aus, so besteht wenig Hoffnung, durch Steigerung der Dosis und Fortsetzung der Behandlung noch einen nennenswerten Erfolg zu erzielen. Inwieweit von der intravenösen Infusion von Uroselektan und verwandten Mitteln (vgl. S. 192) eine günstige Wirkung insbesondere bei Niereninfektionen zu erwarten ist, läßt sich noch nicht klar beurteilen; ich habe den Eindruck, daß sie günstig wirkt.

Es sei nochmals wiederholt, daß eine unbehinderte Harnentleerung aus dem Nierenbecken bzw. der Blase die wichtigste Vorbedingung für die Wirkung jeder medikamentösen Therapie ist, und daß alle Mittel bei Stauungszuständen und anderen lokalen Komplikationen fast wertlos oder nur von vorübergehender Wirkung sind.

Nicht wenige Fälle chronischer und rezidivierender Harnwegsinfektionen heilen erst aus, wenn die Infektionsquelle (Furunkulose, schadhafte Zähne, Kolitis, Appendizitis, chronische Obstipation usw.) behandelt, bzw. behoben wird; vielfach geht die hartnäckige Bakteriurie oder Pyurie dann von ganz allein, ohne weitere Maßnahmen zurück. Auf die Rolle des Darms als wichtige, aber häufig verkannte Infektionsquelle immer wieder rezidivierender Harnwegsinfektionen wurde schon bei der Erörterung der Infektionsquellen- und -wege hingewiesen (vgl. S. 52). Hier war bereits die Rede von der günstigen Wirkung des Kollargols per os sowie per klysma. Zuweilen genügt schon die Regelung des Stuhlgangs, um eine Pyelitis zum Verschwinden zu bringen, und besonders bei Kolipyelitiden wirkt mitunter nichts so günstig, wie Abführmittel (Salinische Abführmittel, Bitterquellen, Rizinusöl, Joghurtkuren usw.) oder Darmreinigungen durch hohe Einläufe (Kamilleninfus.), selbst, oder vielleicht gerade, in jenen Fällen, in denen alle Harndesinfizientien, spezifischen und lokalen therapeutischen Maßnahmen vergeblich versucht worden waren.

### Bakteriotherapie.

Bald nach dem Bekanntwerden der Erfolge, die man mit einer spezifischen Bakteriotherapie bei anderen Infektionskrankheiten gesehen hatte, wurden diese Methoden auch bei den Harnwegsinfektionen in Anwendung gebracht. Die Wirkung und insbesondere die spezifische Wirkungsweise dieser Methoden ist anfangs erheblich überschätzt worden. Die Hoffnung, auf diese Weise in der Regel zu einer Heilung auch in bakteriologischem Sinne zu gelangen, hat sich nicht bestätigt, und es fehlt auch nicht an völlig ablehnenden Urteilen. Der anfängliche Enthusiasmus hat heute einer nüchternen Auffassung über Heilaussichten und Wirkungsweise dieser Methoden Platz gemacht. Im übrigen hat die Bakteriotherapie gerade jetzt wieder durch neuere Arbeiten (z. B. über die Bakteriophagie) Anregungen bekommen, und manche Ansichten über Immunität, Entzündung, Pathogenität der Bakterien, sowie über die Rolle des Organismus bei der Heilung haben eine Wandlung erfahren.

Eine Immunisierung gegen bestimmte Bakterien kann man bekanntlich auf aktive und passive Weise erreichen. Die passive Immunität (begründet durch v. Behrings Diphtherieheilserum) ist im allgemeinen von kürzerer und weniger nachhaltiger Wirkung, hat aber gegenüber der aktiven Immunisierung, die zu ihrer Entwicklung immer einige Zeit benötigt, den Vorzug, daß die Wirkung sofort eintritt. Bei der passiven Immunisierung erfolgt der Schutz durch die Einverleibung von Serum solcher Tiere, die aktiv immunisiert wurden. Mit diesen Immun-, Heil- und Schutzseren werden den Kranken Schutzstoffe gegen die betreffenden Bakterien oder ihre Toxine übertragen. Es ist richtiger, statt von einem antitoxischen, von einem antiinfektiösen Serum zu sprechen, zumal es immer zweifelhafter wird, ob die Wirkung der Immunsera tatsächlich auf dem Gehalt an diesen verschiedenen Antikörpern beruht, da auch das normale Serum verschiedener Tiere gegenüber einer Reihe von Infektionserregern eine antiinfektiöse Wirkung entfaltet. So hat man z. B. bei Kindern, die an Pyurien litten, die auf die übliche Therapie nicht ansprachen, eine rezidivfreie Heilung nach subkutanen Injektionen von Serum nicht vorbehandelter Tiere (Pferd) beobachtet. Hier kann nicht mehr von der Wirkung spezifischer Antikörper, sondern nur noch von einer unspezifischen Steigerung normalerweise schon im Blut vorhandener Abwehrkräfte die Rede sein.

Diese passive Immunisierung spielt im übrigen bei der Behandlung der Harnwegsinfektionen gegenüber der aktiven Immunisierung eine untergeordnete Rolle.

Bei der aktiven Immunisierung erwirbt der Organismus die Schutzkräfte durch aktive Zelltätigkeit. Die Immunität ist der Effekt der Reaktion des Organismus auf die Einverleibung der Krankheitserreger oder ihrer Gifte (Antigene). Diese aktive spezifische Immunisierung kann man erreichen durch Einverleibung 1. lebender, vollvirulenter Bakterien, 2. lebender, aber abgeschwächter Bakterien, 3. abgetöteter und zerkleinerter oder aufgelöster Bakterien. Je nachdem nur die löslichen Toxine der Bakterien oder diese selbst einverleibt werden, spricht man von einer antitoxischen oder einer antiinfektiösen Immunisierung.

Von diesen Möglichkeiten einer aktiven Immunisierung hat die Behandlung mit abgetöteten Bakterien in der Behandlung der Harnwegsinfektionen am meisten Anwendung erfahren. Die Methode wurde von Wright inauguriert; er ging von der Vorstellung aus, daß die Heilung einer Infektion von der Anwesenheit bzw. der genügenden Menge spezifischer Antikörper abhinge, und daß diese oft deshalb in ungenügender Menge vorhanden seien, weil bei chronischen Infektionen die Resorption der die Antikörperbildung auslösenden Antigene ungenügend sei. Durch Einverleibung von abgetöteten Erregern suchte er eine Steigerung bzw. eine günstige Konzentration der Antikörper zu erzielen. Da diese Antikörper für die betreffende Erregerart spezifisch sein sollen, so hat die Behandlung mit Autovakzinen, bei der die Keime aus dem Harn des Kranken, der immunisiert werden soll, gezüchtet werden, theoretisch die meiste Aussicht auf Erfolg. Im allgemeinen ist die Vakzinetherapie für chronische Fälle zu reservieren, in denen der Organismus durch die Vakzination zu einer erneuten Immunitätsreaktion befähigt werden soll. In diesem Mangel an Reaktion auf die Erreger liegt ja das Wesen der chronischen Infektion.

Zur Herstellung von Autovakzinen wird der Urin steril der Harnblase entnommen und das ausgeschleuderte Sediment auf Agarschalen verimpft. Die herausgezüchteten Bakterien werden zur Vakzine in der Art verarbeitet, daß man sich durch Abschwemmung mit 0,5%iger Karbol-Kochsalzlösung zunächst eine Stammvakzine herstellt. Die Abtötung erfolgt durch schonende Erhitzung im Wasserbade bei etwa 60°. Von dieser Stammlösung wird mit Hilfe verschiedener Zählverfahren die Keimzahl bestimmt und durch Verdünnung mit 0,5%iger Karbol-Kochsalzlösung werden dann Vakzine mit dem gewünschten Gehalt an Keimen hergestellt. An Stelle der Erhitzung kann die Abtötung auch nur mit chemischen Mitteln erfolgen. Gut bewährt hat sich ein 3%iger Zusatz von Yatren; die Yatrenautovakzine kombiniert die spezifische bakterielle Wirkung mit der unspezifischen des Yatrens. Die Vakzine sind der Sterilität wegen am besten in Ampullen zu 1 bzw. 2,5 ccm abzufüllen.

Die Vakzine kommt in der Regel als intramuskuläre oder intravenöse Injektion in Abständen von 2—8 Tagen, je nach dem Grad der Reaktion, zur Anwendung; wenn die intramuskulären Injektionen versagen, bleibt auch die intravenöse Injektion meist wirkungslos. Colivakzine werden am besten nur intramuskulär injiziert, da bei intravenöser Zufuhr die Allgemeinreaktion in der Regel recht heftig zu sein pflegt. Die im Handel befindlichen Impfstoffe sind auf Sterilität und Unschädlichkeit im Tierversuch geprüft, die angegebene Keimzahl entspricht dem Gehalt in einem Kubikzentimeter.

Zur Erzielung einer optimalen Reaktion ist die Dosierung des Impfstoffes von Wichtigkeit. Betrachtet man die Vakzine als ein spezifisches Heilmittel, so ist die Wirkung abhängig von der Zahl der gegebenen Keime und dem Grad ihrer Abschwächung. Die richtige Dosis ist vorher nicht bekannt, sie muß in jedem Falle erst ermittelt werden. Man beginnt die Behandlung zuerst mit kleinen Dosen, aber nicht unter 20 Millionen Keimen im Kubikzentimeter, und steigt dann zu stärkeren Dosen an, bis man mit dem therapeutischen Erfolg zufrieden ist. Im allgemeinen wird man nur bei starker Allgemeinreaktion (Fieber, eventuell Schüttelfrösten) eine deutliche Wirkung zu erwarten haben, doch findet man auch die Ansicht vertreten, daß es falsch sei und die Wirkung beeinträchtige, wenn es zu solch starken Reaktionen komme.

Mit der Zeit sind, wie gesagt, Zweifel an der spezifischen Wirkungsweise der Vakzine aufgekommen, da man sehr beachtenswerte Heilerfolge bei verschiedenen Infektionen auch mit heterogenen Vakzinen erzielen konnte. Es liegt aus diesen und anderen Gründen nicht so fern, an eine unspezifische Wirkungsweise auch der Vakzination zu glauben, bei der der Organismus durch aktivierende unspezifische Eiweißspaltprodukte, die entweder von den Bakterien stammen oder vom Organismus gebildet werden, zur Heilreaktion befähigt wird. Wie andere mit Terpichininjektionen, so habe ich häufiger bei Pyelitiden Erfolge von einer parenteralen Eiweißtherapie gesehen. Während eine günstige Wirkung auf die entzündlichen Erscheinungen, wie Fieber und Eitergehalt nicht zu verkennen war, wurde die Bakteriurie (Coli) nur unwesentlich beeinflußt. Auch die Vakzination erweist sich gegen die Bakteriurie durchweg als wirkungslos. Bei Retentionszuständen, sowie bei anderen Komplikationen (Stein usw.), hat die Vakzinebehandlung sowieso von vornherein wenig Aussicht auf Erfolg. Der Wert der Vakzinebehandlung wird außerordentlich verschieden beurteilt; es ist sehr schwer, sich ein zutreffendes Bild zu machen, da auch gut ansprechende Fälle einen kausalen, spezifischen Zusammenhang nicht beweisen.

Die für die Bakteriotherapie grundlegenden Untersuchungen von Jenner und Pasteur hatten gezeigt, daß der wirksamste Schutz gegen eine Infektion durch die Einverleibung von lebenden Erregern erzielt wird. Da die Impfung mit abgetöteten Bakterien die therapeutischen Hoffnungen bei der Behandlung der Harnwegsinfektionen nicht ganz erfüllte, ist man vereinzelt auch hier zur Behandlung mit lebenden Keimen übergegangen, die man in Form von subkutanen Injektionen des eigenen Harns selbst oder als intravenöse Injektionen einer entsprechenden, nicht abgetöteten (!) Bakterienaufschwemmung vorgenommen hat. Bei der intravenösen Injektion solcher nicht abgeschwächter Bakterienaufschwemmungen hat man stets mit Schüttelfrösten und hohem Fieber zu rechnen; nachteilige Folgen wurden bisher nicht mitgeteilt. Derartige Behandlungsversuche sind noch zu vereinzelt, um ein Urteil über ihren Wert und ihre Ungefährlichkeit zu erlauben. Mir scheint, daß auch hier eine unspezifische Leistungssteigerung des Organismus in erster Linie für die günstigen Erfolge verantwortlich zu machen ist.

**Lokale Behandlung der Nieren- und Nierenbeckenentzündungen.**

Die eingangs besprochene diätetische und medikamentöse Behandlung der Harnwegsinfektionen findet vornehmlich bei der Pyelitis Anwendung, schon deshalb, weil eine lokale Behandlung des Nierenbeckens und der Niere nicht in dem Maße durchzuführen ist, wie die der Blase.

Im akuten Stadium der Pyelitis ist eine lokale instrumentelle Behandlung im allgemeinen zu unterlassen. Eine Behandlung der Blase in Form von Spülungen oder Instillationen ist bei jenen Pyelitiden angezeigt, bei denen gleichzeitig eine Cystitis besteht, wo diese vielleicht die Quelle der Infektion darstellt, und wo von hier aus das Nierenbecken immer wieder von neuem infiziert wird. Es gelingt daher bisweilen, eine Pyelitis, die der medikamentös-diätetischen Behandlung getrotzt hat, durch Blasenspülungen zu heilen. Außer der Beseitigung der ständigen Infektionsquelle, haben die Blasenspülungen noch insofern einen unmittelbaren Einfluß auf die Pyelititis, als durch die wiederholte Füllung und Entleerung der Blase reflektorisch eine stärkere Diurese und bessere Entleerung des Nierenbeckens bedingt wird.

Die wichtigste Rolle in der lokalen instrumentellen Behandlung der Pyelitis spielt der Ureterenkatheterismus. Der Katheterismus kann dabei lediglich zur Ableitung und Drainage des Nierenbeckens bei Stauungszuständen oder gleichzeitig auch zur Nierenbeckenspülung dienen. Zeigt bei einer Pyelitis das Fieber keine Neigung abzufallen, oder kommt es im Verlauf einer chronischen Pyelitis immer wieder zu Fieber (Schüttelfrösten) und schmerzhaften Rückfällen, so muß man daran denken, daß die Ursache hierfür sehr häufig in einer ungenügenden Entleerung des Nierenbeckens zu suchen ist, und darf nicht unterlassen, durch Harnleiterkatheterismus und Pyelographie die Verhältnisse zu klären. Bei Retention von infiziertem Harn im Nierenbecken wirkt die Entleerung durch den Harnleiterkatheter ähnlich günstig wie die Punktion bzw. Spaltung eines heißen Abszesses. Fieber und Schmerzen schwinden plötzlich, und das schwere Krankheitsbild ist, wenn auch nur vorübergehend, mit einem Schlage behoben.

Hat man berechtigten Grund, eine Behinderung des Harnabflusses anzunehmen, so ist der Harnleiterkatheterismus auch schon im akuten Stadium einer Pyelitis nicht nur gestattet, sondern sogar direkt notwendig, um das Fortschreiten der Infektion aus dem Nierenbecken in die Niere (Pyelonephritis) zu verhindern und auf diese Weise das Nierenparenchym nach Möglichkeit vor Schaden zu bewahren. Ebenso wie am Nierenbeckenausgang, kann der Harnabfluß auch im Harnleiter (Stenose, Knickung, Stein usw.), am Blasenausgang (Prostatahypertrophie usw.) oder in der Harnröhre (Striktur) behindert sein. Für den Rückgang einer fieberhaften Pyelitis, wie überhaupt jeder Harnwegsinfektion, ist in jedem Falle ein freier Abfluß im ganzen Harnsystem Vorbedingung. Man kann bei bestehender Harnstauung im Nierenbecken den Harnleiterkatheterismus in kürzeren oder längeren Abständen wiederholen oder den Katheter auch für einige Zeit (mehrere Tage) im Nierenbecken liegen lassen. Dabei muß man sich aber durch ständige Kontrolle davon überzeugen, daß der Katheter durchgängig bleibt (durchspritzen), da er sich, besonders bei eiterhaltigem Harn, sowie infolge einer Arrosionsblutung der Schleimhaut leicht verstopfen kann und dann begreiflicherweise die Stauung eher steigert als bessert. Es empfiehlt sich daher, bei der Absicht, den Katheter liegen zu lassen, ein möglichst starkes Kaliber (6—8) zu wählen.

An die Entleerung des Nierenbeckens durch den Harnleiterkatheter schließt man zweckmäßigerweise eine desinfizierende Spülung bzw. Instillation an. Die Nierenbeckenspülungen (Casper) haben sich in der Behandlung der chronischen Pyelitis sehr gut bewährt. Als Spülmittel findet das Argentum nitricum in einer Konzentration von $^1/_2$‰ bis zu 1%, am meisten Anwendung. Der Argentumspülung geht bei stärkerem Eitergehalt erst eine Säuberung des Nierenbeckens durch Spülung mit einer schwachen Borsäurelösung voraus. Zur Instillation bevorzuge ich beim Nierenbecken eine 1—5%ige Kollargollösung. Von anderen Mitteln, die mit Erfolg zur Nierenbeckenspülung angewandt werden, seien noch genannt: Protargol ($^1/_2$—1%ige Lösung), Wasserstoffsuperoxyd, essigsaure Tonerde (2%ige Lösung), Rivanol (1 : 1000), Camillosan, Agoleum usw. Auch das Uroselektan und Abrodil (Kontrastmittel zur intravenösen Injektion) scheinen, lokal im Nierenbecken und der Blase angewandt, ohne eine Reizung auszuüben, eine günstige desinfizierende Wirkung zu haben.

Die unkomplizierte Pyelitis hat an sich schon eine große Neigung spontan, wenigstens im klinischen Sinne, abzuheilen. Kommt daher bei der vorgenannten medikamentös-diätetischen, sowie der lokalen instrumentellen Behandlung eine klinische Heilung nicht bald zustande, oder rezidiviert die Pyelitis nach kurzer Zeit immer wieder, so ist das ein Beweis dafür, daß es sich nicht um eine einfache Pyelitis handelt, sondern um eine eitrige Nierenentzündung oder um durch Stein, Ureterstrikturen, Hydronephrose, Tumor usw. komplizierte Fälle. Eine Heilung der Pyurie ist unter diesen Umständen erst zu erwarten, wenn das Grundleiden behoben ist.

Die anatomische Beurteilung mit Hilfe der Ureteropyelographie in Verbindung mit dem Grad der Pyurie, Albuminurie, sowie der Ausfall der funktionellen Nierenprüfung (Indigokarminprobe) und bei doppelseitigen Prozessen vor allem die Prüfung der Konzentrations- und Verdünnungsfähigkeit und endlich auch die intravenöse Pyelographie mit Uroselektan, Abrodil usw., entscheiden dann über die notwendigen therapeutischen, insbesondere chirurgischen Maßnahmen, deren Indikation, Möglichkeiten und Grenzen. Die von Fall zu Fall für die chirurgischen Eingriffe am Harnleiter und an den Nieren sich ergebenden Indikationen können hier nur kurz angedeutet werden. Ausschlaggebend ist die Feststellung, in welchem Ausmaß die Niere durch Eiterung bzw. Harnstauung bereits geschädigt ist, ob es noch Zweck hat, bzw. möglich ist, diese zu erhalten und vor allen Dingen, ob der Prozeß ein- oder doppelseitig ist. Die Nephrektomie ist bei schweren Niereneiterungen immer der schonendste und schnellste Weg zur Heilung, wenn der Grad der Veränderung dieses Opfer rechtfertigt und der Zustand der anderen Niere die Nephrektomie gestattet. Bei doppelseitigen Prozessen, sowie bei Solitärnieren sind einem in dieser Hinsicht die Hände gebunden. Hier muß man sich gegebenenfalls mit Dekapsulation der Nieren, eventuell mit gleichzeitiger Nephrostomie auf einer oder beiden Seiten begnügen. Auch bei einseitiger Erkrankung kommen diese konservativen Eingriffe in Betracht, wenn eine Opferung der Niere noch nicht notwendig erscheint (z. B. Pyelonephritis, multiple Abszesse in der Nierenrinde usw.).

Die Entscheidung, was im gegebenen Falle das Beste ist, ist häufig außerordentlich schwierig und nur auf Grund eingehender Prüfung des lokalen und allgemeinen Krankheitszustandes möglich. Alle plastischen Eingriffe am Harnleiter und Nierenbecken mit dem Ziel, mechanisch, bzw. funktionell bedingte Abflußstörungen zu beheben, sind bei gleichzeitiger chronisch entzündlicher oder eitriger Erkrankung der Nieren bzw. der Harnwege sehr problematisch. Erfahrungsgemäß führen sie nur ganz selten zum gewünschten Ziel, so daß nachträglich die zugehörige Niere doch oft noch entfernt werden muß. Bei mäßigem Grad von Harnstauung kann eine Nephropexie günstigen Erfolg haben.

Neben oder gleichzeitig mit der Erkrankung der Niere gelangt unter Vermittelung periureteraler oder perirenaler Lymphbahnen die Infektion auch in das peri- und paranephritische Gewebe (Peri- und Paranephritis) und führt hier je nach Dauer der Infektion und Virulenz der Bakterien zu einer chronischen Entzündung der Nierenhüllen, die mit der Zeit eine schwielige sklerotische Umwandlung erfahren. Nur selten kommt es auf diese Weise zu einer eitrigen Einschmelzung, zum paranephritischen Abszeß, der in der Regel hämatogenen Ursprungs ist. Die konservative Therapie ist der chronischen Entzündung der Nierenhüllen gegenüber ziemlich machtlos. Bei starken Beschwerden kommt die Nephrolyse (Dekapsulation) in Frage, in schweren Fällen und bei einseitiger Erkrankung ist auch hier die Nephrektomie berechtigt und vorzuziehen; bei reinen paranephritischen Abszessen genügt die lumbale Inzision und Drainage.

Die Behandlung der entzündlichen Erkrankungen des Harnleiters deckt sich mit der der Nieren bzw. der Blase, da es eine isolierte Uretritis praktisch nicht gibt. Kommt die Infektion der Nieren bzw. des Nierenbeckens oder Blase zur Heilung, so geht die aszendierend oder deszendierend entstandene Harnleiterentzündung in der Regel spontan zurück. Wo nach Exstirpation einer entzündlich-eitrig erkrankten Niere die Veränderungen im zurückbleibenden Ureter für sich fortbestehen und eine Pyurie unterhalten (Ureterstumpfempyem), kommt, wenn desinfizierende

Spülungen von der Blase aus nicht zum Ziele führen, die Exstirpation des Ureterstumpfes bis zur Blase in Betracht.

### Lokale Behandlung der Blasenentzündungen.

Gegen heftige, schmerzhafte Tenesmen wirkt Wärme in jeder Form (Termophor, Diathermie usw.) günstig. Besonders wohltuend werden heiße Sitzbäder (38—40 und 41° steigend von 20 Minuten Dauer) empfunden; von reizmildernden Medikamenten sei das Santyl (innerlich 3mal täglich 20 bis 30 Tropfen auf Zucker oder in Milch, noch besser in Kapseln, nach dem Essen) genannt. Gegen sehr heftige Blasenkrämpfe verordnet man Klysmen von Antipyrin 2,0 auf 50 Aqu. dest. unter Zusatz von 15—20 Tropfen Tinct. opii simpl. oder Zäpfchen von Belladonna zu 0,02 g. Im akuten Stadium und bei Fieber, sowie überhaupt bei Störung des Allgemeinbefindens gehören die Kranken ins Bett.

Bei der akuten Cystitis, also im allgemeinen in den ersten 8 bis 10 Tagen, ist eine instrumentelle Behandlung der Blase, insbesondere Blasenspülungen, wenn irgend möglich zu vermeiden. Sind nach dieser Zeit die akuten Erscheinungen, wie Fieber, Schmerzen, noch nicht wesentlich zurückgegangen, so mache man einen Versuch mit Blaseninstillationen; Spülungen sind auch jetzt noch zu unterlassen, da der mit der Spülung verbundene Reiz der Blasendehnung in der Regel schlecht vertragen wird und meist zu einer Steigerung der Entzündung und auch der Beschwerden führt. Die Instillationen, die nur mit dünnen, weichen Gummikathetern vorzunehmen sind, und bei denen in die entleerte Blase 5—10 ccm z. B. einer 2—5%igen frisch bereiteten Kollargol-, 2%igen Protargollösung oder Silberchloridmetem 4% usw. (auch Uroselektan und Abrodil wirken offenbar günstig ohne dabei eine Reizwirkung zu entfalten) injiziert werden, haben einen überraschend guten Erfolg. Bei ganz besonders empfindlichen Blasen kann man durch Instillation von 5—10 ccm 1%igen Eukupinöls oder anderer Anästhetika die Schmerzen wenigstens vorübergehend lindern und einen erträglichen Zustand herbeiführen. Nicht immer, aber doch sehr oft, wirkt bei abnorm schmerzhaften Blasenentzündungen ein Verweilkatheter günstig, da durch ihn die Blase ruhiggestellt und die schmerzhaften Dehnungen und Kontraktionen der Blasenmuskulatur ausgeschaltet werden. Der Verweilkatheter ist besonders in jenen Fällen von günstiger Wirkung, in denen die Blase nicht völlig entleert wird, wo also ständig eine gewisse Menge infizierten Urins in der Blase zurückbleibt.

Gelegentlich ist der Reiz eines stark sauren konzentrierten Harns, der in ständiger Berührung mit der entzündeten Schleimhaut steht, die wesentlichste Ursache der cystitischen Beschwerden. Hier hilft nichts so gut und schnell als eine kräftige Alkalisierung des Harns durch mehrmalige Gaben von Natrium bicarb. (siehe S. 255); vor allem akute hämorrhagische Cystitiden werden durch die Alkalisierung des Harns in der Regel subjektiv und objektiv günstig beeinflußt.

Von einer chronischen Cystitis spricht man, wenn die Zeichen des akuten Stadiums, also insbesondere Fieber, Schmerzen, gesteigerter Harndrang, eventuell Hämaturie usw. sich verloren haben, die Pyurie aber anhält.

Die Aussichten, durch eine Anregung der Diurese (Trinkkur), durch Wärme, innere Desinfizientien, Vakzination usw. eine chronische Cystitis wirkungsvoll zu bekämpfen, sind verhältnismäßig gering, wenn diese Maßnahmen die akute Cystitis nicht zur Abheilung bringen, bzw. den Übergang in ein chronisches Stadium nicht verhindern konnten, so hat es im allgemeinen wenig Zweck, an der Fortsetzung dieser Therapie noch wochenlang festzuhalten. Je chronischer die Cystitis ist, um so mehr ist eine lokale Behandlung angezeigt.

Auf die günstige Wirkung der Instillationen im subakuten Stadium wurde schon hingewiesen, sie bewähren sich auch bei der chronischen Cystitis. Mit Blasenspülungen, zu denen beim Mann ebenfalls nur weiche Katheter zu benutzen sind, kann man praktisch immer dann beginnen, wenn die anfängliche Polakisurie geschwunden ist und einem normalen oder annähernd normalen Miktionsbedürfnis Platz gemacht hat. Von der großen Zahl der Mittel, die in körperwarmer Lösung bei der chronischen Cystitis als Instillationen oder in Form der Blasenspülung zur Anwendung kommen, seien folgende genannt:

Arg. nitr. 1—5‰ig, Protargol ½—1%ig, Kal. permangan. 1‰- bis ½%ig, Agoleum 1%ig, essigsaure Tonerde ½—1%ig, Rivanol 1 : 10 000 bis 3000 (frisch zubereitet) usw. Je trüber der Harn ist, um so mehr sind Spülungen am Platze, ganz besonders dort, wo gleichzeitig eine Harnretention besteht.

Eine Cystitis, die bei dieser Behandlung in absehbarer Zeit nicht abheilt, ist entweder keine Cystitis, sondern eine Pyelitis, bzw. eine renale Pyurie oder es liegen Komplikationen, wie Steine, Fremdkörper, Divertikel, Prostatahypertrophie, Tumoren usw. vor, die trotz sachgemäßer Behandlung der Cystitis die Überwindung der Infektion verhindern, bzw. immer wieder von neuem zu einem Rezidiv führen. Die Hartnäckigkeit einer Cystitis hängt weniger von der Art der Erreger, als von lokalen Umständen ab. Mit lokalen Besonderheiten muß man bei chronischer Cystitis immer rechnen und daher spätestens nach 3—4wöchentlicher vergeblicher Behandlung auf eine cystoskopische Klärung drängen.

Eine Cystitis, die bei der genannten Behandlung sich nicht, auch nicht einmal vorübergehend, bessert, sondern sich besonders nach den meist gebräuchlichen Spülungen mit Argentum nitricum sogar deutlich verschlechtert, so daß Schmerzen und Harndrang noch zunehmen, ist höchst verdächtig auf eine tuberkulöse Ätiologie.

Eine tuberkulöse Cystitis (vgl. auch S. 284) heilt nicht eher aus, als bis der primäre tuberkulöse Herd in den Urogenitalorganen, der meist in den Nieren zu suchen ist, beseitigt wurde; dann aber bessert sich die tuberkulöse Cystitis, wenn auch nur langsam, vielfach von ganz allein ohne weitere lokale Maßnahmen. Es hat also wenig Zweck, eine als tuberkulös erkannte Cystitis zu behandeln, wenn nicht der ursächliche Erkrankungsherd beseitigt ist. Wo dieser Forderung aus irgendwelchen Gründen nicht entsprochen werden kann, oder wo die Behandlung der Blase nach Exstirpation der tuberkulösen Niere in Angriff genommen wird, kommt es in erster Linie darauf an, die Kapazität der Blase zu heben und damit den heftigen schmerzhaften Harndrang, unter dem diese Kranken ganz besonders leiden, zu mildern. Dazu sind gewaltsame Versuche, die Blase durch maximale Füllung zu dehnen, ganz ungeeignet. Direkt schädlich sind Spülungen mit Argentum nitricum, die, wie schon gesagt, eine akute Verschlechterung zur Folge haben. Auch der Verweilkatheter wird bei der tuberkulösen Cystitis in der Regel recht schlecht vertragen. Die sonst bei Cystitiden gebräuchliche Verordnung von innerlichen Harndesinfizienzien ist nutzlos, das Urotropin sogar schädlich, da es die Blase nur noch mehr reizt.

Dagegen bewähren sich alle jene Mittel, die eine anästhesierende Wirkung entfalten. Es kommen daher solche Mittel (Eukupin, Gommenolöl usw.) als Instillationen, sowie Belladonna oder Atropinpräparate in Form von

Mastdarmzäpfchen in Betracht, die bereits eingangs bei besonders heftigen Reizerscheinungen (Tenesmen) empfohlen wurden. Eine auffallende Schmerzlinderung bei allen Arten von Cystitiden erreicht man durch Instillation von Serum (Pferdeleerserum), sowie durch Methylenblaulösungen (0,1 : 10). Es ist ganz erstaunlich, wie günstig durch diese Mittel, die man auch miteinander kombinieren kann, indem man das Serum als Lösungsmittel für das Methylenblau benutzt, selbst bei tuberkulösen Reizblasen die Toleranz und Kapazität beeinflußt wird, so daß diese oft schon in kurzer Zeit auf das 2—3- und mehrfache ansteigt.

Bei ganz besonders hartnäckigen und schwer entzündlichen Erkrankungen der Blase kommt es gelegentlich zu einer sogenannten Schrumpfblase, bei der also die Kapazität der Blase hochgradig herabgesetzt ist, und bei der die Patienten infolgedessen ständig Harndrang empfinden. Dieser Zustand kommt als vorübergehender Reizzustand bei sehr vielen Cystitiden im akuten Stadium vor. Von einer Schrumpfblase spricht man im allgemeinen aber nur dann, wenn diese hochgradige Kapazitätsverminderung (bisweilen bis auf 10—15 ccm und weniger heruntergehend) einen Dauerzustand darstellt. Die Intoleranz der Blase gegen jede Dehnung ist bei diesen Schrumpfblasen der Ausdruck einer auch die Muskulatur der Blasenwand weitgehend durchsetzenden entzündlich-schwieligen, sklerotischen Veränderung. Die tuberkulöse Cystitis stellt zahlenmäßig das größte Kontingent dieser Schrumpfblasen. Sonst beobachtet man sie häufiger noch nach der sogenannten gangränösen Cystitis, bei der es infolge einer besonders virulenten Infektion zu einer totalen Ausstoßung der Blasenschleimhaut (Exfoliation) kommt, und bei der die Entzündung darüber hinaus auch die gesamte Blasenmuskulatur weitgehend ergreift und zu einer entzündlichen Schwiele verändert. (Die Behandlung des akuten Stadiums der Cystitis gangraenosa oder dissecans ist eine chirurgische, sie besteht in suprapubischer Eröffnung der Blase und Ausräumung der nekrotischen Massen. Ohne frühzeitige Eröffnung der Blase verlaufen die meisten Fälle letal.) Sodann sieht man derartig schwere narbige Schrumpfblasen gelegentlich auch im Anschluß an Injektion bzw. Instillation starkätzender Lösungen (z. B. Chinin), wie sie während des Krieges von Leuten, die sich vor dem Kriegsdienst drücken wollten, gelegentlich vorgenommen wurden (artefizielle Cystitis). Auch bei karzinomatöser Infiltration der Blasenwand kommt es zu weitgehender Herabsetzung der Kapazität, wenn auch selten zu derartig starken Graden, wie sie insbesondere bei der artefiziellen und auch bei der tuberkulösen Cystitis beobachtet werden. Ab und zu entwickelt sich eine derartig hochgradige Dauerschrumpfblase auch einmal schleichend aus einer anfangs ganz harmlosen Cystitis heraus.

Die medikamentöse und auch die Spül- und Instillationsbehandlung hat in diesen Fällen, in denen die hochgradige, gelegentlich bis zur Inkontinenz gesteigerte Polakisurie als Ausdruck einer starken Kapazitätsverminderung auf eine, wie bereits gesagt, entzündlich schwielige, sklerotische Veränderung der Blasenwand zurückgeht, begreiflicherweise wenig Erfolg. In nicht zu veralteten Fällen (abgesehen von der tuberkulösen und karzinomatösen Schrumpfblase) sieht man, daß unter dem ruhigstellenden Einfluß des Verweilkatheters bzw. einer suprapubischen Fistel ein Rückgang der entzündlichen Wandveränderungen und damit eine Wiederkehr der Elastizität und Dehnungsfähigkeit der Blase im Laufe der Zeit eintritt. Gewaltsame Dehnungsversuche (durch Blasenfüllung) sind meiner Erfahrung nach nicht nur ganz wirkungslos, sondern haben im Gegenteil meist sogar einen sehr schlechten Einfluß. Zuweilen sind die Schmerzen, die der ständig vorhandene, nie nachlassende Blasenkrampf mit sich bringt, so außerordentlich heftig, daß diese Patienten sich mit Selbstmordgedanken tragen. Hier sollte man öfters, als es bisher der Fall gewesen ist, eine Unterbrechung des Blasennerven vornehmen, ein Eingriff, von dem man im Auslande bereits wiederholt mit gutem Erfolg Gebrauch gemacht hat. Außer bei tuberkulösen und karzinomatösen Schrumpfblasen kommt in geeigneten Fällen eventuell auch eine operative plastische Erweiterung des Blasenlumens durch Anschaltung einer Darmschlinge in Betracht.

### Pyurie im Säuglings- und Kleinkindesalter.

Die Therapie hat in erster Linie die Aufgabe, durch geeignete Ernährung die Widerstandsfähigkeit des jungen Organismus zu stärken. Die künstliche Ernährung des Säuglings hat keinen sichtbaren Einfluß auf das Zustandekommen der Harninfektion. Reichliche Flüssigkeitszufuhr bei reizloser Ernährung hat sich auch hier im akuten Stadium bewährt. An Medikamenten bevorzugt man das Urotropin (Säuglinge 1,0—1,5 g pro die, bei älteren Kindern 1,5—2,5 pro die in 6—8 Einzeldosen), ferner Salol (Kinder bis zu 1 Jahr 0,15 g, Kinder von 2—3 Jahren 1,5 g pro die); Acidolamin 3—4mal täglich ½—1 Pastille. Zur Ansäurung bzw. Alkalisierung des Harns nimmt man Phosphorsäure bzw. Natrium bicarb. oder Natr. citr. (vgl. S. 254); auch Neosalvarsan, Vakzination, sowie wiederholte intramuskuläre Injektionen von Eigenblut und artfremdem Serum 10 bis 20 ccm (Pferdeserum) hat man bei Kindern mit Erfolg angewandt.

Bei der Pyelitis der kleinen Mädchen, die in vielen Fällen scheinbar von der Vagina aus zustande kommt und unterhalten wird, haben sich Scheidenspülungen (Nelatonkatheter) mit frisch bereiteter 1%iger essigsaurer Tonerde wirksam erwiesen. Dieser Behandlung liegt die Beobachtung bzw. Vorstellung zugrunde, daß, wenn der Urin im Liegen entleert wird, unter begünstigenden anatomischen Umständen etwas Harn in die Scheide fließt, sich hier zersetzt und so zur ständigen Infektionsquelle für die Harnwege wird.

Die lokale instrumentelle Behandlung der Blasen- bzw. Nierenbeckenentzündung ist bei Knaben durchschnittlich schon vom ersten Jahre an, bei Mädchen schon in den ersten Lebensmonaten möglich. Die zur Instillation oder Spülung der Blase und des Nierenbeckens angewandten Lösungen sollen nicht so hoch konzentriert sein wie beim Erwachsenen (3%ige Borsäurelösung, Argentum nitricum ½%ig usw.).

Wenn man auch im allgemeinen bei der Pyurie im Säuglings- und Kleinkindesalter die instrumentelle Behandlung begreiflicherweise zu vermeiden sucht, so darf man doch, wenn die Erkrankung bei geeigneter Behandlung nicht bald abheilt, eine erschöpfende Untersuchung des Harnsystems (Röntgenuntersuchung, Cystoskopie, Pyelographie usw.) zur Klärung der Eiterquelle bzw. Ursache auch hier nicht unterlassen; man wird dann, häufiger als man glaubt, anatomische Veränderungen (Pyonephrosen, Hydronephrosen [Fig. 89], angeborene Insuffizienz der Uretermündung [vgl. Fig. 117], Steinanwesenheit usw.) feststellen.

### Cysto-Pyelitis in der Gravidität.

Da für die Behandlung der Cysto-Pyelitis in der Gravidität die oben besprochenen konservativen und instrumentellen therapeutischen Maßnahmen in der gleichen Weise Geltung haben, so bleibt hier nur übrig, einige besondere Gesichtspunkte hervorzuheben. Vor allem muß man bei der Cysto-Pyelitis bestrebt sein, die für die Infektion der oberen Harnwege so verhängnisvolle Harnstauung (vgl. S. 35) zu beseitigen. Ist man der Ansicht, daß der Druck des schwangeren Fruchthalters die Stauung bedingt, und diese Auffassung ist sicherlich für viele Fälle zutreffend, so ist es folgerichtig, durch zeitweilige Lagerung der Frau auf die gesunde Seite oder in Knie-Brustlage zu versuchen, den Druck zu mindern, und so den Abfluß zu bessern. In der Tat hat man oft allein mit solchen Maßnahmen schon Erfolg. An der Harnstauung der Schwangeren ist wahrscheinlich auch eine durch die Schwangerschaft bedingte inkretorische, mehr oder weniger starke Ureteratonie beteiligt (Stöckel). Dieses Moment allein ist aber nicht in der Lage, die so außerordentlich häufige isolierte Erkrankung der rechten Seite zu erklären, andererseits ist es nicht zu bezweifeln, daß durch eine so bedingte Ureteratonie, sowie auch durch die von Sellheim und Stieve festgestellte Auflockerung und Weiterstellung der Harnleiterwand während der Schwangerschaft die Kompression des Ureters durch jeden von außen einwirkenden Druck erleichtert wird. Das Wesentlichste bleibt meines Erachtens aber doch der mechanische von außen wirkende Druck des graviden Uterus; dafür spricht auch, daß man beim Vierfüßler eine der Pyelitis gravidarum entsprechende Erkrankung nicht kennt.

Bei infiziertem Restharn, wie er ja bei fortgeschrittener Schwangerschaft recht häufig in der Blase angetroffen wird, ist die Blase regelmäßig zu entleeren und zu spülen, um diese ständige Infektionsquelle zu beseitigen. Sehr günstig wirkt bei stärkerer Retention in den oberen Harnwegen eine wiederholte Entleerung des Nierenbeckens, eventuell mit anschließenden Nierenbeckenspülungen. Man kann auch den Harnleiterkatheter über mehrere Tage liegen lassen; ich habe das wiederholt getan, ohne daß dabei irgendeine Störung der Schwangerschaft eingetreten wäre. Vorsicht ist aber geboten, da einige Fälle bekannt geworden sind, bei denen anscheinend im Anschluß an den Verweilkatheter im Harnleiter ein vorzeitiger Beginn der Geburt zustande kam.

Eine wichtige prophylaktische Aufgabe ist die Reinhaltung der äußeren Genitalien. Schon durch sorgfältige Pflege und Desinfektion der äußeren Genitalien läßt sich die Schwangerschaftsbakteriurie bzw. die Pyelitis wirkungsvoll bekämpfen. Um die gefürchteten Colibakterien aus dem Vaginalsekret zu entfernen, sind Scheidenspülungen mit 5%iger Milchsäurelösung angebracht, da sich die Kolikeime im normalen Vaginalsekret, wo die Milchsäurebakterien dominieren, nicht halten. Auch die intravenöse Urotropinbehandlung (Cylotropin) hat man bei der Pyelitis gravidarum mit Erfolg angewandt, doch wird man mit allen intravenösen Mitteln bei Schwangeren recht zurückhaltend sein, und wo es angeht, diese Mittel lieber per os oder intramuskulär verabreichen. Will man Cylotropin intramuskulär injizieren, so muß man wegen der sonst lebhaften Schmerzhaftigkeit unbedingt Novokain zusetzen.

Früher hat man der Pyelitis wegen öfter als heute die Schwangerschaft unterbrochen. Diese Indikation wird heute nur noch selten anerkannt, zumal es sich wiederholt gezeigt hat, daß in schweren Fällen, und nur diese kommen überhaupt in Frage, die Unterbrechung der Schwangerschaft ohne Einfluß auf das Krankheitsbild blieb. Im allgemeinen heilt jedoch die Pyelitis nach Beendigung der Schwangerschaft klinisch, wenn auch nicht bakteriologisch, in kurzer Zeit aus. Eine Indikation zur Unterbrechung der Gravidität besteht bei der Pyelitis der Einnierigen.

## Entzündliche Erkrankungen der Harnröhre und des Penis.

Von der häufigsten entzündlichen Harnröhrenerkrankung, der Gonorrhoe, sowie von der tuberkulösen Urethritis (siehe S. 285) soll hier nicht die Rede sein. Die Urethritis ist, abgesehen von den Fällen, wo sie durch Übertragen beim Koitus erworben wird (auch hier gibt es nichtgonorrhoische Formen), meist nur ein untergeordnetes Begleitsymptom, so bei der Prostatitis, bei Anwesenheit von Fremdkörpern, Steinen usw. in der Harnröhre. Die Heilung solcher akzidentellen symptomatischen Urethritiden ist identisch mit der Beseitigung des Grundleidens.

Wo die nichtgonorrhoische Urethritis als selbständige Erkrankung (z. B. post coitum) auftritt, sieht man immer wieder, daß diese Urethritiden zwar objektiv und subjektiv sehr viel geringere Erscheinungen machen als die gonorrhoischen, dafür aber auch um so hartnäckiger sind. Es ist sicherlich nicht richtig, diese meist relativ harmlosen Harnröhrenkatarrhe (Koliinfektionen) jahrelang intensiv zu behandeln, zumal die Behandlung, sei sie chemisch oder instrumentell, an und für sich schon eine Reizung der Harnröhrenschleimhaut mit sich bringt, auf die auch die gesunde Harnröhre mit katarrhalischen Erscheinungen reagiert. Die entzündlichen Erscheinungen solcher nicht spezifischen Urethritiden gehen in der Regel, wenn man sie nach einigen Injektionen bzw. Instillationen (Kal. permang. 1 : 10000—50000; Borsäure 3%) ganz in Ruhe läßt, so weit spontan zurück, daß man die in der ersten Harnportion noch nachweisbaren entzündlichen Produkte ignorieren kann. Eine allzu intensive chemische und instrumentelle Behandlung bringt meist kein besseres Resultat zustande, und bei lange fortgesetzter Behandlung werden diese Patienten, die meist an einer Gonophobie leiden, nur zu häufig zu Sexualneurasthenikern, bei denen die pathologische Zwangseinstellung einen sehr viel gefährlicheren Krankheitszustand darstellt, als die der ganzen Sache zugrunde liegende, meist recht belanglose Urethritis.

Eine regelmäßige Begleiterscheinung ist die Urethritis beim Verweilkatheter. Diese Urethritis macht je nach ihrer Intensität einen mehr oder weniger häufigen Wechsel des Katheters erforderlich. Bei jedem Katheterwechsel spüle man, bevor man den neuen Katheter einlegt, die Harnröhre mit einer schwachen desinfizierenden Lösung durch. Ich habe die Beobachtung gemacht, daß diese Katheterurethritis besonders dann schnell und intensiv auftritt, wenn die Instrumente mit Formalindämpfen sterilisiert worden waren, auch, wenn sie dann vor ihrer Verwendung gründlich ausgekocht wurden. Benutzt man als Verweilkatheter Instrumente, die in Formalindämpfen aufbewahrt wurden, ohne sie vorher gründlich auszukochen, so kann man ganz schwere ulzeröse nekrotische Harnröhreneiterungen mit Entwicklung periurethraler Infiltrate und Abszesse erleben. Läßt der klinische Befund eine eitrige Einschmelzung erkennen, so ist es zweckmäßiger, statt den spontanen Durchbruch nach außen abzuwarten, den Eiter durch eine kleine Stichinzision zu entleeren. Durch die frühzeitige künstliche Entleerung eines periurethralen Abszesses verhindert man jedenfalls eine größere Einschmelzung. Derartig entstandene Fisteln heilen, wenn der Katheter entfernt wird, und die Urinentleerung frei ist, meist spontan (vgl. auch S. 251). Eine weitere unangenehme Komplikation stellt die Beteiligung der kavernösen Räume (Kavernitis) dar. Die lokalen Erscheinungen sind in der Regel sehr viel heftiger als beim periurethralen Abszeß, und, wenn der Prozeß auch im allgemeinen lokal begrenzt bleibt, so kommt es doch gelegentlich von hier aus zu einer septischen Allgemeininfektion des Organismus.

Von der reaktiven Urethritis, die bei jeder Spülbehandlung der Harnröhre, je nach Grad der Konzentration des angewandten Mittels, mehr oder weniger intensiv auftritt, war schon die Rede. Besonders schwere Entzündungen bzw. Verätzungen der Harnröhrenschleimhaut sieht man bei versehentlicher oder auch beabsichtigter Injektion von Sublimat, starken Säuren und Laugen, wie sie während des Kriegsdienstes nicht ganz so selten zum Zwecke der Dienstunfähigkeit vorgenommen wurden. An solch schwere Verätzungen schließen sich lange Eiterungen und hochgradige sekundäre Narbenstrikturen an; es entstehen dann in der Harnröhre die gleichen Veränderungen, wie sie auch bei derartigen Instillationen in die Blase (siehe oben) mit dem Endausgang der Schrumpfblase beobachtet werden.

Über die Entzündung im Präputialsack (Balanitis) ist nicht viel zu sagen. Staut sich das entzündlich-eitrige Sekret im Vorhautsack infolge ungenügenden Abflusses (Phimose), so ist die Phimose operativ zu beseitigen, da Spülungen des Vorhautsackes in der Regel dann doch nicht ausreichen. Bei starker entzündlicher Schwellung soll man sich vor der Hand auf die einfache dorsale Spaltung des Präputiums beschränken, obwohl diese ein kosmetisch schlechtes Resultat gibt, so daß man nach Abklingen der entzündlichen Erscheinungen gegebenenfalls das Resultat in kosmetischer Hinsicht noch verbessern muß. Läßt sich die Vorhaut genügend weit zurückziehen, so heilt die Balanitis bei sauberer Pflege unter Umschlägen und Bädern mit Kal. perm. und anschließender Streupuderbehandlung bald ab.

Bei akuten Entzündungen im Bereich der Vorhaut kommt es nicht selten, besonders wenn die äußere Vorhautöffnung relativ eng ist, gelegentlich einer Erektion zu einer entzündlichen Paraphimose. Der hinter die Eichel zurückgetretene irreponible Vorhautring bedingt eine weitere Vermehrung der ödematösen Schwellung und führt bald zu stärkeren Zirkulationsstörungen. Hält dieser Zustand längere Zeit an, so kann infolge der starken Umschnürung in Verbindung mit der Entzündung gelegentlich eine Gangrän der Glans eintreten. Solange derartige gangränöse Nekrosen sich nur auf die Vorhaut bzw. auf die Haut des Penis erstrecken, ist das Endresultat nach Abstoßung und Abheilung der Hautdefekte in funktioneller Hinsicht meist nicht sehr störend. Die Gefahr einer Eichelgangrän ist bei diesen entzündlichen Prozessen bei weitem nicht so groß wie in jenen Fällen, bei denen aus mastubatorischen Gründen die Glans abgeschnürt wird, da bei der entzündlichen Paraphimose in der Regel nach relativ kurzer Zeit an dem einschnürenden Präputialring spontane Einrisse entstehen, wodurch wieder bessere Zirkulationsverhältnisse eintreten.

In frischen Fällen gelingt die Beseitigung des Stauungsödems und damit die unblutige Reposition der Vorhaut durch manuelle Kompression der Eichel, eventuell auch erst nach kurzfristiger Umwicklung der Eichel mit einer schmalen Gummibinde (5—10 Minuten). In veralteten Fällen kann das gestaute Gewebe so induriert sein, daß alle unblutigen Repositionsversuche mißlingen. Die operative Behandlung der Paraphimose, die beim Versagen der unblutigen Repositionsmanöver, sowie bei drohender Gangrän in Betracht kommt, besteht in der dorsalen, eventuell multiplen Spaltung des einschnürenden Ringes, der meist sehr tief im Innern der ödematösen Schwellung liegt. Feuchte Umschläge (Borwasser) und Hochlagerung des Gliedes bringen den entzündlichen Zustand und das Stauungsödem dann schnell zum Rückgang. Die dorsale Inzisionswunde kann man sich selbst überlassen. Die Epithelisierung erfolgt sehr schnell. Bisweilen aber resultiert im Anschluß an die Inzision infolge sekundärer Narbenschrumpfung eine noch stärkere Verengerung der Präputialöffnung, als sie vorher bestand.

## Entzündliche Erkrankungen der Prostata.

Die entzündlichen Erkrankungen der Prostata schließen sich, ebenso wie die der Samenblasen, meist an eine entzündliche Affektion der hinteren Harnröhre (Gonorrhoe) an, wobei es sich aber nur selten um eine reine Gonokokkeninfektion handelt, meist bzw. sehr bald handelt es sich um eine Mischinfektion, in der Regel mit Kolibakterien. Gegenüber diesem urethrogenen Infektionsmodus spielen alle anderen Erkrankungsmöglichkeiten, z. B. der hämatogene metastatische Weg, eine untergeordnete Rolle.

Im akuten Stadium einer Prostatitis ist jede instrumentelle Behandlung der Harnröhre unbedingt auszusetzen. Dem akuten Stadium steht man, ehrlich gesagt, ziemlich machtlos gegenüber. Die therapeutischen Aufgaben bzw. Möglichkeiten bestehen im wesentlichen darin, den Verlauf des Prozesses zu beaufsichtigen, um gegebenenfalls, insbesondere bei septischem Verlauf, sowie bei der Ausbildung eines Abszesses, mit den notwendigen chirurgischen Maßnahmen nicht zu spät zu kommen. Man beschränkt sich auf jene Mittel, von denen man annimmt, daß sie auch sonst einen akut entzündlichen Prozeß günstig zu beeinflussen bzw. die Heilvorgänge des Organismus zu unterstützen vermögen. Dazu gehört vor allen Dingen die Wärme, sowohl in Form längerer Sitzbäder, als auch in Form der Wärmeapplikation vom Mastdarm aus (spezielle Mastdarmthermophore, Diathermie, warme bis heiße Mastdarmspülungen usw.). Selbstverständlich gehören diese Kranken wegen des Fiebers und der heftigen Beschwerden ins Bett. Relativ häufig tritt bei der akuten Prostatitis eine akute komplette Harnverhaltung auf, von deren Behandlung im Abschnitt über die Harnverhaltung schon die Rede war (siehe S. 217). Da auch der Stuhlgang die Schmerzen begreiflicherweise steigert, ist durch entsprechende Ernährung bzw. Medikamente, sowie Ölklistiere, für möglichst breiigen Stuhl Sorge zu tragen. Von den medikamentösen Behandlungsmöglichkeiten gibt man gerade bei der Prostatitis der unspezifischen Eiweißkörpertherapie in Form von Milch- bzw. Aolaninjektionen usw. den Vorzug. Bei sehr heftigen, besonders dysurischen Schmerzen sind Betäubungsmittel in Form von Mastdarmzäpfchen, die man zweckmäßig mit Ichthyol oder Jodkali kombiniert, am Platze (Belladonna 0,2, Ichthyol 3,0, Butyr. Cac. q. s. ut. f. supp. anal. Nr. 10 S. 1—2 Zäpfchen täglich).

Im akuten Stadium ist jede Art von Prostatamassage unbedingt zu unterlassen. Über den Wert und auch die Gefahren der Prostatamassage ist gerade in der letzten Zeit viel diskutiert worden. Im akuten Stadium ist sie jedenfalls nicht ungefährlich, insofern dadurch der Prozeß verschlimmert werden, ja sogar einen septischen Verlauf annehmen kann. Man massiert ja auch sonst akut entzündliche Prozesse nicht, man ist im Gegenteil allgemein bestrebt, frisch entzündlich erkrankte Organe bzw. Glieder in Ruhe zu lassen, und es ist nicht einzusehen, weshalb man diesen Gesichtspunkt, der sich so häufig als richtig erwiesen hat, gerade bei der akuten Entzündung der Prostata zugunsten eines aktiveren Vorgehens verlassen sollte. Anders liegen die Dinge bei der chronischen Prostatitis, wenn das Fieber und die starke Druckempfindlichkeit der Drüse geschwunden sind, wenn die Harnentleerung ohne Beschwerden vor sich geht und der ganze Allgemeinzustand darauf hinweist, daß die akute Infektion überwunden ist. Auch dann sollte man mit der Massage, anfangs wenigstens, noch zurückhaltend sein; jedenfalls ist jede brüske Maltraitierung der Prostata von Übel. Die Massage soll wöchentlich zwei-, allerhöchstens dreimal vorgenommen werden.

Durch eitrige Einschmelzung kann es zu teilweiser, gelegentlich auch zu totaler Abszedierung der Vorsteherdrüse kommen. Das durch hohes Fieber,

Schüttelfröste und ganz besonders starke Schmerzen (Steigerung bei der Miktion und beim Stuhlgang), sowie durch den rektalen Befund hinlänglich charakteristische Krankheitsbild des akuten Prostataabszesses kommt nicht selten ohne chirurgische Maßnahmen durch spontane Perforation des Abszesses zu einer Art Selbstheilung. Es wäre aber falsch, im Vertrauen auf diesen Ausgang den akuten Prostataabszeß sich selbst zu überlassen. Bei zentral gelegener Einschmelzung läßt der erhoffte spontane Durchbruch meist lange auf sich warten, und es ist ohne weiteres verständlich, daß je länger der Abszeß bis zur spontanen Perforation braucht, um so größere Teile der Prostata durch die Eiterung zugrunde gehen müssen, so daß gegebenenfalls hinterher ein unnötig großer, eventuell auch totaler Ausfall der Prostata, bzw. ihrer Funktion resultiert. Schon aus dieser Überlegung erwächst die berechtigte Forderung, den Prostataabszeß sobald wie möglich zu eröffnen.

Man kann nicht mit Sicherheit voraussehen, wohin der Abszeß durchbrechen wird. Der Durchbruch nach dem Damm unter dem Bilde einer periproktitischen Eiterung muß als das Günstigste angesehen werden; der Durchbruch nach dem Mastdarm ist schon ungünstiger, einmal wegen der Möglichkeit einer permanenten Fistel, sodann aber auch wegen der eventuellen gonorrhoischen Infektion des Rektums. Ungünstig ist auch der Durchbruch nach der Harnröhre, denn nicht immer kommt es danach zu einem Zusammenfallen der Abszeßhöhle und zum Ersatz des Defektes durch eine Narbe. Viel häufiger, als es klinisch festgestellt wird, bleibt eine mehr oder weniger große Abszeßhöhle bestehen, die, mit der Harnröhre in Kommunikation stehend, sich bei jeder Miktion mit Urin füllt und sozusagen ein Divertikel (Pseudodivertikel) im Bereich der prostatischen Harnröhre bildet, und von dem sekundäre Eiterungen und Urininfiltrationen ihren Ausgang nehmen können. Diese divertikelartigen Anhänge können morphologisch sehr einfache, aber auch sehr komplizierte Formen haben. Sie bleiben, wie gesagt, ihrer Natur nach häufig genug unerkannt und bilden dann die Grundlage für die unbeeinflußbare bzw. immer wieder rezidivierende „chronische Prostatitis" bzw. „Urethritis post.", da jede medikamentöse bzw. instrumentelle Behandlung dieses oft nur durch einen feinen Fistelgang mit der Harnröhre verbundenen Pseudodivertikels auf unüberwindliche Schwierigkeiten stößt.

Die Erkennung all dieser, infolge Durchbruchs vereiterter Drüsen (z. B. auch der Cowperschen Drüsen) nach dem Lumen der Harnröhre zustande gekommenen, divertikelartigen Bildungen ist durch die Röntgenuntersuchung der kontrastgefüllten Harnröhre wesentlich gefördert worden (vgl. S. 191). Diese Methode ist um so wertvoller, als in derartigen Fällen die üblichen diagnostischen Methoden (Sondierung, Endoskopie usw.) versagen müssen. Solche Pdeusodivertikel im Bereich der hinteren Harnröhre als Folge eines nach innen erfolgten Spontandurchbruchs eines Prostataabszesses stellen so ungünstige Komplikationen dar, daß man sich mit dem Vorschlag, die Prostataabszesse durch Eindrücken der prostatischen Harnröhrenwand mit Hilfe eines kurzschnabeligen Metallkatheters von der Urethra aus zu eröffnen, nicht einverstanden erklären kann.

Als ganz besonders verhängnisvoll ist der Durchbruch der Abszesse in das periprostatische bzw. subvesikale Gewebe zu bezeichnen, da, abgesehen von der Gefahr, die durch eine Phlebitis innerhalb des Plexus vesico-prostaticus droht, die Eiterung in dem lockeren Beckenzellgewebe sehr schnell an Ausdehnung gewinnt und insbesondere dann einen rapiden, oft letalen Verlauf nimmt, wenn durch Eindringen von Urin die Eiterung den Charakter einer Harnphlegmone erhält. Diese periprostatischen bzw. perivesikalen Phlegmonen sind deswegen so schwierig zu behandeln, weil die notwendige breite Eröffnung und restlose Ableitung der urinös-eitrigen Sekrete aus anatomischen Gründen hier auf beträchtliche Schwierigkeiten stößt. Die suprapubische bzw. inguinale, latero-vesikale Eröffnung und Drainage ist jedenfalls ungenügend und unbedingt durch eine Drainage durch die Fossa ischiorectalis nach dem Damm und eventuell auch noch durch eine infrasymphysäre Ableitung zu erweitern. Handelt es sich um eine Harnphlegmone, so ist außerdem die künstliche Ableitung des Harns durch eine temporäre Blasenfistel eine unumgängliche Notwendigkeit.

Alle diese Überlegungen stützen die Forderung, den Prostataabszeß sobald als möglich zu eröffnen. Die Gefahr des fortschreitenden Unterganges und späteren funktionellen Ausfalles der Prostata, sowie die Möglichkeit eines Durchbruches in ungünstiger Richtung rechtfertigen dies um so mehr, als auf der anderen Seite durch die frühzeitige Eröffnung der Prozeß unter Erhaltung der Drüsenfunktion in der Regel endgültig zum Stillstand kommt, während nach erfolgtem Spontandurchbruch die Entzündung häufig genug weiter fortbesteht.

Nicht immer sind die klinischen Erscheinungen so eindeutig, daß an dem Vorhandensein einer eitrigen Einschmelzung der Prostata kein Zweifel aufkommen kann. Nachweisbare Fluktuation ist durchaus kein konstanter Befund bei bereits eingetretener Abszedierung selbst größerer, zentral gelegener Drüsenabschnitte. Eine starke periprostatische Infiltration verhindert oft den Nachweis der Fluktuation, und der rektale Befund unterscheidet sich dann nicht von dem einer schweren akuten Prostatitis.

In unklaren Fällen kann eventuell die Punktion der Prostata die Sachlage klären. Die transrektale Punktion unter digitaler Leitung der Kanüle bzw. mit Hilfe eingeführter Mastdarmspekula ist zwar technisch die einfachste Methode, aber wegen der Möglichkeit einer gonorrhoischen Infektion des Mastdarms nicht sehr zu empfehlen. Zweckmäßiger ist die Punktion vom Damm (seitlich der Mittellinie), wobei die Vorführung der Kanüle digital vom Rektum aus kontrolliert werden kann. Die Entleerung der Abszeßhöhle durch die Punktion allein führt meist nicht zu einer Radikalheilung.

Die Vornahme der Operation (Prostatomie) darf nicht von dem positiven oder negativen Ergebnis der Punktion abhängig gemacht werden; ausschlaggebend bleibt das klinische Bild. Schnelle Zunahme der lokalen Schmerzen (Druckempfindlichkeit, Dranggefühl am Damm usw.), Unterschiede in der Größe der beiden Prostatalappen, Schüttelfröste und ansteigende Kurve der Leukozytenzahl sprechen für Abszedierung und drängen zur sofortigen Operation, da bei längerem Zuwarten septische Zustände drohen und die Drüse zugrunde geht. Man sollte die operative Behandlung überhaupt nicht ausschließlich auf die Fälle bereits eingetretener Abszedierung beschränken, sondern auch auf die schweren Formen akuter parenchymatöser Prostatitis (periprostatisches Ödem, länger dauerndeHarnverhaltung) ausdehnen. Durch frühzeitige Spaltung der geschwollenen, meist mit zahlreichen kleinsten Abszeßchen durchsetzten Drüse erspart man dem Patienten viel Schmerzen und ein längeres Krankenlager und erhält ihm durch Vermeidung der eitrigen Sequestrierung nach Möglichkeit eine funktionstüchtige Prostata. Die Mortalität der nicht operierten Prostataabszesse ist nicht gering.

Die operative Behandlung hat das Ziel, den Abszeß extraurethral nach dem Damm zur Entleerung zu bringen. Bei den Prostataabszessen, die sich bereits auf dem Durchbruch nach dem Damm befinden, ist die Erfüllung dieser Forderung recht einfach. Der Eiter hat hier den Weg bereits vorgebahnt, und es gelingt nach Durchtrennung der Haut in der Regel stumpf, den Eiterherd zu erreichen. Liegt der Abszeß noch innerhalb der Prostata, oder handelt es sich um die Spaltung einer akuten Prostatitis, so können von den verschiedenen möglichen Zugangswegen zur Prostata nur die „von unten" (schiorektal bzw. perineal) empfohlen werden, da nur auf diese Weise für die Ableitung des Eiters und der Wundsekrete usw. günstige Verhältnisse geschaffen werden. Die Inzision in die Prostata selbst richtet sich nach dem jeweiligen Befund, d. h. nach der Lage des Abszesses. Quere Inzisionen an der Hinterwand der Prostata sind, vor allem bei jungen Leuten, wegen der Verletzung der Ductus ejaculatorii nach Möglichkeit zu vermeiden.

Technisch einfacher ist die Eröffnung jener Prostataabszesse, die bei der rektalen Palpation deutlich erkennbar sind. Die vorherige Freilegung der Drüse ist, wenn auch sicherer, dann nicht unbedingt erforderlich. Man durchtrennt die Haut am Damm rechts oder links der Mittellinie je nach der Lage der Fluktuation, und arbeitet sich dann stumpf mit Hilfe einer Kornzange unter digitaler Kontrolle vom Rektum aus zur Prostata vor und perforiert die Abszeßwand. Um dem Eiter ausgiebigen Abfluß zu verschaffen, erweitert man die Abszeßöffnung durch Spreizung der Kornzange und führt ein Drainrohr bis in die Abszeßhöhle vor. Eine weitere Behandlung ist meist überflüssig; nach Entleerung des Eiters schließt sich die Fistel schnell, auch dann, wenn in den ersten Tagen etwas Harn durch die Wunde nach außen abfloß, allerdings nur unter der Voraussetzung, daß der Abfluß des Harns durch die Harnröhre unbehindert ist (Strikturen).

Auch die chronische Prostatitis kann zum Gegenstand chirurgischer Behandlung werden, und zwar in den Fällen, die jeder konservativen Behandlung (Instillation, Massage, Mastdarmeingießungen, Diathermie, Proteinkörpertherapie usw.) auf die Dauer trotzen, bei denen es entweder überhaupt nicht zum Abklingen der entzündlichen Reizerscheinungen kommt, oder aber die Entzündung immer wieder rezidiviert. Aber nicht nur wegen der lokalen Erscheinungen, sondern vielleicht noch mehr durch das Auftreten rezidivierender Epididymitiden und Fernmetastasen (Arthritiden usw.) kann eine Beseitigung des Infektionsherdes wünschenswert bzw. notwendig werden. Der chronische Infektionsherd in der Prostata ist nach Auffassung mancher, insbesondere ausländischer Autoren, oft die Ursache von Gelenkstörungen nach Art des chronischen Gelenkrheumatismus, und man spricht daher auch geradezu von einem gonorrhoischen Gelenkrheumatismus (Tripperrheumatismus), worunter nicht die klassische Form der Arthritis gonorrhoica, sondern eine mehr schleichende Form der Polyarthritis verstanden wird.

Die Indikation zur Operation aus den vorgenannten Gründen wird in Deutschland bisher noch relativ selten gestellt, während, wie aus der französischen und amerikanischen Literatur hervorgeht, dort die Prostatektomie aus diesen Gesichtspunkten heraus schon häufiger vorgenommen zu werden pflegt. Die Verhältnisse liegen hier ähnlich wie bei der chronischen Spermatocystitis, wovon weiter unten noch die Rede sein wird. Im allgemeinen sind die Erfahrungen mit der operativen Behandlung rebellischer, rezidivierender und zu Metastasen neigender Prostatitiden insofern günstig, als in der Regel sowohl die lokalen Beschwerden, als auch die sekundären Erscheinungen, insbesondere rezidivierende Epididymitiden und Gelenkstörungen usw., zum Schwinden gebracht werden (vgl. auch S. 276). Man wird sich in entsprechenden Fällen angesichts der dauernden Gefährdung des Gesamtorganismus um so eher zur Exstirpation der Prostata entschließen können, als die Funktion solcher chronisch infizierten Vorsteherdrüsen ohnehin als weitgehend gestört, bzw. als wertlos gelten darf. Von einer Prostatomie, also einer Spaltung des Prostatagewebes, hat man in diesen Fällen weder theoretisch noch erfahrungsgemäß eine nennenswerte therapeutische Beeinflussung zu erwarten; es kann hier nur die Exstirpation der Prostata in Betracht kommen.

Als Zugangsweg zur Prostatektomie eignet sich für diese Fälle der suprapubische transvesikale Weg, der ja für die Operation der sogenannten Prostatahypertrophie weitaus am häufigsten Anwendung findet, wenig. Es handelt sich hier nicht um die Enukleation hypertrophischer Adenome aus der zur Kapsel komprimierten Prostata, sondern um die Entfernung der Prostata selbst, einschließlich der prostatischen Harnröhre, und damit um eine Unterbrechung der Kommunikation zwischen Blase und distalem Harnröhrenanteil. Es besteht also nach der Operation die Möglichkeit, daß der Urin in das periurethrale bzw. subvesikale Gewebe eindringt, und hier zu einer Urinphlegmone führt. Diese Gefahr ist bei suprapubischer Operation nur dann mit wünschenswerter Sicherheit zu vermeiden, wenn zur Ableitung des in die Wundhöhle gelangenden Urins und der Wundsekrete eine besondere Drainage nach dem Damm hinzugefügt wird. Aus diesen und anderen rein technischen Gründen eignen sich für die Exstirpation der entzündlich veränderten Prostata die unteren Zugangswege, also in erster Linie die ischiorektale und die perineale Methode, wesentlich mehr.

Der Endausgang chronischer Prostatitiden kann in einer Schrumpfung und sklerotischen Umwandlung der gesamten prostatischen Harnröhre bestehen. Die schwielige Umwandlung führt dabei zu einer Starre der Harnröhrenwand, die ihrerseits zu einem funktionellen Entleerungshindernis (sogenannte weite Striktur) für die Blase werden kann. Es sind das Zustände, die mit unter den bereits an anderer Stelle erörterten Begriff des Prostatismus gehören (vgl. S. 236).

### Entzündliche Erkrankungen der Samenblasen.

Entzündliche Erkrankungen der Samenblasen sind viel häufiger, als sie klinisch erkannt werden, im allgemeinen werden die Symptome durch die Erscheinungen einer Urethritis post., insbesondere durch die einer Prostatitis überlagert. Isolierte Samenblasenentzündungen ohne voraufgegangene, bzw. noch bestehende Veränderungen im Bereich der hinteren Harnröhre bzw. der Prostasta kommen praktisch kaum vor. In der Regel handelt es sich auch hier um gonorrhoische oder postgonorrhoische Prozesse. Die Aussichten, den entzündlichen Prozeß in den Samenblasen zur Ausheilung zu bringen, sind angesichts des komplizierten Baues dieser Organe außerordentlich gering.

Die konservative Behandlung der akuten und chronischen Spermatocystitis deckt sich völlig mit der der akuten Prostatitis; auch das bei der Prostatitis über die Massagebehandlung Gesagte gilt hier in der gleichen Weise. Neben der Wärme und innerlichen bzw. rektalen medikamentösen Behandlung besteht die Hauptaufgabe auch hier darin, die Entwicklung von Komplikationen (Empyem, Phlegmone, Epididymitiden) frühzeitig zu erkennen. Sowohl bei der Spermatocystitis, wie auch bei der Prostatitis ist die Gefahr einer sekundären Epididymitis natürlich besonders groß, durch Bettruhe, Suspensorien bzw. geeignete Lagerung des Skrotums wird man versuchen, dieser Komplikation nach Möglichkeit vorzubeugen.

In chirurgischer Hinsicht liegen die Dinge in vielem ähnlich wie bei den entzündlichen Erkrankungen der Prostata. Die Indikation zum operativen Eingriff im akuten Stadium ist gegeben bei Entwicklung eines Samenblasenemypems sowie besonders bei jenen, allerdings seltenen Formen, die Neigung zeigen, auf die Umgebung überzugreifen und entweder infolge direkter Perforation oder aber auf dem Wege der bakteriellen Durchwanderung zu Phlegmonen im Beckenzellgewebe führen. Diese Fälle, die neben erheblicher lokaler Schmerzhaftigkeit (Stuhlgang usw.) stets begleitet sind von schweren Störungen des Allgemeinbefindens, bedürfen dringend der Spaltung und Ableitung des Eiters, bzw. der entzündlich toxischen Produkte, um den Übergang in eine septische metastasierende Form nach Möglichkeit zu vermeiden.

Bestehen gegebenenfalls Zweifel am Vorhandensein einer Abszedierung der Samenblasen, so hat man die Möglichkeit, die Diagnose durch Punktion zu sichern. Die Punktion kann rektal, unter digitaler Leitung, oder mit Hilfe eines Spekulums vorgenommen werden, sie bietet, wenn wirklich eine eitrige Anschwellung vorhanden ist, weiter keine Schwierigkeiten. Besser ist die Punktion vom Damm her, sie ist zwar etwas schwieriger, hat aber nicht die Nachteile der rektalen Punktion (vgl. Punktion der Prostataabszesse). Zur Punktion eignet sich am besten eine Stelle, die etwa 3 cm vor der Analöffnung und ebenso weit rechts oder links von der Raphe entfernt liegt, da man, von hier vordringend, nicht so leicht den Bulbus urethrae und die Prostata verletzt. Von der seitlich gelegenen Einstichstelle aus führt man unter digitaler rektaler Kontrolle die Kanüle durch das Cavum ischiorectale in der Loge zwischen Bulbus urethrae und Prostata einerseits und Rektum andererseits vor. Infolge der seitlichen Richtung der Kanüle stößt diese beckenwärts vom Levator dicht oberhalb der Prostata unmittelbar auf die rechte bzw. linke Samenblase. Wenn wirklich eine Anschwellung (Eiterretention) vorhanden ist, ist auch diese Form der Punktion nicht schwierig.

Hat die Punktion die Anwesenheit von Eiter ergeben, so kann man bei dieser Lage der Kanüle mit einem gewissen Schutz vor Nebenverletzungen ein langes schmales Messer entlang der Punktionsnadel einstechen und die Samenblase inzidieren. Diese gedeckte Inzision kann aber nicht als Methode der Wahl empfohlen werden, sie erscheint zwar einfach, birgt aber doch die Gefahr unkontrollierbarer Nebenverletzungen des Rektums, der Blase, des Peritoneums, des Harnleiters usw., und kann eigentlich nur in solchen Fällen gut geheißen werden, in denen der Abszeß bereits in das Cavum ischiorectale unter dem Bilde eines periproktitischen Abszesses durchgebrochen ist. Abgesehen von solchen Fällen entspricht es modernen chirurgischen Anschauungen, die Samenblasen zunächst freizulegen und erst dann zu inzidieren. Wie beim Prostataabszeß, so kommen auch für die Freilegung entzündlicheitrig erkrankter Samenblasen wegen der günstigeren Drainageverhältnisse nur die sogenannten unteren Zugangswege, und unter diesen vornehmlich der pararektale durch die Fossa ischiorectalis in Betracht.

Die Spaltung eines Samenblasenabszesses vom Rektum aus ist zu widerraten, da sich eine Dauerfistel zwischen Samenblase und Rektum entwickeln kann und dann eine chronische Infektion der Samenwege unvermeidlich ist.

Bezüglich der Indikationsstellung für chirurgische Eingriffe bei chronisch entzündeten Samenblasen gehen die Ansichten noch sehr auseinander, und es besteht ein merklicher Unterschied der Meinungen zwischen den Ländern englischer Sprache und Deutschland. Während insbesondere in Amerika entzündete Samenblasen überhaupt ein bevorzugter Gegenstand der Therapie zu sein scheinen, und auch Samenblasenoperationen verhältnismäßig oft vorgenommen werden, sind wir gegen diese Organe viel konservativer gesinnt.

Der bei den Entzündungen der Harnröhre, der Blase und des Nierenbeckens geläufigen Spül- und Instillationsbehandlung mit antiseptischen Mitteln stellen sich an den Samenblasen erhebliche Schwierigkeiten entgegen, da die Sondierung der Ductus ejaculatorii von der hinteren Harnröhre aus technisch außerordentlich schwierig ist; bei entzündlichen Veränderungen in der hinteren Harnröhre, wie sie bei der Spermatocystitis eigentlich ja nie vermißt werden, mißlingt die Sondierung nur allzu häufig, weil die Mündungen der D. ejaculatorii nicht zu sehen sind. Eine andere Möglichkeit, die Samenblasen therapeutisch zu beeinflussen, bietet die Spülung vom Vas deferens aus. Im Ausland, wo, wie gesagt, den Samenblasenerkrankungen sowohl in therapeutischer, als auch in diagnostischer Hinsicht ein weit größeres Interesse entgegengebracht wird als bei uns, hat diese Spülbehandlung der Samenblasen größere Verbreitung gefunden, während in Deutschland bislang noch wenig Gebrauch davon gemacht wird. Neben der therapeutischen hat dies Verfahren insofern auch eine diagnostische Bedeutung, als man bei Anwendung schattengebender Lösungen in der Lage ist, sich röntgenologisch ein Urteil über die morphologischen Veränderungen der Samenblase zu bilden.

Von den chirurgischen Maßnahmen im engeren Sinne kommt bei den chronischen bzw. rezidivierenden Formen der Spermatocystitis die Exstirpation einer, meist beider Samenblasen (Vesikulektomie) in Betracht. Dabei ergibt sich die Notwendigkeit zu so radikalem Vorgehen nur selten durch die lokalen Erscheinungen der Spermatocystitis an sich, sondern in der Hauptsache durch das Hinzutreten von Metastasen, insbesondere von Gelenkerkrankungen, als deren Ausgangspunkt man den Infektionsherd in den Samenblasen betrachtet, sowie ferner aus der oft nicht genügend gewürdigten Erkenntnis, daß entzündlich veränderte Samenblasen, das gleiche gilt von der Prostata, sowie den weiblichen Adnexen, häufig als Ursache chronischer bzw. rezidivierender Infektionen der oberen Harnwege in Betracht kommen. Die Vorstellungen vom ursächlichen Zusammenhang zwischen chronischer Spermatocystitis und „rheumatischen" Beschwerden sind insbesondere den amerikanischen Ärzten sehr geläufig. Die Gedankengänge sind die gleichen wie bei der Oralsepsis. Ebenso wie es dort hinsichtlich der therapeutischen Konsequenzen sehr radikale Vertreter gibt, so auch bei der operativen Behandlung der chronischen Spermatocystitis. Ihren Anschauungen zufolge ist ein großer Teil chronisch rheumatischer Beschwerden auf derartige, lokal eventuell nur wenig in Erscheinung tretende Infektionsherde im Bereich der Urogenitalorgane, in der Prostata, ganz besonders aber in den Samenblasen zurückzuführen. Die Resultate bei Exstirpation der Samenblasen sind den ausländischen Autoren zufolge außerordentlich günstig und bilden so die wesentlichste Stütze für ihre Theorie.

Erfahrungsgemäß führt bei den chronischen Samenblasenentzündungen die einfache Spaltung (Vesikulotomie) meist nicht zu einer Dauerheilung. Eine wirkliche, bakteriologische und histologische Heilung scheint ja überhaupt in Anbetracht des komplizierten Baues der Samenblasen recht unwahrscheinlich, und man darf wohl annehmen, daß eine einmal entzündlich erkrankte Samenblase zwar klinisch, niemals aber bakteriologisch völlig zur Ausheilung kommen wird. Eine wirkliche Beseitigung des Infektionsherdes ist demnach nur von der Exstirpation der Samenblasen (Vesikulektomie) zu erwarten.

Die Tatsache, daß die Exstirpation der Samenblasen eine eingreifende Operation darstellt und viele Operateure keine eigenen Erfahrungen auf diesem Gebiet besitzen, sowie der Umstand, daß, wenn beide Samenblasen erkrankt sind und exstirpiert werden müssen, die Patienten eventuell zeugungsunfähig werden, und endlich die Unsicherheit des kausalen Zusammenhanges und damit des therapeutischen Erfolges lassen es verständlich erscheinen, daß man diesen Eingriffen bei uns bisher mit einer gewissen Skepsis begegnet. Andererseits darf man sicherlich die Erfahrungen des Auslandes nicht völlig ignorieren, und wenn man auch nicht gleich in einen fanatischen Radikalismus zu verfallen braucht, so wird man sich doch vielleicht öfter als bisher, unter sorgfältiger Auswahl der Fälle, bei rheumatischen Beschwerden und gleichzeitig vorhandenen chronisch entzündlichen Veränderungen an Prostata und Samenblasen zu operativen Eingriffen entschließen dürfen. Wenn man auf der einen Seite auch dem Grundsatz huldigen muß, daß, ehe man zum operativen Eingriff, zur Opferung der Samenblasen rät, alle konservativen Methoden einschließlich der Spülbehandlung erschöpft sein müssen, so sollte man andererseits in ganz refraktären Fällen doch auch nicht über Gebühr lange an der konservativen und als nutzlos erkannten Therapie um jeden Preis festhalten. Man muß sich immer fragen, was kann jetzt noch durch Fortsetzen der konservativen Behandlung dem Kranken genutzt werden, und wenn dabei auf Grund der Erfolglosigkeit der bisherigen Bemühungen kaum noch etwas zu erwarten ist, so sollte man auch nicht zögern, die ohnehin funktionell wertlos gewordenen Samenblasen zu opfern. Auf Grund der zahlreichen Publikationen ist an einem günstigen Einfluß der Operation nicht zu zweifeln. Aber ich möchte nicht unterlassen, darauf hinzuweisen, daß man dabei auch einem schweren Irrtum hinsichtlich des kausalen Zusammenhanges zwischen Ursache und Wirkung verfallen sein kann. Man darf nicht verkennen, daß jeder operative Eingriff — und so eingreifende wie die Vesikulektomie usw. ganz besonders — einen intensiven unspezifischen Reiz darstellen (postoperativer Eiweißzerfall usw.), und daß darin ganz allein die Ursache der günstigen Wirkung bei chronischen, „rheumatischen" Gelenkerkrankungen liegen kann, zumal es ja bekannt ist, daß diese „Rheumatoide" auch sonst auf eine parenterale Reizkörpertherapie günstig reagieren.

Für die Exstirpation entzündlich erkrankter Samenblasen kommen, ebenso wie zur Exstirpation der entzündlich veränderten Prostata, die Zugangswege von unten in Betracht, wobei man, wie gesagt, dem seitlichen (ischiorektalen) Zugang, bei dem man die Beziehungen zwischen After und Harnröhre gar nicht stört, sondern seitlich und oberhalb des Anus durch die Fossa ischiorectalis direkt auf Prostata und Samenblasen vordringt, den Vorzug geben muß.

## Nebenhoden- und Hodenentzündungen.

Die Entzündung des Nebenhodens kann mit einer nachweislichen Entzündung des Samenstranges einhergehen, häufiger tritt sie isoliert ohne eine erkennbare Funikulitis in Erscheinung. In der Regel heilt die akute Nebenhodenentzündung unter Ruhigstellung (Suspensorium, besser Bettruhe unter gleichzeitiger Hochlagerung des Hodens) mehr oder weniger schnell ab. Man kann die Resorption beschleunigen durch Stauung mittels eines dünnen Gummischlauches am Ansatz des Skrotums und auch durch Wärmestrahlung (z. B. der Solluxlampe); durch eine hyperämisierende Behandlung werden auch die meist nicht unerheblichen Schmerzen in günstiger Weise beeinflußt. In manchen Fällen wird Wärme, in anderen Fällen wieder Kälte als schmerzlindernd empfunden. Bei Kälteanwendung, insbesondere bei Verwendung von Eisblasen, ist Vorsicht am Platze, da eventuell eine Gangrän der Skrotalhaut eintreten kann. Wie bei allen anderen entzündlichen Vorgängen, wirkt auch hier Höhensonnen- und Röntgenbestrahlung, sowie eine parenterale Reizkörpertherapie mit den verschiedensten Mitteln (Aolan, Novoprotein, Yatrenkasein, Terpichin, Olobintin usw.) sowohl auf die Schmerzen, als auch im Hinblick auf die Rückbildung der Infiltrate günstig. Die gute Wirkung, die dem Arthigon bei gonorrhoischen Epididymitiden nachgerühmt wird, dürfte wohl auch in der Hauptsache eine unspezifische sein.

Im subakuten Stadium sind Salbenverbände (Ichthyolsalbe 10%ig; Kal. jod. 2,0, Jod. pur. 0,2, Vaselin. 20,0 m. f. Ungent.) zur Beschleunigung der Resorption recht wirksam. In den letzten Jahren ist von verschiedenen Seiten die Umspritzung des entzündeten Nebenhodens mit physiologischer Kochsalzlösung, Blut bzw. auch Serum (Mensch oder Tier) usw. empfohlen worden; mit dieser Behandlung habe ich ebenfalls einige sehr günstige Resultate gesehen. Wenn die akuten Erscheinungen geschwunden sind, die Schmerzen und die Schwellung zurückgehen, kann man die Kranken auch vor der endgültigen Resorption des Prozesses mit einem Suspensorium aufstehen und ihrer Beschäftigung nachgehen lassen; bis das indurative Endstadium erreicht wird, dauert es jedoch bisweilen recht lange.

Die Fälle, in denen die Entzündung des Nebenhodens auf den Hoden übergreift und zur Bildung eines Hodenabszesses oder einer eitrigen Periorchitis führt, sind außerordentlich selten. Daß in diesen Fällen eine chirurgische Behandlung zur Erhaltung des Hodenparenchyms am Platze ist, braucht kaum erwähnt zu werden. Während die Berechtigung bzw. Notwendigkeit einer operativen Behandlung bei derartigen Zuständen allgemein anerkannt wird, ist es noch umstritten, ob auch die akute, nicht komplizierte Epididymitis chirurgisch zu behandeln sei; gemeint ist hier neben der Punktion des Nebenhodens die Epididymotomie (Stichinzision in den Nebenhoden).

Der nicht chirurgisch eingestellte Arzt steht derartigen Vorschlägen im allgemeinen ablehnend gegenüber, mit dem Hinweis, daß ja mit den üblichen Mitteln, wie Kälte- bzw. Wärmeanwendung, Hochlagerung, Stauung, Vakzination, unspezifischer Reizkörpertherapie, Umspritzung mit Eigenblut usw. der Prozeß klinisch eigentlich stets zur Heilung kommt. Die Anhänger der chirurgischen Behandlung führen dagegen an, daß bei dieser Behandlung die klinische Heilung in der Regel 1—2, manchmal auch 3 und mehr Wochen in Anspruch nimmt, daß die Kranken während des akuten Stadiums erhebliche Schmerzen haben, auf längere Zeit arbeits- und gesellschaftsunfähig sind, und daß trotz allen Konservatismus das funktionelle Resultat zu wünschen übrig läßt, da der Nebenhoden in der Regel seine Durchgängigkeit einbüßt.

Die Epididymotomie kürzt, darüber kann kein Zweifel bestehen, die Behandlungsdauer wesentlich ab, Schmerzen, Schwellung und Fieber gehen schlagartig zurück, und die Patienten sind im Anschluß an den Eingriff meist sofort wieder bewegungs- bzw. berufsfähig. Der Unterschied fällt besonders dann auf, wenn man bei doppelseitiger Epididymitis die eine Seite konservativ behandelt und auf der anderen Seite den Nebenhoden inzidiert. Der Zeitgewinn allein würde jedoch sicherlich nicht genügen, der Stichinzision in der Behandlung der akuten Nebenhodenentzündung Vorrang zu verschaffen, wenn dadurch das spätere Resultat, insbesondere die Durchgängigkeit des Nebenhodens für die Spermien in größerem Maße gefährdet würde als bei der konservativen Behandlung. An sich könnte man glauben, daß durch die Inzision des Nebenhodens die Obliteration des Kanalsystems begünstigt würde, aber nach allen vorliegenden Erfahrungen scheint gerade das Gegenteil der Fall zu sein. Bei konservativer Behandlung hat man eine nachträgliche Durchgängigkeit in Höhe von etwa 15% errechnet, während in den Fällen mit Epididymotomie eine Durchgängigkeit in 50% der Fälle festgestellt werden konnte. Wenn auch mit diesen statistischen Zahlen an und für sich und insbesondere für den Einzelfall nicht viel anzufangen ist, so scheint es aber doch zum mindesten so zu sein, daß die Gefahr der späteren Azoospermie durch die Inzision des Nebenhodens nicht größer ist als bei der konservativen Behandlung. Die Inzision des entzündeten Nebenhodens muß in den ersten Tagen der Erkrankung vorgenommen werden, weil nur dann eine weitere eitrige Zerstörung des Kanälchensystems zu verhüten ist, und weil auch nur dann die günstige, subjektive, sowie die Krankheitsdauer abkürzende Wirkung sich voll auswirken kann. Die Dinge liegen hier ähnlich wie bei der akuten Prostatitis (vgl. S. 272), wo man auch mit sehr gutem Recht den Standpunkt vertreten kann, die hochgradig geschwollene Prostata zu inzidieren, bevor sie durch eitrige Einschmelzung ganz zerstört wird, um auf diese Weise nach Möglichkeit ein gutes funktionelles Resultat zu erhalten.

Der auch ohne besondere chirurgische Erfahrung und Kenntnisse auszuführende Eingriff bietet technisch keine Schwierigkeiten. Man fixiert den Hoden und Nebenhoden mit der linken Hand, drängt dabei den Nebenhoden gegen die Skrotalhaut vor und führt nun mit einem spitzen Messer einen exakten Stich bis in den Nebenhoden hinein; nach Möglichkeit soll dabei der Nebenhodenschwanz inzidiert werden, da erfahrungsgemäß hier die Entzündung am heftigsten zu sein pflegt. Im Anschluß an den Eingriff dürfen und können die Kranken gleich mit einem Suspensoriumverband herumgehen.

Bei rezidivierender Epididymitis muß man sich daran erinnern, daß der Nebenhoden, wenn auch nicht immer, so doch häufig, auf dem Wege über das Vas deferens erkrankt, und daß in der entzündeten Prostata bzw. in den entzündeten Samenblasen der Herd für die häufig auftretende Epididymitis zu suchen ist. Ich kenne einige ältere Herren, die wahrscheinlich infolge entzündlicher Obliteration der Ductus ejaculatorii bei chronischer Prostatitis im Anschluß an jeden Coitus regelmäßig heftige Schmerzen in der hinteren Harnröhre hatten, und die dann stets ein- oder doppelseitige Nebenhodenentzündung bekamen, Erscheinungen, die erst nach erfolgter Vasotomie ausblieben. Zur Verhütung der rezidivierenden Epididymitis empfiehlt sich die Vasotomie (Unterbrechung des Vas deferens) ihrer Einfachheit halber mehr als die Epididymektomie, bei der auch die Gefahr der ganz allmählich auftretenden Hodenatrophie infolge Zirkulationsstörung (Verletzung der Vasa spermatica), eine nach meinen Erfahrungen nicht allzu seltene Folge, zu berücksichtigen ist.

Die einfache Ligatur des Vas deferens ist ungeeignet, da die Ligaturen durchschneiden und die Kommunikation des Lumens sich dann wieder herstellen kann. Der Samenstrang muß durchtrennt und der prostatische Stumpf des Vas deferens in die Skrotalhaut eingenäht werden, damit es für den Fall eines neuerlichen Infektionsschubes nicht zu einer Eiterung in der Tiefe des Skrotums kommt.

In letzter Zeit ist öfters über unspezifische Nebenhodenentzündungen, die sich ohne erkennbare Veranlassung, insbesondere ohne eine voraufgegangene gonorrhoische Infektion oder instrumentelle Behandlung der Harnröhre schleichend entwickeln, berichtet worden. In diesen Fällen, die in der Regel nur geringe subjektive Beschwerden machen, und bei denen in der Hauptsache eine indolente Induration des Nebenhodens nachweisbar ist, muß man doch immer in erster Linie an die Möglichkeit eines tuberkulösen Prozesses denken. Man wird wohl nur in den allerseltensten Fällen durch anderweitige Untersuchungsmethoden diese Möglichkeit mit Sicherheit ausschließen können, und es ist daher wohl das Zweckmäßigste und für den Patienten Sicherste, in solchen unklaren Fällen lieber einmal zu viel als zu wenig den Nebenhoden freizulegen und zu exstirpieren, um so die Situation zu klären. Schaden kann man durch den kleinen Eingriff nicht, da ja die Durchgängigkeit des Nebenhodens durch die Entzündung sowieso in den meisten Fällen verloren gegangen ist.

Durch entzündliche Vorgänge im Bereich der Samenausführungsgänge kommt es nicht selten, insbesondere im Nebenhoden, zum narbigen Verschluß des Kanalsystems, was bei doppelseitiger Erkrankung zu einer mechanisch bedingten Azoospermie und damit zur Zeugungsunfähigkeit führt. Die Aussichten, eine so bedingte Zeugungsunfähigkeit zu beheben, sind nicht sehr groß. Einerseits ist es schwierig, das Hindernis genau zu lokalisieren, denn wenn es sich auch in der Hauptsache hierbei um einen Verschluß im Bereich des Nebenhodens, insbesondere des Nebenhodenschwanzes handelt, so werden doch auch Obliterationen im Vas deferens selbst, sowie im Verlauf der Ductus ejaculatorii, insbesondere an ihrer Einmündung in die Harnröhre, beobachtet. Eine weitere Schwierigkeit besteht in der operativ-technischen Meisterung des Problems. Die Durchgängigkeit des Samenleiters läßt sich durch Injektion von Farbstofflösung in das Vas deferens prüfen, da im Falle der Durchgängigkeit die Farblösung durch die Ductus ejaculatorii in die hintere Harnröhre und von hier aus in die Blase gelangt, wo man die Anwesenheit des Farbstoffes mittels Katheter, bzw. gelegentlich der nächsten Miktion nachweisen kann. Diese Methode gestattet zwar die Feststellung, nicht aber eine genaue Lokalisation des eventuell vorhandenen Hindernisses, das ist nur durch die Röntgenuntersuchung der kontrastgefüllten Samenwege mittels der Vasopunktur möglich (vgl. Fig. 131 u. 133).

Beim Verschluß im Bereich des skrotalen Samenstrangabschnittes liegt das technische Problem der operativen Behandlung, und nur eine solche kommt ja in Frage, relativ einfach. Hier besteht die Möglichkeit der End-zu-Endvereinigung nach Resektion der Stenose. Zur Sicherung der Durchgängigkeit nimmt man die zirkuläre Vereinigung zweckmäßig über einem feinen Mandrin vor, den man, entfernt von der Nahtstelle, durch den Samenleiter und die Weichteilwunde nach außen durch die Haut herausführt und erst nach Verlauf einiger Tage endgültig entfernt. Die kritische Bewertung solcher Operationen am Menschen stößt begreiflicherweise auf Schwierigkeiten, zumal derartige Eingriffe nur recht selten vorgenommen werden. Experimentelle Untersuchungen an größeren Tieren haben jedenfalls die Möglichkeit erwiesen, bei Anwendung der Resektion und End-zu-Endvereinigung die Durchgängigkeit des Lumens wieder herzustellen. Im Bereich des pelvinen Abschnittes des Samenstranges stößt die operative Beseitigung von Hindernissen auf größere Schwierigkeiten, und ist auch praktisch am Menschen bisher noch nicht erprobt worden.

In den allermeisten Fällen handelt es sich um eine Obliteration im Bereich des Nebenhodens; obwohl der Zugang zu diesem Abschnitt der Samenwege denkbar günstig ist, muß man die Prognose der operativen Wiederherstellung der Durchgängigkeit vor der Hand auch hier noch als unsicher bezeichnen. Häufig ist nur der Nebenhodenschwanz undurchgängig, während sich im Nebenhodenkopf durch Punktion Spermien nachweisen lassen. In diesen Fällen ist die Einpflanzung des abgetrennten Vas deferens in den Nebenhodenkopf zu versuchen. Dies Verfahren scheint, den experimentellen Ergebnissen nach zu urteilen, günstigere Erfolgsaussichten zu bieten als die Einpflanzung des Samenstranges in den Hoden selbst. Im ganzen sind, wie gesagt, die Erfolgsaussichten dieser Eingriffe recht gering, was gar nicht sehr wundernehmen darf, da man bei den bisher angewandten Methoden nicht verhindern kann, daß das implantierte Ende des Vas deferens nach mehr oder weniger kurzer Zeit narbig verschlossen wird. Auf der anderen Seite sind diese Eingriffe so harmlos, daß man trotz geringer Aussichten auf Erfolg entsprechenden Wünschen der Patienten nachgeben wird. Daß alle diese Eingriffe erst unternommen werden dürfen, wenn jede ent:ündliche Reaktion im Bereich des Samenstranges bzw. Nebenhodens geschwunden ist, bedarf keiner besonderen Begründung.

Da diese Operationen nur Zweck und Berechtigung haben, solange die Spermatogenese noch stattfindet, so ist es selbstverständlich, daß man diese Frage nach Möglichkeit vorher zu klären bestrebt sein wird. Zahlreiche Untersuchungen haben dargetan, daß die Hoden beim mechanischen Verschluß der abführenden Samenwege, sei es im Bereich des Vas deferens oder des Nebenhodens nicht, jedenfalls nicht sehr bald, ihre samenbildende Funktion einbüßen, und daß noch nach Jahren die Spermatogenese stattfindet. Nur unter diesen Umständen hat, wie gesagt, eine Beseitigung mechanischer Hindernisse überhaupt einen Zweck. Aus der durch Palpation erkennbaren Beschaffenheit der Hoden (Größe, Konsistenz usw.) kann man nicht auf die Funktion schließen, vor allem steht die Größe der Hoden in keinem Verhältnis zum Grad ihrer Funktionsfähigkeit.

Die meisten Autoren empfehlen, zur Klärung der Verhältnisse den Hoden zu punktieren. Die Hodenpunktion kann man als einen durchaus harmlosen Eingriff bezeichnen. Man sticht zu diesem Zweck nach lokaler Desinfektion und Betäubung der Hautstelle eine Punktionsnadel, etwa von der Stärke einer Lumbalkanüle, in den im Skrotum fixierten Hoden und aspiriert dann mit einem kurzen Ruck. Das dabei zutage geförderte Gewebe bzw. das angesaugte Sediment wird sofort auf einen Objektträger ausgespritzt, zerzupft und dann ungefärbt, sowie gefärbt mikroskopisch untersucht. Da die Fälle von Azoospermie, die eine operative Behandlung nachsuchen, recht selten sind, so habe ich, um ein Urteil über die Zuverlässigkeit der Hodenpunktion zwecks Nachweis der Spermatogenese zu erhalten, wiederholt bei Männern, die im Alter von 30—40 Jahren durch andere Erkrankungen (Un all) ad exitum kamen, und bei denen die Sektion keine Erkrankung der Genitalorgane ergab, unmittelbar post mortem den Hoden punktiert. Danach ist es mir nicht möglich, die Hodenpunktion für den Nachweis der Spermatogenese als sehr zuverlässig zu bezeichnen.

## Tuberkulose des Urogenitalsystems.

Am häufigsten erkranken Nieren, Nebenhoden und Prostata; welches Organ aber auch erkrankt, die Tuberkulose bleibt nicht lange auf das zunächst befallene Organ beschränkt. Was bei der Erörterung der Pathogenese der Harnwegsinfektionen (vgl. S. 48) betont wurde, gilt für die Tuberkulose der Urogenitalorgane in ganz besonderem Maße, immer ist hierbei das ganze Organsystem zu betrachten. Schon nach kurzer Zeit handelt es sich nicht mehr um die Erkrankung eines einzelnen Organs, sondern um die Erkrankung des Organsystems. Die Kenntnis von der schnellen Ausbreitung der Tuberkulose innerhalb der Harn- bzw. Genitalwege ist für die Therapie und insbesondere für die operative Indikation von großer Bedeutung, insofern dadurch die Indikation zur Frühoperation besonders unterstrichen wird, während in veralteten Fällen die Aussichten auf eine Heilung selbst bei operativer Behandlung infolge der universellen Ausbreitung im Urogenitalsystem ständig schlechter werden.

### Nieren- und Harnleitertuberkulose.

Die Niere ist fast stets der zunächst auftretende Herd im Harnsystem; wie allgemein angenommen wird, kommt die Infektion der Niere so gut wie immer auf dem Blutwege zustande. Fast ausnahmslos ist anfangs nur eine Niere erkrankt; im weiteren Verlauf des Leidens erkrankt dann sehr häufig auch die zweite Niere. Manches spricht dafür, daß die zweite Niere häufig auf dem Umwege über die sekundär erkrankte Blase in aszendierendem Sinne infiziert wird, doch ist eine hämatogene Infektion der zweiten Niere natürlich ebenfalls möglich. Durch die Doppelseitigkeit der Nierentuberkulose wird die Prognose ganz wesentlich verschlechtert. In der Regel erfolgt das Ableben dann nach kürzerer oder längerer Zeit unter den Erscheinungen einer Niereninsuffizienz, nicht selten auch durch Eintritt einer tuberkulösen Meningitis.

Die alte Frage, ob eine Spontanheilung der Nierentuberkulose möglich ist, läßt sich auch heute noch nicht sicher beantworten, jedenfalls ist die Spontanheilung, wenn diese Möglichkeit überhaupt besteht, ein äußerst seltenes Vorkommnis, und dahingehende Beobachtungen, die einer exakten kritischen Prüfung standhalten, stehen immer noch aus. Klinisch kommt es gar nicht so selten im Verlauf einer Nierentuberkulose zu einer deutlichen Besserung, die jahrelang und eventuell auch dauernd anhalten kann. In solchen Fällen handelt es sich in der Regel um einen Spontanverschluß der tuberkulösen Niere durch narbige Verlegung des Harnleiters usw. Dadurch werden insbesondere die Blasenbeschwerden günstig beeinflußt, der Urin wird klarer, eventuell sogar ganz eiter- und bazillenfrei. Solche Fälle werden häufig als Beweis der Leistungsfähigkeit konservativer Behandlungsmethoden herangezogen. In Wirklichkeit ist aber der tuberkulöse Prozeß in der Niere nicht zur Abheilung gekommen, sondern nur von dem Harnsystem abgeschlossen worden, während die Gefahr der Ausbreitung auf dem Blut- oder Lymphwege von der tuberkulös erkrankten Niere aus natürlich fortbesteht.

Von allen konservativen Behandlungsmethoden darf man weniger eine lokale Wirkung auf das erkrankte Organ erwarten, als eine Hebung des allgemeinen Kräftezustandes und der Widerstandsfähigkeit des Organismus. Hierfür kommt in erster Linie die Heliotherapie in Verbindung mit Klimawechsel und entsprechender Ernährung (wobei sich besonders der schroffe, wiederholte Wechsel der Diät bewährt) in Betracht. Aber es ist so gut wie aussichtslos, durch diese Behandlungsmethoden allein eine Heilung der Nierentuberkulose anzustreben. Das gleiche gilt von der Röntgenbestrahlung der Nierentuberkulose, über die jedoch größere Erfahrungen nicht vorliegen. Innerlich gegebene Medikamente haben keine merkliche Wirkung. Vom Methylenblau, das besonders früher innerlich sehr gern und häufiger noch als jetzt gegeben wurde, erwartet man eine Herabsetzung der Beschwerden, insbesondere von seiten der Blase. Die Hoffnungen, mit Hilfe von Tuberkulinkuren (das gleiche gilt von den Partialantigenen), bzw. durch Anwendung antituberkulöser und Immunseren die Erkrankung spezifisch beeinflussen zu können, müssen als gescheitert angesehen werden. Die günstige Wirkung dieser Behandlungsmethoden besteht auch vorwiegend in einer Hebung des allgemeinen Kräftezustandes, und deswegen haben sie auch ihre Berechtigung, so z. B. in der Nachbehandlung nach Nephrektomie einer tuberkulös erkrankten Niere und auch bei doppelseitiger Nierentuberkulose sowie bei Erkrankung einer Solitärniere. Die Tuberkulinkuren sind nicht ganz ungefährlich, insofern bei unvorsichtiger Dosierung stärkere Herdreaktionen mit wesentlicher Verschlechterung des Lokalbefundes und des Allgemeinzustandes vorkommen. Bei doppelseitiger Nierentuberkulose, wo das Parenchym bereits weitgehend destruiert ist und ein Zustand latenter Niereninsuffizienz besteht, kann die Tuberkulinbehandlung durch Eintritt akuter Verschlechterung (Herdreaktion) sogar unmittelbar lebensgefährlich werden. Diese Gefahren der Tuberkulinbehandlung werden am besten durch die intrakutane Applikation vermieden. Zusammenfassend kann man sagen, daß den konservativen Methoden zwar ein günstiger Einfluß auf die Hebung der Widerstandskraft des Organismus nicht abgesprochen werden kann, daß aber eine wirkliche Heilung der Nierentuberkulose durch sie nicht zu erwarten ist. Dies ist nur durch frühzeitige chirurgische Maßnahmen (Nephrektomie) möglich, also zu einer Zeit, wo nur eine Niere erkrankt ist.

Mit der Nephrektomie werden 50—80% Dauerheilungen erzielt, und zwar ist die Prognose um so besser, je früher operiert wird. Die Prognose der Nierentuberkulose steht und fällt mit der Ein- bzw. Doppelseitigkeit der Erkrankung.

Bei der wichtigen Entscheidung, ob die Erkrankung ein- oder doppelseitig ist, muß man berücksichtigen, daß es eine sogenannte tuberkulöse Nephritis bzw. Bazillurie und eine toxische Albuminurie der zweiten Niere gibt, ohne daß diese Niere selbst tuberkulös eitrig erkrankt zu sein braucht. Eine Niere kann, wie man es ja bei tuberkulösen Lungenkranken immer wieder festzustellen Gelegenheit hat, Tuberkelbazillen ausscheiden, ohne dabei selbst erkrankt zu sein; die dabei meist nachweisbare Albuminurie wird allgemein als toxisch aufgefaßt, bedingt durch Zerfallsprodukte der erkrankten anderen Niere; sie verschwindet mit wenigen Ausnahmen nach Nephrektomie der tuberkulösen Niere.

Die Forderung, eine tuberkulös erkrankte Niere bei nachweislich gesunder zweiter Niere sobald als möglich operativ zu entfernen, besteht gelegentlich auch zu Recht, wenn andere tuberkulöse Herde, so z. B. beim Manne in der Prostata, in den Samenblasen und Nebenhoden vorhanden sind. Auch allgemeine Kachexie, ja Phthise der Lungen bedingen keine absolute Gegenindikation der Nephrektomie.

Eine Nephrektomie kann selbst bei doppelseitiger Erkrankung noch empfehlenswert sein, wenn die eine Niere sehr schwer erkrankt und destruiert, die andere aber auf Grund der Urinuntersuchung (Ureterenkatheterismus) und der Funktionsprüfung als noch relativ leistungsfähig zu bezeichnen ist. In solchen Fällen ist die Entscheidung, ob man die schwer erkrankte Niere entfernen oder sich auf konservative Maßnahmen beschränken soll, nur von einer sorgfältigen klinischen Beobachtung abhängig zu machen. Es gibt jedenfalls Fälle von doppelseitiger Erkrankung, in denen die Nephrektomie der schwer erkrankten Niere dem Organismus die Möglichkeit bietet, wieder aufzublühen, und wo durch die Operation zweifellos das Leben wesentlich verlängert wird. Das Wichtigste in der operativen Behandlung der Nierentuberkulose ist die möglichst frühzeitige Nephrektomie, d. h. ehe die zweite Niere (meist in aszendierender Weise) ebenfalls erkrankt ist. Die frühzeitige Nephrektomie bietet den besten Schutz gegen die Erkrankung der zweiten Niere.

Eine isolierte Tuberkulose des Harnleiters ohne gleichzeitige Tuberkulose der zugehörigen Niere bzw. der Blase kommt praktisch nicht vor. Nach der Nephrektomie gehen die tuberkulösen Veränderungen im Ureter, soweit sie nicht allzuweit fortgeschritten sind und es nicht bereits zu einem Durchbruch in das periurethrale Gewebe gekommen ist, in der Regel spontan zurück, oder machen wenigstens klinisch keine weiteren Beschwerden. Dort, wo die Ureterwand bereits weitgehend destruiert war, kann jedoch die Eiterung aus dem Ureterstumpf sowohl nach außen, nach der Gegend der Operationsnarbe (Fistel), als auch nach der Blase zu bestehen bleiben (Pyurie); diese Ureterstumpfeiterungen sind in der Regel sehr hartnäckig, vom Fistelkanal her, sowie von der Blase aus kaum zu beeinflussen und eigentlich nur durch Exstirpation des Ureterstumpfes zu beseitigen.

## Blasen- und Harnröhrentuberkulose.

Ob es eine isolierte Tuberkulose der Blase ohne Nieren- bzw. ohne Genitaltuberkulose (Prostata, Samenblasen) gibt, ist noch umstritten, jedenfalls wären solche Beobachtungen ganz große Seltenheiten. Da die Tuberkulose der Blase, wie gesagt, in der Regel eine sekundäre Manifestation der Urogenitaltuberkulose darstellt, so ist von einer lokalen Behandlung der Blasentuberkulose eine wirkliche Heilung nicht zu erwarten. Da die Blasentuberkulose sich in der Regel im Anschluß an eine Nierentuberkulose entwickelt, so ist die beste Behandlung die Nephrektomie der betreffenden Niere. War die Blase nur leicht erkrankt, so heilt sie nach der Entfernung der tuberkulösen Niere schnell und meist spontan ohne weiteres Dazutun aus. Bei stärkerer tuberkulöser Destruktion der Blase bessern sich die klinischen Erscheinungen nach der Nephrektomie zwar auch spontan meist wesentlich, aber es kommt doch nicht immer zu einer völligen Spontanheilung. Die ersten 2 Wochen nach der Nephrektomie soll man die Blase jedenfalls immer ganz in Ruhe lassen.

Gegen die oft heftigen Schmerzen und Tenesmen bei Blasentuberkulose verordnet man Methylenblau, sowie Belladonna innerlich; per rectum Antipyrin usw., doch wird man bei sehr heftigen Beschwerden Morphium usw. nicht entbehren können. Später, wenn nach einigen Wochen keine Besserung der Blasensymptome eintritt, geht man zur lokalen Behandlung über. Spülungen der Blase sind nicht angebracht, da durch die Spülungen die Blase gedehnt und gereizt wird, wodurch die Beschwerden vermehrt werden, und der Prozeß nur unnötig angeregt wird.

Die Medikamente, von denen man eine Beruhigung der Blase, bzw. einen günstigen Einfluß auf den tuberkulösen Prozeß erwartet, werden in Form von Instillationen (5—20 ccm) mittels ganz dünnen, weichen Gummikathetern in die Blase gebracht. Von allen Mitteln (Jodoformöl 3%ig, Guajaköl 3—5%ig, mit und ohne Zusatz von anästhesierenden Lösungen wie Eukupinöl, Gomenolöl, ferner Sublimatlösung 1 : 10—5000, Karbolsäure warm 6%ig, Rivanol 1 : 10 000—5000 usw.) hat sich mir eigentlich nur das Methylenblau in wässeriger Lösung oder auch in Verbindung mit Pferde-Leer-Serum gut bewährt. Von diesem Mittel bin ich wirklich überzeugt, daß es in der Mehrzahl der Fälle einen günstigen Einfluß auf die abnorm reizbare Blase ausübt. Ob es den Prozeß selbst in günstigem Sinne beeinflußt oder nur die Sensibilität und so den Reizzustand bessert, kann ich nicht entscheiden; jedenfalls steigt die Kapazität in den meisten Fällen bei Anwendung dieser Methylenblauinstillationen ganz beträchtlich. Dadurch, daß die Kranken tagsüber nicht mehr unter ständigem Harndrang zu leiden haben und nachts mehrere Stunden hintereinander schlafen können, hebt sich ihr Allgemeinzustand meist sichtlich. Von der Wirkung innerlich gegebener

Mittel habe ich mich niemals überzeugen können. Auch von dem Nutzen einer Ätzung bzw. Elektrokoagulation der tuberkulösen Prozesse auf endovesikalem Wege habe ich keinen sehr überzeugenden Eindruck gewonnen. Dagegen bringt die Röntgenbestrahlung der Blase manchem Kranken deutliche Besserung der Beschwerden. Anfangs kommt es zwar meist zu einer Verschlimmerung der Schmerzen und der Tenesmen, dann tritt aber langsam ein Stadium der Besserung ein. Der Erfolg der Röntgenbestrahlung ist aber durchaus unsicher, ich habe auch Patienten gesehen, bei denen im Anschluß an die Bestrahlung eine deutliche und anhaltende Verschlechterung eintrat. Auch die Diathermiebehandlung der Blase ist hier zu erwähnen, auch sie ist in ihrem Erfolg nicht sicher, von den meisten Kranken wird die Wärme jedoch angenehm empfunden.

Die Kranken leiden in der Regel unter ihrer Nierentuberkulose selbst nur wenig, an ihr gehen sie auf dem Wege über die Niereninsuffizienz zwar zugrunde, die heftigen qualvollen Schmerzen, die ihnen das Leben unerträglich machen, kommen jedoch fast ausschließlich von der Blase. Insbesondere ist es das Spiel der Sphinktermuskulatur bei der Miktion, was die Kranken fürchten. In solchen Fällen könnte man glauben, durch eine Blasenfistel, durch die die Blase ruhiggestellt wird, den Zustand bessern zu können Der Nutzen der Blasenfistel ist aber meist nur von kurzer Dauer, da die Tuberkulose — wenigstens war es in den wenigen Fällen, die ich sah so — schnell auf den Fistelkanal übergreift und der Fistelschlauch, der in die Blase führt, dann dauernd als unangenehmer Reiz empfunden wird, so daß der Zustand nicht besser, nach kurzer Zeit sogar meist schlechter ist. Von der Blasenfistel ist bei Blasentuberkulose dringend abzuraten. Auch die Anlegung von doppelseitigen Harnleiter- bzw. Nierenfisteln hat man bei derartigen Zuständen empfohlen. Es sind das aber größere Eingriffe, zu denen man sich nicht recht entschließen kann, zumal, wenn man unter dem Eindruck steht, daß die Tage des Kranken sowieso gezählt sind. Empfehlenswerter als diese Eingriffe ist bei Zuständen von schwerster Cystalgie, wie sie nicht nur bei der Blasentuberkulose vorkommen, die Unterbrechung der Blaseninnervation zur Ausschaltung der Sensibilität. Die Erfahrungen mit diesem Eingriff sind noch nicht sehr zahlreich, doch dürfte angesichts des oft unerträglich schmerzhaften Zustandes die Berechtigung zu einem solchen Eingriff wohl gegeben sein.

Die Tuberkulose der Harnröhre spielt in therapeutischer Hinsicht nur eine untergeordnete Rolle, da die Beteiligung der Harnröhre relativ selten ist und praktisch nur bei weit fortgeschrittener universeller Urogenitaltuberkulose beobachtet wird. Eine Beeinflussung der Harnröhrentuberkulose ist überhaupt nur möglich, wenn es gelingt, den ursächlichen Herd (Niere oder Prostata usw.) zu beseitigen.

Die tuberkulösen Infiltrate in der Urethra bedingen gelegentlich eine mechanische Behinderung der Urinentleerung. Diese bessert sich bisweilen ohne ärztliches Dazutun durch spontane Rückbildung der Infiltrate, um mit Ausbildung neuer Infiltrate wiederzukehren. Außer diesen eigentlichen tuberkulösen Verengerungen gibt es auch narbige Strikturen bei der Harnröhrentuberkulose, die auf dem Boden zurückgebildeter tuberkulöser Infiltrate entstehen und bei denen eine spontane Besserung der Urinentleerung natürlich nicht zu erwarten ist. Alle Versuche, die durch tuberkulöse Prozesse bedingten Entleerungshemmungen durch Bougierung, Einlegung eines Verweilkatheters, Urethrotomia int. usw. zu beseitigen, sind dringend zu widerraten, man bereitet dadurch den Kranken nur Schmerzen und verschlechtert meist nur den Zustand. Dagegen können neben warmen

Sitzbädern, rektalen Klysmen und Zäpfchen alle jene Mittel in Form von schonenden Instillationen in die Harnröhre empfohlen werden, die bereits bei der Behandlung der Blasentuberkulose zu diesem Zwecke genannt wurden (vgl. S. 284). Ist die Urinentleerung sehr behindert, und bessert sich der Zustand nicht bald, so kann man, je nach dem Sitz der Obstruktionen, zur Anlegung einer perirenalen Harnröhren- oder suprapubischen Blasenfistel gezwungen werden (siehe oben).

### Nebenhoden- und Hodentuberkulose.

Die Tuberkulose der männlichen Genitalorgane ist sehr oft, aber durchaus nicht regelmäßig mit einer Tuberkulose der Harnorgane verbunden. An der bisher herrschenden Auffassung, daß so gut wie immer die Genitaltuberkulose beim Manne mit einer Erkrankung des Nebenhodens ihren Anfang nehme, beginnt man langsam zu zweifeln, und es mehren sich die Stimmen, die die Prostata häufig als den genitoprimären Herd bezeichnen. Wenn von der Tuberkulose der Prostata so auffallend viel seltener die Rede ist als von der tuberkulösen Nebenhodenerkrankung, so kommt das in erster Linie daher, daß die Tuberkulose der Prostata nicht nur im Anfangsstadium, sondern auch in Fällen schwerster Destruktion auffallend häufig ganz ohne oder doch ohne nennenswerte Beschwerden und klinische Erscheinungen einhergeht. Daß der Nebenhoden das Organ ist, an dem die Genitaltuberkulose in der Regel zuerst deutlich in Erscheinung tritt, bzw. von dem Patienten bemerkt wird, daran ist nicht zu zweifeln.

Für die Ausbreitung der Tuberkulose innerhalb der Genitalorgane stehen außer dem Weg über das Vas deferens auch die Lymphbahnen in und um den Samenleiter zur Verfügung; die Lymphmetastasierung spielt vielleicht sogar die Hauptrolle. Für die therapeutischen Konsequenzen ist die Kenntnis von dem engen pathogenetischen Zusammenhang zwischen Nebenhoden, Prostata und Samenblasen von Wichtigkeit.

Unter den konservativen Behandlungsmethoden spielt die natürliche und auch künstliche Höhensonnenbehandlung eine große Rolle, doch ist sie auch bei sehr langer Anwendung allein nicht imstande, eine wirkliche Ausheilung zu erzielen, wenn man auch einen günstigen Einfluß im Sinne mehr oder weniger weitgehender narbiger Substitutionen des erkrankten Gewebes nicht leugnen kann. Gelegentlich beobachtet man aber auch im Anschluß an die Höhensonnenbestrahlung Aktivierung bis dahin ruhender tuberkulöser Prozesse. Ähnlich liegen die Aussichten bei der Röntgenbestrahlung, wesentliche Besserungen hat man auch hier gesehen; über Heilungen, die einer kritischen Beurteilung (mikroskopische Untersuchung von Nebenhoden und Hoden) standhalten, liegen jedoch keine Beobachtungen vor, wohl aber Berichte über zahlreiche negative Resultate bei Anwendung der Höhensonnen- und Röntgenbestrahlung. Zwecklos ist die Anwendung der Diathermie, sowie die Behandlung mit Injektionen von Jodoform, Jodkali usw.

Die verschiedenen in Vorschlag gebrachten palliativen operativen Eingriffe, wie Spaltung und Ausräumung der Eiterherde mit und ohne Ausbrennen bzw. Jodoformbehandlung, haben nur bei doppelseitiger Erkrankung von Hoden und Nebenhoden Berechtigung. Eine Dauerheilung ist nur von der frühzeitigen Epididymektomie bzw. der Kastration zu erwarten. Die Epididymektomie hat natürlich nur dann Zweck, wenn der Hoden noch gesund ist, d. h. also nur im Frühstadium der Erkrankung. Der Eingriff ist nicht groß, und da die Patienten ihren Hoden behalten, so erleiden sie auch kein psychisches Trauma. Zugunsten der Epididymektomie spricht auch der Umstand, daß selbst bei doppelseitiger Erkrankung und beiderseitiger Entfernung des Nebenhodens keine innersekretorischen Ausfallserscheinungen auftreten, und daß auch die Libido erhalten zu bleiben pflegt. Natürlich geht bei doppelseitiger Entfernung des Nebenhodens die Potentia generandi verloren, das kann aber nicht ins Gewicht fallen, da durch den tuberkulösen Prozeß doch bereits eine Verlegung der abführenden Samenwege bestand, und weil andererseits der Verlust der Zeugungsfähigkeit bei solchen Patienten in mancher Hinsicht sogar erwünscht ist.

Wenn man prinzipiell den Hoden mit entfernt, also bei einseitiger Erkrankung die Semikastration ausführt, so läuft man dabei Gefahr, daß man doch gelegentlich einmal einen Hoden und Nebenhoden wegen unspezifischer, also insbesondere nicht tuberkulöser Erkrankung opfert. Die Berichte über unspezifische, d. h. nicht tuberkulöse oder nicht gonorrhoische, Erkrankungen des Nebenhodens haben sich in der letzten Zeit gehäuft. Man ist bisweilen auch intra operationem nicht in der Lage, die Frage, tuberkulöse oder unspezifische Entzündung, mit Sicherheit zu entscheiden. Wird in solchen Fällen, wo vorerst offensichtlich nur der Nebenhoden erkrankt ist, nur dieser entfernt, und zeigt die angeschlossene histologische Untersuchung, daß es sich nicht um eine Tuberkulose handelt, so ist das Unglück nicht groß, da, wie gesagt, selbst die doppelseitige Entfernung des Nebenhodens die Libido nicht beeinflußt und da auch bei den unspezifischen Formen der Nebenhodenentzündung dieser für die Spermien zumeist undurchgängig wird, so daß auch in dieser Hinsicht der Eingriff keinen Schaden angerichtet hat.

Da der Hoden so gut wie nie primär tuberkulös erkrankt, der tuberkulöse Prozeß aber eigentlich immer über kurz oder lang vom Nebenhoden auf den Hoden übergreift, so wird durch die Epididymektomie der Hoden um so sicherer vor der Erkrankung geschützt, je früher dieser Eingriff vorgenommen wird. Man kann bei frühzeitiger Operation mit 80—90% lokaler Dauerheilung rechnen. Das gilt aber, wie gesagt, nur für die Fälle, die bald nach Beginn der klinischen Erscheinungen der Nebenhodentuberkulose epididymektomiert werden. Nach einem halben bis einem Jahr muß man schon in einem großen Teil der Fälle mit einer Beteiligung des Hodens rechnen; ob das bereits der Fall ist, läßt sich oft selbst bei der Operation nicht mit Sicherheit entscheiden. Man hat geraten, den Hoden intra operationem zu spalten, doch ist dieser Vorschlag nicht gerade sehr glücklich, da die makroskopische Untersuchung der Schnittfläche durchaus kein sicheres Urteil zuläßt, und die Situation nur komplizierter wird. Die Epididymektomie als Frühoperation hat heute viele Anhänger und bisher auch eine gute Statistik, wenn auch die Beobachtungszahlen und -zeiten noch nicht so ausgiebig sind wie die, die uns zur Beurteilung der Dauerresultate bei der Semikastration zur Verfügung stehen.

Die prinzipielle Semikastration bei tuberkulöser Erkrankung des Nebenhodens hat auch heute noch viele Verfechter, die vor allem darauf hinweisen können, daß eine zuverlässige radikale Beseitigung des tuberkulösen Prozesses doch nur unter Mitnahme des Hodens garantiert werden kann. Die Anhänger der prinzipiellen Semikastration können mit Recht darauf hinweisen, daß auch intra operationem und selbst bei aufgeschnittenem Hoden die Frage der Mitbeteiligung des Hodens eben nicht mit wünschenswerter Sicherheit zu entscheiden sei, und daß nach der Semikastration ein lokales Rezidiv außerordentlich selten sei. Wichtiger jedoch als das ist die Frage, ob durch die Semikastration einer Erkrankung des zweiten Nebenhodens bzw. Hodens, die ja erfahrungsgemäß leider sehr häufig ist, sicherer vorgebeugt wird als durch die Epididymektomie. Diese

Frage läßt sich aus den bisher vorliegenden Erfahrungen nicht eindeutig beantworten, da der zweite Hoden, soweit bisher statistische Angaben darüber vorliegen, nach beiden Eingriffen etwa mit der gleichen prozentualen Häufigkeit erkrankt. Der Umstand, daß in dieser Hinsicht kein Unterschied zwischen den beiden Eingriffen besteht, verschafft meines Erachtens der Epididymektomie die gleiche Berechtigung wie der Semikastration. Ich persönlich glaube, daß die Art des Eingriffes für die Frage der Erkrankungsgefahr des zweiten Nebenhodens überhaupt von untergeordneter Bedeutung ist, weil ich der Ansicht bin, daß bei der Nebenhodentuberkulose die Prostata auch bereits in den Anfangsstadien fast immer, wenn auch noch nicht in klinisch erkennbarer Weise, miterkrankt ist, und daß der Hoden bzw. Nebenhoden der anderen Seite von der Prostata aus auf dem Lymphwege oder auch intrakanalikulär durch das Vas deferens infiziert wird.

Die Frage Epididymektomie oder Semikastration sollte man nicht in prinzipieller Weise entscheiden, sondern sich, wie es praktisch wohl auch sehr viele Chirurgen handhaben, von Fall zu Fall nach dem operativen Befund richten, wobei schon beim geringsten Verdacht auf Mitbeteiligung des Hodens der Hoden lieber einmal zu viel als zu wenig mit entfernt werden sollte. In jedem Falle sollte das zugehörige Vas deferens ein Stück weit mit entfernt werden, insbesondere wenn sich an ihm, wie ja häufig, tuberkulöse Veränderungen vorfinden. Der periphere Stumpf des Vas deferens wird in die Skrotalwunde eingenäht, d. h. man läßt den Stumpf noch ein kleines Stück herausragen; er schrumpft dann bald und obliteriert. Falls nachträglich eine Eiterung im Lumen des Vas deferens auftritt, so kommt es, falls der Samenleiter vorher in der genannten Weise in die Haut eingenäht war, zu einem Durchbruch des Eiters nach außen und nicht zur Entwicklung eines tiefliegenden Abszesses.

Um der leider so häufigen späteren Erkrankung auch des zweiten Haupt- und Nebenhodens vorzubeugen, empfiehlt es sich, im Anschluß an die Epididymektomie oder die Semikastration der erkrankten Seite auf der anderen klinisch gesunden Seite ein Stück des Vas deferens zu resezieren. Dies Vorgehen ist ganz besonders bei älteren Männern, bei denen der Verlust der Zeugungsfähigkeit nicht hoch anzuschlagen ist, warm zu empfehlen, da durch die Resektion eines nicht zu kleinen Stückes des Samenleiters der gesunden Seite sowohl der kanalikuläre Infektionsweg aufgehoben, als auch durch Unterbrechung wichtiger Lymphbahnen im, sowie in unmittelbarer Umgebung des Vas deferens auch dieser Infektionsmodus erschwert wird.

Kommt es im weiteren Verlauf zu einer Erkrankung der anderen Seite, oder sind, was verhältnismäßig selten der Fall ist, gleichzeitig beide Nebenhoden erkrankt, so wird man mit Rücksicht auf die innersekretorischen Ausfallserscheinungen und mit Rücksicht auf den oft erheblichen psychischen Insult, den eine totale Kastration mit sich bringt, die Grenze der Epididymektomie zum mindesten auf der einen Seite weiter stellen als vielleicht sonst und nach Möglichkeit wenigstens einen Hoden zu erhalten suchen. Im übrigen sollte für die Frage Epididymektomie oder Kastration auch das Alter der Patienten mitsprechen, insofern sich Arzt und Patient um so leichter zur Semikastration bzw. zur totalen Entmannung entschließen werden, je älter der Kranke ist.

Bei schwerer universeller Genitaltuberkulose, wo beide Nebenhoden, Hoden, Prostata und Samenblasen, eventuell auch noch das Urogenitalsystem erkrankt sind, ist die doppelseitige Kastration natürlich zwecklos. Der Eingriff hat in solchen Fällen nur palliativen Wert, um die Pflege des Kranken zu erleichtern und ihn von den lästigen Fisteleiterungen, die seine

Reinhaltung erschweren, zu befreien. Wo Prostata und Samenblase keine starke Mitbeteiligung erkennen lassen, hat die Beseitigung der Herde an den äußeren Genitalien insofern häufig einen günstigen Einfluß, als der Prozeß in der Prostata und den Samenblasen langsamer verläuft, bzw. gelegentlich scheinbar auch eine teilweise Rückbildung erfährt.

## Prostata- und Samenblasentuberkulose.

Die tuberkulöse Erkrankung dieser Organe, insbesondere der Prostata, ist sicher sehr viel häufiger, als es der ärztlichen Praxis nach zu sein scheint. Das kommt daher, daß die Tuberkulose der Prostata und Samenblasen auffallend häufig nicht nur anfangs, sondern auch sogar trotz schwerster Veränderungen oft keine oder doch nur geringe und uncharakteristische Erscheinungen macht, die insbesondere bei gleichzeitig vorhandener Blasentuberkulose ganz in den Hintergrund treten und überlagert werden. Sodann ist auch zu berücksichtigen, daß die tuberkulöse Erkrankung der Prostata und Samenblasen sich klinisch lange Zeit einem sicheren Nachweis entzieht. Die digitale Palpation per rectum, die wichtigste und eigentlich überhaupt einzigste Untersuchungsmethode, läßt oft genug im Stich, jedenfalls ist das Mißverhältnis zwischen der kleinen Zahl, in der die Erkrankung klinisch erkannt wird, und der großen Zahl der autoptisch nachweisbaren tuberkulösen Veränderungen ganz erheblich.

Die Behandlung der Prostata- und der Samenblasentuberkulose ist in höchstem Maße undankbar. Durch konservative Mittel läßt sich der tuberkulöse Prozeß eigentlich gar nicht beeinflussen. Die Massage und Expression der Prostata und Samenblasen, die bei anderen Formen entzündlicher Erkrankung dieser Organe vielfach geübt wird — wenn auch dort nicht unwidersprochen —, ist bei der Tuberkulose dieser Organe nicht nur wirkungslos, sondern geradezu gefährlich, da nur zu leicht in unverkennbarem Zusammenhang mit solchen Maßnahmen sich eine Miliartuberkulose, oder eine Meningitis entwickelt, an der die Kranken dann schnell zugrunde gehen. Auch jede lokale Behandlung von der Harnröhre her (Instillation in die Pars prostatica oder von hier aus weiter in die Ductus ejaculatorii), mit dem Ziel, Medikamente in die Samenblasen zu bringen, sind dringend zu widerraten. Der wichtigste Grundsatz ist, die tuberkulöse Prostata und Samenblasen ganz in Ruhe zu lassen. Aus diesem Grunde ist auch der Geschlechtsverkehr zu untersagen. Günstig in symptomatischem Sinne wirkt Wärme in Form von Sitzbädern (keine Vollbäder), Diathermie usw., sowie rektale Klysmen von Antipyrin, Belladonna, Opium usw., besonders bei Tenesmen und anderweitigen Reizzuständen. Hinsichtlich der Wirkung von Höhensonne, Klimawechsel, Röntgenbestrahlung, Tuberkulinkuren, innerlicher Medikation usw. gilt das gleiche wie für die Nierentuberkulose und die Tuberkulose überhaupt. Von dem günstigen Einfluß, den die Epididymektomie bzw. die Semikastration auf den Verlauf der Prostata- und Samenblasentuberkulose bisweilen haben kann, war oben schon die Rede.

Während die Indikation zur operativen Behandlung, insbesondere zur Frühoperation, bei der tuberkulösen Erkrankung der Nieren und Nebenhoden allgemeine Anerkennung besitzt, ist man über die Notwendigkeit bzw. den Nutzen einer chirurgischen Intervention bei tuberkulöser Erkrankung der Samenblasen und der Prostata selbst im Kreise der Chirurgen sehr geteilter Ansicht. Von einer Frühoperation kann man nämlich hier in der Regel nie sprechen, da der Prozeß, wenn er klinisch erkannt wird, meist vorgeschritten ist und meist eine beträchtlich weitere Ausdehnung besitzt, als die primitive digitale Untersuchung per rectum es zu beurteilen gestattet. Eine radikale Beseitigung ist daher in der Regel nur von einem großzügigen Eingriff, bei dem beide Samenblasen zusammen mit der Prostata entfernt werden, zu erwarten; oft genug wird der Befund bei der Operation zeigen, daß auch das noch nicht ausreicht. Die Schwere des Eingriffes einerseits und der elende Zustand vieler dieser Kranken andererseits, sowie der mißliche Umstand, trotz großer Eingriffe doch nur selten den tuberkulösen Herd wirklich ganz entfernen zu können, sind die Gründe, weshalb die operative Behandlung der Prostata- und Samenblasentuberkulose im allgemeinen soviel Ablehnung und nur sowenig praktische Ausführung erfahren hat und erfährt. Im Frühstadium der Erkrankung, wo durch die Exstirpation der Organe noch eine radikale Heilung zu erwarten wäre, wird die Erkrankung so gut wie nie diagnostiziert, und falls doch einmal die Diagnose so früh gestellt wird, so wird der beratende Arzt sich selbst nur äußerst schwer die Indikation zu dem großen, aber doch einzig möglichen Eingriff abringen, kaum aber den Kranken, der ja in diesem Stadium meist gar keine oder nur wenig Beschwerden verspürt, von der Notwendigkeit eines so großen und verstümmelnden Eingriffes überzeugen können. Die Tuberkulose der Prostata und der Samenblasen ist in therapeutischer und diagnostischer Hinsicht ein wahres Stiefkind und daran wird sich auch in absehbarer Zeit wohl nicht viel ändern.

## Steinleiden und Steindiathesen.

Seit altersher hat man versucht, die Harnsteine auf chemisch-physikalischem Wege im Organismus zur Auflösung zu bringen. Diese sicherlich idealste Form der Behandlung ist vielleicht auch nicht unlösbar, zur Zeit aber besitzen wir kein Mittel, dem diese Fähigkeit, Steine im Organismus aufzulösen, zugesprochen werden könnte. Alle die angeblichen steinlösenden Medikamente und Mixturen wie Lysidin, Piperacin, Pirosan, Lysethol, Sidonal, Urocidin usw., sind wertlos. Selbst die Tatsache, daß das eine oder andere Mittel Steine bestimmter Zusammensetzung im Reagenzglas aufzulösen vermag, besagt nicht das geringste für die gleiche Wirkung im Organismus. Bevor die wirksame Substanz an den Stein herangebracht wird, erleidet sie in der Regel so weitgehende Veränderungen, daß ihre Wirksamkeit dadurch aufgehoben wird, und dann sind doch auch die Wirkungsbedingungen im Organismus ganz andere als im Reagenzglasversuch. Um einen Stein zur Auflösung zu bringen, müßte man vorher auch seine chemische Beschaffenheit genau kennen, was aber doch nur in den seltensten Fällen möglich sein wird. Aus der Harnuntersuchung und dem Nachweis einer Phosphaturie, Oxalaturie usw. kann man nicht auf die gleiche chemische Natur des Steines schließen, zumal die meisten Steine aus mehreren Schichten verschiedener chemischer Struktur bestehen, und endlich kommen auch Fälle vor, wo z. B. in der einen Niere sich ein Urat-, in der anderen ein Oxalatstein gebildet hat. Die Aussichten, durch innerlich verabreichte Mittel bereits gebildete Harnsteine aufzulösen, sind daher schon theoretisch sehr gering.

In neuerer Zeit hat man wiederholt davon gehört, daß durch Anwendung der Krappwurzel bei Steinen, die vorwiegend aus Uraten bestehen, eine Verkleinerung der Steine im Körper nachzuweisen war. Eigene Erfahrungen darüber besitze ich nicht. Auch durch fortgesetzte Dauerblasenspülungen mit verdünnter Salzsäure soll es in vereinzelten Fällen gelungen sein, Phosphatsteine in der Blase aufzulösen. Selbst wenn diese Angaben bei einer kritischen Nachuntersuchung bestätigt werden, so wird diese Behandlungsart voraussichtlich doch nur wenig Eingang in die ärztliche Praxis finden, denn die Behandlung muß sich natürlich über lange Zeit erstrecken, um so länger, je größer die Steine sind. Da es nicht mit einigen wenigen Instillationen und Spülungen getan ist, es sich vielmehr um Dauerspülungen handelt, so ist die Behandlung für die Kranken sehr lästig.

Zuweilen beobachtet man, daß Blasen- und auch Nierensteine spontan zerbrechen oder zerfallen. Wenn das auch nicht als Zeichen beginnender Auflösung in oben genanntem Sinne aufgefaßt werden darf, so kann dieser Vorgang doch einmal den spontanen Abgang (der Trümmer) ermöglichen und so zur Selbstheilung führen. Nierensteine, besonders wenn es sich um verzweigte, schnell gewachsene Korallensteine aus brüchigem Material (Phosphate) handelt, können gelegentlich durch ein Trauma, das die Nierengegend trifft, mit einem manchmal für den Patienten fühl- und hörbaren Geräusch zerbrechen, aber auch ohne eine derartige äußere Veranlassung wird ein spontaner Zerfall, wenn auch nur äußerst selten, beobachtet. Man macht hierfür Störungen im molekularen Gleichgewicht der Konkremente (Wasserentziehung) verantwortlich. Auch in den Stein eingeschlossene Bakterien können durch Zersetzung des Steinmaterials im Innern des Konkrementes Gase bilden, die durch den so entstehenden Druck den Stein von innen heraus sprengen. Manche Konkremente (besonders Phosphatsteine) sind, wenn sie sehr schnell gewachsen sind, zuweilen so wenig konsistent, daß sie schon durch eine ganz geringe Gewalteinwirkung zerfallen können. So sieht man ab und zu einmal, daß ein Blasenstein gelegentlich einer sehr heftigen Blasenkontraktion auseinanderfällt.

## Nierensteine.

Die Behandlung der Nierensteine kann man nicht auf eine kurze schematische Formel bringen. Bei der therapeutischen Stellungnahme ist zu berücksichtigen, ob der Stein häufig und sehr heftige Beschwerden macht (Koliken), ob er infiziert ist oder nicht, ob er dauernd oder nur gelegentlich oder überhaupt keine Behinderung des Harnabflusses verursacht. Auch die soziale Lage des Steinträgers, der eventuell durch die Steinbeschwerden in seiner Erwerbsfähigkeit behindert wird usw., ist zu berücksichtigen.

Wenn der Stein nicht infiziert ist, nur ab und zu einmal Beschwerden macht, die Niere gut funktioniert und der Harnabfluß nicht behindert ist, kann die Behandlung eine konservative sein. Zur konservativen Behandlung wird man sich unter diesen Verhältnissen um so leichter entschließen, je älter der Patient ist. Gegen die in der Regel nur sehr geringen (mikroskopischen) Blutungen läßt sich so gut wie nichts machen, am besten wirkt Ruhe, Vermeidung von Sport, bzw. körperlichen Anstrengungen. Gegen gelegentliche Beschwerden wirkt feuchte Wärme in Form von Packungen um die Nierengegend, sowie Belladonna usw. günstig. Bei sehr heftigen Schmerzen (Koliken) sind stärkere Mittel, wie Morphium, nicht zu entbehren. Es empfiehlt sich in solchen Fällen Morphium in Verbindung mit Atropin zu geben, um die tonussteigernde Wirkung des Morphiums auf die glatte Muskulatur zu kompensieren. Daneben verordnet man eine Trinkkur, deren Ziel in der Hauptsache dahin geht, das weitere Wachstum der Steine möglichst hintan zu halten. Es kommen hierfür dieselben Überlegungen und Maßnahmen in Betracht, wie sie auch für die Steinprophylaxe bzw. bei der Behandlung der sogenannten Steindiathesen Geltung haben, und von denen weiter unten noch die Rede sein wird.

Ob ein vorhandener Nierenstein die Möglichkeit hat, spontan abzugehen, hängt in erster Linie von seiner Größe, seiner Form und seiner Oberfläche ab. Alle Maßnahmen, den Spontanabgang eines Nierensteines zu fördern, sind zwecklos und schädlich, wenn ein ausgesprochenes Mißverhältnis zwischen der Größe des Steines und der Lichtung der abführenden Harnwege (Ureter) besteht. Auch die Lage des Steines und die anatomischen Verhältnisse der Harnwege, die durch entsprechende kombinierte Röntgenuntersuchungsmethoden daraufhin zu untersuchen sind, müssen für die Aussichten, die ein Austreibungsverfahren bietet, berücksichtigt werden. Bei Steinen, die in einem Nierenbecken mit ungünstigen Abflußbedingungen liegen, haben die Bemühungen in der Regel wenig Erfolg. Bei der Absicht, Nieren- bzw. Nierenbeckensteine auszutreiben, ist man ganz auf die Möglichkeiten, die dem Organismus zur Verfügung stehen, und den man hierbei nur unterstützen kann, angewiesen. Um durch eine starke Diurese einen Stein aus dem Nierenbecken herauszuschwemmen, läßt man den Kranken täglich mehrere Liter Flüssigkeit in Form von Tees, Limonaden oder neutralen Wässern trinken und regt die Harnproduktion daneben noch pharmakologisch (Diuretin 3—6mal täglich 0,5) an. Sehr beliebt ist die Glyzerinkur, deren Wirkung vielleicht darauf beruht, daß ein Teil des per os zugeführten Glyzerins in unveränderter Form durch die Harnwege ausgeschieden wird. Man läßt 3—6 Wochen lang in jeder Woche an 3 aufeinanderfolgenden Tagen morgens 10—20 g Glyzerin mit Zusatz eines Geschmacksmittels nüchtern einnehmen (Glyzerin pur. 80,0, Tinct. amar. Tinct. Cort. aurant. āā 10,0), dabei ist immer der Urin zu kontrollieren, da bei längerem Gebrauch und größeren Dosen eine Hämoglobinurie auftreten kann.

Auch mechanische Erschütterungen, wie Reiten, sowie rhythmische Erschütterungen des Körpers auf besonders dazu konstruierten Apparaten (Reitsattel) können einen kleinen Stein im Nierenbecken mobilisieren und seinen Eintritt in den Harnleiter und damit seinen spontanen Abgang befördern. Bei allen diesen Versuchen der künstlichen Abtreibung muß man immer im Auge behalten, daß, falls der Stein in den Ureter eintritt, hier aber stecken bleibt, das Krankheitsbild dadurch wesentlich akuter und dringlicher wird. Man sollte daher derartige Abtreibungsversuche nur unter ständiger Kontrolle der Kranken, am besten bei klinischem Aufenthalt vornehmen.

Ergibt die Untersuchung, daß ein Nierenstein infiziert ist, oder daß er die Harnentleerung behindert, bzw. daß beide Komplikationen vorliegen, so ist eine konservative Behandlung nur noch kurze Zeit erlaubt. In allen diesen Fällen ist eine operative Entfernung des Steines angezeigt, da die Steinniere unter dem Einfluß der Infektion oder der Harnstauung, von denen häufig die eine Komplikation die andere nach sich zieht, in ihrer Funktion sehr gefährdet ist. Pyonephrose bzw. infizierte Hydronephrose sind dann der Ausgang, ohne daß man in der Lage ist, durch eine interne Behandlung diese Gefahr mit Sicherheit zu beseitigen. Selbstverständlich wird man bei infizierten Steinen versuchen, durch innerliche Mittel, wie Urotropin, Salol usw., die Infektion zu bekämpfen; man wird diese Mittel auch bereits bei aseptischen Steinen prophylaktisch gegen das Auftreten einer Infektion geben, ist aber erst einmal eine Infektion eingetreten, so wird es wohl gelingen, vorübergehend den Grad der Pyurie zu bessern, aber kaum jemals einen wirklich aseptischen Zustand wieder herzustellen.

Für eine operative Therapie kommen auch jene Fälle von Nierensteinen in Betracht, bei denen durch die häufigen Koliken und sonstigen Beschwerden ein unerträglicher Zustand, bzw. eine Erwerbsunfähigkeit der Patienten geschaffen wird, und wo infolgedessen der Kranke meist auch selbst die Entfernung des Steines dringend wünscht. Darüber hinaus ist man berechtigt, bei aseptischen Steinen, selbst wenn sie vor der Hand nur wenig Beschwerden machen und bislang weder anatomisch noch funktionell zu einer Schädigung von Niere und Nierenbecken geführt haben, die operative Entfernung des Steines in Vorschlag zu bringen, aus der Erfahrung heraus, daß über kurz oder lang doch der größte Teil aller Steine infiziert wird und zu einer anatomischen und funktionellen Schädigung der Niere führt. In dieser Auffassung darf man sich auch nicht irremachen lassen durch die Tatsache, daß bei aseptischen Steinen mit ihrem Wachsen der subjektive Zustand (Intensität und Häufigkeit der Anfälle) oft besser wird.

Während man früher bei Nierensteinoperationen sehr häufig die Niere mit entfernte, gilt heute der Leitsatz, nach Möglichkeit unter Erhaltung der Niere den Stein zu extrahieren. Da die Mehrzahl der Steine im Nierenbecken liegt, so genügt im allgemeinen die Eröffnung des Nierenbeckens (Pyelotomie) zu ihrer Entfernung. Für stark verzweigte Korallensteine, sowie Parenchymsteine ist eine mehr oder weniger ausgedehnte Nephrotomie oft nicht zu umgehen. Bei stark vereiterten Steinnieren bzw. hochgradig hydronephrotisch entarteten Nieren, bleibt, die Gesundheit der zweiten Niere vorausgesetzt, die Nephrektomie das sicherste, schonendste und kürzeste Verfahren, da eine derartig erkrankte Niere sich weder anatomisch noch funktionell von den Folgen der Infektion und Harnstauung erholen würde. Auch bei ganz großen Korallensteinen ist es oft das Zweckmäßigste, die Niere zu entfernen, da eine Extraktion des Steines doch nur unter weitgehendster Verstümmelung des Organs möglich wäre. Alle die vorgenannten Eingriffe werden am besten auf lumbalem, extraperitonealem Wege ausgeführt. Welcher operative Eingriff an der Niere selbst im gegebenen Falle durchführbar, bzw. am zweckmäßigsten ist, läßt sich in der Regel durch die voraufgegangene Röntgenuntersuchung in Verbindung mit der Kontrastdarstellung des Nierenbeckens und Ureters entscheiden. Wenn bei stark vereiterten Nieren die Nephrektomie nicht durchführbar ist, wie z. B. im Falle einer Solitärniere, so muß man sich mit der Extraktion des Steines und anschließender Drainage der Niere nach außen durch die Wunde (Nephrostomie) begnügen.

Besonders verantwortungsvoll ist die Indikation zum Eingriff und die Wahl des Vorgehens, wenn es sich um doppelseitige Nierensteinerkrankung handelt, oder wenn auf der einen Seite ein Nierenstein und auf der anderen Seite ein Harnleiterstein vorliegt. Allgemein gültige Regeln, nach denen man schematisch verfahren könnte, gibt es auch hier nicht. Im allgemeinen ist man bei doppelseitigen Steinnieren mit der Operation zurückhaltender geworden als früher. Eine absolute Indikation zum Eingriff besteht bei kompletter Anurie, aber auch bei einseitiger Verlegung des Urinabflusses durch den Nieren- bzw. Ureterstein, da die Gefahr der völligen Anurie besonders groß ist, wenn auf der anderen Seite auch ein Stein vorhanden ist. Große Korallensteine sind hinsichtlich der Gefahr einer Anurie günstiger zu beurteilen als kleine Steine, da sie den Urinabfluß meist nicht nennenswert behindern. Auch heftige Blutungen, starke Schmerzen, sowie Fieber und Schüttelfröste als Zeichen beginnender septischer Allgemeininfektion zwingen zum Eingriff. Bei mäßigem Grad von Pyurie (Pyelitis) ohne Fieber ist, falls der Stein keine Stauung bedingt, nicht unbedingt auf eine Operation zu drängen, wohl aber diese recht nahezulegen.

Erscheint eine Operation im gegebenen Falle ratsam, so ist zu entscheiden, ob man beiderseitig konservativ, d. h. mit Erhaltung der Niere, vorgehen kann, oder ob es zweckmäßiger ist, die eine, schwerer erkrankte Niere zu opfern und auf der anderen Seite nur den Stein unter Erhaltung des

Organs zu entfernen. Vor einer gleichzeitigen Operation beider Steinnieren in einer Sitzung ist im allgemeinen dringend zu warnen. Welche Niere man zuerst angehen soll, wird verschieden beurteilt. Ich rate mit anderen, zuerst die funktionell bessere Niere von ihrem Stein zu befreien, damit man für den Fall, daß die zweite schwerer erkrankte Niere eigentlich eine Nephrektomie erfordert, freie Hand für diesen Eingriff hat. Aber auch für das umgekehrte Vorgehen, also zunächst die funktionell schlechtere Niere anzugehen, lassen sich gute Gründe anführen. Gelegentlich wird man sich auf eine doppelseitige Nephrostomie (lumbale Nierenfistel) beschränken müssen. Kranke mit doppelseitig vereiterten Steinnieren oder sehr großen Korallensteinen mit schlechter Nierenfunktion sollte man am besten überhaupt nicht operieren, da, wie die Erfahrungen gezeigt haben, derartige Kranke auch kleine Eingriffe im allgemeinen nicht überstehen.

### Harnleitersteine.

Uretersteine sind fast ausschließlich Nierensteine, die durch irgendwelche Vorgänge aus dem Nierenbecken in den Harnleiter gelangt sind. Die Entstehung von Steinen im Harnleiter selbst kommt demgegenüber ganz außerordentlich selten vor. Während Nierensteine, die nie Koliken machen, relativ häufig sind, ist das bei Harnleitersteinen kaum je der Fall. Ich habe unter einer recht großen Anzahl von Uretersteinen nur ein einziges Mal einen Ureterstein im unteren Harnleiterabschnitt sozusagen zufällig entdeckt, von dessen Anwesenheit der Träger keine Kenntnis hatte, und der ihm mit Sicherheit nie Beschwerden verursacht hatte.

Im allgemeinen setzt das Krankheitsbild des Harnleitersteines schlagartig mit sehr heftigen Koliken ein, und für den Arzt erwächst therapeutisch zuerst die Aufgabe, diese unerträglichen Schmerzen zu lindern. Wie ich auf Grund mehrjähriger Erfahrungen sagen kann, ist hierzu die paravertebrale Anästhesie durch Auschaltung von D 12 und L 1 ganz besonders geeignet. Die Schmerzen hören schlagartig auf. Diese paravertebrale Anästhesie ist nun nicht jedem in der Praxis möglich, und man wird daher die Anwendung von Morphium in vielen Fällen nicht umgehen können. Dabei muß man sich aber klar machen, daß das Morphium infolge seiner Eigenschaft, den Tonus der glatten Muskulatur zu erhöhen, in kausalem Sinne eher schädlich als nützlich wirkt, da die Mehrzahl aller Uretersteine im Ureter durch krampfartigen Verschluß der Harnleitermuskulatur (ausgelöst durch die Reizung, die der Stein bei seinem Durchtritt bedingt) aufgehalten werden. Es ist daher zweckmäßiger, Atropin bzw. Belladonna zu verordnen, wodurch in vielen Fällen die Schmerzen auch schon wesentlich gebessert werden. Jedenfalls sollte man, wenn man ohne Morphium nicht auskommt, immer gleichzeitig Atropin geben, um die ungünstige krampfsteigernde Wirkung des Morphiums auf die glatte Muskulatur zu kompensieren.

Im allgemeinen muß man sagen, daß der Harnleiterstein für die zugehörige Niere eine größere Gefahr bedeutet, als der Nierenstein, da der Stein im Harnleiter den Harnabfluß in der Regel mehr oder weniger, oft auch vollkommen unterbindet und dadurch die Niere anatomisch und funktionell sehr viel mehr schädigt als der Nieren- bzw. Nierenbeckenstein, der nur sehr viel seltener als der Ureterstein die Urinentleerung behindert. Es ist daher noch die Frage, ob man bei latenten Nierensteinen, vorausgesetzt, daß es die Größe des Nierensteines überhaupt zuläßt, den Abgang des Steines künstlich anregen soll, jedenfalls muß man sich immer dabei bewußt bleiben, daß, wenn der Übertritt des Nierensteines in den Harnleiter erfolgt, dadurch der Zustand, wenigstens vorübergehend, sehr viel kritischer wird. Passiert der Stein in kurzer Zeit den Harnleiter, so ist das Spiel gewonnen. Bleibt aber der Stein im Harnleiter stecken, so wird aus dem vorher relativ harmlosen Nierenstein unter Umständen ein sehr schwerer akuter Krankheitszustand, der mehr oder weniger dringlich eine Behebung erheischt. Außer der schon genannten Gefahr der Nierenschädigung, die durch Rückstauung des Harns und durch Hinzutreten einer Infektion bedingt wird, besteht bei eingeklemmten Harnleitersteinen auch immer die Gefahr einer reflektorisch zustande kommenden Sekretionshemmung der anderen Niere, die um so leichter auftritt, wenn auch hier eine irgendwie geartete Erkrankung (insbesondere Stein) vorliegt.

Die Mehrzahl aller Harnleitersteine geht spontan ab, ein weiterer Teil der Steine, derer der Organismus sich nicht durch eigene Kräfte entledigt, kann durch medikamentöse, diätetische oder durch instrumentelle Maßnahmen eliminiert werden, und nur ein kleiner Prozentsatz aller Harnleitersteine bedarf einer operativen Entfernung. Die Aussichten eines Spontanabgangs hängen ab von der Größe und Form des Steines, insbesondere aber von seiner Oberfläche (ob diese glatt oder zackig ist). Bei den Bestrebungen, Harnleitersteine auf medikamentösem Wege zum Abgang zu bringen, stehen zwei direkt entgegengesetzte Möglichkeiten zu Gebote. Man kann einmal die normalen Austreibungskräfte des Ureters ausnutzen, indem man die Ureterperistaltik durch Mittel, wie Pilokarpin. hydrochloricum (0,005—0,01 in Ampullen zur subkutanen Injektion), Neohormonal (20 ccm intramuskulär), Hypophysin (Merck, subkutan, 1 Ampulle zu 2 ccm) anregt. Um die Austreibung noch weiter zu unterstützen, gibt man dem Kranken gleichzeitig reichlich zu trinken. Bei dem Versuch, auf diese Weise den Stein auszutreiben, muß man mit dem Auftreten von Koliken rechnen und darf daher den Kranken nicht ohne Kontrolle lassen. Für den Fall, daß die Schmerzen (Koliken) durch diese pharmakologische Anregung der Peristaltik unerträglich stark werden, läßt sich die Wirkung durch Atropin, eventuell unter Zusatz von Morphium oder Novalgin intravenös wieder ausgleichen. Ich habe mit diesen Versuchen nur in ganz seltenen Fällen Erfolg gehabt, während ich durch Anwendung von Atropin (0,001), Belladonna und Papaverin (0,05) allein, in Verbindung mit reichlicher Durchspülung, oft Erfolg gehabt habe.

Die Atropinbehandlung geht von der Vorstellung aus, daß der Stein im Harnleiter vielfach durch eine lokale krampfhafte Zusammenziehung der Harnleitermuskulatur festgehalten wird. Die Atropinbehandlung, eventuell einige Male wiederholt, führt in vielen Fällen allein schon zum Ziele. Es ist auch nichts dagegen zu sagen, jetzt, nachdem man durch Atropin bzw. Papaverin den lokalen Krampfzustand des Harnleiters beseitigt hat, peristaltikanregende Mittel, z. B. Hypophysin, zu geben. Von diesen Austreibungsversuchen bei Harnleitersteinen mit Hilfe peristaltikanregender Mittel, insbesondere mit Hypophysin, ist besonders in den letzten Jahren mehrfach die Rede gewesen. Ich halte sie bei Steinen, die sich bereits im Ureter befinden, für zulässig, und wenn man vorher Atropin gibt, hat man häufig auch Erfolg, ohne natürlich im gegebenen Fall die Sicherheit zu haben, daß der Stein ohne diese Maßnahmen nicht auch abgegangen wäre. Bei Nierensteinen sollte man die Hypophysinbehandlung besser unterlassen, weil, wie gesagt, durch den Übertritt eines Nierensteines in den Harnleiter das Krankheitsbild sich akut verschlimmern kann, ohne daß man die Gewähr hat, daß der Stein nun tatsächlich eliminiert, bzw. in die Blase ausgestoßen wird.

Unter den konservativen Mitteln der Steinaustreibung muß auch das subaquale Darmbad genannt werden, wobei bei dem im warmen Bade sitzenden Patienten der Dickdarm mit großen Flüssigkeitsmengen (30 l und mehr) gespült wird. Die Erfolge sollen nicht schlecht sein. Die steinaustreibende Wirkung wird durch die beträchtliche Vermehrung der Diurese infolge vermehrter Flüssigkeitsaufnahme und Hyperämie der Nieren erklärt. Vielleicht spielt dabei auch eine unmittelbare mechanische Einwirkung auf den Harnleiter (Anregung der Peristaltik) eine Rolle, und denkbar wäre auch eine reflektorische Anregung der Ureterperistaltik durch die gesteigerte Darmtätigkeit. Eigene Erfahrungen über die Wirksamkeit des Verfahrens bei Harnleitersteinen fehlen mir.

Wenn bei Anwendung dieser Mittel der Abgang des Steines in wenigen Tagen nicht erreicht werden kann, so ist die Mobilisation und Elimination des Steines mit Hilfe cystoskopischer Eingriffe zu versuchen. Bei Steinen, die unmittelbar vor der Blasenmündung stecken geblieben sind, kann man diesen untersten (intramuralen) Abschnitt des Harnleiters durch entsprechende Instrumente (Dilatatoren, Bougies [Oliven]) von steigernder Stärke unblutig so weit dehnen, daß dem Stein, eventuell unter Anregung der Peristaltik, die Möglichkeit des Abganges gegeben wird. Solchen Steinen, die endovesikal bereits sichtbar sind, d. h. teilweise schon in die Blase hineinragen, teilweise noch in der Uretermündung stecken, kann durch endovesikale Maßnahmen, die darin bestehen, daß man die Uretermündung mit messer- bzw. scherenartigen Instrumenten, oder aber auch mit dem Diathermiestrom spaltet bzw. erweitert, der Durchtritt in die Blase erleichtert bzw. ermöglicht werden.

Für Steine, die weiter oberhalb stecken geblieben sind, hat man eine Anzahl besonderer Instrumente (Steinfänger) angegeben. Der Nutzen dieser Instrumente ist im allgemeinen nicht hoch anzuschlagen. Auch ist die Anwendung solcher Instrumente nicht ganz ungefährlich, insofern es einem passieren kann, daß das Instrument sich im Harnleiter festsetzt und auf unblutigem Wege nicht mehr entfernt bzw. zurückgezogen werden kann. Ungefährlich und oft erfolgreich ist die Sondierung des Ureters, wobei man versuchen muß, einen Ureterkatheter, wenn auch von dünnstem Kaliber, an dem Stein vorbeizuführen. Gelingt das, so ist die Situation recht günstig. Einerseits wird dadurch eine Harnstauung oberhalb des Steines vermieden bzw. behoben, und andererseits hat man nun die Möglichkeit, oberhalb des Steines Glyzerin oder Öl zu instillieren, um dadurch den Ureter und den Stein schlüpfriger zu machen und so seinen Abgang zu befördern. Man kann auch Atropin und Novokain injizieren, ersteres in der Absicht, einen lokalen Krampfzustand zu beheben, letzteres, um die ungünstige Schwellung der Schleimhaut im Bereich der Steineinklemmung herabzusetzen. Den an dem Ureterstein vorbeigeführten Katheter läßt man zweckmäßigerweise (eventuell mehrere Tage) liegen, man kann auch versuchen, neben ihm einen zweiten und dritten Katheter vorbeizuführen und erlebt dann bisweilen, daß beim Herausziehen des oder der Ureterkatheter der Stein entweder sofort mit herauskommt, oder aber doch bald darauf in die Blase ausgestoßen wird. Gelingt es nicht, einen Ureterkatheter an dem Stein vorbeizuführen, so hat man doch die Möglichkeit, durch Instillation von Öl bzw. Glyzerin oder Atropin und Novokain auf die Stelle der Einklemmung von unten in dem oben genannten Sinne einzuwirken. Die Bemühungen, einen Harnleiterkatheter an dem Stein vorbeizuführen, sind im Falle des Mißlingens mehrmals zu wiederholen, ehe man diesen Weg endgültig aufgibt.

Wenn es auch mit diesen Maßnahmen nicht gelingt, den Stein zu entfernen, dann bleibt nur die Möglichkeit der operativen extraperitonealen Freilegung des Harnleiters und Entfernung des Steines durch umschriebene Eröffnung des Ureters (Ureterotomie). Mit dem Vorschlag der operativen Steinextraktion soll man aber im allgemeinen nicht sehr eilig sein, da die Uretersteine oft noch nach langer Zeit (nach Monaten, ja auch noch nach ½–¾ Jahren) spontan abgehen können, wenn man bereits alle dahin gehende Hoffnung aufgegeben hatte; der Abgang der Steine erfolgt dann meist ganz spontan, also ohne jedes ärztliche Dazutun. Die Frage, wie lange man sich auf konservative Maßnahmen beschränken, bzw. wie lange man ohne Gefahr für den Kranken im gegebenen Falle die operative Entfernung des Steines hinausschieben kann, richtet sich in der Hauptsache danach, ob die Urinentleerung aus dem Harnleiter, also an dem Stein vorbei, frei ist, und ob die zugehörige Niere infiziert ist oder nicht. Bei freiem Urinabfluß und fehlender Infektion kann man ohne Gefahr für den Kranken lange Zeit zuwarten. In der Regel ist es aber so, daß durch die Anwesenheit des Steines der Urinabfluß doch mehr oder weniger behindert wird, manchmal sogar vollständig (teils dauernd, teils intermittierend), und daß, durch die Harnstauung begünstigt, über kurz oder lang auch eine Infektion hinzutritt. Die zugehörige Niere geht unter solchen Umständen schnell und sicher zugrunde, so daß mit Rücksicht auf die Erhaltung der Niere die operative Entfernung des Steines notwendig wird. Die Dringlichkeit der Steinentfernung auf blutig-operativem Wege wird akut, wenn Schüttelfröste auftreten oder eine komplette Anurie sich einstellt und gleich von vornherein, wenn es sich um eine Solitärniere handelt.

Vor der Operation von Uretersteinen muß man sich nach Möglichkeit über den Zustand der zugehörigen Niere informieren, da es keinen rechten Zweck hat, nur den Ureterstein zu entfernen, wenn die zugehörige Niere bereits hydro- oder pyonephrotisch zugrunde gegangen ist; hier muß gleichzeitig mit der Steinentfernung auch die betreffende Niere exstirpiert werden. Erscheint dieser Eingriff mit Rücksicht auf das Allgemeinbefinden des Patienten zu groß, so kann man sich vorerst auf die Entfernung der Niere beschränken und den Stein, wenn er, was häufig der Fall ist, dann keine weiteren Beschwerden mehr macht, auch dauernd im Körper belassen. Hin und wieder werden jedoch von dem Stein im Ureterstumpf Eiterungen (Stumpfempyem) unterhalten, die dann nachträglich doch noch die Entfernung des Steines bzw. Ureterstumpfes erforderlich machen.

Beim Zusammentreffen von Ureterstein und Nierenstein ist immer zuerst der Ureterstein zu entfernen, da seine Anwesenheit die Niere in der Regel mehr gefährdet als der Nierenstein und weil durch ihn auch die Gefahr der reflektorischen Anurie droht. Diese Auffassung gilt sowohl für den Fall, daß sich Nieren- und Ureterstein auf der gleichen Seite befinden, als auch dann, wenn sich der Nierenstein z. B. rechts und der Ureterstein auf der anderen Seite befinden.

Bei doppelseitigen Harnleitersteinen (auch bei aseptischen) ist die operative Indikation sehr viel dringlicher als bei doppelseitigen Nierensteinen, da bei doppelseitigem Ureterstein die Gefahr der kalkulösen Anurie durch mechanischen Verschluß beider Harnleiter (eventuell auch nur einseitiger Steinverschluß in Verbindung mit reflektorischer Sekretionshemmung der anderen Niere) außerordentlich groß ist.

Bei der sogenannten Steinanurie können die Verhältnisse sehr verwickelt liegen, und doch kann sich nur auf einer ganz sorgfältigen Diagnose-

und Indikationsstellung eine erfolgreiche Behandlung aufbauen. Man hat insbesondere festzustellen, ob es sich um eine Solitärniere handelt, die durch einen Stein verschlossen wird und ob, falls zwei Nieren vorhanden sind, beide Nieren durch Nieren- bzw., was häufiger ist, durch Uretersteine verlegt sind, oder ob nur auf einer Seite der Abschluß durch einen Stein erfolgte und die andere Niere reflektorisch ausgeschaltet ist. Konservative Versuche, die Diurese wieder in Gang zu bringen, sind nicht länger als zweimal 24 Stunden nach Beginn der Anurie auszudehnen. Bei Uretersteinen wird man die in dem entsprechenden Abschnitt genannten medikamentösen, pharmakologischen Maßnahmen und instrumentellen Eingriffe versuchen. Man gewinnt Zeit, wenn es gelingt, einen Ureterkatheter an dem, bzw. den Steinen vorbei ins Nierenbecken einzuführen, da dann die Diurese in der Regel wieder einsetzt. Allerdings ist damit das Krankheitsbild oft nur vorübergehend gebessert, denn nach Entfernung des Harnleiterkatheters tritt die Anurie nicht selten wieder auf.

Mit den konservativen Versuchen der Steinentfernung darf man sich bei anurischen Zuständen, wie gesagt, nicht länger als 2 Tage aufhalten, dann muß man operativ vorgehen, und zwar soll der Eingriff so klein und schonend als nur möglich sein. Sowohl bei doppelseitigem Steinverschluß, als auch bei einseitigem mechanischen und reflektorischen Verschluß der anderen Niere, wird durch die Operation (Beseitigung des Hindernisses) auf der einen Seite allein die Anurie häufig nicht behoben. Die Erfahrung hat gezeigt, daß in solchen Fällen der Erfolg, d. h. die Diurese sicherer eintritt, wenn man auf beiden Seiten operiert. Wo man Grund hat, anzunehmen, daß bei eventueller Anurie reflektorische Vorgänge mitspielen, ist außer der Beseitigung mechanischer Momente die doppelseitige Dekapsulation der Nieren vorzunehmen, ein Eingriff, der sich anfangs rein empirisch Berechtigung erworben hatte, der inzwischen aber auch theoretisch besser begründet ist.

### Blasensteine.

Von dem spontanen Zerfall der Blasensteine war eingangs schon die Rede. Es sind das Dinge, mit denen man praktisch nicht rechnen kann, da sie nur ganz selten einmal vorkommen. Auch die Möglichkeit, durch Dauerspülungen der Blase mit verdünnter Salzsäure Blasensteine aufzulösen, wurde schon erwähnt. Die Behandlung scheint mir nicht sehr empfehlenswert zu sein, da sie sehr zeitraubend und unsicher ist und für den Kranken auch eine sehr große Belästigung darstellt. Für den spontanen Abgang kommen, wenigstens beim Manne, nur kleine Konkremente in Frage. Man sieht jedoch, daß häufig auch solche Konkremente, deren Größe an sich einen spontanen Abgang durch die Harnröhre zulassen müßte, nicht abgehen. Daran sind hauptsächlich ungünstige mechanische Verhältnisse schuld; besonders bei älteren Männern liegen die Steine in der durch die vergrößerte Prostata bedingten retroprostatischen Aussackung, aus der sie auch bei der Miktion nicht herauskommen. Da die Konkremente bei der Miktion gar nicht in die Gegend des Blasenausganges gelangen, haben sie eben auch keine Möglichkeit, mit dem Harn entleert zu werden. Bei der Frau liegen die Dinge wesentlich anders; das ist ja auch der Hauptgrund, weshalb bei der Frau so außerordentlich viel seltener Blasensteine angetroffen werden. Die meist, wenigstens bei längerer Anwesenheit des Steines, nicht ausbleibende Blasenentzündung kann man durch Blasenspülungen und durch interne Medikation nur vorübergehend bessern; erst wenn der Stein entfernt ist, hat die Behandlung der entzündlichen Komponente dauerhaften Erfolg.

Für die Beseitigung des Blasensteines kommt entweder die Entfernung mittels operativer Eröffnung der Blase oder die endovesikale Lithotrypsie in Betracht. Als Zugangsweg für die operative Steinextraktion kommt heute eigentlich nur noch die Sectio alta in Frage; die Sectio perinealis und auch der vaginale Zugangsweg zur Blase bei der Frau wird kaum noch geübt.

Nur noch auf wenigen anderen therapeutischen Gebieten stehen sich die Ansichten über die zweckmäßigste Behandlungart so schroff gegenüber wie beim Blasenstein. Die Anhänger der endovesikalen Zertrümmerung mit anschließender Absaugung der Steintrümmer (Lithotrypsie) können darauf hinweisen, daß die Kranken, was besonders bei älteren Leuten ins Gewicht fällt, nach dem Eingriff nicht, oder nur 1—2 Tage zu liegen brauchen, daß die Mortalität gering ist (bis zu 3%) und daß, wie ihre Statistiken ergeben, Steinrezidive nicht häufiger sind als nach der Sectio alta. Die Lithotrypsie hat fraglos, wenn die Bedingungen für ihre glatte Durchführung gegeben sind, unverkennbare Vorteile gegenüber der blutigen Operation. Man hat den Eindruck, daß die Stellung der einzelnen Autoren zur Lithotrypsie bzw. Sectio alta nur allzu häufig davon diktiert wird, welche Art der Behandlung dem betreffenden Arzt geläufig ist. Es ist aber natürlich nur dann eine wirklich objektive Stellungnahme möglich, wenn sie von einer Seite erfolgt, die sowohl die Technik der Lithotrypsie als die des chirurgischen Eingriffes in gleicher Weise beherrscht*). Persönliche Erfahrung und Geschick von seiten des Operateurs sind Voraussetzungen für eine erfolgreiche und ungefährliche Lithotrypsie. Stärkere Blutungen und Harnröhrenverletzungen dürfen im allgemeinen bei der Lithotrypsie nicht vorkommen. Dagegen ist man nicht in der Lage, Blasenkrämpfe, Harnfieber, sowie das Auftreten eine Epididymitis mit Sicherheit zu vermeiden. Im allgemeinen wiegen diese Komplikationen nicht viel. Man darf aber auch nicht verschweigen, daß bei der Lithotrypsie gelegentlich einmal eine muskelschwache Blase perforiert wird. Wenn dies bei der Zertrümmerung des Steines durch Mitfassen der Blasenwände passiert, so ist das ein grober Kunstfehler; meist kommt die Perforation zustande beim Absaugen des Steines, wenn mit dem Evakuationsballon die Blase plötzlich gedehnt wird.

Nicht angezeigt ist die Lithotrypsie bei Steinen, die in einem Divertikel liegen, sowie bei starkem endovesikalen Vorspringen der Prostata mit Bildung eines tiefen Recessus retroprostaticus, in dem die Steine bzw. größere Trümmer derselben sich dem Zugreifen des Lithotryptors entziehen. Selbstverständlich ist eine genügende Weite der Harnröhre, die die Einführung des Lithotryptors ermöglicht, Vorbedingung; auch eine gewisse Mindestkapazität der Blase ist erforderlich. Steine mit einem Durchmesser von über 5—6 cm sind im allgemeinen zu groß, als daß sie mit dem Lithotryptor gefaßt und zertrümmert werden können. Ebenso ist die Lithotrypsie bei Steinen, die sich um einen Fremdkörperkern entwickelt haben, zu unterlassen (Röntgenaufnahme!). Bei schwerer Cystitis besteht, wegen der

*) Ähnlich liegen die Dinge bei der Entscheidung, ob Fremdkörper, die in der Blase angetroffen werden, cystoskopisch oder durch Sectio alta zu entfernen sind. Ob die cystoskopische Extraktion möglich und ungefährlich ist, hängt von der Art und Form der Fremdkörper ab. Bei Frauen sind die Eingriffe technisch immer sehr viel einfacher; hier besteht auch die Möglichkeit, unter cystoskopischer Kontrolle den Fremdkörper mit einem zweiten, schmalen, neben dem Cystoskop eingeführten Instrument (Zange) zu fassen und nach Entfernung des Cystoskops zu extrahieren. Bei allen aus Wachs, Paraffin, Stearin usw. bestehenden Fremdkörpern füllt man die Blase mit Benzin, Fremdkörper der genannten Art lösen sich dann in kurzer Zeit auf und werden so ausuriniert.

unvermeidlichen Schleimhautverletzungen durch die Steinsplitter, die Gefahr der Verschleppung der Infektion; bei Blasensteinkranken mit latenter Niereninsuffizienz (Pyelonephritis usw.) ist auch die Lithotrypsie nicht ohne Risiko, da gelegentlich im Anschluß an den Eingriff eine akute, ja auch letal verlaufende Verschlechterung (Oligurie — Anurie) eintreten kann.

Man hat in neuerer Zeit die Lithotryptoren mit optischen Systemen, entsprechend der Cystoskopoptik kombiniert. Dort, wo es sich um kleine Konkremente bzw. kleine, nach der Lithotrypsie zurückgebliebene Steintrümmer handelt, die mit dem „blinden" Lithotryptor schwer aufzufinden sind, bedeutet das sicherlich einen wesentlichen Fortschritt, da man das kleine Konkrement präzise fassen und zerdrücken kann. Wo es sich aber um die Zertrümmerung größerer Steine handelt, bietet nach meinen Erfahrungen die Optik wenig Vorteile, da man größere Steine nicht mehr übersehen kann, und doch nur auf sein Gefühl beim Fassen und Zertrümmern des Steines angewiesen ist.

Die Sectio alta zur Behandlung der Blasensteine hat eine etwas größere Mortalität als die Lithotrypsie. Man kann aber diese Mortalitätsstatistiken nicht ohne weiteres miteinander vergleichen, denn man muß berücksichtigen, daß die Sectio alta doch in vielen Fällen vorgenommen werden muß, weil aus technischen oder lokalen Gründen (Strikturen, Prostatahypertrophie usw.) die Lithotrypsie nicht durchführbar war. Bei Steinkranken mit derartigen Komplikationen ist die Mortalität begreiflicherweise wegen des Grundleidens an sich schon höher. Die Sectio alta hat den Vorteil, daß man den Stein ohne Schädigung der Blasenschleimhaut und ohne jede Maltraitierung der Harnröhre extrahieren kann, was insbesondere in Fällen schwerer entzündlicher Veränderungen, sowie bei Zuständen latenter Niereninsuffizienz (doppelseitige Pyelonephritis usw.) sehr wichtig ist. Man hat dann gleichzeitig auch die Möglichkeit, durch Anlegung einer temporären Blasenfistel die Niereninsuffizienz und die Infektion der Harnwege auf die beste Weise bekämpfen zu können. Persönlich habe ich übrigens den Eindruck, daß die Rezidive nach der Lithotrypsie doch häufiger sind als nach der Sectio alta. Es bleiben eben doch, besonders wenn ein großer Recessus retroprostaticus vorhanden ist, nur zu leicht kleine oder kleinste Steintrümmer zurück, die wegen der ungünstigen mechanischen Entleerungsbedingungen liegen bleiben, weiter wachsen und die Grundlage zum Rezidiv bilden.

### Harnröhrensteine.

Harnröhrensteine sind in der Regel Blasen- bzw. Nierensteine, die bei der Miktion in den Blasenausgang gelangten, dann aber an irgendeiner Stelle der Harnröhre steckengeblieben sind. Begreiflicherweise ereignet sich dieses Vorkommnis aus anatomischen Gründen fast ausschließlich bei Männern, bei der Frau dagegen so gut wie nie. Nicht selten sind krankhafte Veränderungen des Harnröhrenlumens (Strikturen usw.) für das Steckenbleiben der Steinchen verantwortlich zu machen; andererseits spielt auch die Form bzw. Art der Oberfläche des Konkrementes hierbei eine wesentliche Rolle.

Wegen der meist recht heftigen Schmerzen und der Schwierigkeiten, die die Harnentleerung bereitet, erfordern diese Fälle von steckengebliebenen Harnröhrensteinen (das gleiche gilt von Fremdkörpern jeder Art und Genese) eine möglichst sofortige Behandlung. Gegenüber dieser Form von Harnröhrensteinen sind die Fälle, bei denen sich der Stein hinter einer Verengerung bzw. in einem Divertikel langsam bildet, sehr viel seltener, und das Krankheitsbild dieser Art von Harnröhrensteinen ist auch in der Regel nicht so dringlich. Bei Steinen im vorderen Teil der Harnröhre (Pars pendula) kann man versuchen, das Konkrement durch eine Harnröhrenfremdkörperzange, eventuell unter urethroskopischer Kontrolle, zu fassen und zu extrahieren, doch hüte man sich vor jeder Gewaltanwendung. In der Regel gelingt die Extraktion des Steines wegen seiner kantigen Oberfläche nicht ohne weiteres, so daß eine operative Entfernung des Steines durch eine Urethrotomia externa in der Regel viel schonender ist als ein gewaltsames Herausreißen, wobei die Harnröhre in ihrer ganzen Ausdehnung aufs schwerste verletzt werden kann. Nicht so selten sieht man, daß kleine Nierensteine, welche die ganzen Harnwege herabgewandert sind, noch im letzten Augenblick vor einer abnorm engen äußeren Harnröhrenöffnung stecken bleiben. Eine unblutige Dehnung oder blutige Erweiterung des Meatus mit einem Scherenschlag gibt den Stein frei.

Die unblutige Extraktion eines Steines aus der hinteren Harnröhre stößt begreiflicherweise noch auf größere Schwierigkeiten und ist daher am besten ganz zu unterlassen. Dagegen ist der Versuch, den Stein mit einem Katheter oder einem Bougie wieder in die Blase zurückzustoßen, erlaubt, selbstverständlich auch nur mit der nötigen Vorsicht und ohne Anwendung stärkerer Gewalt. Gelingt die Rückbeförderung des Steines in die Blase, so ist der dringlichen Situation für den Augenblick abgeholfen, da die Schmerzen nachlassen und die Harnentleerung wieder frei ist. In der Blase kann der Stein dann durch Lithotrypsie beseitigt werden. Gelingt es nicht, den Stein auf die vorgenannte Weise in die Blase zurückzuschieben, so ist möglichst bald die Eröffnung der Harnröhre vom Damm aus und die Extraktion des Steines vorzunehmen. Das Gleiche gilt in analoger Weise auch bei andersartigen Fremdkörpern in der Harnröhre.

## Zur Behandlung der sogenannten Steindiathesen.

(Steinprophylaxe und Nachbehandlung nach Steinoperationen.)

Gar nicht selten klagen Patienten über gelegentliche Koliken mit und ohne makroskopisch schon erkennbare Hämaturien, bei denen auch die sorgfältigste Untersuchung keine geformten Steine in den Harnwegen nachzuweisen imstande ist, bei denen aber ständig eine abnorm starke Ausscheidung von Harngries bzw. Harnsand festgestellt werden kann. Gelegentlich berichten diese Patienten auch über Abgang allerkleinster Steinchen; zur Bildung größerer, röntgenologisch feststellbarer Konkremente kommt es jedoch im Gegensatz zu den eigentlichen Steinkranken nicht. Es handelt sich hierbei um einen Zustand, den man sehr wohl als Steindisposition bezeichnen kann. Solche Fälle eignen sich für eine Trinkkur, die auch als Nachkur bzw. Prophylaxe bei Patienten, die wegen eines Nieren- bzw. Blasensteines behandelt oder operiert worden sind, angezeigt ist.

Da der Stein nicht selbst die Krankheit darstellt, sondern nur der Ausdruck einer in ihren Ursachen noch nicht geklärten Störung ist, so bildet die operative Entfernung eines Steines insofern keine kausale Therapie, als sie keinen Schutz gegen eine neue Steinbildung bietet. Echte Steinrezidive, für die also bei der Operation zurückgelassene Konkrementtrümmer bzw. kleinere übersehene Steinchen nicht in Frage kommen, sind nicht selten. Jedenfalls muß immer mit dem Fortbestehen der „Steindisposition" und daher mit der Möglichkeit eines Rezidivs gerechnet, und infolgedessen nach jeder Steinoperation eine entsprechende Prophylaxe betrieben werden. Wenn an anderer Stelle gesagt wurde (vgl. S. 60), daß die Ursache der Steinbildung in einer Störung zu suchen ist, die zum Verlust der kolloidalen Eigenschaften des Harns führt, so sind wir zur Zeit noch nicht in der Lage, diese noch unbekannten Veränderungen weder grundlegend noch überhaupt zu beeinflussen und müssen uns darauf beschränken, neben der Sorge für günstige mechanische Abflußbedingungen die Konzentration von steinbildenden Substanzen im Harn nach Möglichkeit zu verringern und fernerhin eine solche Harnreaktion herbeizuführen, die für den Ausfall der im gegebenen Falle nachgewiesenen Kristalle erfahrungsgemäß ungünstige Bedingungen schafft.

Wenn man bedenkt, daß bei der sogenannten Phosphat- und Oxalurie die absolute Menge der ausgeschiedenen Phosphate bzw. Oxalate ebenso wenig wie bei entsprechender Konkrementbildung vermehrt zu sein braucht, und daß demnach die Ursache der Steinbildung nicht in einem Zuviel dieser Substanzen im Harn liegen kann, sondern daß es sich um ein auf gestörten kolloidalen Vorgängen beruhendes Mißverhältnis zwischen der Menge der gelösten und ungelösten Formen handelt, dann scheint eine spezifische Ernährungsweise bzw. Trinkkur nicht von so prinzipieller Bedeutung zu sein. Das wesentlichste der Steinprophylaxe dürfte danach in erster Linie in einer möglichst starken Verdünnung des Harns liegen, denn, da wir zur Zeit nicht in der Lage sind, die kolloidchemische Störung zu beheben, kann man nur durch eine möglichst starke Verdünnung bzw. Verminderung der Konzentration, sowie durch Änderung einer ungünstigen Harnreaktion eine Ausfällung der steinbildenden Substanzen verhindern. Da durch den Verlust der kolloidalen Eigenschaften des Harns höchstwahrscheinlich nicht nur für eine bestimmte Kristallform, sondern vermutlich für viele, vielleicht alle steinbildenden Substanzen günstige Ausfällungsbedingungen gegeben sind, so dürfte es bei den Trinkkuren, sei es zur Verhütung eines Steinrezidivs, sei es um das schnelle Wachstum eines bereits vorhandenen Steines zu verhindern, oder bei der Behandlung der sogenannten Steindiathesen, abgesehen von der Reaktionsumstimmung, weniger auf die chemische Zusammensetzung der betreffenden Wässer ankommen, als hauptsächlich auf eine starke Verdünnung des Harns und die mechanische Durchspülung der Nieren und der ableitenden Harnwege. Daher eignet sich auch destilliertes Wasser (mehrere Liter täglich, eventuell unter Zusatz eines Geschmacksmittels) ganz besonders gut zur Trinkkur, wenn daneben durch eine entsprechende Ernährung oder durch besondere Verordnungen eine jeweils günstige Harnreaktion herbeigeführt wird (siehe unten). Für die Anregung einer kräftigen Diurese kommen neben den bekannten Wässern (z. B. Wildunger Helenenquelle) auch Lindenblüten- und Bärentraubenblättertee usw. in Betracht.

### Spezielle Diätverordnungen.

**Uraturie:** Bei Kranken, die an einer harnsauren Diathese bzw. an Uratsteinen leiden, oder die wegen eines derartigen Steines operiert wurden, sind Fleisch, besonders aber Leber, Milz, Niere, Hirn, Kaviar, Kalbsmilch, Wild, Sardinen, Sprotten, Heringe, Krebse, Austern, Räucherwaren, ferner auch alter Käse, Hülsenfrüchte, Pilze und Wein aus der Nahrung völlig wegzulassen. In der Hauptsache sollen die Kranken sich vegetarisch ernähren; vor allen Dingen sind Obst, Kompotte, Gemüse, Salate, Milch-, Mehl- und Eierspeisen, Kartoffeln usw. geeignet, ebenso Fett und Butter ohne Einschränkung. Um der sauren, für die Ausfällung der Urate günstigen Reaktion vorzubeugen, verordnet man gern alkalische Wässer, z. B. Wildunger Helenenquelle, Fachinger, Vichy ($1\frac{1}{2}$—2 Flaschen am Tage) usw. oder auch Natrium bic. täglich mehrere Gramm. Nicht selten ist mit der harnsauren Diathese auch eine Oxalurie verbunden, in solchen Fällen wirkt eine ausschließlich vegetabilische Ernährung schlecht, die Oxalurie wird dadurch gefördert (siehe weiter unten), da, besonders bei gleichzeitiger starker Alkalisierung des Harns, die Ausfällung von Kalksalzen (oxalsaurer Kalk) begünstigt wird.

**Oxalurie:** Bei der Oxalurie bzw. bei entsprechender prophylaktischer Lebensweise sind Schokolade, Kakao, starke Tees, Sauerampfer, Rhabarber, Tomaten, Äpfel, Artischocken, rote Rüben, Spinat usw. zu vermeiden. Ungünstig sind auch Eier, Milch, Kartoffeln, Erdbeeren, Pflaumen, Stachelbeeren, getrocknete Feigen usw., da durch diese Nahrungsmittel der Harn kalkreicher wird, was den Ausfall der Oxalate begünstigt. Im ganzen ist die vegetabilische Kost einzuschränken zugunsten einer Fleischernährung mit Ausschaltung der inneren Organe (Leber, Milz, Niere, Lunge, Thymus). Um die Löslichkeit der Oxalate zu erhöhen, gibt man Magnesia usta und Magnesia carbonicum bis zu 2 g täglich. Um der bei Hyperazidität des Magensaftes gesteigerten Resorption von Oxalaten entgegenzuwirken, versucht man durch eine Atropinbehandlung den hohen Salzsäuregehalt des Magensaftes herabzusetzen.

**Phosphaturie:** Bei Phosphatsteinen, sowie bei der sogenannten Phosphaturie, sind alle kalkhaltigen und den Harn alkalisch machenden Nahrungsmittel, so vor allem Milch, Eier, Kartoffeln, Nudeln, Spargel, Obst, besonders Bananen usw. zu verbieten, überhaupt ist Gemüse und Obst weitgehend zugunsten einer Fleischernährung einzuschränken. Alkalische Wässer sind im allgemeinen zu verbieten, günstig wirken Säuerlinge (Selters und Appollinaris), sowie eine interne Säurebehandlung, z. B. Acid. phosphor. 10:200, 3mal täglich ein Eßlöffel oder Acid. muriaticum dilut. 3mal täglich 15 Tropfen beim Essen. Aus dem gleichen Grunde sind bei der Ernährung Nahrungsmittel, wie Fleisch, Fische, Schwarzbrot usw., die eine Ansäuerung des Harns bewirken, zu bevorzugen. Da die Phosphaturie sehr häufig die Folge einer chronischen Verdauungsstörung ist, so ist auf eine Regelung der Darmtätigkeit und regelmäßige körperliche Bewegung großer Wert zu legen.

Auch bei der Phosphaturie ist eine Atropinkur angezeigt, da durch die Herabsetzung der Magensäure die Kalkresorption vermindert und so die Azidität des Harns erhöht wird; dazu kommt vielleicht noch eine unmittelbare Hemmung der Kalkausscheidung der Niere auf dem Wege der Vagusreizung. Man beginnt mit 0,0005 täglich und steigt bis auf 3mal täglich 0,001 (in Tropfen oder als Zäpfchen), diese Dosis behält man 14 Tage lang bei und geht dann allmählich wieder herunter.

Ebenso wichtig wie die diätetischen Verordnungen, durch die übrigens nicht immer ein Erfolg zu erzielen ist, ist die Bekämpfung einer bestehenden Harninfektion, die die Bildung der sogenannten sekundären Phosphatsteine sehr begünstigt. Ein Rezidiv ist in solchen Fällen nur durch Bekämpfung der Infektion zu vermeiden.

## Geschwülste der Urogenitalorgane.

### Nieren- und Nierenbeckentumoren.

Die Indikation und die Art der Therapie ergibt sich aus den lebensbedrohenden Eigenschaften der Nierentumoren, die in ihrer überwiegenden Mehrzahl bösartig sind, oder es doch über kurz oder lang werden, weshalb eben nur von einer radikalen Beseitigung eine dauernde Heilung zu erhoffen ist. Es gibt auch gutartige Geschwülste der Nieren, doch machen diese klinisch verhältnismäßig selten Beschwerden, und da die Gutartigkeit einer

Geschwulst letzten Endes nur durch den weiteren klinischen Verlauf zu beurteilen ist, und ferner bei der relativen Seltenheit gutartiger Nierengeschwülste die Wahrscheinlichkeit, daß es sich im gegebenen Falle um einen malignen Tumor handelt, immer sehr groß ist, so erfordert in der Praxis jede klinisch nachweisbare Nierengeschwulst eine radikale Beseitigung.

Da zur Zeit weder durch eine medikamentöse noch durch die Röntgen- und Radiumbehandlung eine sichere Heilung der Nierentumoren zu erwarten ist, so ist in jedem Falle die operative Entfernung notwendig. Dabei sind im Hinblick auf die Bösartigkeit der meisten dieser Geschwülste alle Versuche, bei kleinen, auf den oberen oder unteren Pol beschränkten Tumoren durch konservative Eingriffe (Nierenresektion) anscheinend gesunde Teile der Niere zu erhalten, unter allen Umständen abzulehnen, denn selbst an der freigelegten, ja aufgeschnittenen Niere kann man nicht sicher feststellen, wie weit im Inneren der Geschwulstprozeß fortgeschritten ist. Durch derartige „konservative" Eingriffe entäußert man sich der Möglichkeit einer radikalen Heilung gerade in den Fällen, wo nach Lage der Dinge diese noch möglich wäre. Es kann für den Operateur nichts Niederdrückenderes geben, als beim Auftreten einer Rezidivgeschwulst sich sagen zu müssen, daß die Chance einer radikalen Heilung nicht genügend ausgenutzt worden ist; nur wenn die Geschwulst eine Solitärniere ergriffen hat, haben derartige konservative Eingriffe eine Berechtigung. Bei der anerkannten Notwendigkeit einer möglichst radikalen operativen Therapie gipfelt die Indikationsstellung nur noch in der Frage, ob die Nephrektomie durchführbar ist, d. h. ob die andere Niere imstande ist, die Anforderungen des Organismus allein zu übernehmen, und ob die Nephrektomie überhaupt noch Aussicht auf Erfolg hat oder nicht. Leider muß man bekennen, daß eine sehr große Zahl der Nierentumoren, wenn sie erkannt werden, bereits inoperabel sind, das liegt in der Hauptsache daran, daß die Tumoren anfangs lange Zeit gar keine oder nur unwesentliche und vor allem uncharakteristische Beschwerden machen.

Ebenso wie man bestrebt sein muß, durch frühzeitige Entdeckung der Nierentumoren (vgl. das Kapitel über Hämaturie) die Patienten möglichst bald der Operation zuzuführen, so muß man andererseits auch bei zu weit fortgeschrittenen Fällen von einer unnötigen Operation Abstand nehmen. Die Frage der Operabilität ist, abgesehen von der Feststellung einer gesunden, funktionstüchtigen zweiten Niere, hauptsächlich von dem Nachweis von Metastasen (Lunge, Leber, Knochen usw.) abhängig zu machen. Beim Vorhandensein solcher Fernmetastasen, die eine radikale Heilung natürlich ausschließen, kann doch in dem einen oder anderen Falle die Exstirpation des Nierentumors wünschenswert sein, wenn angenommen werden darf, daß durch die Beseitigung anhaltender Nierenblutungen und quälender Schmerzen der Zustand des Kranken, wenn auch nur vorübergehend, eine wesentliche Besserung erfahren wird.

Ferner ist für die Operabilität das Verhältnis der Geschwulst zu seiner unmittelbaren Umgebung zu berücksichtigen. Bei Geschwülsten von mäßiger Größe, die gut beweglich sind, macht die Exstirpation keine technischen Schwierigkeiten, zumal erfahrungsgemäß bei noch gut beweglichen Nierentumoren lokale Drüsenmetastasen in der Regel noch fehlen; diese Gruppe der Nierengeschwülste ist daher hinsichtlich der operativen Dauerresultate am günstigsten zu beurteilen. Viel ungünstiger liegen die Verhältnisse bei großen Geschwülsten, besonders wenn diese infolge von Verwachsungen mit den Nachbarorganen unbeweglich geworden sind. Die Feststellung, daß ein Nierentumor mit seiner Umgebung verwachsen ist, seine Beweglichkeit (bei der Palpation) eingebüßt hat, ist in vielen Fällen sogar identisch mit seiner Inoperabilität. Größe und Fixierung der Geschwulst bilden eine relative Kontraindikation für die Operation. Stauungserscheinungen in den Venen des Unterbauches (Caput medusae vgl. Fig. 11) oder in der gleichseitigen unteren Extremität und im Plexus pampiniformis (Varikozele) sind prognostisch ebenfalls sehr ungünstige Anzeichen, da man aller Wahrscheinlichkeit nach in solchen Fällen mit Drüsenmetastasen entlang den Gefäßen oder mit Geschwulstzapfen (beim Hypernephrom) innerhalb der Gefäße rechnen muß. Dagegen ist die Feststellung einer Albuminurie und Cylindrurie der zweiten Niere kein Hinderungsgrund für die Operation. Während bei den Tumoren der Erwachsenen mit der Größe der Nierengeschwulst die technischen Schwierigkeiten der Exstirpation steigen, spielt die Größe des Tumors bei den kindlichen Nierengeschwülsten in dieser Hinsicht eine untergeordnete Rolle.

Über die Behandlung der Nierenbeckentumoren ist nur wenig zu sagen, alle malignen Formen erfordern selbstverständlich eine radikale Beseitigung (Nephrektomie). Bei den Nierenbeckenpapillomen, von denen anfangs sehr viele histologisch gutartig sind, scheint auf den ersten Anblick die Nephrektomie vielleicht ein zu radikales Vorgehen darzustellen. Leider ist man nicht in der Lage, entsprechend der Behandlung der Blasenpapillome die Nierenpapillome endopelvin durch Elektrokoagulation usw. zu beseitigen. Eine Eröffnung des Nierenbeckens durch Pyelotomie oder Nephrotomie mit Abtragung der Papillome ist zu verwerfen, da bei diesem Vorgehen in den Kelchen versteckte kleinste Papillome leicht übersehen werden können, und außer mit lokalen Rezidiven auch mit einer multiplen Aussaat in die frische Nieren- und Weichteilwunde gerechnet werden muß. Da ferner die überwiegende Mehrzahl aller Papillome des Nierenbeckens mit der Zeit maligne entarten, so kommt für die Behandlung auch der papillösen Nierenbeckentumoren nur die Nephrektomie in Frage. Im Gegensatz zu den eigentlichen Nierentumoren ist die Prognose der Nierenbeckentumoren, insbesondere der Papillome, bei operativer Therapie viel besser, hauptsächlich deswegen, weil diese Tumoren sehr viel früher durch eine Hämaturie klinisch in Erscheinung treten und daher zu einer Zeit erkannt und behandelt werden, wo durch Entfernung der Niere noch mit Sicherheit eine radikale Heilung möglich ist.

Da man weiß, daß die Papillomerkrankung der Harnwege häufig multipel in Form einer sogenannten Papillomatose auftritt, so sind Patienten, die wegen Nierenbeckenpapillomen nephrektomiert wurden, längere Zeit in ärztlicher Kontrolle zu behalten. Beim Wiederauftreten einer Hämaturie ist in erster Linie damit zu rechnen, daß in dem zurückgebliebenen Ureterstumpf, bzw. an der Mündung des Ureterstumpfes in die Blase oder auch in der Blase selbst neue Papillome entstanden sind. Da die Papillomatose des Harnleiters bei Nierenbeckenpapillomen eine relativ häufige Begleiterscheinung ist, so muß man die Forderung, bei der Nephrektomie wegen Nierenbeckenpapillom auch den dazu gehörigen Ureter möglichst weit, bzw. total mit zu entfernen, als berechtigt anerkennen.

## Blasentumoren.

Abgesehen von einigen seltenen Ausnahmen, sind es in der Hauptsache epitheliale Geschwülste, die hier in Frage kommen. Soweit es sich von vornherein um infiltrierende solide Karzinome handelt, besteht über

Prognose und Therapie allgemeine Einigkeit, anders steht es mit den papillösen Tumoren, die weitaus am häufigsten sind. Diese Tumoren nehmen eine ganz besondere Stellung ein, da die histologische Untersuchung kein zutreffendes Bild ihres wahren Charakters vermittelt. Unter ihnen gibt es solche, die von vornherein klinisch und auch histologisch einen malignen Charakter besitzen (sogenannte Zottenkrebse), während ein anderer Teil dieser Papillome, besonders die gestielten und feingliedrigen Geschwülste, dem histologischen Bild nach als unbedingt gutartig zu bezeichnen sind. Es hat sich aber gezeigt, daß auch diese Tumoren, wenigstens im klinischen Sinne, nicht als gutartig bezeichnet werden können, da ein großer Teil mit der Zeit maligne entartet, auch im pathologisch-anatomischen Sinne, und man kann vielleicht sogar sagen, daß wahrscheinlich alle Blasenpapillome mit der Zeit einer malignen Entartung anheimfallen, vorausgesetzt, daß die Träger solcher anfangs gutartigen Papillome nur genügend lange leben.

Die Tatsache, daß anfangs gutartige Papillome mit der Zeit, wenn auch oft erst nach vielen Jahren, karzinomatös entarten und ferner der Umstand, daß auch jene Papillome, die bei ihrer operativen Entfernung histologisch keinerlei maligne Eigenschaften erkennen ließen, mit auffallender Häufigkeit rezidivieren, und — das ist besonders interessant — sowohl als histologisch gutartige Gebilde, aber häufig nun auch als echte Zottenkrebse, alles dies zwingt dazu, allen Blasenpapillomen gegenüber eine äußerst skeptische Stellung einzunehmen und in jedem Papillom, auch trotz einstweiliger klinischer und histologischer Gutartigkeit, ein potentiell malignes Gebilde zu erblicken. Kann man auch vom pathologisch-anatomischen Standpunkt aus diese Anschauung nicht unbedingt gutheißen, so muß man therapeutisch diesen Erfahrungen doch Rechnung tragen und eine möglichst frühzeitige radikale Beseitigung aller Papillome anstreben.

Die Zeit, in der man glaubte, die radikale Beseitigung dieser gestielten Zottengeschwülste der Blase am besten auf operativem Wege (Sectio alta) durch Abtragung der Tumoren, eventuell unter Exzision des Geschwulstbodens aus der Blasenwand, erreichen zu können, sind vorüber. Es hat sich, wie gesagt, gezeigt, daß diese Tumoren nach der Operation nicht nur außerordentlich häufig rezidivieren, sondern nun auch pathologisch-anatomisch deutlich malignen Charakter annehmen, und daß sich gar nicht selten auch in der Bauchdeckennarbe eine Rezidivgeschwulst einwandfrei malignen Charakters entwickelt. Infolge dieser Unzulänglichkeit, um nicht zu sagen ungünstigen Folgen der operativen Behandlung hat die endovesikale Behandlung der Blasenpapillome ständig an Anhängern gewonnen, zumal die Behandlungsresultate dieser Methoden wesentlich bessere sind. Besonders seit Einführung der endovesikalen Elektrokoagulation, durch die nicht nur eine Abtragung der Zottengeschwülste, sondern auch eine Zerstörung des Geschwulstbettes, also eine Tiefenwirkung möglich wurde, ist die endovesikale Therapie der Blasenpapillome stark in den Vordergrund getreten. Aber selbst wenn die Resultate der endovesikalen Tumorbehandlung nicht besser wären als die der Sectio alta, so würde sie doch den Vorzug verdienen, da die Anwendung der endovesikalen Eingriffe im Falle eines Rezidivs unbeschränkt häufig erfolgen kann, während die operative Eröffnung und Freilegung der Blase doch schließlich eine Grenze hat. In der Praxis ist es oft noch so, daß, wenn nach ein- oder zweimaliger Sectio alta die Papillome wieder auftreten, man jetzt doch zur endovesikalen Behandlung übergeht, und man kann nur fragen, warum dieser Weg nicht gleich zu Anfang beschritten wurde. Wer sich der endovesikalen Behandlung der Blasenpapillome gegenüber noch ablehnend verhält, führt unter anderem ins Feld, daß man theoretisch durchaus die Vorzüge der konservativen, in der Regel sogar ambulant durchführbaren endovesikalen Behandlung anerkenne, daß man sie aber nur auf die gutartigen Papillome beschränken dürfe, und daß man doch nicht in der Lage sei, Gut- oder Bösartigkeit klinisch oder cystoskopisch mit Sicherheit zu entscheiden. Dazu ist zu sagen, daß dieser Einwand theoretisch zwar berechtigt, praktisch aber ganz irrelevant ist, denn die günstigen Resultate der endovesikalen Elektrokoagulation erstrecken sich, dank der Tiefenwirkung dieser Methode, nicht nur auf jene Fälle, die der cystoskopischen bzw. auch histologischen Beurteilung nach zur Zeit noch als gutartig zu bezeichnen sind, sondern auch auf jene Fälle, bei denen die Tumoren mit Sicherheit bereits maligne Degeneration aufweisen.

Die endovesikale Tumorbehandlung kann undurchführbar sein, wenn Veränderungen des Harnröhrenlumens die Einführung der Instrumente hochgradig erschweren, bzw. verhindern oder die Zottentumoren die ganze Blase ausfüllen, so daß ein Einblick in die Blase überhaupt nicht möglich ist. Im letzteren Falle kann man sowohl durch Evakuation der Blase, wie man sie nach der Lithotrypsie ausführt, als auch durch Instillation von Kollargol die Tumoren wesentlich verkleinern, so daß die cystoskopische Sicht für die Elektrokoagulation oder andere endovesikale Eingriffe genügend frei wird. Auch gegen die, die endovesikale Behandlung störenden Tumorblutungen hat sich das Kollargol (20%ig) in Form von Instillationen (10 bis 20 ccm) in die leere Blase als außerordentlich nützlich erwiesen (Praetorius). Das Kollargol imbibiert die feinen Zotten, bringt sie zum Absterben, stillt auf diese Weise die Blutung und verkleinert gleichzeitig die Oberfläche der Geschwulst. Die blutstillende Wirkung der Kollargolinstillationen ist bei allen Zottentumoren festzustellen und bleibt eigentlich nur aus bei den infiltrierenden flachen, soliden Karzinomen der Blasenwand.

Neben der Elektrokoagulation der Tumoren gibt es noch einige andere Verfahren zur endovesikalen Tumorbehandlung, so die Abtragung mit der Schlinge, die Chemokoagulation (Josef) mit ätzenden Flüssigkeiten (Trichloressigsäure) und die Absaugung mit dem Evakuator (Born). Die genannten Verfahren sind geeignet, die Behandlungsdauer, bzw. die Zahl der einzelnen Sitzungen abzukürzen, zur Erzielung von Dauerresultaten ist es aber unbedingt notwendig, den Geschwulststiel bzw. die Implantationsstelle des Tumors in der Blase zu elektrokoagulieren. Man kann ruhig sagen, daß erst die Elektrokoagulation wegen der ihr eigenen Tiefenwirkung den endovesikalen Methoden das Übergewicht gegenüber der früher herrschenden operativen Behandlung der Blasentumoren mittels Sectio alta gegeben hat. Ich kenne mehrere Fälle von Blasentumoren, bei denen durch endovesikale Absaugung oder Schlingenabtragung der Nachweis erbracht wurde, daß es sich in diesen Fällen um typische Zottenkrebse (also um einwandfrei maligne Tumoren) handelte, die dann mit Elektrokoagulation behandelt wurden und bei denen bereits seit 3—5 Jahren Rezidivfreiheit besteht. Darüber hinaus leistet die Elektrokoagulation auch bei den primär infiltrierenden, also absolut bösartigen Tumoren der Blase Gutes. Eine radikale Beseitigung dieser von Haus aus infiltrierend wachsenden, nicht papillomatösen soliden Blasengeschwülste ist durch die Elektrokoagulation auch nicht zu erreichen, man kann aber durch die Elektrokoagulation das Wachstum und damit den endgültigen letalen Ausgang längere Zeit, oft über Jahre hinaus, aufhalten.

Bei diesen die Wand diffus infiltrierenden soliden Blasenkarzinomen kann man nur durch eine großzügige Resektion der Blase, entsprechend dem Sitz der Geschwulst, eine Heilung erhoffen. Diese Forderung stößt leider nur zu häufig auf Hindernisse, die in der Lokalisation der

Tumoren begründet sind. Sitzt der Tumor an der Vorder-, Hinter- oder Seitenwand der Blase oder im Scheitel, so stehen auch ausgiebigsten Blasenresektionen keine technischen Schwierigkeiten entgegen. Die überwiegende Mehrzahl aller Tumoren bevorzugt aber die Gegend des Blasenausganges bzw. des Blasenbodens. Die Nähe der Ureterenmündungen und des Blasenschließmuskels erschwert hier eine ausgiebige Resektion, und so entsteht in der Praxis, um Komplikationen aus dem Wege zu gehen, meist ein nicht radikaler Eingriff. Wenn man bei diesen soliden Karzinomen des Blasenhodens überhaupt radikal operieren will, so muß man nach voraufgegangener Implantation der Harnleiter in den Darm eigentlich die Blase total exstirpieren, am besten gleich im Zusammenhang mit der Prostata, da erfahrungsgemäß vom Harnröhrenstumpf aus die meisten Rezidive ihren Ausgang nehmen. Ganz abgesehen davon, daß dieser große, technisch auch nicht ganz leichte Eingriff mit einer hohen Mortalität belastet ist, und daß der bei gelungener Operation für den Kranken resultierende Zustand wenig erfreulich ist, wird man nur selten die Kranken von der Notwendigkeit einer derartig eingreifenden Operation überzeugen können, ganz besonders nicht in einem Stadium, wo der Tumor noch klein ist und die Patienten vorerst noch wenig Beschwerden haben, obwohl gerade in diesen Frühfällen die Aussichten auf eine rezidivfreie Heilung bei großzügiger Operation günstig sind. In vorgeschrittenen Fällen ist es besser, gar nicht erst zu operieren, bzw. nur durch Anlegung einer Blasenfistel die Beschwerden und Schmerzen der Patienten, die besonders beim sphinkternahen Blasenkrebs bisweilen recht erheblich sind, zu bessern. Man tut gut, in solchen Fällen nicht allzusehr der Operation das Wort zu reden, sondern nach entsprechender Aufklärung die Entscheidung den näheren Angehörigen zu überlassen.

Von der Röntgenbestrahlung ist beim Blasenkarzinom wenig Erfolg zu erwarten. Gegen die Papillome hat man die Röntgenstrahlen nicht nötig, da man in der endovesikalen Elektrokoagulation ein sehr viel zuverlässigeres Mittel besitzt, und bei den soliden, infiltrierend wachsenden Blasenkarzinomen leistet die Röntgenbestrahlung keinesfalls mehr, eher weniger, als die palliative Elektrokoagulation. Häufig werden die Miktionsbeschwerden, Blasenkrämpfe und anderen Reizzustände durch die Bestrahlung nur vermehrt, in anderen Fällen allerdings auch einmal gebessert.

## Prostatakarzinom.

Das Prostatakarzinom, das meist, wenigstens anfangs, ähnliche Erscheinungen macht wie die Prostatahypertrophie (vermehrter Harndrang, Entleerungsstörungen mit Auftreten von Restharn) kann sich entweder in einer bis dahin gesunden Vorsteherdrüse oder in einer hypertrophischen Prostata entwickeln, was, streng genommen, als karzinomatöse Entartung hypertrophischer periurethraler Adenome zu bezeichnen wäre. Eine operative Behandlung hat nur in Frühfällen Aussicht auf einen Dauererfolg. Die Operation unterscheidet sich prinzipiell von der der Prostatektomie, da es beim Prostatakarzinom nichts zu enukleieren gibt, sondern hier zum mindesten die Prostata selbst im Zusammenhang mit ihrer „Kapsel" entfernt werden muß. Aus diesem Grunde eignet sich auch der transvesikale Zugang beim Prostatakarzinom nicht. Da in der Regel, um radikal zu sein, auch die Samenblasen und nicht selten auch ein Teil des Blasenbodens, bzw. der Blasenhinterwand mit entfernt werden muß, sind die perinealen bzw. ischiorektalen Operationsmethoden zu bevorzugen.

Im allgemeinen sind die Dauerresultate außerordentlich wenig befriedigend, da, wenn das Karzinom der Prostata erkannt wird, die Geschwulst meist schon die Organgrenzen überschritten hat, und häufig auch Fernmetastasen (Knochen, Leber usw.) bereits vorhanden sind. Die Beschwerden beim Prostatakarzinom sind sehr viel quälender als bei der Prostatahypertrophie, das gilt sowohl hinsichtlich der eigentlichen Blasenbeschwerden als insbesondere für die Fälle, bei denen bereits vorhandene Drüsenmetastasen die Nervenstränge in der Nachbarschaft umwachsen und komprimieren. Diese Neuralgien sind außerordentlich heftig, und es ist gar nicht so selten, daß erst durch derartige hartnäckige neuralgische Beschwerden der Verdacht einer malignen Erkrankung der Prostata erwächst. Eine Operation hat in diesen Fällen meist keinen Zweck mehr, und man muß sich darauf beschränken, durch symptomatische Bekämpfung der Schmerzen und eventuell durch Anlegung einer Blasenfistel die Beschwerden einigermaßen zu lindern.

Wenn man von der Röntgenbestrahlung beim Prostatakarzinom auch keine Heilung erwarten kann, so ist die Röntgenbestrahlung bisweilen doch in der Lage, den außerordentlich qualvollen Zustand zu mildern. Da ich wiederholt gesehen habe, daß im Anschluß an eine Röntgenbestrahlung beim Prostatakarzinom die bis dahin mögliche, wenn auch bereits erschwerte spontane Blasenentleerung ganz unterbrochen wurde, so halte ich es für richtig, diesen Kranken vorher eine Blasenfistel anzulegen, zumal diese ja an und für sich schon angezeigt ist. Über die Wirkung und Aussichten einer Radiumbehandlung fehlt mir ein eigenes Urteil; während anfangs die Äußerungen des Auslandes über die Radiumbehandlung des Prostatakarzinoms ähnlich wie bei der des Blasenkarzinoms usw. ziemlich enthusiastisch waren, hat die Begeisterung auch dort einer kritischeren und etwas weniger optimistischen Auffassung Platz gemacht. Wenn auch das Wachstum gehemmt und die allgemeine Kachexie allem Anschein nach etwas aufgehalten wird, so darf man leider auch auf die Radiumtherapie keine allzugroßen Hoffnungen setzen.

### Peniskarzinom.

Das Peniskarzinom ist ein Hautkrebs und teilt mit den übrigen Hautkrebsen ihre relative Gutartigkeit. Daher hat auch in Fällen, die erst nach längerer Zeit zur ärztlichen Behandlung kommen, die Operation noch Aussicht auf eine definitive Heilung (40—50% Dauerresultate); besonders der papilläre Krebs bleibt oft viele Jahre auf den Penis beschränkt, ohne daß Metastasen auftreten. Daneben gibt es jedoch auch Fälle, die sehr schnell zum Tode führen. Mit dem Auftreten von Drüsenmetastasen wird die Prognose, auch bei operativer Behandlung, naturgemäß schlechter. Dabei ist jedoch zu bedenken, daß geschwollene Leistendrüsen beim Peniskarzinom nicht unbedingt der Ausdruck von Karzinommetastasen sein müssen, da die Lymphdrüsenschwellung eventuell nur die Reaktion auf entzündliche Prozesse im Bereich des Karzinoms, besonders wenn dieses zerfällt, darstellen; andererseits können aber auch äußerlich nicht veränderte Leistendrüsen bereits karzinomatös entartet sein. Ferner ist zu berücksichtigen, daß die Metastasierung bisweilen unter Umgehung der Leistendrüsen erfolgt und daß zuerst die intrapelvinen Drüsen erkranken, die natürlich der Palpation, wenigstens anfänglich, nicht zugänglich sind. Prognostisch ungünstig sind jene Fälle von Peniskarzinom, wo die Corpora cavernosa frühzeitig ergriffen sind, wo Blutungen auftreten und Drüsentumoren bereits palpabel sind, während der primäre Penistumor noch relativ klein ist.

Die Röntgen- und Radiumbehandlung, sowie die Elektrokoagulation der Tumoren sind in ihrer Wirkung zu unsicher und kommen daher nur für inoperable Fälle in Betracht, zumal für die operative Therapie die anatomischen Bedingungen beim Peniskarzinom, wenigstens im Frühstadium, günstiger liegen als irgendwo anders.

Die operative Behandlung besteht in der Amputation des Gliedes weit im Gesunden und Ausräumung der Leistendrüsen, gleich ob diese fühl- und sichtbar erkrankt sind oder nicht. Ob die Ausräumung der Leistendrüsen in jedem Falle notwendig ist, und ob sie die operativen Dauerresultate wirklich wesentlich verbessert, wird nicht einheitlich beantwortet. Aus den vorliegenden Statistiken kann man sich kein zuverlässiges Urteil bilden, weil die mit oder ohne Drüsenausräumung behandelten Fälle verschieden weit fortgeschrittenen Krankheitsstadien entsprechen. Jedenfalls darf man aber annehmen, daß, selbst wenn statistisch keine besseren Resultate nachweisbar sind, die prinzipielle Ausräumung der Leistendrüsen jedenfalls nicht schadet. Man sollte sie auch in Fällen, die sehr frühzeitig zur Behandlung kommen, und wo der äußeren Beurteilung nach mit größter Wahrscheinlichkeit eine karzinomatöse Erkrankung der Leistendrüsen noch fehlt, nicht unterlassen. Finden sich bereits große Leistendrüsentumoren, so ist die Aussicht auf eine Dauerheilung, selbst bei Ausräumung der inguinalen Drüsen, recht gering, weil in solchen Fällen in der Regel auch die lumbalen Drüsen bereits erkrankt sind. Den Eingriff prinzipiell auch auf die Beseitigung dieser Drüsengruppen auszudehnen, ist theoretisch zwar durchaus berechtigt, es hat sich aber gezeigt, daß dort, wo diese Erweiterung am Platze, bzw. notwendig wäre, Dauerheilungen doch so gut wie nie zu erzielen sind, ganz abgesehen davon, daß eine derartig erweiterte Operation natürlich auch eine sehr viel größere primäre Mortalität besitzt. In aussichtslosen Fällen kann durch die einfache Ablatio penis, bzw. durch die Entfernung stinkender jauchig-ulzerierter Tumoren eventuell noch Nutzen gestiftet werden.

## Hodentumoren.

Man kann den Hodengeschwülsten, die sich in der Regel ohne nennenswerte Beschwerden entwickeln, und die sich im übrigen anfangs nicht so selten unter dem Bild einer „sympathomatischen“ Hydrozele verbergen, nicht ansehen, ob sie maligne sind oder nicht. Die gutartigen Hodentumoren, worunter ich nicht die Hodentumoren verstehe, die zur Zeit der Untersuchung histologisch einen gutartigen Charakter aufweisen, sondern jene, die auch klinisch auf die Dauer ihren gutartigen Charakter beibehalten, sind im Verhältnis zu den bösartigen Hodengeschwülsten relativ selten. Histologische Gutartigkeit gibt auch bei diesen Geschwülsten nicht die Sicherheit einer klinisch gutartigen Weiterentwicklung. Dem Standpunkt, jeden nachgewiesenen Hodentumor praktisch als maligne zu betrachten, ist beizupflichten.

Die Prognose der bösartigen Hodentumoren ist auch bei chirurgischer Behandlung nicht gerade als günstig zu bezeichen, da häufig Rezidive, wenn auch vereinzelt erst nach sehr langer Zeit (5—10 Jahre), sowohl in Form eines lokalen Rezidivs, als auch in Form von Drüsenmetastasen aufzutreten pflegen; eine definitive Dauerheilung ist nur von einer möglichst frühzeitigen und radikalen Exstirpation (Semikastration) zu erwarten. Ob dabei die hohe Abtragung des Samenstrangs, wie sie meistens geübt wird, von wesentlicher Bedeutung für das Auftreten von Rezidiven ist, ist fraglich, da entsprechende Nachuntersuchungen bei Rezidiven gezeigt haben, daß diese sich so gut wie nie von dem zurückgelassenen Stumpf des Samenstranges aus entwickeln. Wichtig ist dagegen eine möglichst radikale Entfernung sämtlicher Scheidenhäute und auch großer Teile der Skrotalhaut, insbesondere dann, wenn bereits Verwachsungen der Haut mit dem Hodentumor vorhanden waren. Von einem radikalen Eingriff kann man ferner auch nur dann sprechen, wenn die zugehörigen Leistendrüsen mit ausgeräumt werden; manche Autoren fordern auch die Ausräumung der retroperitonealen pelvinen und lumbalen Lymphdrüsen. Diese Forderung bedingt zwar eine wesentliche Erweiterung des Eingriffs und des primären Operationsrisikos, es ist aber keine Frage, und aus den Statistiken geht das auch hervor, daß die Dauerresultate der so behandelten Fälle prozentual besser sind. Soweit bereits Fernmetastasen nachweisbar sind, ist natürlich auch von der operativen Entfernung des primären Tumors und seiner regionären Drüsen eine Dauerheilung nicht mehr zu erwarten; die Semikastration hat jedoch auch unter diesen Umständen dann noch Berechtigung, wenn der Hodentumor bereits zerfallen ist und der Zustand des Patienten, durch Entfernung des jauchigen Eiterherdes eine, wenn auch nur vorüber gehende, Besserung erfährt.

An einer operativen Behandlung der Hodengeschwülste muß man festhalten, wenn auch die Röntgenbestrahlung nachweislich gerade bei den Keimdrüsentumoren sehr gute Wirkungen, wenigstens lokal, am Ort der Bestrahlung, aufzuweisen hat. Die Tumoren gehen in der Regel recht schnell zurück. Andererseits sieht man jedoch, daß, ähnlich wie beim Mammakarzinom, im Anschluß an die Bestrahlung nicht allzuselten ein auffallend progredientes Wachstum der Lymphdrüsen- und Fernmetastasen einsetzt. Ob man nach Entfernung eines Hodentumors mit anschließender Ausräumung der Drüsen prinzipiell das Operations- bzw. regionäre Lymphdrüsengebiet prophylaktisch bestrahlen soll, ist eine noch sehr umstrittene Frage. Die Dinge liegen hier ähnlich wie beim Mammakarzinom, wo man ja im allgemeinen von der prophylaktischen Nachbestrahlung nach der Operation wieder abgekommen ist.

---

## Berichtigung.

Seite 98, Zeile 6 von unten muß es „Adenoms" statt „Abdomens" heißen.

# Register.

Beh. = Behandlung.

FSC
www.fsc.org
MIX
Papier | Fördert
gute Waldnutzung
FSC® C083411

Kolibri 360 GmbH
Ferdinand-Jühlke-Straße 7
99095 Erfurt, Deutschland
produktsicherheit@kolibri360.de